FUNDAMENTOS DA
PSICOFARMACOLOGIA
3ª edição

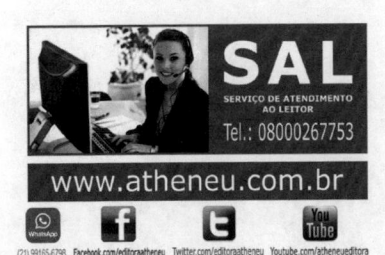

FUNDAMENTOS DA PSICOFARMACOLOGIA

3ª edição

Editores

Frederico Guilherme Graeff

Professor Titular Aposentado da Universidade de São Paulo
Campus de Ribeirão Preto

Francisco Silveira Guimarães

Professor Titular do Departamento de Farmacologia da
Faculdade de Medicina da Universidade de São Paulo
Campus de Ribeirão Preto

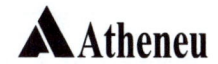 Atheneu

EDITORA ATHENEU

São Paulo	—	Rua Avanhandava, 126 - 8º andar Tel.: (11)2858-8750 E-mail: atheneu@atheneu.com.br
Rio de Janeiro	—	Rua Bambina, 74 Tel.: (21)3094-1295 E-mail: atheneu@atheneu.com.br

CAPA: Equipe Atheneu
PRODUÇÃO EDITORIAL: Texto e Arte Serviços Editoriais
PROJETO GRÁFICO: Triall Composição Editorial Ltda.

CIP-BRASIL. CATALOGAÇÃO NA PUBLICAÇÃO
SINDICATO NACIONAL DOS EDITORES DE LIVROS, RJ

F977
3. ed.

Fundamentos da psicofarmacologia / editores Frederico Guilherme Graeff, Francisco Silveira Guimarães ; colaboração Alline Cristina Campos ... [et al.]. - 3. ed. - Rio de Janeiro : Atheneu, 2021.
    332 p. : il. ; 24 cm.

    Inclui bibliografia e índice
    ISBN 978-65-5586-149-5

    1. Psicofarmacologia. 2. Psicotrópicos. I. Graeff, Frederico Guilherme. II. Guimarães, Francisco Silveira. III. Campos, Alline Cristina.

21-68740   CDD: 615.78
                                      CDU: 615.214

Leandra Felix da Cruz Candido - Bibliotecária - CRB-7/6135
18/01/2021   19/01/2021

GRAEFF, FREDERICO GUILHERME; GUIMARÃES, FRANCISCO SILVEIRA
Fundamentos da Psicofarmacologia – 3ª Edição

© EDITORA ATHENEU – São Paulo, Rio de Janeiro, 2021.

Sobre os colaboradores

Alline Cristina Campos
Professora-Assistente Doutora
Departamento de Farmacologia
Faculdade de Medicina de Ribeirão Preto (FMRP)
Universidade de São Paulo (USP)

Cleopatra Planeta
Professora Titular
Departamento de Fármacos e Medicamentos
Faculdade de Ciências Farmacêuticas de Araraquara (FCFAR)
Universidade Estadual Paulista "Júlio de Mesquita Filho" (UNESP)

Elaine Del Bel
Professora Titular
Departamento de Biologia Básica e Oral
Faculdade de Odontologia de Ribeirão Preto (FORP)
Universidade de São Paulo (USP)

Fabrício de Araújo Moreira
Professor-Associado
Departamento de Farmacologia
Instituto de Ciências Biológicas
Universidade Federal de Minas Gerais (UFMG)

Felipe Villela Gomes
Professor-Assistente Doutor
Departamento de Farmacologia
Faculdade de Medicina de Ribeirão Preto (FMRP)
Universidade de São Paulo (USP)

Frederico Rogério Ferreira
Pesquisador-Associado em Saúde Pública
Instituto Oswaldo Cruz, Rio de Janeiro

Hélio Zangrossi Jr.
Professor-Assistente Doutor
Departamento de Farmacologia
Faculdade de Medicina de Ribeirão Preto (FMRP)
Universidade de São Paulo (USP)

Sâmia Joca
Professora-Associada
Departamento de Física e Química
Faculdade de Ciências Farmacêuticas de Ribeirão Preto (FCFRP)
Universidade de São Paulo (USP)

Wiliam Alves do Prado
Professor Titular Aposentado
Universidade de São Paulo (USP)

Prefácio à terceira edição

Substâncias que alteram funções psicológicas estão entre as mais empregadas pela população, quer como medicamentos, quer como drogas de recreação e abuso. Embora esse emprego seja milenar, seu estudo científico pela disciplina chamada psicofarmacologia é recente, tendo ganhado impulso somente a partir da década de 1950.

A presente edição procura seguir os objetivos das anteriores, apresentando as bases necessárias à compreensão deste campo do conhecimento e descrevendo seu estado atual. Na década que se seguiu à edição anterior desta obra, a neurociência apresentou notáveis progressos com a introdução de novas técnicas de biologia molecular e, principalmente, neurogenética, que estão revolucionando este campo do conhecimento. Essas técnicas são agora descritas, de maneira sucinta, nos capítulos 2 ("Bases Moleculares") e 4 ("Bases Neurais"), e as suas contribuições até o momento para a psicofarmacologia são destacadas nos capítulos subsequentes. Novos fármacos, introduzidos neste período, também são abordados, bem como mecanismos recém-descritos como o "agonismo tendencioso" (*bias agonism*, capítulo 1), cujo impacto na área começa a se fazer sentir (capítulo 10).

Como nas edições anteriores, este livro, escrito por pesquisadores brasileiros com contribuições originais e reconhecidas pela comunidade científica nacional e internacional, é destinado a estudantes de graduação e pós-graduação de cursos nas áreas da saúde, sobretudo Medicina, Biomedicina, Farmácia, Odontologia, Psicologia e Enfermagem. Também deve ser útil para a reciclagem de conhecimentos básicos de residentes e profissionais voltados à promoção da saúde mental.

Esta obra é dedicada a nossos estudantes e colaboradores, fonte inesgotável de inspiração e motivação e companheiros inestimáveis na busca contínua de novos conhecimentos. A todos nossa imensa gratidão.

Ribeirão Preto
janeiro de 2021

Prefácio à segunda edição

As drogas psicotrópicas ou psicoativas, cujo efeito principal é alterar funções psicológicas, fazem parte do nosso cotidiano. Quando tomamos um copo de cerveja, vinho ou aguardente, estamos ingerindo uma droga ansiolítica – o álcool etílico ou etanol. Bebidas de uso popular como café, chá, refrigerantes do tipo cola e guaraná contêm cafeína, um psicoestimulante. A nicotina, outro psicoestimulante, é absorvida quando a pessoa fuma. Esses costumes vêm de tempos longínquos – há indícios pré-históricos de que a humanidade consumia drogas psicoativas quando ainda era nômade.

Assim, a ingestão de substâncias químicas que alteram a mente figura entre as necessidades humanas fundamentais, e a proibição ou a aprovação de determinadas drogas varia conforme a época e o grupo social. O emprego de drogas proibidas configura abuso. Da mesma forma, o uso repetido de certas drogas leva à perda do controle da ingestão, configurando a dependência. Não há como exagerar a importância atual do abuso e da dependência de drogas, cujas consequências econômicas, sociais, políticas e para a saúde pública e individual afetam multidões e comprometem, mesmo, o destino de nações.

Finalmente, há medicamentos psicoativos largamente usados no tratamento de transtornos psiquiátricos, como depressão do humor, esquizofrenia e ansiedade patológica. Em particular, os medicamentos antidepressivos são indicados para muitas condições psiquiátricas além da depressão, figurando entre os medicamentos mais receitados atualmente. Também o uso terapêutico não é recente, pois extratos de plantas medicinais contendo princípios psicoativos figuram na farmacopeia tradicional de vários povos.

Não obstante a longa história do uso de drogas e medicamentos psicoativos, o estudo científico é recente, ganhando impulso a partir dos meados da década de 1950. Dois acontecimentos despertaram o interesse da comunidade científica na época. O mais importante foi a verificação de que a clorpromazina melhorava a condição de pacientes esquizofrênicos – realizada por Jean Delay e Pierre Deniker, na França, logo seguida da descoberta dos primeiros antidepressivos. O outro foi o relato dos efeitos alucinatórios do LSD 25, por Albert Hofmann, químico de renomada companhia farmacêutica suíça. Cabia, pois, explicar como moléculas químicas atuam para produzir alterações em funções tão sutis como pensamento, percepção, humor e emoções. A Psicofarmacologia surgiu para enfrentar esse desafio. Trata-se de campo multidisciplinar em que é necessário integrar noções que vão de conceitos psicológicos a Biologia Molecular, passando pela Morfologia, Fisiologia e Farmacologia.

Após mais de 50 anos de intensas pesquisas, o corpo do conhecimento em Psicofarmacologia é extenso. O objetivo deste livro é mostrar, de modo sucinto, o estado atual da disciplina, fornecendo as bases necessárias à compreensão deste campo do conhecimento. Os autores dos diferentes capítulos são pesquisadores brasileiros que deram aos respectivos temas contribuições originais e reconhecidas pelas comunidades científicas nacional e internacional. Assim, o enfoque é o do participante, não do mero espectador, desta aventura que é a busca do conhecimento pelo método científico.

O livro é destinado a estudantes de graduação em cursos da área da saúde, sobretudo Medicina, Biomedicina, Farmácia, Odontologia, Psicologia e Enfermagem. Também deve ser útil para residentes de Psiquiatria, bem como para a reciclagem de conhecimentos básicos de profissionais da mesma especialidade.

Os editores agradecem aos seus colaboradores e estudantes, fonte contínua de inspiração e motivação, a quem esta segunda edição é dedicada. A todos o nosso profundo reconhecimento.

Ribeirão Preto
julho de 2010

Prefácio à primeira edição

As drogas psicotrópicas ou psicoativas, cujo efeito principal é alterar funções psicológicas, fazem parte do nosso cotidiano. Quando tomamos um copo de cerveja, vinho ou aguardente, estamos ingerindo uma droga ansiolítica – o álcool etílico ou etanol. Bebidas de uso popular como café, chá, refrigerantes do tipo cola e guaraná contêm cafeína, um psicoestimulante. A nicotina, outro psicoestimulante, é absorvida quando a pessoa fuma. Esses costumes vêm de tempos longínquos – há indícios pré-históricos de que a humanidade consumia drogas psicoativas quando ainda era nômade.

Assim, a ingestão de substâncias químicas que alteram a mente figura entre as necessidades humanas fundamentais, e a proibição ou a aprovação de determinadas drogas variam conforme a época e o grupo social. O emprego de drogas proibidas configura abuso. Da mesma forma, o uso repetido de certas drogas leva à perda do controle da ingestão, configurando a dependência. Não há como exagerar a importância atual do abuso e da dependência de drogas, cujas consequências econômicas, sociais, políticas e para a saúde pública e individual afetam multidões e comprometem, mesmo, o destino de nações.

Finalmente, há medicamentos psicoativos largamente usados no tratamento de transtornos psiquiátricos, como depressão de humor, esquizofrenia e ansiedade patológica. Em particular, os medicamentos antidepressivos são indicados para muitas condições psiquiátricas, além da depressão, figurando entre os medicamentos mais receitados atualmente. Também o uso terapêutico não é recente, pois extratos de plantas medicinais contendo princípios psicoativos figuram na farmacopeia tradicional de vários povos.

Não obstante a longa história de uso de drogas e medicamentos psicoativos, o estudo científico é recente, ganhando impulso a partir de meados de década de 1950. Dois acontecimentos despertaram o interesse da comunidade científica na época. O mais importante foi a verificação de que a clorpromazina melhorava a condição de pacientes esquizofrênicos, realizada por Delay e Deniker, na França, logo seguida da descoberta dos primeiros antidepressivos. O outro foi o relato dos efeitos chamados psicotomiméticos ou psicodélicos do LD 25, por Hoffman, químico de renomada companhia farmacêutica suíça. Cabia, pois, explicar como moléculas químicas atuam para produzir alterações em funções tão sutis como pensamento, estado de ânimo, percepção e emoções. A Psicofarmacologia surgiu para enfrentar este desafio. Trata-se de campo multidisciplinar onde é necessário integrar noções que vão de conceitos psicológicos à Biologia Molecular, passando pela Morfologia, Fisiologia e Farmacologia.

Após mais de 40 anos de intensas pesquisas, o corpo do conhecimento em Psicofarmacologia é extenso. O objetivo deste livro é mostrar, de modo sucinto, o estado atual da disciplina, fornecendo as bases necessárias à compreensão deste campo do conhecimento. Os autores dos diferentes capítulos são pesquisadores brasileiros que deram contribuições originais e reconhecidas pela comunidade científica nacional e internacional às respectivas especialidades. Assim, o enfoque é o do intérprete, não do mero espectador, desta aventura que é a busca do conhecimento pelo método científico.

O livro é destinado a estudantes de graduação em cursos da área de saúde, sobretudo Medicina, Biomedicina, Farmácia, Odontologia, Psicologia e Enfermagem. Deve ser particularmente útil para residentes de Psiquiatria, bem como para reciclagem de conhecimentos básicos de profissionais da mesma especialidade.

Os editores agradecem aos colegas Francisco Riccioppo Neto, Gustavo Ballejo Oliveira e Luiz Alberto Hetem pelos comentários críticos e valiosas sugestões. Também foi muito apreciada a ajuda prestada na elaboração das figuras por Regina Nogueira, Cláudia Maria Padovan, Ricardo Titze de Almeida e Rúbia Weffort de Oliveira. A todos o nosso profundo reconhecimento.

Ribeirão Preto
Setembro de 1999

Sumário

Bases Farmacológicas

■ Francisco Silveira Guimarães

Drogas e o sistema nervoso central

Drogas são agentes químicos capazes de modificar processos biológicos, além de, em número significativo, induzir alterações comportamentais. O estudo de seus efeitos sobre as funções psicológicas, com ênfase particular nas alterações de humor, emoções e habilidade psicomotora, sobretudo em seres humanos, é realizado pela **Psicofarmacologia**. Incluem-se aqui tanto drogas empregadas como medicação em transtornos psiquiátricos quanto aquelas de uso recreativo, quer as socialmente aceitas na civilização ocidental, como a nicotina, a cafeína ou o álcool etílico, quer as proibidas, como a cocaína e a heroína (drogas de abuso) – no conjunto, essas drogas são denominadas psicotrópicos.

Com frequência, o objeto de estudo da Psicofarmacologia se sobrepõe ao de outras disciplinas das neurociências, particularmente a Neuroquímica, que estuda reações químicas em relação às funções dos neurônios, e a **Farmacologia Comportamental**, que estuda os efeitos de drogas sobre o comportamento, com ênfase em animais de laboratório e no desenvolvimento e na classificação de drogas psicoativas.

A Psicofarmacologia moderna teve origem recente, tendo completado pouco mais de meio século de existência. Apesar do vertiginoso progresso em termos de conhecimentos sobre os efeitos farmacológicos, bioquímicos e moleculares dos psicotrópicos, sua efetividade no tratamento de pacientes com transtornos neuropsiquiátricos ainda é limitada pelo eventual aparecimento de efeitos adversos e sua variável eficácia. Como ficará claro ao longo deste livro, além de investigar efeitos e mecanismos de ação de psicofármacos, a Psicofarmacologia tem se constituído em ferramenta essencial para a própria compreensão do funcionamento cerebral.

Conceito de receptor

No início do século XX, a observação dos efeitos altamente específicos de compostos, como o curare e certos quimioterápicos e corantes, levou os pesquisadores John Langley e Paul Ehrlich a postularem que as drogas atuariam por se combinarem, de modo reversível, com estruturas especializadas, localizadas na membrana celular, às quais denominaram "substância receptiva" ou "receptor". Esse conceito, fundamentalmente correto, constitui a base da Farmacologia até os dias de hoje.

Um dos fenômenos mais característicos da Farmacologia reside na observação de que a magnitude do efeito aumenta em razão da dose administrada, conhecido como relação dose-efeito ou dose-resposta. Em preparações de órgãos isolados, em que se pode determinar a concentração da droga no meio que circunda o receptor, fala-se também de **relação concentração-efeito** (Quadro 1.1).

Quadro 1.1	**Consequências do aumento da concentração de droga sobre os efeitos farmacológicos**

Ao serem administradas doses crescentes de determinado fármaco a uma preparação biológica qualquer (p. ex., o íleo isolado de cobaia) e medir o efeito observado (no caso, contração), obtém-se uma curva como a exemplificada na Figura 1.1.

Embora várias funções matemáticas possam descrever essas curvas, Alfred Clark, nas décadas de 1920 e 1930, propôs o modelo da hipérbole, já que era o único para o qual imaginaria um processo físico-químico que explicaria o fenômeno. Ele partiu da hipótese de que a interação entre a droga e seu receptor segue a lei da ação das massas, segundo a qual a droga [D] e os receptores livres [R] devem combinar-se para formar um complexo ativo [DR*], o qual promoveria uma resposta celular proporcional ao número de receptores ocupados. A ligação droga-receptor seria reversível, e o componente ativo [DR*] estaria em equilíbrio químico com os componentes inativos [D] e [R]. Assim, seria possível descrever a interação reversível droga--receptor pela seguinte equação química:

$$[D] + [R] \underset{K_{-1}}{\overset{K_1}{\rightleftharpoons}} [DR^*] \longrightarrow Efeito$$

onde [D]: concentração da droga; [R]: quantidade de receptores livres; K_1: constante da velocidade de associação do complexo droga-receptor; K_{-1}: constante da velocidade de dissociação do complexo droga-receptor; [DR*]: quantidade de receptores ocupados pela droga.

Pode-se transformar essa equação química na seguinte equação matemática, onde a relação K_{-1}/K_1 é representada pela constante de dissociação de equilíbrio, Kd.

$$[D] [R]/[Kd] = [DR^*] \longrightarrow Efeito$$

Se se considerar que a quantidade de receptores livres [R] é igual à quantidade total de receptores [Rt] menos a quantidade de receptores ocupados pela droga [DR*], tem-se:

$$[D] [Rt - DR^*]/[Kd] = [DR^*] \longrightarrow Efeito$$

Clark admitia que a quantidade de receptores ocupados pela droga estava em proporção direta com o efeito observado (teoria da ocupação). Se for expressado o efeito observado como fração de efeito máximo (de valor 1), tem-se

$$[D] = \frac{Kd \times Efeito}{1 - Efeito}$$

A representação geométrica dessa equação resulta em uma curva semelhante à observada empiricamente (Figura 1.1). Pode-se deduzir que o Kd equivale à concentração da droga que produz uma resposta de magnitude igual a 50% do efeito máximo.

Observações subsequentes, mostrando que algumas drogas, mesmo ocupando todos os receptores, não produzem o efeito máximo obtido com outros compostos, evidenciaram que os pressupostos de Clark não eram suficientes para compreender a relação dose-efeito. Para explicar este último fenômeno, Everhardus Ariëns introduziu o conceito de atividade intrínseca, para indicar a capacidade de uma droga de ativar o receptor. Essa variável poderia assumir valor de 0 (antagonista competitivo) a 1 (agonista pleno). Posteriormente, demonstrou-se que, em certas situações, pode existir um número maior de receptores do que os necessários para a obtenção do efeito máximo, denominados receptores de reserva. Esses acréscimos levaram Robert Stephenson e Robert Furchgott a um refinamento do modelo de Ariëns, chegando à seguinte equação:

$$E = f(S) = f\{e_A.R_T/1 + (K_D/[A]\}$$

onde E: magnitude do efeito; [A]: concentração do agonista; f(S): função do estímulo produzido pelo agonista; e_A: eficácia ou atividade intrínseca, isto é, a capacidade da droga de produzir alteração conformacional no receptor, que, transmitida aos componentes de transdução de sinal da célula, gera o efeito; KD: constante de dissociação, que mede a afinidade da droga pelo receptor; R_T: densidade total de receptores; e f: função indefinida que descreve a eficiência da transdução do sinal.

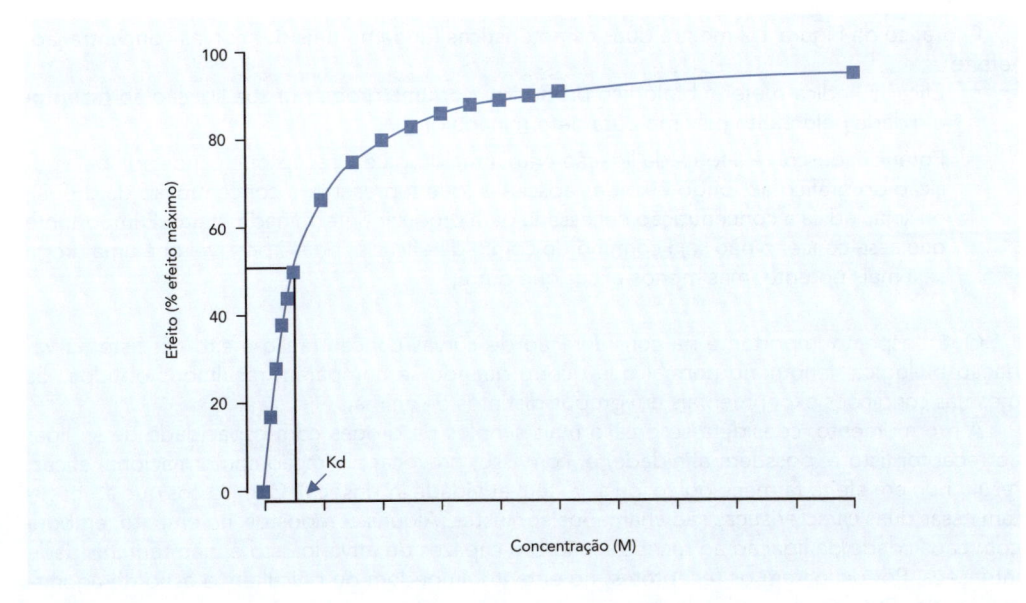

Figura 1.1 | Curva concentração-efeito.

Embora a relação entre concentração e efeito tenha forma de hipérbole (Figura 1.1), o emprego do logaritmo da concentração modifica a curva para uma sigmoide, retificando, em consequência, a parte central da função (Figura 1.2). Como é preferível trabalhar com uma relação linear entre dose e efeito, utiliza-se geralmente o logaritmo da dose ou da concentração. Muitas vezes, é empregada a escala logarítmica de base 3, com pequena modificação (isto é, 1, 3, 10, 30, 100 etc.).

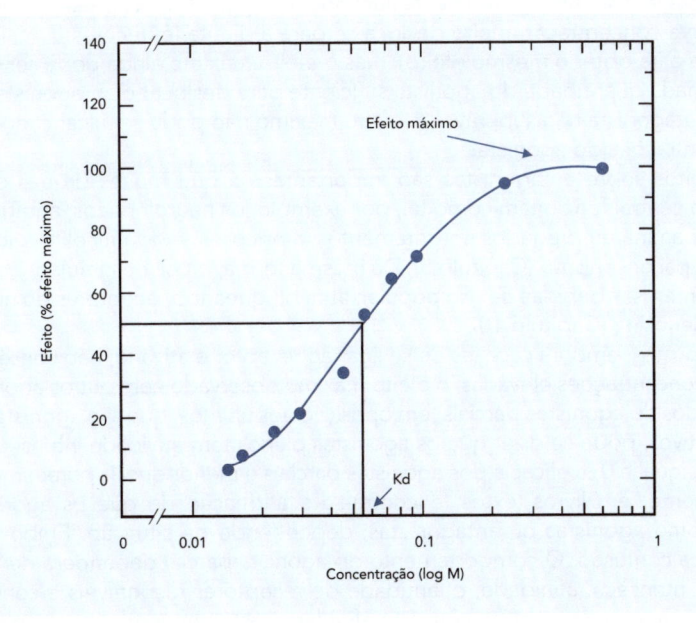

Figura 1.2 | Curva logaritmo da concentração *versus* efeito.

O gráfico da Figura 1.2 mostra duas características fundamentais das curvas concentração--efeito:

- Eficácia: indica o efeito biológico produzido por uma droga por sua ligação ao receptor e é dada pelo efeito máximo para determinada droga.

- Potência: descreve a força da ligação entre uma droga e o receptor e é indicada pela posição do gráfico ao longo eixo das abscissas (que representa a concentração da droga), ou seja, indica a concentração necessária para produzir determinado efeito. É importante que esse conceito não seja confundido com o de eficácia, pois é possível que uma droga seja mais potente, mas menos eficaz que outra.

Outro aspecto importante na consideração de curvas concentração-efeito consiste na **variação biológica**, fenômeno normal que ocorre quando se comparam resultados obtidos nas mesmas condições experimentais em grupos distintos de animais.

Até o momento, considera-se o caso mais simples de drogas com capacidade de se ligar ao receptor (isto é, possuem **afinidade**) e, com isso, provocar alteração conformacional eficaz, resultando em efeito farmacológico (ou seja, têm **atividade intrínseca**). Compostos que apresentam essas duas características são chamados **agonistas**. Alguns compostos, no entanto, embora com capacidade de ligação ao receptor, não são capazes de ativá-lo, isto é, não têm atividade intrínseca. Por ocuparem os receptores, no entanto, impedem ou dificultam a ação de agonistas, sendo, por isso, denominados **antagonistas de receptores**. A ligação desses compostos ao receptor poderá ou não ser revertida por aumentos da concentração do agonista. No primeiro caso, classificam-se como **antagonistas superáveis** (**competitivos** ou reversíveis) e, no segundo, como **antagonistas não superáveis**, incluindo os **antagonistas irreversíveis**, os quais estabelecem ligação muito intensa com o receptor, como as covalentes, o **antagonismo não competitivo**, no qual o antagonista diminui o efeito do agonista, por atuar em componente celular distinto do receptor, por exemplo, em mecanismos efetores ou no acoplamento receptor-efetor da resposta, e o **antagonismo fisiológico**, ou de efeito, no qual o antagonismo se dá por meio de sistema biológico diferente daquele em que atua o agonista. A interação de um antagonista superável e de um não superável com um agonista está ilustrada na Figura 1.3. Na presença do antagonista superável, a curva concentração-efeito desloca-se para a direita (é necessária maior concentração do agonista para obter o mesmo efeito), mas o efeito máximo ainda pode ser obtido desde que seja adicionada quantidade do agonista suficiente para deslocar o antagonista do receptor. Já no caso de antagonista não superável, o efeito máximo não pode ser alcançado, mesmo com elevadas concentrações do agonista.

Esses conceitos sobre antagonistas são importantes, já que muitas drogas que afetam o sistema nervoso central funcionam como tal, por exemplo, os neurolépticos, antagonistas de receptores de dopamina empregados no tratamento de psicoses, e os anticolinérgicos, utilizados para o alívio do parkinsonismo (Capítulo 5). Da mesma forma, o psicoestimulante suave cafeína, presente em numerosas bebidas de uso popular, atua bloqueando receptores do neurotransmissor inibitório adenosina (Capítulo 10).

Alguns compostos, embora capazes de se ligar ao receptor e ativá-lo, não conseguem produzir, mesmo em concentrações elevadas, o efeito máximo observado com outros agonistas. Foram, por isso, chamados de **agonistas parciais**, em oposição aos últimos, que são **agonistas plenos**. Em termos quantitativos, pode-se dizer que os agonistas plenos têm atividade intrínseca igual a 1, e os antagonistas, igual a 0; a eficácia dos agonistas parciais é menor que 1, porém maior que 0.

Frequentemente, em livros-textos, encontra-se a afirmação de que os agonistas parciais podem atuar como agonistas ou antagonistas, dependendo da situação. Embora correto, tal conceito provoca confusão. O comportamento do agonista parcial dependerá de fatores como a sua atividade intrínseca, afinidade, quantidade de receptores disponíveis e concentração da droga. Quando um agonista parcial, com alta afinidade, está em concentração elevada, ocupa boa parte dos receptores. Assim, impede que o efeito máximo de um agonista pleno adiciona-

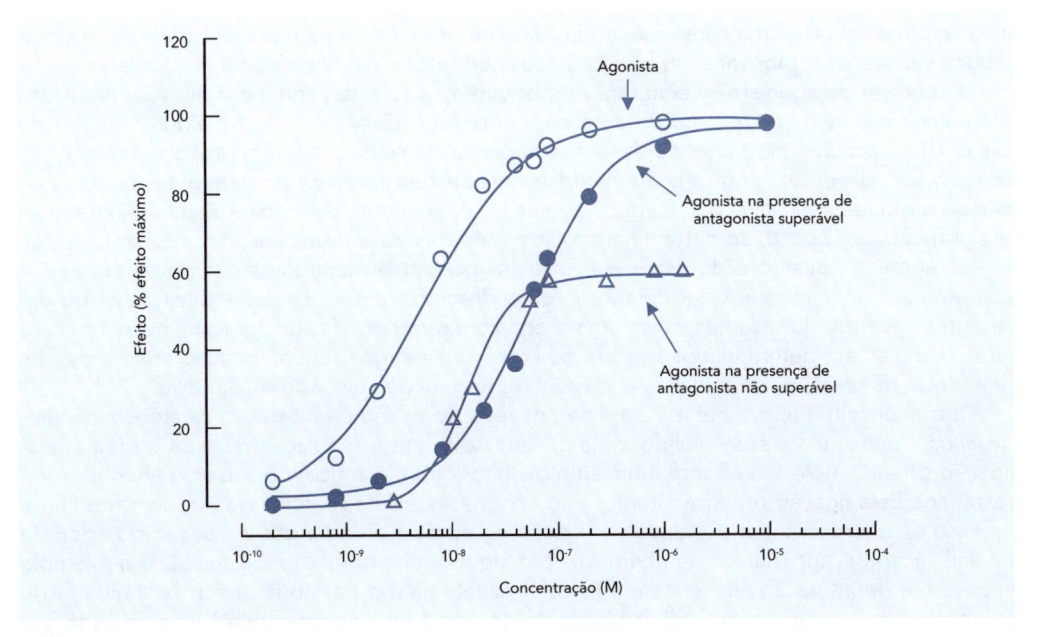

Figura 1.3 | Antagonistas superáveis e não superáveis.

do seja alcançado. O efeito combinado, portanto, ficará limitado pela atividade intrínseca do agonista parcial (< 1), podendo-se dizer que o agonista parcial antagoniza o efeito do agonista pleno. Alguns compostos podem comportar-se como agonistas parciais ou plenos, conforme o local de ação, como o caso da buspirona, ansiolítico não benzodiazepínico (Capítulo 7) que atua como agonista parcial em receptores da serotonina, tipo 5-HT_{1A}, localizados pós-sinapticamente no hipocampo, porém como agonista pleno em receptores do mesmo subtipo, localizados nos corpos celulares de neurônios serotonérgicos dos núcleos da rafe (Capítulo 6). No entanto, deve-se observar que poucas drogas podem ser colocadas nessas categorias. Muitas das classificadas como agonistas, por exemplo, a morfina, são na realidade agonistas parciais com elevada eficácia, enquanto outras ditas antagonistas, como o haloperidol, podem se comportar como agonistas inversos (ver adiante) em certos ensaios biológicos.

Embora a teoria clássica do receptor, baseada nos trabalhos de Clark, Ariëns, Stephenson e Furchgott, presuma a existência de uma única população de receptores capazes de se combinar com um agonista (afinidade), sofrendo alteração conformacional que produz efeito (atividade intrínseca), resultados obtidos nas últimas décadas mostram que uma parte significativa dos receptores pode produzir resposta, mesmo na ausência de agonista.

Para explicar esse fenômeno, propôs-se a hipótese de que o receptor pode existir em diferentes estados conformacionais, sendo alguns espontaneamente ativos. O modelo mais simples é chamado de "dois estados", segundo o qual o receptor poderia estar em estado "ativado" ou "inativado", que estariam em equilíbrio. Agonistas plenos se ligariam preferencialmente à forma ativada, deslocando o equilíbrio nesse sentido. Já antagonistas de receptores teriam igual afinidade por ambas as configurações, sem alterar, portanto, o equilíbrio entre elas. Agonistas parciais teriam preferência relativa para a forma "ativada", enquanto os inversos se ligariam preferencialmente à forma "inativada".

A magnitude da resposta constitutiva do receptor depende de dois fatores: a facilidade do receptor se modificar de maneira conformacional da forma inativa para a ativa e a eficiência do acoplamento receptor-sistema efetor (o processo celular pelo qual a ativação do receptor promove uma resposta celular). Uma consequência importante deste fato é de que a atividade constitutiva de determinado receptor varia em função desses dois fatores em diferentes tipos celulares.

O conceito de **agonista inverso** tem proposição mais recente, com base em resultados observados inicialmente com compostos benzodiazepínicos (Capítulo 7) e com alguns ligantes de canais de cálcio. Segundo a teoria clássica, os agonistas inversos também provocam alterações conformacionais eficazes ao se ligarem a receptores específicos, apresentando, portanto, afinidade e atividade intrínseca, daí o termo "agonista". No entanto, o efeito resultante da interação droga-receptor é oposto ao determinado pelos agonistas dos mesmos receptores. Tanto o efeito dos agonistas quanto o dos agonistas inversos podem ser antagonizados por antagonistas competitivos do receptor. Considerando, como descrito, que a atividade constitutiva de um receptor depende do sistema celular, uma droga com propriedades de agonista inverso poderá atuar como tal em determinados tecidos, ou como um antagonista competitivo em outros, dependendo da presença de agonista endógeno e do grau de atividade constitutiva.

Outro conceito importante relacionado aos receptores é o da **interação alostérica** (do grego *allos* – outro, e *stereos* – sólido, objeto), que se refere à regulação de uma proteína pela ligação de uma molécula efetora a um sítio distinto (dito alostérico) do seu sítio ativo (dito ortostérico). Essa ligação provoca alterações conformacionais na proteína que podem modificar, no caso de um receptor, a afinidade de ligação ou eficácia do agonista. A ligação do agonista ao seu receptor, por sua vez, também é capaz de modular a ligação alostérica. Um exemplo importante de interação alostérica em Psicofarmacologia é o da modificação da afinidade do receptor para o neurotransmissor inibitório ácido gama-aminobutírico (GABA) produzida por drogas benzodiazepínicas, como o diazepam (Capítulo 7).

Embora extremamente útil na compreensão dos efeitos dos fármacos, evidências experimentais obtidas nas últimas décadas têm mostrado que a visão da atividade intrínseca como uma característica constante da interação droga-receptor, independentemente do sistema no qual é testada, é muito simplista. Cabe ressaltar ainda que, embora estudos com preparações isoladas (como um íleo de cobaia) geralmente produzam resultados como os mostrados nas Figuras 1.1 e 1.2, isso nem sempre ocorre quando o efeito observado reside na alteração do comportamento (Quadro 1.2).

Quadro 1.2   Efeito das drogas sobre o comportamento

O conceito de que a magnitude do efeito de uma droga depende de sua concentração no nível do seu local de ação, geralmente determinado receptor, deriva de experimentos com órgãos isolados. Contudo, em Psicofarmacologia é comum a obtenção de curvas dose-efeito em forma de "U" invertido, em que doses elevadas da droga passam a diminuir, em vez de aumentar, a intensidade de determinado efeito. Para explicar essas curvas, é preciso considerar que a emissão de comportamentos adaptativos resulta do funcionamento ótimo do sistema nervoso central, necessariamente perturbado por doses elevadas de qualquer substância biologicamente ativa. Assim, doses elevadas de drogas de ação central podem desarticular esses comportamentos.

Além disso, as drogas em geral têm diversos efeitos farmacológicos, sendo a alteração comportamental observada resultante da combinação desses efeitos. Por exemplo, doses elevadas de ansiolíticos benzodiazepínicos causam sedação e incoordenação motora, as quais podem deprimir comportamentos que indicam efeito ansiolítico, como o aumento da frequência de pressões em uma alavanca, seguido, simultaneamente, de recompensa e punição (situação de conflito). Consequentemente, o conceito de "seletividade", em relação a determinado efeito não é absoluto, pois depende da concentração da droga. Ele é limitado a faixas de concentração do fármaco que afetam predominantemente determinados sistemas neurais, sendo outros pouco ou nada afetados. Uma consequência importante desse fato reside na necessidade de realizar curvas dose-resposta para interpretar corretamente o efeito de determinada droga. Por exemplo, a Figura 1.4 mostra uma situação fictícia na qual a exposição a um estressor aumentaria a sensibilidade de um determinado efeito biológico à droga X. Como se pode observar na figura, o uso de apenas uma dose dessa droga poderia não ser capaz de detectar esse fenômeno.

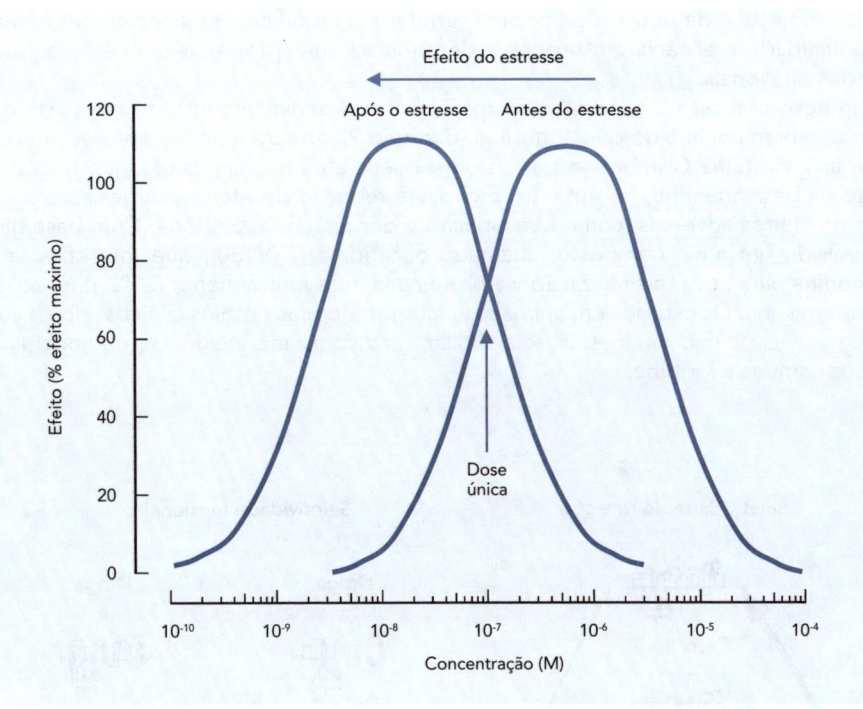

Figura 1.4 | A importância de realizar curvas dose-resposta. Nesse caso, o emprego de dose única não seria capaz de detectar o aumento de sensibilidade a uma droga decorrente da exposição a um estressor.

Seletividade funcional

Em 1948, Raymond Perry Ahlquist observou que aminas simpatomiméticas mostravam eficácia distinta conforme o tecido e o efeito testado. Para explicar esses resultados, ele postulou que o efeito pós-sináptico da noradrenalina era mediado por dois receptores distintos, denominados alfa e beta. Embora recebida com ceticismo, essa proposta serviu de base para o novo conceito de que uma droga poderia interagir de maneira seletiva com diferentes subtipos de receptores. Ele foi fundamental para o desenvolvimento de fármacos mais efetivos e com menor incidência de efeitos adversos, por exemplo, o propranolol, um antagonista de receptores adrenérgicos de tipo beta largamente empregado na terapia de problemas cardiovasculares (Figura 1.5).

Nas últimas décadas, no entanto, diversos estudos mostraram que a razão de eficácia (e da potência, na medida em que esta é influenciada pela eficácia) de drogas que atuam seletivamente em um único receptor pode variar em função da resposta celular medida. Essa observação promoveu o desenvolvimento do conceito de "seletividade funcional" ou **"agonismo tendencioso"** (*bias agonism*). Os exemplos mais estudados envolvem a interação com receptores acoplados a proteínas G. Como visto a seguir, esses receptores modificam diversas vias intracelulares. Sua ativação, além de regular processos de tradução associados às subunidades da proteína G, pode acionar moléculas transdutoras não ligadas a essas proteínas. Entre elas, a mais bem investigada é a beta-arrestina (Figura 1.5). Uma droga, atuando em um mesmo receptor poderia, portanto, se comportar como um agonista, agonista inverso ou antagonista dependendo da resposta celular que está sendo medida. Isso não pode ser explicado pelo modelo de dois estados, já mencionado, mas apenas por modelos que incorporem diversos estados conformacionais ativos ao mesmo tempo. Pequenas alterações na estrutura molecular de uma droga podem resultar em modificações significantes não apenas na sua afinidade e eficácia em relação a determinado receptor, mas também nas suas propriedades funcionais.

Esse novo conceito já está sendo explorado no desenvolvimento de novas drogas. Por exemplo, é bem conhecido que a morfina (Capítulo 9) interage com receptores mu-opioides e ativa uma proteína G inibitória para produzir seus efeitos analgésicos. A ativação concomitante da beta-arrestina, no entanto, provoca a redução do efeito analgésico e o aparecimento de efeitos adversos, como constipação e depressão respiratória. Com base nisso, foi desenvolvido um novo composto, chamado oliceridina (TRV130), que tem eficácia similar à da morfina para ativar a sinalização via proteína G, mas muito menor (20%) para ativar a via da beta-arrestina. Os estudos em animais de laboratório e os ensaios clínicos iniciais sugerem que sua eficácia como analgésico seja similar, mas com uma incidência menor dos efeitos adversos comuns à morfina.

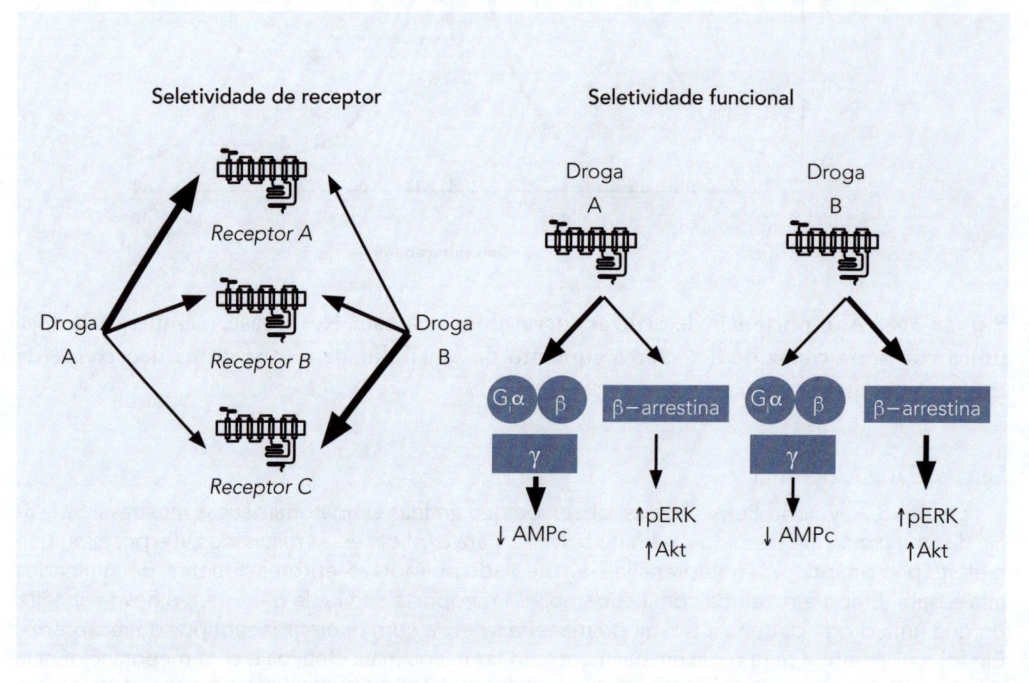

Figura 1.5 | Drogas podem apresentar afinidades (representadas pela largura das setas) distintas a diferentes receptores. Elas também poderiam, a partir da interação com um mesmo receptor, ativar diferentes vias de sinalização.

Fonte: Adaptada de Berg e Clarke, 2018.

Receptor como entidade física

Até o início da década de 1970, medidas relativas a receptores eram indiretas, baseadas na quantificação dos efeitos farmacológicos observados e em interações com outras drogas. O cenário mudou a partir dessa época, quando da introdução das técnicas de ligante marcado, as quais envolvem a adição (substituição) de um átomo radioativo, geralmente trício [^{3}H], carbono-14 [^{14}C] ou iodo-125 [^{125}I], à molécula de um composto com afinidade por determinado receptor, e sua posterior combinação com membranas celulares isoladas *in vitro* (Quadro 1.3).

Quadro 1.3	Ensaios de ligantes marcados (*binding*)

O ensaio típico consiste na combinação de composto marcado com átomo radioativo em concentrações crescentes com membranas neuronais na ausência (A) e na presença (B) do mesmo composto, não marcado, em altas concentrações. A situação A mede a ligação total, que é o somatório da combinação do composto com sítios específicos (receptores), bem como com não específicos. A situação B mede a ligação não específica, pois a elevada concentração do composto não marcado satura os receptores. Assim, a ligação do composto marcado ocorre somente em sítios não específicos, que, por sua grande quantidade, não estão saturados. Após a lavagem das membranas e a medida da radioatividade restante, é possível elaborar o gráfico da Figura 1.6, no qual a subtração da ligação não específica da ligação total resulta na ligação específica (com o receptor).

Uma representação gráfica bastante empregada nos estudos de ligante marcado é o gráfico de Scatchard, no qual a relação do composto que se liga especificamente com o composto que não se liga (composto ligado/composto livre) é representada no eixo das ordenadas, enquanto a quantidade de composto ligado, no eixo das abscissas. O ensaio envolve a obtenção de vários pontos a partir de concentrações crescentes de ligante marcado adicionadas a tubos de ensaio contendo membranas neuronais. Como a quantidade de receptores é limitada, portanto saturável, o denominador (composto livre) da razão crescerá mais que

o numerador (composto ligado). Assim, o gráfico assumirá a forma mostrada na Figura 1.7. Pode-se demonstrar que a tangente do ângulo de inclinação da reta obtida é igual a $-1/Kd$. Já a interseção da reta com o eixo das abscissas apontará a quantidade máxima de ligação ($B_{máx}$), isto é, o número total de receptores da preparação. Às vezes, o gráfico de Scatchard resulta em mais de uma reta, o que indica a presença de mais de um receptor para o mesmo ligante, ou, então, mais de um estado de determinado receptor (p. ex., de alta e baixa afinidade).

Outros usos das técnicas de ligante marcado envolvem estudos de competição e autorradiografia. Nesta última, um ligante marcado é combinado com fatias de tecidos cerebrais. Após lavagem, as lâminas de tecidos, nas quais os receptores estariam ocupados pelos ligantes marcados, são recobertas por filme sensível à radiação. A posterior revelação do filme permitirá a visualização da densidade dos receptores em diferentes áreas do sistema nervoso central. Nos estudos de competição, pode-se medir a constante de inibição (Ki) de uma droga, a qual se baseia na concentração necessária para deslocar 50% da ligação de uma concentração fixa de um composto marcado radioativamente com afinidade por aquele receptor (concentração inibitória 50%, ou IC_{50}). A IC_{50}, naturalmente, dependerá da concentração (L) e da afinidade (medida pelo Kd) do ligante marcado. O Ki é resultado da correção da IC_{50} por esses dois fatores ($Ki = IC_{50}/(1 + ([L])/Kd)$, Figura 1.8).

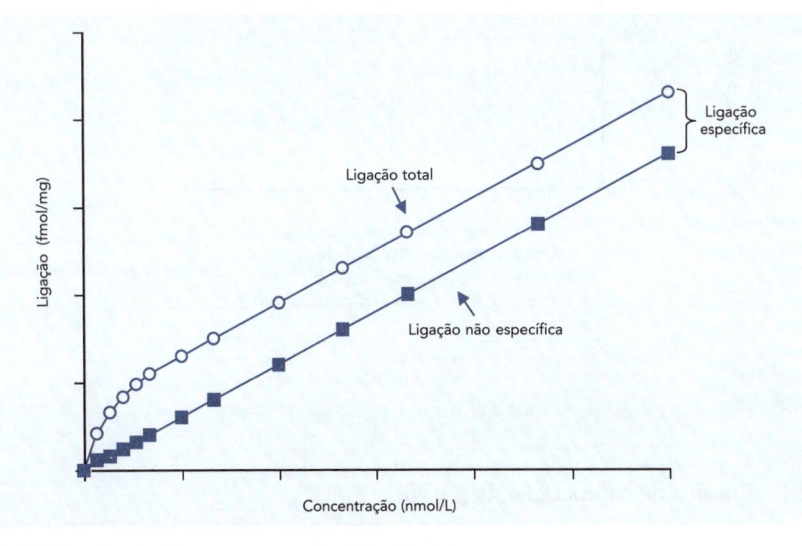

Figura 1.6 | Ensaio de ligante marcado (*binding*).

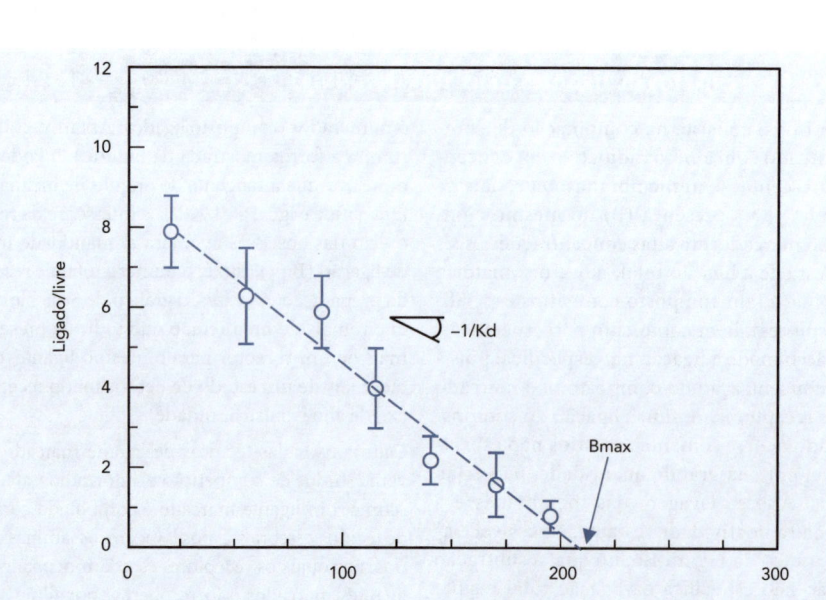

Figura 1.7 | Gráfico de Scatchard.

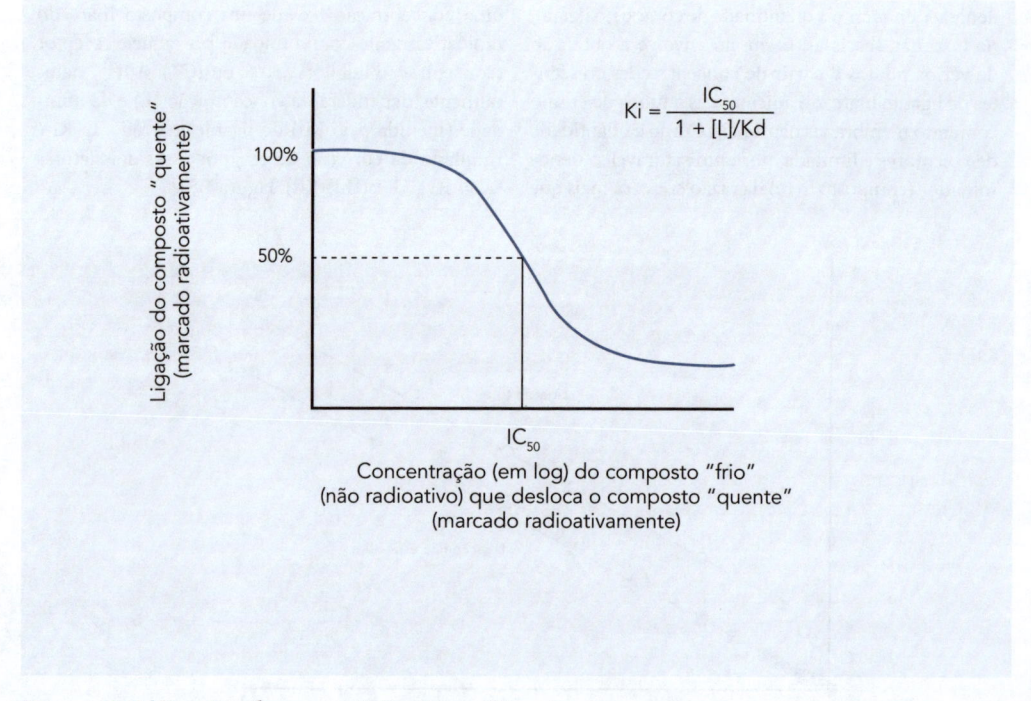

Figura 1.8 | Ensaios de competição, IC_{50} e Ki.

Com o emprego das técnicas de ligantes marcados, os receptores puderam ser quantificados diretamente, caracterizados quanto à sua afinidade e localizados em diferentes tecidos. Todos esses aspectos foram ampliados pela introdução mais recente das técnicas de biologia molecular (Capítulo 2), que têm permitido a determinação da estrutura gênica (e, consequentemente, proteica) dos mais diversos receptores.

Embora o termo "receptor" tenha sido usado no contexto dos estudos de ligante marcado, seu emprego não está estritamente correto. Na realidade, os estudos de ligante marcado possibilitam a determinação de algumas características consideradas essenciais para receptores: especificidade, saturabilidade e estereosseletividade, que definem apenas um **sítio de ligação específico**. A caracterização de tal sítio como receptor requer a demonstração de efeito fisiológico e/ou farmacológico determinado pela combinação de um agonista com o referido sítio. Mais recentemente, a caracterização da estrutura gênica tem sido proposta como critério adicional para definir um sítio de ligação como receptor.

Consequências da interação droga-receptor: superfamílias de receptores

Ao atuarem sobre receptores, drogas podem produzir efeitos farmacológicos por diferentes mecanismos. Um dos principais consiste na interação com receptores que se relacionam com compostos endógenos. Com o auxílio da Biologia Molecular, foi-se reconhecendo que esses receptores apresentam grande semelhança na composição de aminoácidos, sugerindo origem evolucionária comum. Assim, em razão de sua estrutura, bem como do mecanismo efetor imediato, os receptores fisiológicos podem ser agrupados em superfamílias, cujas principais são descritas a seguir.

Receptores associados a canais iônicos

O primeiro receptor a ser isolado e a ter sua estrutura elucidada foi o receptor colinérgico, do tipo nicotínico, por estar presente em densidades elevadas no órgão elétrico de certos peixes e apresentar alta afinidade pela alfa-búngaro toxina. Esse receptor é composto por cinco subunidades proteicas transmembrânicas que delimitam um canal iônico permeável, sobretudo aos íons sódio e potássio. A acetilcolina se combina com o sítio de ligação, localizado na subunidade alfa. Como existem duas subunidades alfa no receptor nicotínico, são necessárias duas moléculas de acetilcolina para ativar o receptor. Em consequência da ativação, abre-se o canal iônico, permitindo a entrada de sódio e a saída de potássio pela membrana celular, causando sua despolarização.

Outros receptores dispõem de uma estrutura semelhante ao nicotínico, entre os quais o tipo $GABA_A$ do ácido gama-aminobutírico (Capítulo 7, Figura 7.10), o tipo $5\text{-}HT_3$ da serotonina e os ionotrópicos do glutamato (NMDA, AMPA, Kaínico). A estrutura e a composição desses últimos, no entanto, sugerem que sejam "parentes" mais distantes do receptor nicotínico do que os receptores $GABA_A$ e $5\text{-}HT_3$.

Receptores associados às proteínas G

Trabalhos realizados por Theodore Rall e Earl Sutherland, na década de 1950, revelaram que a adrenalina, ao se combinar com receptores adrenérgicos do tipo beta, produzia aumento da atividade da enzima citoplasmática adenilato ciclase e consequente aumento do segundo mensageiro AMP cíclico (ver adiante). Desde então, tem-se investigado o que se passa entre a interação adrenalina-adrenoceptor beta e a ativação da adenilciclase. A explicação atualmente aceita resulta dos estudos conduzidos por Alfred Gilman e Elliot Ross, demonstrando o importante papel de uma família de proteínas denominadas proteínas G, por sua capacidade de ligarem os nucleotídeos de guanina, guanosina difosfato (GDP) e guanosina trifosfato (GTP) (Quadro 1.4).

Quadro 1.4 Proteínas G

Os receptores ligados a proteínas G são transdutores do sinal originado no complexo agonista-receptor para diversas vias efetoras, que podem incluir enzimas e canais iônicos seletivos ao Ca^{++} e K^+. Essas proteínas desempenham uma função central no processo de sinalização no sistema nervoso central. As proteínas G são compostas por três subunidades (alfa, beta e gama), que, em estado inativo, permanecem associadas constituindo um trímero. Nessa condição, uma molécula de GDP (guanosina difosfato) preenche o sítio modulador da subunidade alfa. Quando um agonista se combina com o receptor, ocorre ativação da proteína G, com substituição do GDP pelo GTP (guanosina-5-trifosfato) e dissociação da subunidade alfa do complexo alfa-beta-gama. A subunidade alfa (agora ativada) pode deslocar-se no interior do citoplasma. Dependendo do tipo de proteína G, a subunidade alfa poderá, por exemplo, ativar (proteínas G_s) ou inibir (proteínas G_i) determinadas enzimas citoplasmáticas, como a adenilato ciclase. O dímero beta-gama também pode participar da sinalização modificando, por exemplo, a permeabilidade de canais de Ca^{++} e K^+, ou ativando a via da PI3K (fosfotidil-inositol-3 quinase).

Como o centro modulador da subunidade alfa apresenta atividade GTPásica, a duração do efeito da proteína G será limitada, pois, ao clivar o GTP e transformá-lo em GDP, a subunidade alfa inativa-se, ligando-se, novamente, às subunidades beta e gama (Figura 1.9). Esse processo pode ser fortemente acelerado por proteínas reguladoras da sinalização por proteínas G (*regulators of G-protein signilling* – RGS). Esses receptores também podem sofrer dimerização (tanto homo quanto heterodimerização), o que pode modificar sua afinidade, sua sensibilidade à fosforilação e a ligação a arrestinas, proteínas envolvidas na sua remoção da membrana celular. No conjunto, esses mecanismos permitem que a ativação de um receptor ligado a proteínas G modifique muitas moléculas de enzimas-alvo, constituindo, assim, um dispositivo amplificador de respostas. Além disso, um mesmo tipo de proteína G pode ser ativado por diferentes neurotransmissores.

O primeiro receptor associado à proteína G a ser isolado foi o adrenoceptor beta, que dispõe de uma estrutura em que o aminoácido N-terminal está disposto no lado externo da membrana celular, com sete alças transmembrânicas, em um sítio carboxílico citoplasmático (Figura 1.9). O estudo de outros casos mostrou que essa estrutura básica é comum aos receptores ligados a proteínas G. Verificou-se, também, que a homologia quanto à composição dos aminoácidos, particularmente a das regiões transmembrânicas, é muito elevada.

Os receptores associados às proteínas G constituem a superfamília mais numerosa de receptores e são alvo de cerca de 30% dos medicamentos hoje disponíveis. Entre eles, é possível citar, a título de ilustração, todos os subtipos de receptores serotonérgicos, com exceção do 5-HT$_3$, o receptor GABA$_B$, os receptores canabinoides, todos os tipos de adrenoceptores, receptores muscarínicos, dopamina e histamina, vários receptores de neuropeptídeos, os receptores metabotrópicos do glutamato, entre outros.

Até o momento, foram identificados mais de 800 receptores ligados a proteínas G no ser humano. As subunidades alfa desses receptores podem ser classificadas em quatro grupos: Gs (aumenta a atividade da adenilato ciclase); Gi (inibe certas isoformas da adenilato ciclase); Gq (aumenta a atividade da fosfolipase C); e G12/13 (ativa o Rho, uma proteína que se liga à guanosina-trifosfato).

Recentemente, também foi descrita uma superfamília de proteínas G monoméricas presentes em todas as células eucariotas, chamadas "proteínas G pequenas", por seu baixo peso molecular (20 a 35 kDa). Elas são homólogas à subunidade alfa da proteína G, mas podem funcionar de modo independente se ligando e hidrolisando o GTP em GDP. Incluem diversas famílias, como as da Ras, Rac, Cdc42, Rab, Rho, ARF, EF-2 e RAN, das quais uma das mais bem caracterizadas é a Ras. Sua atividade é altamente regulada por fatores trocadores do nucleotídeo guanina (*guanine nucleotide exchange factors* – GEF –, que estimulam sua ligação ao GTP e facilitam seus efeitos), proteínas ativadoras ou inibidoras de GTPase (*GTPase-activating proteins*

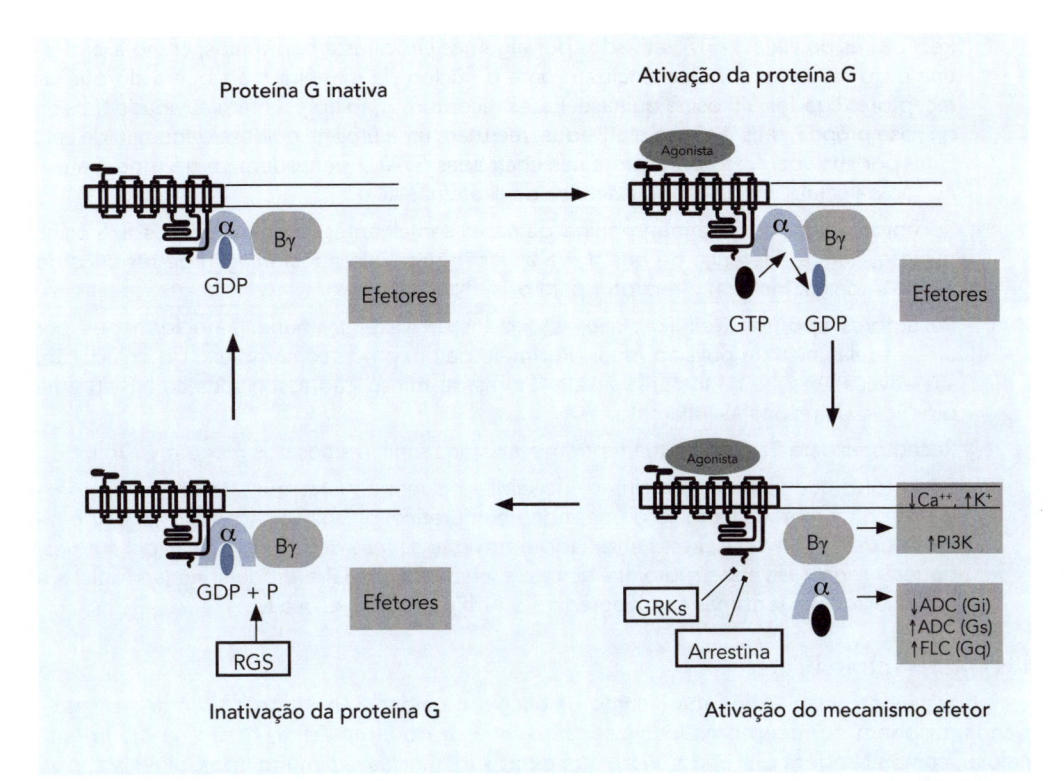

Figura 1.9 | Ativação/desativação de proteína G. Na ausência de um ligante, o receptor e a proteína G formam um complexo inativo com a subunidade alfa ligada ao GDP. Com a ligação do agonista, ocorre a substituição do GDP pelo GTP, com a liberação das subunidades alfa e o dímero beta-gama para interagirem com seus sistemas efetores. A hidrólise do GTP com a formação de GDP, processo acelerado por proteínas reguladoras da sinalização por proteínas G, leva o sistema de volta à sua condição basal. Uma estimulação excessiva do receptor pode ativar quinases (GRK) que fosforilam a porção carboxílica citoplasmática do receptor e recrutam arrestinas. Estas, por sua vez, ligam-se ao receptor pela sua face interna e facilitam sua internalização e o término da sinalização.

Fonte: Adaptada de Buxton, 2018.

– GAP – e *GTPase-inhibitory proteins* – GIP –, que estimulam e inibem, respectivamente, sua ação GTPase intrínseca, inibindo ou facilitando seus efeitos). A maior parte da sinalização celular mediada por fatores neurotróficos converge no Ras para regular vias MAPK (*mitogen-activated protein kinase*) e produzir diversos efeitos celulares.

Receptores transmembrana associados a enzimas intracelulares

Diferenciam-se dos demais pelo fato da atividade quinase geralmente fazer parte do próprio receptor. Ao serem ativados, fosforilam e ativam proteínas associadas a diversas vias de sinalização intracelular, tendo sido identificadas mais de uma centena. Eles estão localizados na membrana celular e podem ser caracterizados como:

- Receptores ligados à tirosina quinase, ativados pela insulina por vários fatores de crescimento. A atividade quinase faz parte do próprio receptor.

- Receptores da via Jak-STA, ativados por algumas citocinas e hormônios, como a prolactina e do crescimento. Eles sinalizam para o núcleo de maneira mais direta do que os receptores ligados à tirosina quinase. Esses receptores não apresentam atividade tirosina quinase própria, mas, ao serem ativados, recrutam uma tirosina quinase denominada Jak. Esta, por sua vez, fosforizará proteínas chamadas STAT, que podem se translocar até o núcleo da célula, modificando a síntese de proteínas-alvo.

- Receptores ligados à serina-treonina quinase: semelhantes àqueles ligados à tirosina quinase, com a diferença de que a sua ativação promove a fosforilação de resíduos de serina-treonina. Incluem o receptor para o TGF-beta.

- Receptores tipo Toll (*toll-like*): são associados ao sistema imune inato formados por uma cadeia única de polipeptídeos. Por meio de um processo complexo de sinalização, sua ativação resulta na fosforilação de fatores de transcrição associados ao NF-κβ e na produção de respostas inflamatórias.

- Receptores para TNF-alfa: atuam por mecanismos similares aos dos receptores Toll.

- Receptores que estimulam a síntese do GMP: incluem aqueles que ativam guanilato ciclases de membrana (com os do peptídeo natriurético) ou solúveis (como o do óxido nítrico). Uma vez ativadas, essas enzimas promoverão síntese do GMPc, o qual, por sua vez, poderá acionar diversas proteínas quinases (chamadas PKG) e modular canais iônicos e fosfodiesterases (enzimas que degradam o AMPc e GMPc) específicos.

Receptores intracelulares

Certas substâncias endógenas, como os glicocorticoides, o hormônio tireóideo e estrógenos, dispõem de receptores localizados no interior do citoplasma, e não na membrana celular, como até agora discutido. Visto que essas substâncias são muito lipossolúveis e, portanto, não enfrentam resistência significativa para penetrarem na célula, conseguem se ligar a esses receptores, ativando-os. Os receptores ativados, então, atuam em sítios regulatórios do DNA genômico, alterando a expressão de genes específicos. Em geral, esses efeitos necessitam de horas ou dias para surgirem. Evidências recentes têm sugerido que muitos desses hormônios também podem exercer ação não genômica, interagindo com receptores localizados na membrana celular, por exemplo, a modulação do receptor $GABA_A$ promovido pelos neuroesteroides.

Vias de sinalização

Segundos mensageiros

Muitas drogas, ao se combinarem com seus receptores, provocam alterações na formação de substâncias citoplasmáticas que regulam funções celulares. Por isso, essas substâncias foram denominadas "segundos mensageiros" (Quadro 1.5), embora hoje possam ser englobadas no termo mais genérico "vias de sinalização".

Fosforilação de proteínas

Muitos dos efeitos dos segundos mensageiros são mediados pela regulação de processos de fosforilação via proteína quinases (Figuras 1.10 e 1.11). Atualmente, já se conhece que esses processos interferem na função de mais de 100 proteínas no sistema nervoso central. Como decorrência, podem ocorrer, por exemplo, a inativação de um receptor, facilitação ou inibição de abertura de canais iônicos ou aumento da síntese de determinado neurotransmissor.

Quadro 1.5 Principais segundos mensageiros

NUCLEOTÍDEOS CÍCLICOS

Adenosina monofosfato cíclico (AMPc)

Diversos neurotransmissores, atuando por meio de receptores ligados a proteínas Gs ou Gi, são capazes de estimular ou inibir, respectivamente, a atividade da enzima adenilato ciclase, responsável pela formação de AMPc a partir de moléculas de ATP. O AMPc pode ativar determinadas proteínas quinases, que fosforilarão sítios específicos de proteínas-alvo. Disso podem resultar, por exemplo, alterações conformacionais que ativam ou inibem determinadas enzimas (Figura 1.10). O AMPc formado é degradado por enzimas chamadas fosfodiesterases. Sete famílias (fosfodiesterases I a VII) dessas enzimas já foram descritas, com diferentes características regulatórias. Determinadas drogas, como a cafeína, em elevadas concentrações, podem inibir muitas dessas famílias, aumentando, consequentemente, o efeito do AMPc e contribuindo para os efeitos promovidos por altas doses.

Guanosina monofosfato cíclico (GMPc)

Pela ativação da enzima guanilato ciclase, forma-se o GMPc, a partir da guanosina trifosfato (GTP), o qual também é capaz de alterar a atividade de proteínas quinases específicas, além de modular certos canais iônicos. Dois mecanismos parecem regular os níveis de GMPc. Um pequeno número de receptores de membrana, como os do peptídeo natriurético atrial, contém a guanilato ciclase, ativada pela ligação do neurotransmissor ao receptor. Na maior parte das vezes, no entanto, a guanilato ciclase é uma enzima citosólica ativada pelo óxido nítrico (Figura 1.10) ou por nitratos orgânicos. Assim como o AMPc, o GMPc é degradado por fosfodiesterases. O sildenafil, uma droga prescrita para o tratamento de disfunção erétil, é um inibidor específico da fosfodiesterase V, específica para o GMPc e localizada no músculo liso vascular.

FOSFATIDIL-INOSITOL

A ativação da enzima fosfolipase C (PKC) cliva fosfolípides de membrana, promovendo a síntese de diacilglicerol (DAG) e inositol 3-fosfato (IP3, Figura 1.11). O DAG pode ativar proteínas quinases específicas, enquanto o IP3 consegue mobilizar cálcio de reservatórios citoplasmáticos, aumentando a concentração de cálcio livre no citoplasma. As formas mais importantes da PKC no sistema nervoso central são chamadas de beta e gama. A primeira está relacionada aos efeitos de neurotransmissores associados a proteínas G_q, enquanto a segunda é responsável pelos efeitos de fatores neurotróficos sobre a atividade desta enzima.

CÁLCIO

Tem papel fundamental em inúmeras funções neuronais e o aumento da concentração de cálcio citoplasmático pode provocar diversos efeitos, como ativação de proteínas quinases específicas ou a própria mobilização de cálcio de suas reservas citoplasmáticas. Não é coincidência, portanto, que o controle de sua concentração citoplasmática esteja sob influência dos mais variados mecanismos (Figura 1.11). Neurotransmissores podem alterá-la por:

1. ativação direta de determinados receptores ligados a canais iônicos como o N-metil-D-aspartato (NMDA) de glutamato;

2. ativação de proteínas G_i, que inibem certos canais de Ca^{2+} voltagem-dependentes;

3. despolarização do neurônio, que ocasiona ativação de canais de Ca^{2+} voltagem-dependentes;

4. ativação de proteínas G_q e da PKC, facilitando os efeitos do sistema de fosfotidil-inositol;

5. ativação de outros sistemas de segundos mensageiros que alteram as propriedades de canais de Ca^{2+} voltagem-dependentes.

DERIVADOS DO ÁCIDO ARAQUIDÔNICO

Certos estímulos, como lesões teciduais, podem resultar na formação de ácido araquidônico, a partir de fosfolípides da membrana, sob a ação da enzima fosfolipase A. O ácido araquidônico, por sua vez, pode ser transformado em várias substâncias, como leucotrienos e prostaglandinas. Para a formação das últimas, é necessária a ativação da enzima cicloxigenase. Propôs-se que a inibição da cicloxigenase represente o principal mecanismo das ações farmacológicas (anti-inflamatória, analgésica e antipirética) de drogas do tipo aspirina.

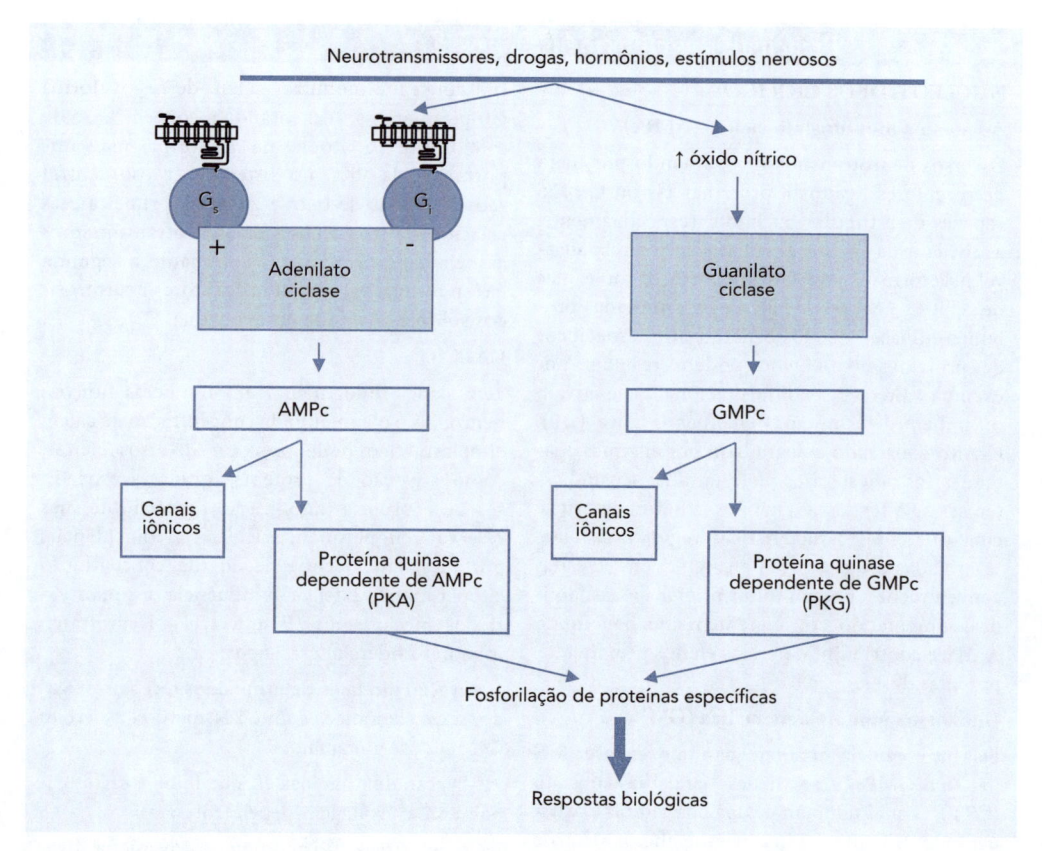

Figura 1.10 | AMPc e GMPc como segundos mensageiros.

Vias de fosforilação proteica, portanto, são fundamentais na regulação da função celular. Entre as principais proteínas quinases, há aquelas ativadas por AMPc (proteína quinase A, ou PKA, uma das mais expressas), GMPc (proteína quinase G, ou PKG) e Ca^{2+} (proteína quinase dependente de Ca^{2+}/calmodulina, ou CaM-quinase, e a PKC, esta última ativada em conjunto com o DAG). A CaM-quinase II pode se autofosforilar e, com isso, apresentar um período prolongado de ativação, mesmo após as concentrações intracelulares de Ca^{2+} terem retornado aos níveis normais. Esses efeitos têm sido associados a mecanismos de aprendizado e memória.

Terceiros mensageiros

O efeito decorrente da atuação de neurotransmissores sobre seus receptores é, em geral, rápido e transitório, variando de milésimos de segundo (receptores ligados a canais iônicos) a minutos (efeitos mediados por segundos mensageiros). Parece paradoxal, portanto, que experiências limitadas do ponto de vista temporal, como a exposição a estressores ou certas drogas, possam produzir alterações comportamentais persistentes. Como tais alterações devem envolver modificações estruturais e/ou funcionais de partes do sistema nervoso central, surgiu o conceito de "terceiros mensageiros" para explicar como as alterações transitórias produzidas por neurotransmissores podem ser expressas como modificações persistentes.

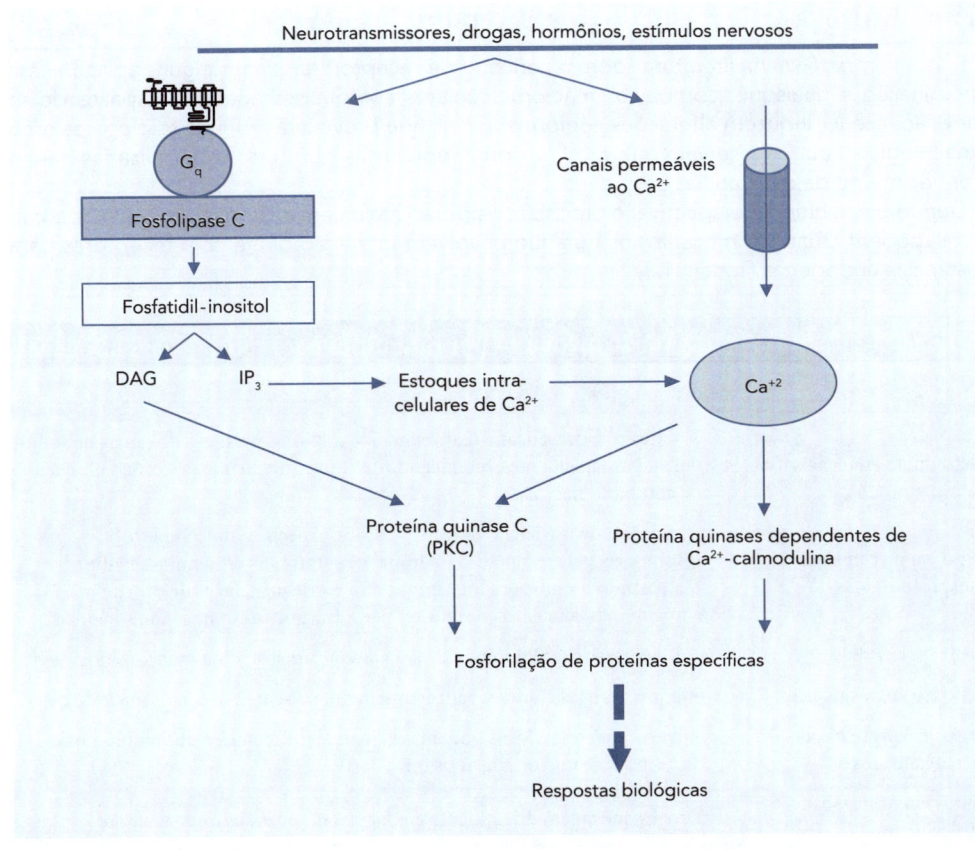

Figura 1.11 | Fosfatidil-inositol e cálcio como segundos mensageiros.

Os "terceiros mensageiros" seriam um conjunto de genes, chamados genes de expressão precoce ou protoncogenes, que seriam ativados por segundos mensageiros decorrentes do efeito de neurotransmissores. Esses genes ativados aumentariam seus produtos proteicos, os quais se ligariam a sítios específicos do DNA genômico, resultando em modificações da transcrição de genes-alvo. Essas proteínas são também chamadas **fatores de transcrição** (Capítulo 2). Os produtos dos genes-alvo (p. ex., fatores de crescimento, receptores, neurotransmissores) são os que promoveriam alterações estruturais e/ou funcionais persistentes. Entre os genes envolvidos com esse papel, incluem-se as famílias *fos*, *jun*, *ras*, *myc*, *zif* etc.

Apoiando um papel funcional dos genes de expressão imediata no sistema nervoso central, estudos empregando tratamento com sequências *antisense* (Capítulo 2) de oligonucleotídeos complementares ao RNA mensageiro (RNAm) do *c-fos* ou *c-jun* têm mostrado interferência em processos de memória, estados emocionais ou efeitos de drogas em longo prazo.

Em razão da rápida expressão em resposta a diferentes estímulos, a detecção do RNAm e/ou da proteína codificada pelos protoncogenes também tem sido empregada para mapeamento funcional de áreas ativadas do sistema nervoso central (ver Capítulo 2). Sua expressão pode sofrer interferência de drogas psicotrópicas, por exemplo, a expressão do RNAm de *c-fos* ou *c-jun* na formação hipocampal de animais submetidos ao estresse de imobilização forçada é atenuada por tratamento com ansiolíticos administrados antes da imobilização.

Efeitos de drogas não mediados por receptores fisiológicos

Existe controvérsia na literatura sobre o conceito de receptor: enquanto alguns aplicam essa denominação a quaisquer complexos macromoleculares aos quais drogas são capazes de se ligar e, ao fazê-lo, induzem alterações conformacionais que provocarão efeitos fisiológicos e/ou farmacológicos, outros reservam o termo "receptor" apenas às estruturas especializadas para o reconhecimento de substâncias endógenas.

Dentro desta última perspectiva, é preciso considerar que diversas drogas, inclusive psicofármacos, podem atuar por mecanismos que não envolvem interação direta com receptores para substâncias endógenas (Tabela 1.1).

Tabela 1.1	Efeitos de drogas não mediados por receptores para substâncias endógenas
Efeitos	**Exemplo**
Efeito direto em canais iônicos	Anestésicos locais ligam-se diretamente a sítios específicos de canais de sódio voltagem-dependentes, bloqueando-os. Em consequência, ocorre o bloqueio da condução nervosa
Efeito em mecanismos de transporte	Antidepressivos tricíclicos ligam-se a sítio específico no complexo responsável pela recaptação neuronal de serotonina e/ou noradrenalina, bloqueando o transporte de aminas. Em consequência, pode ocorrer aumento nas concentrações desses neurotransmissores na fenda sináptica
Efeito em enzimas	Antidepressivos inibidores da MAO bloqueiam a enzima monoaminoxidase
Efeito em ácidos nucleicos	Algumas drogas contra o câncer atuam por se ligarem a ácidos nucleicos
Efeitos em proteínas de microrganismos	Agentes anti-infecciosos podem atuar em alvos proteicos de vias bioquímicas específicas de microrganismos infecciosos
Efeitos em processos extracelulares	Drogas que atuam diretamente em fatores plasmáticos de coagulação
Efeitos inespecíficos	Embora ainda não comprovado, drogas como o etanol e anestésicos gerais parecem alterar propriedades de membranas celulares. Mesmo nesse caso, os efeitos resultantes teriam certa especificidade (facilitação da transmissão gabaérgica e bloqueio da glutamatérgica, no caso do álcool etílico)

Uso crônico de psicofármacos: papel de processos adaptativos

O paradigma mais empregado para o entendimento do efeito de drogas está descrito na Figura 1.12, embora, frequentemente, não seja aplicável ao efeito dos psicotrópicos. Por exemplo, drogas como os antipsicóticos ou antidepressivos, ainda que apresentem efeitos agudos bem conhecidos, necessitam de administração continuada por várias semanas para o aparecimento do efeito terapêutico.

Uma das características fundamentais do sistema nervoso central é a **plasticidade neuronal** ou **neuroplasticidade** (Capítulo 4), definida como a capacidade de alterar a estrutura e/ou a função ao longo do tempo, em resposta a estímulos persistentes, como variações ambientais ou lesões teciduais. Um paradigma alternativo para alguns agentes psicotrópicos seria o de que a aplicação continuada da droga atua como estímulo repetido, que resultaria em alterações plásticas do sistema nervoso central, responsáveis, em última análise, pelos efeitos terapêuticos observados (Figura 1.12).

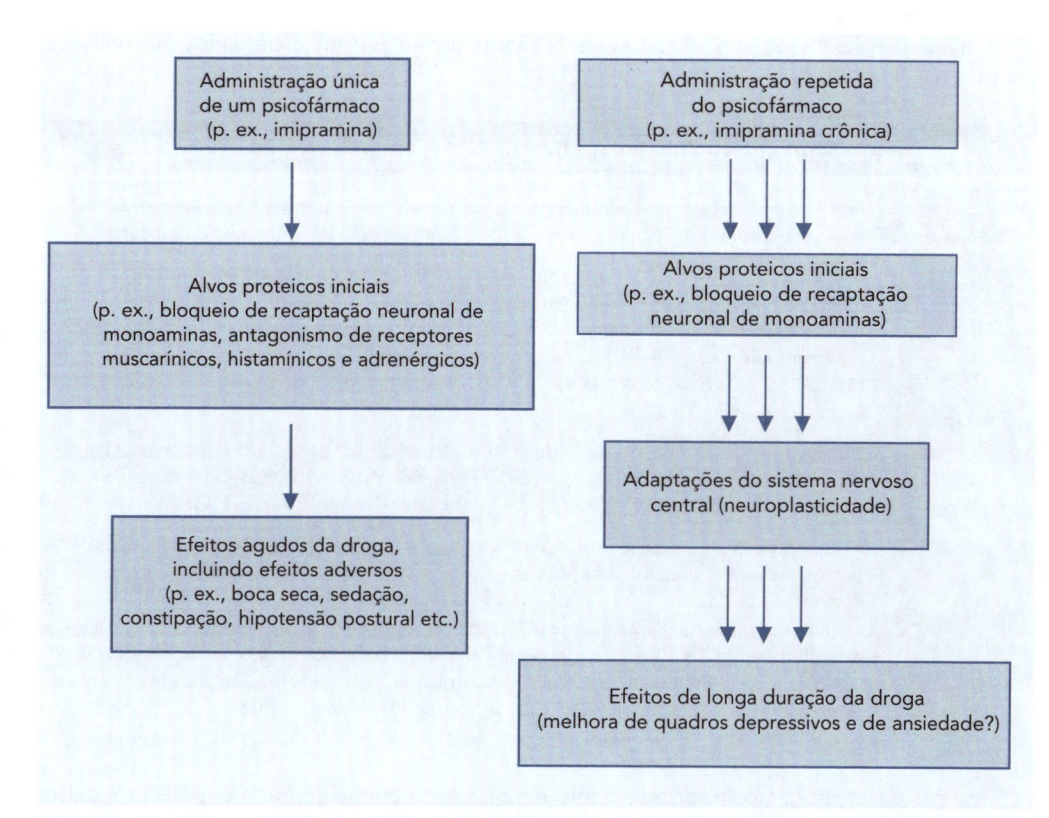

Figura 1.12 | Paradigma geral de ações de drogas no sistema nervoso central: efeito agudo e adaptação com o uso prolongado.

Princípios de farmacocinética

Como o efeito das drogas depende da sua concentração no meio que o receptor circunda, fatores que determinam essa concentração *in vivo* têm grande importância. Eles são estudados por uma divisão da farmacologia chamada **farmacocinética**. Enquanto a **farmacodinâmica** preocupa-se com os efeitos da droga sobre o organismo e com o mecanismo de sua ação, a farmacocinética estuda como o organismo processa a droga, compreendendo seu movimento (cinética) dentro do corpo.

Cinética da droga no organismo e conceito de barreira comum

Para que uma droga atinja concentrações suficientes em seu local de ação, deverá ultrapassar uma série de "barreiras", ou camadas celulares. Embora algumas substâncias possam movimentar-se através de poros ou espaços existentes entre as células, a maior parte das drogas necessita locomover-se através das diferentes células do organismo. Para isso, deverão ser capazes de ultrapassar uma "barreira comum", a **membrana celular**.

Atualmente, a membrana celular é compreendida como uma estrutura dinâmica, composta por uma camada dupla de fosfolípides, na qual se inserem proteínas intrínsecas e extrínsecas, que incluem receptores, canais iônicos e transportadores de moléculas, determinando as características funcionais da célula.

A passagem de drogas por membranas celulares ocorre por meio de vários mecanismos, conforme o Tabela 1.2.

Tabela 1.2	Mecanismos de passagem de drogas através da membrana celular
Filtração	Processo passivo (sem gasto de energia) que ocorre através de poros intra ou intercelulares. É importante, por exemplo, na absorção de drogas após injeção intramuscular ou subcutânea
Transporte ativo	Algumas drogas utilizam mecanismos próprios das células, que envolvem proteínas especializadas e gasto de energia, para promover o transporte de substâncias através da membrana celular. Por exemplo, a L-DOPA, um aminoácido aromático empregado no tratamento de doença de Parkinson, é absorvida no trato digestivo e chega ao sistema nervoso central graças ao mecanismo de transporte ativo de aminoácidos aromáticos existente nesses locais
Transporte facilitado	Mecanismo que também necessita de proteína especializada para promover o transporte de substâncias através da membrana celular. Não há, porém, gasto de energia. O exemplo mais citado é o do transporte de glicose para o interior de células musculares e adiposas
Difusão	Esse é o mecanismo passivo utilizado pela maior parte das drogas que atuam no sistema nervoso central. Trata-se de um processo passivo, decorrente do movimento das moléculas determinado pela diferença de concentração entre compartimentos separados por membranas celulares. Para que esse processo ocorra, no entanto, a molécula deve ser capaz de se dissolver nos lipídios que compõem a maior parte da membrana celular. Resulta disso o fato de a lipossolubilidade ser fator fundamental na determinação da facilidade das drogas de cruzarem as membranas celulares do organismo. Além dela, a superfície disponível, a solubilidade no meio e o fluxo sanguíneo são fatores importantes no processo de difusão

Boa parte das drogas comporta-se como uma base ou um ácido fraco e, portanto, existe sob a formas ionizada e não ionizada em solução aquosa. Para um ácido (um doador de prótons), essa relação pode ser descrita como: $AH \leftrightarrows A^- + H^+$. E, para uma base (um aceptor de prótons), seria: $B + H^+ \leftrightarrows BH^+$. A razão entre as formas ionizadas e não ionizadas é determinada pelo pH do meio, descrita pela **equação de Henderson-Hasselbalch** ($pKa = pH + \log_{10}$ [doador de prótons]/[aceptor de prótons]).

Para uma base fraca, a equação seria:

$$pKa = pH + \log 10 \, [BH^+]/[B]$$

onde pKa = constante de dissociação iônica; $[BH^+]$ = concentração da forma ionizada da base; e [B] = concentração da forma não ionizada da base.

Já para um ácido fraco, tem-se que:

$$pKa = pH + \log 10 \, [AH]/[A^-]$$

onde [AH] = concentração da forma não ionizada do ácido; e $[A^-]$ = concentração da forma ionizada do ácido.

Isso tem importantes consequências na determinação da cinética da droga, pois a forma não ionizada (apolar) apresenta lipossolubilidade muito maior que a ionizada (polar). A observação das equações possibilita antever que a fração não ionizada de drogas ácidas é maior em meio ácido, e o inverso é verdadeiro para drogas básicas. É possível, assim, influenciar a passagem de drogas através das membranas celulares modificando o pH do meio. Por exemplo, a acidificação da urina aumenta a excreção de anfetamina, uma base fraca, pois aumenta a porção ionizada da droga, impedindo sua reabsorção passiva do filtrado glomerular para a circulação sanguínea, através das membranas das células tubulares renais.

Processos farmacocinéticos fundamentais

O movimento das drogas no organismo envolve quatro processos fundamentais: absorção, distribuição, metabolização e excreção.

Absorção

Define-se como o processo de passagem da droga do meio externo para a corrente circulatória sistêmica, o qual depende da via de administração. A **biodisponibilidade** (F) descreve a quantidade de uma droga administrada por determinada via que atinge a circulação sistêmica. As principais vias de administração são: a) enteral, incluindo as vias oral, retal e sublingual; b) parenteral, compreendendo as vias intramuscular, subcutânea, intraperitoneal (muito utilizada em experimentos com animais de laboratório) e endovenosa; c) inalatória; e d) tópica. No caso da administração endovenosa, não existe o processo de absorção. O mesmo se dá na via tópica quando o composto, por suas características físico-químicas, somente apresenta efeito local.

A via mais utilizada é a oral, apresentando vantagens óbvias em termos de comodidade. Além disso, é geralmente mais segura, pois se pode interromper o processo de absorção (p. ex., com lavagem gástrica) com certa facilidade, e a incidência de reações alérgicas imediatas e graves é menor. Entre as desvantagens, há a necessidade de intervalo maior de tempo para que seja atingida a concentração sanguínea máxima ($T_{máx.}$), eventual irregularidade da absorção, influência da alimentação e metabolismo de primeira passagem (pelo fígado). Em virtude da larga superfície de contato e do rico fluxo sanguíneo, a maior parte da absorção ocorre no intestino delgado, por difusão passiva. A lipossolubilidade é, portanto, fator essencial na determinação da eficiência da absorção, via oral, da maior parte das drogas. Há exceções, como a L-DOPA, que é absorvida por mecanismo de transporte ativo.

Drogas ou procedimentos que retardam o esvaziamento gástrico tendem a diminuir a velocidade da absorção. Entre esses fatores, destacam-se a ingestão concomitante de alimento e o uso de substâncias anticolinérgicas.

Após serem absorvidas pelo intestino, as drogas caem na circulação portal e chegam em altas concentrações ao fígado. Em alguns casos, a capacidade do fígado de metabolizar a droga é muito elevada, o que resulta na passagem de baixas quantidades da substância para a circulação sistêmica. Esse fenômeno, chamado de **metabolismo de primeira passagem**, diminui a biodisponibilidade oral das drogas. Entre os psicofármacos que sofrem metabolismo de primeira passagem, em grau significativo, deve-se mencionar a morfina, a meperidina, a pentazocina, a imipramina, a nortriptilina, a doxepina, a clorpromazina e a L-DOPA.

A via sublingual, por sua superfície limitada, restringe-se a drogas com lipossolubilidade muito elevada. Sua vantagem reside no fato de que a circulação venosa dessa região não drena para a circulação portal, o que evita o fenômeno de primeira passagem. Já a via retal pode ser empregada mesmo com o paciente inconsciente, embora a absorção seja frequentemente errática.

Com relação às vias parenterais, a absorção via intramuscular se dá, principalmente, pela passagem da droga para a corrente circulatória por processo passivo de filtração. Não existe, portanto, o fenômeno de metabolismo de primeira passagem. Como a droga precisa misturar-se no meio intersticial, para que consiga ser filtrada com eficiência, é possível utilizar essa via para administrar compostos polares, não lipossolúveis. Ela frequentemente resulta em $T_{máx.}$ mais curto do que a via oral. No entanto, fármacos muito lipossolúveis têm dificuldade de se dissolver no líquido intersticial, o que pode tornar sua absorção via intramuscular incompleta. Um bom exemplo disso é o diazepam, um ansiolítico benzodiazepínico (Capítulo 7) bastante lipossolúvel e absorvido de maneira mais rápida e completa via oral do que via intramuscular.

A absorção via subcutânea tem características semelhantes às da via intramuscular, embora precise ser empregada em situações nas quais o volume a ser injetado é pequeno.

A via intraperitoneal tem absorção rápida, mas é empregada quase exclusivamente em animais de laboratório.

Distribuição

Após a passagem para a corrente circulatória, a droga será distribuída entre os vários compartimentos do organismo (Figura 1.13). Além da lipossolubilidade, outros fatores são importantes nessa distribuição, como a ligação da droga a proteínas plasmáticas e teciduais e a eventual presença de transportadores.

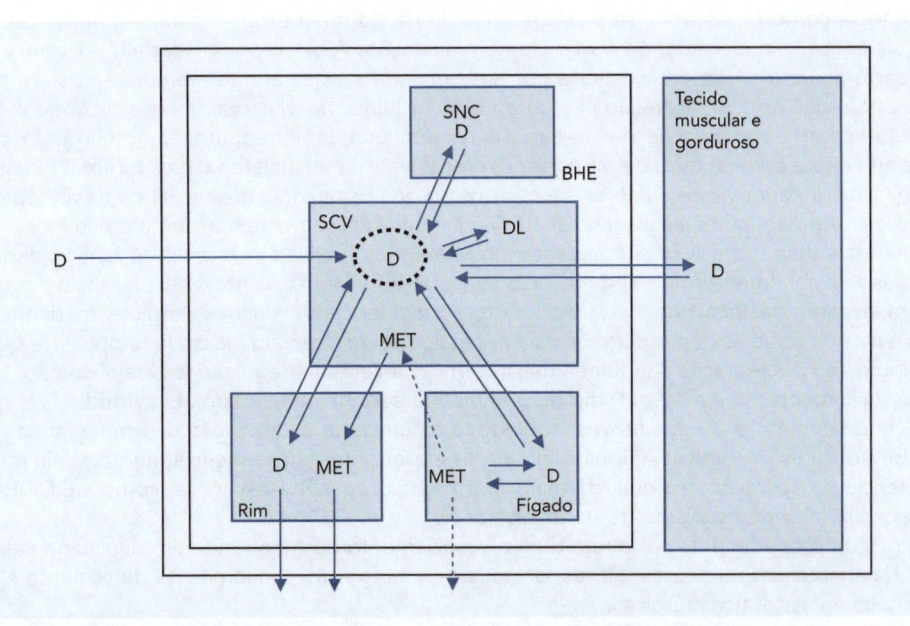

Figura 1.13 | Distribuição teórica de uma droga (D) no organismo.
DL: droga ligada a proteínas plasmáticas; MET: metabólito; SNC: sistema nervoso central; SCV: sistema cardiovascular; BHE: barreira hematoencefálica.

Com relação às drogas que atuam no sistema nervoso central, outro importante fator é a presença da **barreira hematoencefálica** (Quadro 1.6).

Já foram propostos vários modelos farmacocinéticos para descrever o processo de distribuição das drogas no organismo, sendo o mais empregado o modelo dos dois compartimentos, que considera o organismo formado por um compartimento central, ao qual a droga chegaria mais rapidamente, e um periférico, com o qual a droga atingiria estado de equilíbrio após certo tempo. De maneira simplificada, pode-se considerar que os órgãos com elevada taxa de perfusão, como cérebro, coração, pulmões, rins e fígado, pertencem ao primeiro compartimento. Já os tecidos muscular e adiposo, responsáveis por grande parte da massa corporal, mas com reduzida perfusão sanguínea, comporiam o segundo compartimento.

Efeitos distributivos podem ser importantes na determinação da duração do efeito de certos psicofármacos. Por exemplo, embora o diazepam, ou seus metabólitos ativos, seja eliminado lentamente do organismo, os efeitos de uma dose única desse ansiolítico (Capítulo 7) aparecem e desaparecem rapidamente, em razão da rápida entrada da droga no cérebro, além da posterior redistribuição para o tecido muscular e o adiposo. Isso ocorre porque a lipossolubilidade da molécula do diazepam é muito elevada.

| Quadro 1.6 | Barreira hematoencefálica e o efeito de drogas no sistema nervoso central |

A penetração de drogas no sistema nervoso central apresenta aspectos próprios, sendo limitada pela barreira hematoencefálica. Essa "barreira" resulta do envolvimento das células endoteliais por células da glia e por características especiais das células vasculares endoteliais. Ao contrário do que ocorre na maior parte do organismo, as junções entre essas células são densas, não permitindo a passagem de pequenas moléculas por filtração. Além disso, as células endoteliais nesse local não apresentam fenestrações (Figura 1.14). A entrada de drogas no sistema nervoso central envolverá, portanto, mecanismos de transporte ou, na maior parte dos casos, difusão através das membranas celulares das células endoteliais e da glia. Assim, a alta lipossolubilidade é essencial para muitos compostos atuarem no sistema nervoso central. Uma alternativa para a administração de drogas pouco lipossolúveis reside na administração intratecal, na qual a droga é injetada diretamente no espaço subaracnóideo via punção lombar. Entre os transportadores que modificam a entrada de drogas no sistema nervoso central, merece destaque a proteína de resistência a múltiplos fármacos (MDR1, *multiple drug resistence protein 1*), ou glicoproteína P, a qual promove o efluxo do sistema nervoso central de algumas drogas, como a do opioide loperamida, limitando seus efeitos à periferia.

Cabe ressaltar que algumas regiões do cérebro apresentam barreira hematoencefálica incompleta, permitindo a passagem de compostos com baixa lipossolubilidade. Essas áreas, como a área postrema e o órgão subfornical, estão relacionadas com o monitoramento da composição química plasmática. Ademais, processos inflamatórios, como meningite, são capazes de aumentar a permeabilidade da barreira hematoencefálica.

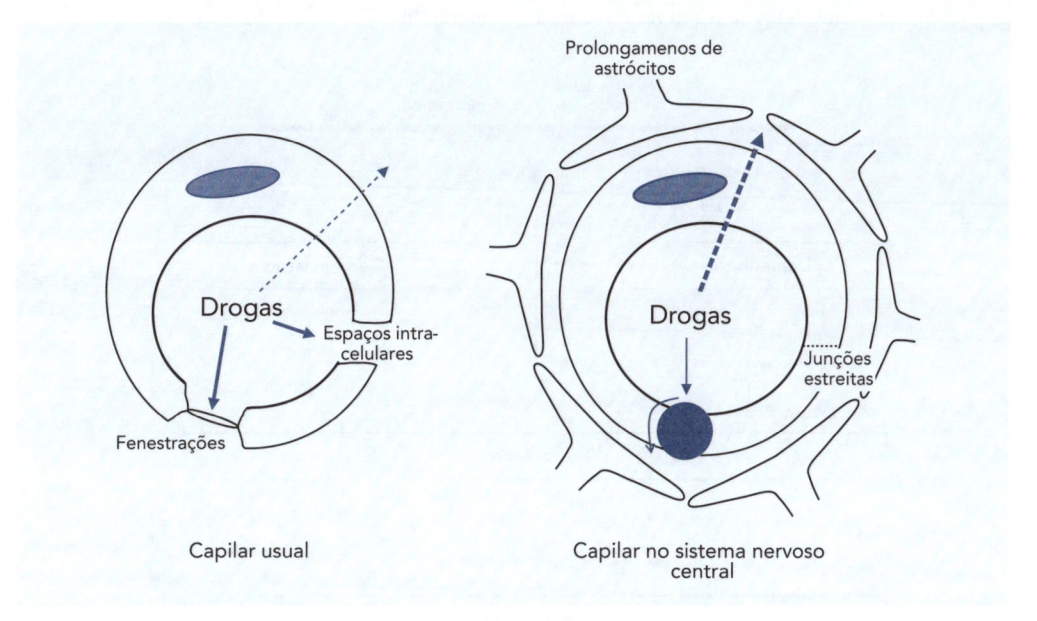

Figura 1.14 | Comparação entre capilares usuais e aqueles presentes no sistema nervoso central.

Metabolização

Uma condição necessária à eliminação de drogas do organismo consiste em sua transformação em compostos polares, não lipossolúveis, que não sofram processo de reabsorção nas vias de eliminação (ver adiante). Como a maior parte dos fármacos que atuam no sistema nervoso central é muito lipossolúvel, eles devem ser metabolizados, ou biotransformados, antes de sua eliminação (Quadro 1.7).

Quadro 1.7 — Biotransformação de drogas no fígado

O principal órgão ligado ao processo de biotransformação de drogas é o fígado. Em geral, as reações metabólicas no fígado dividem-se nas fases I e II. As reações de fase I, que incluem oxidação e redução, produzem compostos frequentemente mais reativos que a droga inicial e preparam suas moléculas para sofrer conjugação (fase II). Essas reações ocorrem no citoplasma dos hepatócitos, envolvendo enzimas ligadas ao retículo endoplasmático liso, que, após a centrifugação, se apresenta como partículas, denominadas microssomos. As reações oxidativas são as mais importantes e, entre as várias enzimas envolvidas, destaca-se o sistema do citocromo P-450, formado por mais de 50 isoenzimas em seres humanos (mais de 200 em roedores), com diferentes substratos e mecanismos de controle. A interação de alguns psicofármacos, por exemplo, os inibidores seletivos de recaptação de serotonina (Capítulo 6), com isoenzimas do sistema do citocromo P-450 tem relevância clínica.

Além do sistema do citocromo P-450, outras enzimas podem facilitar a oxidação de fármacos que atuam no sistema nervoso central, como álcool desidrogenase (responsável pela oxidação do etanol) ou descarboxilase dos aminoácidos aromáticos (responsável pela descarboxilação da L-DOPA).

As reações de fase I frequentemente produzem condições (p. ex., por tornarem disponíveis grupos hidroxila, tiol ou amino) para o acoplamento de grupos glucaronil, sulfato, metil, acetil, glicil ou glutamil (grupos mais frequentes), com consequente formação de um complexo conjugado, nas chamadas reações de fase II. Esse conjugado é geralmente inativo e menos lipossolúvel que a droga original, o que permite sua excreção pelo organismo. Reações de hidrólise, embora frequentemente descritas como de fase I, estão mais relacionadas com as de fase II.

A título de exemplo, podem ser observadas na Figura 1.15 as principais vias de metabolização da imipramina.

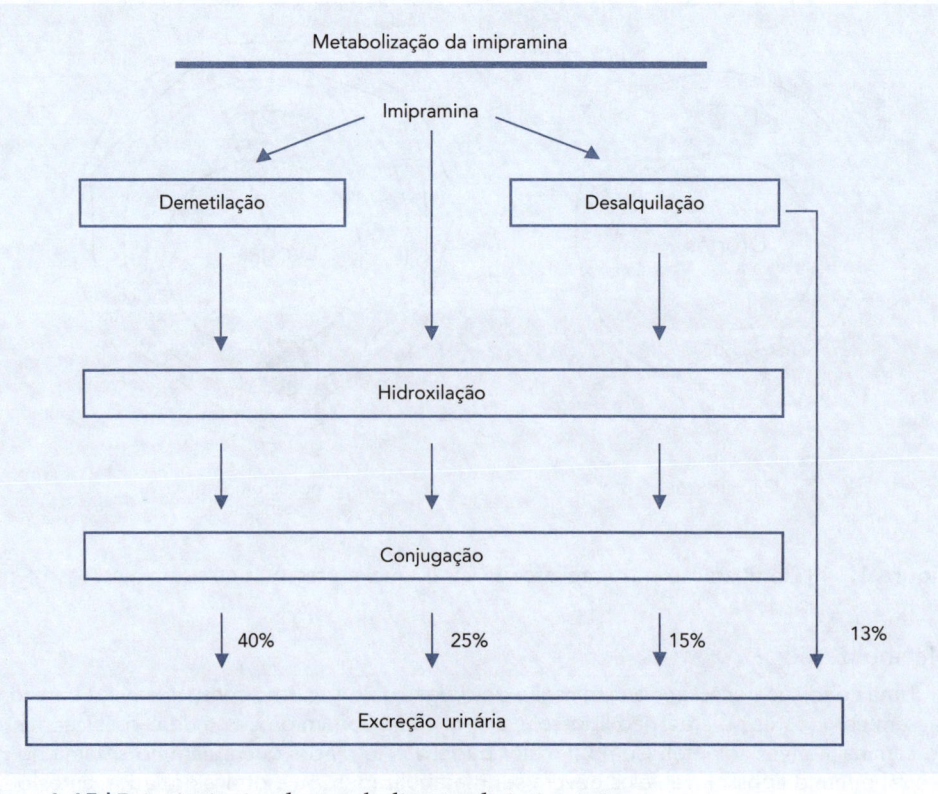

Figura 1.15 | Principais vias de metabolização da imipramina.

Além disso, embora muitas dessas drogas tornem-se inativas durante esse processo, podem existir **metabólitos ativos**. Como exemplos deste último fenômeno, há a metabolização da heroína e da codeína em morfina, do diazepam em desmetildiazepam, da imipramina em desmetilimipramina e da amitriptilina em nortriptilina.

Um aspecto importante em relação ao metabolismo de drogas reside no fato de que alguns compostos podem tanto inibir quanto aumentar a atividade de enzimas metabolizadoras. No caso de facilitação, fala-se em indução enzimática. O exemplo mais clássico é o do fenobarbital, droga usada no tratamento da epilepsia, cujo uso prolongado provoca aumento não seletivo na atividade de muitas enzimas microssômicas hepáticas, provocando o aumento da velocidade de degradação do fenobarbital, bem como de inúmeros outros compostos, cujo metabolismo utiliza enzimas ativadas. Outros anticonvulsivantes, bem como o etanol, também são capazes de induzir o metabolismo hepático.

Com relação a drogas que inibem a atividade de algumas enzimas hepáticas envolvidas no metabolismo de drogas, já se comentou o efeito de antidepressivos bloqueadores seletivos da recaptação de serotonina. Devem ser mencionados também alguns inibidores da monoaminoxidase (IMAO), que podem produzir interações perigosas com aminas simpatomiméticas, principalmente a tiramina (Capítulo 6).

Excreção

Embora alguns compostos possam ser eliminados do organismo pela pele, pelas vias biliares e pelo sistema respiratório, a principal via de excreção de drogas é o rim (Quadro 1.8).

Quadro 1.8	Processos básicos da excreção renal de drogas

Quatro processos básicos determinam a eficiência do rim na excreção de drogas: filtração glomerular, difusão por túbulo renal e secreção ou reabsorção tubular ativa.

A maior parte das drogas (desde que seu peso molecular esteja abaixo de 20.000) passa com o filtrado glomerular. Como proteínas não são filtradas normalmente no glomérulo, a concentração das drogas no filtrado glomerular será semelhante à do composto livre (não ligado a proteínas como a albumina) no plasma.

Cerca de 20% da droga que chega ao rim pelo sangue é retirada por filtração glomerular. O restante passa para capilares peritubulares do túbulo proximal, onde existem dois processos de transporte independentes e pouco seletivos: um para substâncias ácidas e outro para básicas. Diferentemente da filtração glomerular, a secreção tubular também é eficaz em depurar a droga que está ligada a proteínas plasmáticas. Por se tratar de um processo ativo e pouco seletivo (compartilhado por muitas drogas), é possível ocorrer inibição por competição. Também é importante salientar que os mesmos processos da secreção tubular podem estar envolvidos na recaptação tubular ativa.

Nos túbulos renais, 99% da água filtrada pelos glomérulos é reabsorvida. No caso de os túbulos serem muito permeáveis à determinada droga, sua concentração final será semelhante à do plasma, sendo muito pouco eliminado do organismo, o que ocorre para compostos muito lipossolúveis. Em contrapartida, compostos de baixa lipossolubilidade concentram-se na urina e são excretados de modo eficiente.

Parâmetros farmacocinéticos fundamentais: volume de distribuição e depuração

Volume de distribuição (VD) e **depuração** (ou *clearance*, em inglês) são os dois principais parâmetros farmacocinéticos independentes, em geral pouco compreendidos pelo estudante. O VD não é um volume real, mas sim virtual, calculado pela relação entre a quantidade total da droga no organismo e a concentração plasmática [Vd = (F) dose administrada/

concentração plasmática], indicando o volume teórico no qual a droga estaria contida caso a concentração plasmática fosse igual em todo o organismo. Apesar de virtual, o VD pode indicar várias características farmacocinéticas das drogas. A principal seria a indicação sobre a força de ligação do fármaco a componentes teciduais *versus* proteínas plasmáticas. Drogas bastante lipossolúveis, como a imipramina e a clorpromazina, se distribuirão preferencialmente nos tecidos em vez do plasma, e seus VD serão muito elevados (imipramina: 1.260 L, clorpromazina: 1.470 L, em um sujeito com 70 kg), bem maiores que o volume real do indivíduo. Já drogas que se ligam fortemente a proteínas plasmáticas, como o anticoagulante varfarina, terão um VD pequeno (9,8 L).

A depuração descreve a eficiência da eliminação irreversível da droga da circulação sistêmica, sendo definida como o volume de plasma depurado da droga pela unidade de tempo, em geral expressa em L/h ou mL/min. Essa definição operacional pode causar alguma confusão. Por exemplo, se a depuração hepática de determinada droga for de 60 L/h, e o fluxo sanguíneo hepático for de 90 L/h, isso não significa que os primeiros 60 L serão totalmente depurados e os próximos 30 L não, mas sim que 2/3 da quantidade de droga que entra no fígado será depurada. Essa razão de extração dependerá da capacidade intrínseca de extração do órgão (E). Portanto, a depuração de uma droga por determinado órgão se dá em função de sua extração (E) e de seu fluxo sanguíneo (Q).

A depuração total (Dt) refere-se à soma dos processos de depuração que ocorrem nos diversos órgãos do organismo. Uma vantagem da depuração sobre a velocidade de eliminação para descrever o processo de excreção de uma droga é que ela, nos fármacos que seguem uma cinética de eliminação de primeira ordem ou linear (ver adiante), é constante. Isso significa que, ao se aumentar a concentração plasmática de determinado composto, aumentar-se-á sua velocidade de eliminação, mas não sua depuração. Esse conceito é mais facilmente compreendido se for considerado um fármaco eliminado pelo rim. Como a taxa de filtração glomerular é mais ou menos constante (cerca de 90 a 120 mL/min em uma pessoa saudável), a quantidade da droga filtrada aumentará em direta proporção à sua concentração plasmática.

Assim, a depuração também pode ser definida como a **constante** que relaciona a velocidade de eliminação pela concentração plasmática [depuração (L/h) = velocidade de eliminação (mg/h)/ concentração plasmática (mg/L)]. Essa relação é muito útil para determinar a dose de manutenção, isto é, a dose necessária para manter concentrações plasmáticas médias constantes após determinada droga ter atingido o equilíbrio de concentração. Nessas condições, a velocidade de eliminação será igual à da administração.

Modelos farmacocinéticos e conceito de meia-vida plasmática

Diversos modelos matemáticos têm sido propostos para descrever a cinética da droga no organismo. O mais simples considera que o organismo é constituído de compartimento único e supõe que, como visto anteriormente, a velocidade de eliminação (por metabolização e/ou excreção renal) é diretamente proporcional à concentração da droga, ou seja, **uma fração**, e não uma quantidade **constante** é eliminada por unidade de tempo. De fato, isso ocorre para muitas drogas, quando o processo leva o nome de **primeira ordem**, verificando-se em situações nas quais os processos de eliminação não são saturáveis, por exemplo, quando a maior parte da eliminação se dá por filtração glomerular, ou quando a quantidade das enzimas que metabolizam determinado composto é tal que, nas concentrações geralmente atingíveis pela droga no organismo, essas enzimas não estão saturadas (Quadro 1.9). No caso em que os processos de eliminação são saturáveis, o organismo passa a eliminar uma **quantidade constante da droga** por unidade de tempo, falando-se, então, em **cinética de ordem zero**. Por exemplo, o sistema enzimático responsável pela metabolização do álcool etílico somente consegue metabolizar 10 mL da droga por hora, independentemente da concentração plasmática de álcool.

Quadro 1.9 Conceito de meia-vida plasmática: eliminação e acúmulo de drogas

Um conceito bastante útil, particularmente naquelas drogas que apresentam cinética de eliminação de primeira ordem, é o da **meia-vida plasmática** (t½), ou seja, o tempo que leva para a concentração plasmática da droga cair pela metade. É fácil verificar que a maior parte da droga presente no organismo terá sido eliminada após 4t½s (93,75%) ou 5t½s (96,87%).

A t½ de determinada droga é definida pelos dois parâmetros farmacocinéticos fundamentais já discutidos – volume de distribuição e depuração –, de modo que:

$$t½ = 0,693 \times (VD/Dt)$$

Assim, a t½ pode ser alterada não apenas por mudanças na eliminação da droga, mas também no seu volume de distribuição. Isso porque VD maiores indicam que a maior parte da droga está localizada nos tecidos em comparação com a circulação sanguínea, embora a última seja a responsável por expor a droga aos órgãos de eliminação, como rins e fígado. Por exemplo, pacientes idosos apresentam aumento na t½ da maior parte dos benzodiazepínicos não por deficiência primária no sistema de eliminação, e sim pelo aumento de VD que ocorre para essas drogas com a idade.

Drogas frequentemente são empregadas em doses múltiplas, ingeridas a intervalos fixos. Se esses intervalos forem menores que 4t½s ou 5t½s, a nova dosagem ainda encontrará no organismo uma quantidade apreciável da droga, resultando em acúmulo. A simulação da Figura 1.16 mostra que esse processo ocorre até que seja atingido um patamar em que a quantidade administrada da droga é igual àquela eliminada. Fica claro, na Figura 1.16, que são necessárias 4 ou 5 t½s de eliminação para atingir esse patamar. Portanto, desde que a eliminação da droga se comporte de acordo com um processo de primeira ordem, e os intervalos de administração sejam constantes (e menores que 4 ou 5 t½s), o tempo necessário para atingir o patamar será sempre constante, igual a 4 ou 5 t½s, independentemente do intervalo e da dose. Caso seja desejável atingir rapidamente esse patamar (também chamado de **platô**), será necessária a administração de uma dose maior inicial, chamada de dose de ataque, seguida por um esquema de manutenção para manter a concentração desejada. Já que o volume de distribuição é igual à quantidade total da droga no organismo/concentração plasmática, essa dose de ataque será igual a VD × concentração plasmática pretendida, corrigida pela biodisponibilidade da via a ser utilizada.

Diferentes dosagens e/ou intervalos de administração produzirão efeitos distintos em relação: 1) ao patamar atingido, que será maior se a dose for maior e/ou os intervalos de administração menores; e 2) às flutuações da concentração plasmática em torno da concentração média. Nesse caso, a mesma dose total diária, administrada a intervalos de tempo menores, propiciará menores flutuações do que quando administrada a intervalos maiores. Dependendo do composto, isso poderá ser importante. Por exemplo, embora o antidepressivo tricíclico imipramina (Capítulo 6) tenha meia-vida longa e possa ser administrado uma vez por dia, os efeitos adversos decorrentes das elevadas concentrações atingidas logo após a ingestão da droga fazem com que, pelo menos no início do tratamento, a dose total seja dividida em duas ou três tomadas por dia.

Farmacogenética

Área mais recente que procura aplicar os conhecimentos recentes da Biologia Molecular à Farmacologia, com o objetivo de personalizar o uso de medicamentos, realizando predições sobre o efeito de drogas em função do perfil genético do indivíduo. Alguns resultados importantes em relação a fármacos empregados no sistema nervoso central já foram obtidos, particularmente em relação a enzimas citocromo P450, as quais estão envolvidas no metabolismo de diversos psicofármacos e apresentam variações genéticas que influenciam as doses terapêuticas dessas drogas.

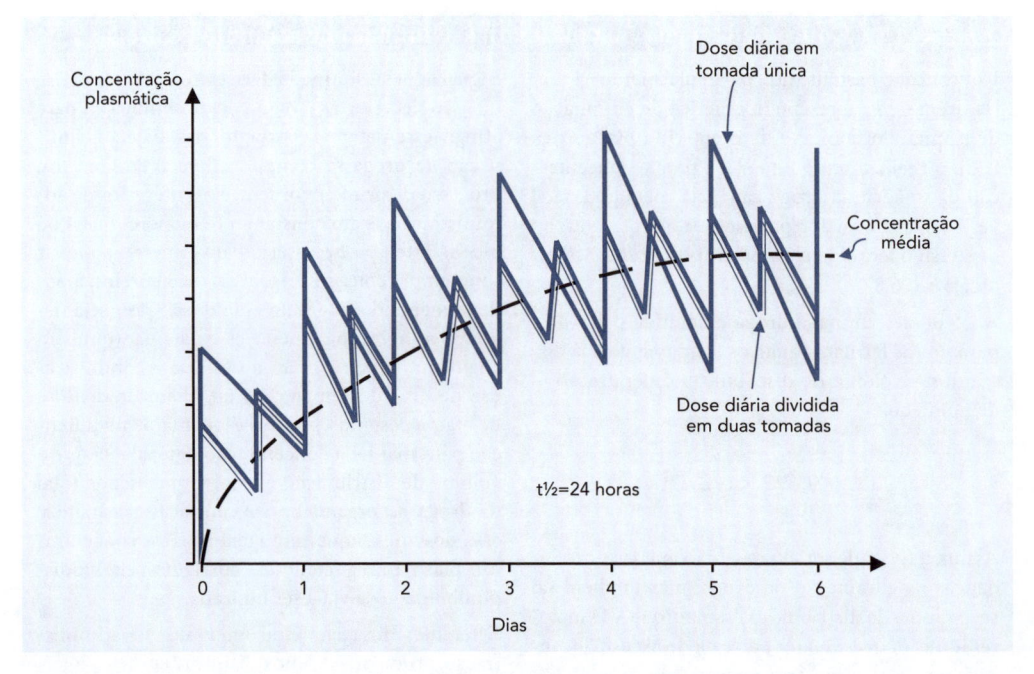

Figura 1.16 | Acúmulo de uma droga no organismo com o uso repetido em intervalos fixos (mesma dosagem dividida uma ou duas vezes) e menores do que 4 ou 5 t½.

Tolerância, sensibilização e aprendizado dependente de estado

O efeito de algumas drogas diminui progressivamente (ocorre um desvio da curva dose--efeito para a direita) quando a droga é administrada de forma repetida por certo tempo. Esse fenômeno é denominado aumento de tolerância ou, simplesmente, **tolerância**.

Nem sempre a tolerância é desenvolvida com a mesma intensidade para todos os efeitos de determinado fármaco. Por exemplo, o efeito sedativo observado em pacientes, bem como em animais de laboratório, tratados por período prolongado com ansiolíticos benzodiazepínicos (diazepam) diminui com o decorrer do tempo, embora o efeito ansiolítico permaneça constante por tempo bem maior (Capítulo 7). Algumas vezes, é o efeito terapêutico que mostra tolerância, por exemplo, o uso continuado de barbituratos ou drogas benzodiazepínicas promove a diminuição do efeito sedativo. No entanto, no caso dos barbitúricos, o efeito depressor de centros respiratórios, apresentado por altas doses desses compostos, não diminui na mesma proporção, aproximando as doses efetivas das tóxicas.

O tempo necessário para o desenvolvimento da tolerância depende da natureza da droga, variando de minutos até várias semanas. Quando ela aparece rapidamente, após administração única ou poucas administrações de droga, o fenômeno leva o nome de **taquifilaxia**.

A tolerância para determinada droga pode, em alguns casos, ser acompanhada da diminuição do efeito de outros compostos. Nesse caso, fala-se de **tolerância cruzada**. Por exemplo, o uso crônico de alguns anticonvulsivantes pode diminuir os efeitos de anticoncepcionais orais.

Mecanismos farmacocinéticos e/ou farmacodinâmicos podem estar envolvidos na tolerância. No primeiro caso, ocorre diminuição da concentração do agonista no nível do receptor, cuja causa mais frequente reside no aumento do metabolismo do composto no fígado. Fármacos capazes de produzir indução de enzimas metabolizadoras no fígado incluem barbituratos, álcool etílico e morfina. Já a tolerância farmacodinâmica decorre da diminuição do número de receptores, da resposta à combinação da droga com o receptor ou de mecanismos homeostáticos do organismo, efetuados por sistemas sobre os quais a droga não atua diretamente. Embora a tolerância farmacodinâmica ocorra frequentemente, nem sempre os mecanismos subjacentes são bem conhecidos. Entre as drogas que atuam no sistema nervoso central, e que apresentam tolerância farmacodinâmica, pode-se citar o LSD, a anfetamina, a cocaína, a cafeína, a nicotina e os benzodiazepínicos, além dos já referidos barbituratos, do álcool etílico e da morfina, que, portanto, apresentam ambos os tipos de tolerância. Além desses dois mecanismos, fenômenos envolvendo aprendizado podem desempenhar um papel no desenvolvimento da tolerância (Quadro 1.10).

Quadro 1.10 **Tolerância comportamental**

Tipo de tolerância peculiar aos psicofármacos, a tolerância comportamental não envolve mecanismos farmacocinéticos ou farmacodinâmicos, mas sim aprendizado, particularmente de natureza pavloviana (Capítulo 3). Nesse caso, a resposta aprendida pelo animal seria desencadeada pelos estímulos ambientais (estímulo condicionado) associados ao uso da droga (estímulo incondicionado). Com a repetição das administrações, realizadas no mesmo ambiente, este passa a desencadear respostas compensatórias do organismo, que têm sentido oposto aos efeitos da droga. Há, assim, uma aparente diminuição do efeito farmacológico. Exemplo disso referiu-se ao estudo em que se verificou a tolerância a alguns efeitos autonômicos do álcool etílico somente no ambiente em que a droga havia sido previamente administrada.

Processos de condicionamento instrumental ou operante (Capítulo 3) também podem ser responsáveis pela tolerância comportamental. Por exemplo, a incoordenação da marcha e de outras atividades motoras, determinada pelo etanol e por outros depressores do sistema nervoso central, pode ser compensada, pelo menos em parte, por meio de correções dos movimentos, aprendidas como resultado das consequências adversas (ferimentos, tombos etc.) da incoordenação.

Outro fenômeno possível com certos psicofármacos é o **aprendizado dependente de estado**, quando tarefas aprendidas em presença de determinada droga são mais bem recordadas sob o efeito da mesma droga ou de análogas, porém não de drogas com efeitos diferentes, ou ainda na ausência de qualquer droga. Isso parece ocorrer porque as sensações internas produzidas pela droga passaram a configurar o "ambiente" e, por aprendizado, associar-se a ocorrências externas.

Algumas drogas, particularmente psicoestimulantes, como a cocaína e a anfetamina, podem ter efeitos aumentados após uso repetido, o que é chamado de **sensibilização**, ou **tolerância reversa**. Alterações neuroquímicas, inclusive na expressão gênica, têm sido implicadas nesse fenômeno. Assim como na tolerância, fatores de aprendizado também podem desempenhar um papel nesse contexto. Por exemplo, foi mostrado que a sensibilização ao efeito estimulatório da atividade motora exercido pela cocaína é maior quando o animal é testado no mesmo ambiente em que recebeu anteriormente a droga.

Efeitos adversos de drogas e índice terapêutico

Não existe medicamento que produza apenas um efeito farmacológico, e toda droga tem potencial de produzir efeitos adversos (Quadro 1.11). Estudos epidemiológicos revelaram que até 30% dos pacientes hospitalizados podem apresentar algum tipo de efeito adverso, e de 5 a 15% das internações ter como causa alguma forma de efeito adverso de drogas. Felizmente, 80% desses efeitos são previsíveis, embora nem sempre evitáveis.

Uma fonte especial de efeitos adversos a drogas consiste na **interação medicamentosa**, fenômeno que pode ser definido como o surgimento de efeito farmacológico que não pode ser explicado por ação de cada uma das drogas isoladamente, mas apenas pela combinação delas.

Quadro 1.11	Classificação dos efeitos adversos de drogas

Os efeitos adversos de drogas podem ser classificados em previsíveis ou imprevisíveis. Entre os primeiros, há os efeitos tóxicos, decorrentes de concentrações elevadas da droga no organismo, acima das concentrações consideradas terapêuticas (p. ex., superdosagem de antidepressivos tricíclicos, como a imipramina, pode provocar morte por alterações na condução cardíaca); os efeitos colaterais, que, embora previsíveis, são frequentemente inevitáveis, pois ocorrem nas concentrações terapêuticas dos diferentes compostos (p. ex., é comum a queixa de boca seca com o uso da imipramina, particularmente no início do tratamento); e os efeitos secundários, que decorrem de uma ação primária da droga (p. ex., o aparecimento de dependência fisiológica a certas drogas de abuso, refletindo alterações do organismo desencadeadas pela ação continuada desses compostos). Merecem ainda menção efeitos teratogênicos, isto é, alterações no desenvolvimento fetal que podem resultar em malformações congênitas. Drogas como o lítio e alguns anticonvulsivantes têm sido descritas como potencialmente teratogênicas. Outro grupo de efeitos adversos, que podem ser previstos na maior parte dos casos, são aqueles decorrentes de interações medicamentosas (ver a seguir).

Em geral, as reações imprevisíveis envolvem alguma peculiaridade individual, de natureza genética e/ou imunológica. São elas: intolerância – descreve o aparecimento de reação adversa, que normalmente seria considerada tóxica (p. ex., depressão respiratória grave por administração de doses usuais de morfina), em concentrações terapêuticas da droga; idiossincrasia – envolve o aparecimento de efeito aberrante (não relacionado com as propriedades farmacológicas da droga), decorrente de defeito genético, que somente se expressa em presença da droga (p. ex., anemia hemolítica verificada em pacientes com deficiência da enzima glicose-6-fosfato-desidrogenase que ingerem o antimalárico primaquina); reações alérgicas – efeitos adversos decorrentes da ativação do sistema imunológico pela reação antígeno-anticorpo ou por linfócitos T sensibilizados, que, além de distintos dos efeitos farmacológicos característicos da droga, são semelhantes a reações alérgicas a outras substâncias (rinite, crise asmática, erupções cutâneas, prurido, anafilaxia etc.) – não tendo havido exposição prévia, necessitam de período de sensibilização para aparecerem, e melhoram rapidamente com a retirada da droga; reações pseudoalérgicas: também envolvem a ativação do sistema imune, mas por mecanismos diferentes da reação antígeno-anticorpo ou da sensibilização de linfócitos T (p. ex., alguns pacientes apresentam crises asmáticas com o uso da aspirina, bem como com outros anti-inflamatórios não esteroides, cuja estrutura química é totalmente diferente, mas atuam de modo semelhante à aspirina, por inibição da formação de prostaglandinas).

O uso concomitante de vários medicamentos para o tratamento de determinada doença é muito comum em todas as áreas da Medicina e também na Psiquiatria. Contudo, muitas vezes esse uso é inadequado, pois, além de aumentar a possibilidade de interação não desejável entre as drogas, na eventualidade de ocorrência de um efeito adverso, pode dificultar a identificação da droga responsável. Além disso, promove o aumento do custo financeiro do tratamento.

Apenas três situações justificam o uso combinado de drogas: 1) melhora comprovada na eficácia terapêutica, como a associação de lítio com antidepressivos em pacientes com depressão que não melhoram com estes últimos administrados isoladamente; 2) diminuição de efeitos adversos, como o uso de antimuscarínicos para diminuir a intensidade dos efeitos extrapiramidais provocados por neurolépticos; 3) melhora na farmacocinética, como a combinação de carbidopa com L-DOPA no tratamento da doença de Parkinson. Nessas situações, fala-se em **associações medicamentosas**.

A expressão "interações medicamentosas" é frequentemente reservada àquelas potencialmente danosas ao indivíduo, as quais podem ser divididas em três grandes grupos: as farmacêuticas, as farmacocinéticas e as farmacodinâmicas.

Interações farmacêuticas são aquelas que ocorrem fora do organismo, como ao se administrar carbenecilina e gentamicina – dois antibióticos – em um mesmo frasco, quando o primeiro inativará o segundo.

As interações farmacocinéticas, por sua vez, envolvem o aparecimento de algum efeito indesejável em decorrência da modificação na farmacocinética de uma droga por influência de outra. Por exemplo, diuréticos tiazídicos diminuem a excreção renal de lítio e podem provocar intoxicação por esse composto, se não ocorrer ajuste de dose.

Finalmente, as interações farmacodinâmicas relacionam-se com o aparecimento de efeito adverso em decorrência da alteração no efeito de uma droga por influência de outra. Podem ocorrer tanto antagonismo quanto facilitação (ver "Conceito de receptor"). O antagonismo pode ser fisiológico, ou de efeito, ou farmacológico. No primeiro, as drogas apresentam efeitos opostos, que se antagonizarão, embora os mecanismos farmacológicos responsáveis por esses efeitos sejam distintos. Por exemplo, a cafeína é um psicoestimulante leve, que aumenta o estado de vigília possivelmente por antagonizar receptores purinérgicos, enquanto o diazepam é um sedativo, provocando sonolência por potencializar a transmissão GABAérgica. Já no antagonismo farmacológico, as drogas atuam no mesmo sistema farmacológico, como no caso do antagonismo dos efeitos da anfetamina por um neuroléptico, que antagoniza receptores de dopamina.

Interações que facilitam esses efeitos são de três tipos: adição, na qual a intensidade de um mesmo efeito adverso apresentado por duas drogas empregadas concomitantemente resulta da soma dos efeitos isolados de cada uma delas; potencialização, em que um dos compostos não provoca determinado efeito, mas, ao combinar-se com outra droga, aumenta (potencializa) o efeito da última; e, por fim, sinergismo, no qual ambos os compostos produzem determinado efeito, mas seu uso concomitante promove um efeito de maior intensidade em comparação à soma daqueles produzidos pelos agentes isoladamente. Um exemplo típico dessa situação são os efeitos adversos do uso concomitante do álcool etílico e de drogas benzodiazepínicas.

Cabe ainda mencionar um conceito bastante importante com relação a efeitos adversos de drogas: o chamado *índice terapêutico* (IT), ou seja, a relação entre a dose que produz efeito tóxico em 50% dos indivíduos (DT50) e a dose efetiva em 50% dos pacientes (DE50). Quanto maior o IT, mais segura será a droga.

Descoberta de drogas psicotrópicas e sua classificação

Os primeiros representantes das drogas empregadas no tratamento de transtornos psiquiátricos foram descobertos ao longo de uma década, que se iniciou aproximadamente na metade do século passado. Tais descobertas apresentaram uma característica em comum: não resultaram de pesquisa científica originalmente orientada para a terapêutica específica. Como ilustração, seria possível citar a clorpromazina, cuja descoberta ocorreu a partir de compostos que despertaram interesse inicialmente pelos efeitos anti-histamínicos. Já a imipramina, composto com estrutura química semelhante à da clorpromazina, também dotado de propriedades anti-histamínicas, foi inicialmente pesquisada como antipsicótico (Capítulo 5). Essas descobertas resultaram, sobretudo, de uma combinação feliz de acaso e observação clínica acurada. Na época, a crença de que doenças mentais poderiam ser tratadas por meio de drogas era suficientemente difundida para constituir um "clima" intelectual favorável a tais descobertas. É interessante salientar que conhecimentos básicos de Neuroquímica, Neuroanatomia e Neurofisiologia não desempenharam papel importante nesse empreendimento. Ao contrário, a descoberta de drogas psicoativas representou um fator dos mais importantes para acelerar o desenvolvimento dessas disciplinas, verificado na segunda metade do século XX.

Vários critérios podem ser empregados para classificar os psicofármacos, como estrutura química (benzodiazepínicos, azaspironas), ações farmacológicas específicas (bloqueadores da recaptação neuronal de serotonina, antagonistas de receptores dopaminérgicos) e efeito terapêutico, em geral o primeiro a ser constatado. Além disso, efeitos psicotrópicos não terapêuticos (alucinógenos) ou efeitos colaterais adversos (narcóticos) podem servir para classificar drogas psicoativas. Na Tabela 1.3, pode-se observar os principais grupos de psicotrópicos.

Tabela 1.3	Classificação de drogas psicotrópicas	
	Drogas com emprego clínico	**Drogas normalmente sem uso clínico**
Efeito psicotrópico é o principal	Antipsicóticos Antidepressivos Ansiolíticos Hipnóticos Estabilizadores do humor	Drogas de uso recreacional: nicotina, etanol Drogas de abuso: psicoestimulantes (cocaína, anfetaminas), narcóticos (heroína), alucinógenos (LSD, mescalina, maconha), solventes orgânicos etc.
Efeito psicotrópico não é o principal	Analgésicos opioides Anticonvulsivantes Anti-histamínicos Anti-hipertensivos Inibidores do apetite	

Essa tentativa de classificação está longe de ser definitiva. Por exemplo, as drogas antidepressivas são assim classificadas pelo uso clínico inicial. Sabe-se hoje, no entanto, que elas podem melhorar vários transtornos, psiquiátricos ou não, como transtorno de pânico, transtorno obsessivo-compulsivo, bulimia e impulsividade; ainda, algumas são mais eficazes em certos tipos de ansiedade do que os próprios medicamentos classificados como ansiolíticos.

Diante desse cenário, novas classificações dos psicotrópicos têm sido propostas. Por exemplo, recentemente um consórcio de Sociedades de Neuropsicofarmacologia sugeriu uma nomenclatura baseada na Neurociência classificando os psicotrópicos de acordo com seus alvos primários de ação. Nessa iniciativa, foi disponibilizado inclusive um aplicativo (NbN) gratuito nas principais plataformas de aparelhos celulares. Embora interessante, um problema dessa classificação reside no fato de que os alvos primários de alguns psicotrópicos ainda são controversos. Existe, inclusive, a proposta de que condições complexas, como a maioria dos transtornos psiquiátricos, se beneficiariam de fármacos com múltiplos alvos moleculares. Exemplo disso seria a clozapina, o antipsicótico mais eficaz do ponto de vista terapêutico, considerada uma droga "suja" (isto é, interage com diversos receptores) por excelência (Capítulo 5).

Métodos clínicos empregados na pesquisa psicofarmacológica

Nenhuma análise de droga estará completa até que tenha sido estendida a humanos. Assim, a Psicofarmacologia Clínica procura investigar os efeitos de psicotrópicos tanto em pacientes quanto em voluntários sadios.

Nessa área, talvez mais do que em outras, fatores não específicos, como **efeito placebo**, cura espontânea, regressão à média e história natural do distúrbio, podem interferir de maneira decisiva nos efeitos das drogas. A mais poderosa ferramenta hoje empregada para diferenciá-los daqueles fatores específicos é o **ensaio clínico controlado**. É interessante que um desses primeiros estudos tenha sido realizado na área de Psicofarmacologia (Quadro 1.12).

Um aspecto essencial na determinação de efeitos de psicofármacos reside na avaliação de experiências subjetivas. Como frequentemente as correlações entre os componentes fisiológicos, comportamentais e subjetivos de tais experiências são muito baixas, o relato verbal é ainda, muitas vezes, a forma mais confiável de avaliação de estados subjetivos.

Para permitir o registro desses relatos de maneira padronizada e reproduzível, foram criados instrumentos chamados de escalas de avaliação, classificadas, por sua vez, em dois grandes grupos: 1) aquelas preenchidas pelo observador (*rating scales*), como as escalas de Hamilton para depressão ou ansiedade, ou a de Beck para depressão; 2) e aquelas preenchidas pelo próprio sujeito, as escalas de autoavaliação, como o Inventário de Ansiedade Traço/Estado (IDATE) de Spielberger, ou a escala analógica de humor de Norris.

Quadro 1.12	Coma insulínico para o tratamento da esquizofrenia

Com base em um arrazoado teórico segundo o qual o coma insulínico resultaria em alterações e na normalização de vias neuronais anormais em esquizofrênicos, Manfred Sakel iniciou, em 1933, essa modalidade terapêutica para esses pacientes. Embora de início alguns médicos, com base em sua experiência pessoal, tenham defendido esse tratamento, dúvidas sobre sua efetividade foram se acumulando. Na tentativa de esclarecê-las, Brian Ackner, Arthur Harris e A. J. Oldham realizaram e publicaram, em 1957, um dos primeiros estudos clínicos controlados, no qual: 1) empregaram um grupo de pacientes estudados concomitantemente que não receberam o tratamento com coma insulínico (os "controles"), submetendo-os a outra forma de coma, induzido por barbituratos; 2) estratificaram a amostra pelos vários subtipos de esquizofrenia e, depois, distribuíram ao acaso os pacientes entre os dois grupos (randomização); 3) obtiveram um número suficiente de indivíduos para minimizar a chance de que os resultados decorressem do acaso; 4) fizeram com que os pacientes e os médicos que os avaliavam não soubessem a qual tratamento estavam se submetendo (procedimento duplo-cego). Os resultados foram muito claros, sem mostrar nenhuma diferença entre os dois grupos. Como consequência, o tratamento com coma insulínico foi abandonado. Atualmente, a maior parte dos ensaios clínicos segue as características deste estudo pioneiro, isto é, são prospectivos, randomizados, controlados e duplo-cegos.

Desenvolvimento de novas drogas

O vertiginoso progresso verificado na compreensão dos mecanismos de ação dos psicofármacos originais, bem como um maior conhecimento dos sistemas cerebrais relacionados a transtornos psiquiátricos, tem resultado na introdução de novas drogas ao longo da última década. Nenhuma dessas aquisições, contudo, teve impacto comparável ao surgimento dos primeiros psicofármacos – clorpromazina, imipramina, clordiazepóxido. Não obstante, muitos dos novos fármacos resultaram em avanços terapêuticos significativos, como o caso dos inibidores seletivos da recaptação de serotonina, dos inibidores reversíveis da monoaminoxidase, dos novos antipsicóticos ditos "atípicos", dos agonistas de receptores $5-HT_{1A}$ (buspirona) e dos agonistas seletivos de subtipos de receptores benzodiazepínicos (zolpidem).

Atualmente, o desenvolvimento e a introdução de novos fármacos são alvos, particularmente em países desenvolvidos, de regulamentação bastante rigorosa, o que resulta em tempo prolongado e custos extremamente elevados. A Tabela 1.4 resume as fases verificadas no desenvolvimento de drogas em um desses países.

Tabela 1.4	Fases do desenvolvimento de novas drogas nos Estados Unidos		
Testes pré-clínicos			
Teste	População-alvo	Objetivo	Duração aproximada
Estudos *in vitro*		Caracterização de relações dose-efeito, propriedades farmacocinéticas, identificação de efeitos tóxicos, carcinogênicos, teratogênicos etc.	1 a 5 anos (média: 2,6 anos)
Estudos *in vivo* de curta e longa duração	Animais de laboratório		Obs.: esta fase frequentemente continua durante a etapa de testes clínicos

(Continua)

Tabela 1.4	Fases do desenvolvimento de novas drogas nos Estados Unidos (*Continuação*)		
Testes clínicos			
Fase 1	Voluntários normais ou populações especiais (p. ex., pacientes com insuficiência renal ou hepática)	Verificar segurança, efeitos em voluntários, parâmetros farmacocinéticos, interações de drogas	2 a 10 anos (média: 5,6 anos)
Fase 2	Pacientes seleciona dos (estudos abertos e duplo-cegos)	Verificar eficácia terapêutica, dosagens e parâmetros farmacocinéticos	
Fase 3	Grandes amostras de pacientes selecionados (estudos controlados e duplo-cegos)	Confirmar eficácia e segurança	
Fase 4 (pós-mercado)	Pacientes usuários do fármaco após seu lançamento no mercado	Verificar efeitos adversos mais raros*, padrões de uso da droga e novas indicações terapêuticas	Indeterminada

* De 500 a 3.000 pacientes recebem a droga até o término da fase 3. Assim, efeitos adversos com incidência menor que 1/1.000 pacientes poderão passar despercebidos antes do lançamento da droga no mercado.

Principais conceitos

- Drogas são agentes químicos capazes de modificar processos biológicos.

- O estudo dos efeitos das drogas sobre o comportamento, geralmente em humanos e com ênfase particular nas alterações de humor, nas emoções e na habilidade psicomotora, é realizado pela Psicofarmacologia.

- A magnitude do efeito é função da quantidade de droga administrada (dose) ou, mais precisamente, da concentração no local de ação. Denomina-se essa função de relação dose-efeito ou relação concentração-efeito.

- Muitas das drogas existentes atuam por interagir com sítios proteicos especializados, chamados receptores.

- Agonistas são drogas que apresentam afinidade, ou seja, capacidade de se ligar de forma específica e reversível a receptores, bem como atividade intrínseca, isto é, capacidade de, ao se ligar, modificar a estrutura do receptor provocando efeitos fisiológicos/farmacológicos.

- Alguns psicofármacos atuam por antagonizarem receptores, bloqueando a ação dos agonistas.

- Os receptores podem ser divididos em diversas superfamílias: receptores associados a canais iônicos, receptores associados a proteínas G, receptores transmembrana associados diretamente a enzimas intracelulares, receptores que estimulam a síntese de GMPc e receptores intracelulares.

- Muitos receptores promovem seus efeitos por modificarem vias de sinalização celular pela formação de substâncias intracelulares chamadas de segundos mensageiros. A maior parte dos sistemas de segundos mensageiros atua modificando vias específicas de fosforilação de proteínas, que desempenham papel fundamental na regulação da função celular.

- Drogas que se ligam a um mesmo receptor podem ativar diferentes vias de sinalização. Assim, pequenas alterações na estrutura molecular podem resultar em modificações significativas não apenas na afinidade e na eficácia em relação a determinado receptor, mas também nas suas propriedades funcionais.

- Efeitos não mediados por receptores incluem efeito direto em canais iônicos, efeito em mecanismos de transporte, alterações enzimáticas e de ácidos nucleicos e mecanismos inespecíficos, como modificações nas características físico-químicas de membranas.

- Processos adaptativos decorrentes dos efeitos de certos psicofármacos parecem ser fundamentais para a compreensão de seus efeitos terapêuticos.

- A concentração da droga no seu local de ação depende do seu movimento pelo organismo, estudado pela Farmacocinética.

- Existem quatro processos fundamentais na determinação da cinética de uma droga no organismo: absorção, distribuição, metabolização e eliminação.

- As membranas celulares constituem-se em "barreira comum" para o movimento dos fármacos no organismo.

- A principal forma de passagem por essa barreira é a difusão, motivo pelo qual a lipossolubilidade torna-se fundamental para essa movimentação.

- A entrada de drogas no sistema nervoso é limitada pela presença da barreira hematoencefálica. Na inexistência de mecanismos específicos de transporte ativo, apenas drogas lipossolúveis conseguirão passar com facilidade por essa barreira.

- Os efeitos de psicofármacos podem apresentar, com o uso repetido, tolerância, sensibilização e aprendizado dependente de estado.

- Todas as drogas são capazes de produzir efeitos adversos.

- O índice terapêutico (relação entre dose tóxica e dose eficaz) é um indicador da segurança de determinado fármaco.

BIBLIOGRAFIA

Berg KA, Clarke WP. Making sense of pharmacology: inverse agonism and functional selectivity. International Journal of Neuropsychopharmacology. 2018;21:962-77.

Birkett DJ. Pharmacokinetics made easy. Sidney: McGraw-Hill; 2002.

Blumenthal DK. Pharmacodynamics: molecular mechanisms of drug action. In: Brunton LL, Hilal-Dandan R, Knollmann BC (eds.). Goodman & Gilman's The Pharmacological Basis of Therapeutics. 13. ed. New York: McGraw-Hill; 2018. p. 31-54.

Buxton ILO. Pharmacokinetics and Pharmacodynamics: the dynamics of drug absorption, distribution, action and elimination. In: Brunton, L.L; Hilal-Dandan R, Knollmann BC (eds.). Goodman & Gilman's The Pharmacological Basis of Therapeutics. 13. ed. New York: McGraw-Hil; 2018. p. 13-30.

Clarke WP, Bond RA. The elusive nature of intrinsic efficacy. TIPS. 1998;19:270-6.

Feldman RS, Meyer JS, Quenzer LF. Principles of Neuropsychopharmacology. Sunderland, Massachusetts: Sinauer Associates; 1997.

Frazer A, Blier P. A neuroscience-based nomenclature (NbN) for psychotropic agents. Int J Clin Neuropsychopharmacoloy. 2016;19:1-2.

Frazer A, Molinoff P, Andrew W. Biological bases of brain function and disease. New York: Raven Press; 1994.

Golan DE, Tashjian Jr AH, Armstrong EJ, Armstrong AW. Princípios de Farmacologia. 32. ed. Rio de Janeiro: Guanabara Koogan; 2014.

Iversen LL, Iversen SD, Bloom FE, Roth RH. Introduction to Neuropsychopharmacology. Oxford: Oxford University Press; 2009.

Meyer JS, Quenzer LF. Psychopharmacology. Drugs, the brain, and behavior. Sunderland: Sinauer Associates; 2005.

Nestler EJ, Hyman SE, Malenka RC. Molecular neuropharmacology. A foundation for clinical neuroscience. 2. ed. New York: McGraw-Hill Medical; 2009.

Rang HP, Ritter JM, Flowere RJ, Dale MM. Farmacologia. 8. ed. Rio de Janeiro: Elsevier; 2015.

Rubin RP. A brief history of great discoveries in pharmacology: in celebration of the centennial anniversary of the founding of the American Society of Pharmacology and Experimental Therapeutics. Pharmacological Reviews. 2007;89:289-359.

Bases Moleculares

■ Frederico Rogério Ferreira

■ Elaine Del Bel

Introdução

Por que estudar os genes em Psicofarmacologia? Não somente porque o cérebro é uma mistura de diferentes tipos celulares, mas também porque o principal deles, o neurônio, apresenta uma quantidade imensa de fenótipos distintos, cada qual refletindo uma representação única de expressão gênica. Essa individualidade se reflete nos diferentes tamanhos, formas, localizações, conexões sinápticas, neurotransmissores e respostas observadas após a estimulação dessas células. Além disso, o perfil dos genes expressos em neurônios individuais é extremamente dinâmico e influenciado, de maneira complexa, pela atividade sináptica.

Igualmente complexo é o genoma humano, que, embora disponha de um número relativamente restrito de genes (cerca de 30.000), tem apenas cerca de 55% de sua informação genética traduzida na forma de proteína. Cada **gene** é formado por uma sequência específica de ácidos nucleicos (ácido desoxirribonucleico ou DNA), que pode ser transcrita em uma versão de ácido ribonucleico ou RNA. É preciso ainda considerar que entre 42 e 45% dos genes apresentam potencial para codificar formas alternativas de uma mesma proteína com funções fisiológicas diferentes, amplificando a complexidade da informação genética (Quadro 2.1).

A sequência de DNA genômico pode exercer controle da sua atividade biológica *per se* por meio dos sítios promotores presentes em sua sequência ou, ainda, por mecanismos independentes da sequência de DNA, chamados **mecanismos epigenéticos**. O produto da leitura do DNA, o RNA, antes de ser traduzido em proteína, poderá ser processado de maneira bastante complexa. Adicionalmente, as proteínas codificadas após tradução poderão sofrer modificações estruturais e de função. Vale destacar que o resultante da atividade do gene e/ou proteína, o genótipo, está intimamente relacionado com o meio no qual se expressa para gerar o resultado final ou fenótipo.

A pedra angular para entender a complexidade do sistema nervoso e, como decorrência, a atividade dos psicofármacos, estaria na compreensão dos fatores que regem a interação entre os genes, o ambiente e o desenvolvimento (Quadro 2.2). Neste capítulo, serão discutidos os principais mecanismos conhecidos que regem essa interação, com ênfase na influência de alguns psicofármacos sobre os genes.

Transcrição e tradução

O papel essencial do DNA consiste em duplicar a si mesmo (*replicação*) e atuar como molde (*template*) para produzir RNA, o qual, por sua vez, atuará como molde para a síntese de proteínas. Portanto, o **gene** é o ponto de partida de uma cascata de informações biológicas.

O DNA e o RNA consistem em cadeias lineares de nucleotídeos, dialetos de um mesmo idioma. Por isso, a conversão da informação do DNA em RNA é chamada de **transcrição**. A informação das proteínas é escrita em um idioma diferente daquele contido nos ácidos nucleicos, pois cada polipeptídeo proteico é formado por uma cadeia linear de aminoácidos (existem 20). Assim, o processo de leitura do RNA e da produção da proteína é chamado de **tradução** (Figura 2.2).

Quadro 2.1   Genes e o DNA

O conceito de gene, termo proposto pelo botânico dinamarquês Wilhelm Johannsen e originado nos trabalhos clássicos de Gregory Mendel, surgiu para descrever a unidade fundamental da hereditariedade, capaz de ser transferida dos pais para os filhos, produzindo novos seres como cópias perfeitas. Atualmente, admite-se que o conceito de gene ultrapasse o dogma central da biologia molecular de Francis Crick, o qual predizia "um gene para uma proteína". Assim, segundo a conceituação do ponto de vista funcional, **gene** consiste na unidade funcional do genoma, frequentemente codificada na forma de DNA, atendendo aos critérios de **hereditariedade** e **fidelidade**, ou seja, mutações na sua sequência implicam na perda ou alteração de sua função.

O DNA (ácido desoxirribonucleico) genômico é um polímero grande que está presente no núcleo das células, constituído por quatro desoxiribonucleotídeos distintos, ligados entre si para formar uma cadeia de polinucleotídeos. Cada desoxirribonucleotídeo é constituído por uma base púrica ou pirimídica. As purinas são a desoxiadenina (A) e a desoxiguanina (G), e as pirimidinas referem-se à desoxicitosina (C) e à desoxitimina (T). Cada uma das bases apresenta características estruturais que permitem sua associação com uma, e somente uma, das bases complementares A:T, G:C. Ligada à base nitrogenada, está uma molécula de açúcar, que, por sua vez, está unida por um radical fosfato, por ligação covalente fosfodiéster com a porção ribose do nucleotídeo adjacente. A Figura 2.1 mostra esquematicamente, por meio do esqueleto de açúcar-fosfato, como os nucleotídeos podem se ligar para formar um polinucleotídeo. A informação contida no DNA/gene é expressa por um alfabeto de nucleotídeos, os quais se organizam em conjuntos de três (trinca) para codificar um aminoácido. Um gene contém milhares de nucleotídeos organizados em uma sequência especial, pois é esta que determinará a estrutura do produto final do gene, a proteína.

A dedução da estrutura em dupla hélice para o DNA por James Watson e Francis Crick em 1953 foi uma das grandes descobertas científicas do século passado, resultando na verificação de que existem três características principais na estrutura do DNA. A primeira reside no fato de que o DNA é formado por duas cadeias de nucleotídeos lineares e antiparalelas, ou seja, cadeias que correm em direções opostas. A cadeia de DNA forma uma estrutura helicoidal dupla, que se enrola no sentido dos ponteiros de um relógio (horário), chamada dupla-hélice. A direção das cadeias é deduzida a partir das extremidades livres, pois o fosfato une quimicamente o grupo hidroxila 3' de um nucleotídeo ao grupo hidroxila 5' do nucleotídeo seguinte. Portanto, a cadeia esquerda se estende no sentido 5' para 3', enquanto a cadeia direita se estende na direção 3' para 5'. Normalmente, a sequência publicada de um gene está na forma codificante de proteínas ou sentido *sense* do DNA, começando na extremidade 5' e terminando na direção 3'. É a cópia dessa sequência, na forma de RNA mensageiro (RNAm), que será traduzida em proteína, enquanto a sequência no sentido oposto, não codificante, é dita *antisense*.

A segunda característica da estrutura do DNA refere-se ao fato de que uma cadeia de nucleotídeos é complementar à outra, em virtude de ocorrer um pareamento preciso entre as bases complementares. Isso significa que a base A (adenina) estabelecerá par somente com a base T (timina); a base C (citosina) fará o mesmo com a base G (guanina). A ligação específica entre as bases complementares tem papel crucial em manter a estabilidade do DNA e, também, na transmissão fidedigna da informação genética.

A terceira particularidade é que as cadeias de nucleotídeos se "ligam" ou pareiam umas com as outras por meio de pontes de hidrogênio entre os dois conjuntos específicos de bases (Figura 2.1): a adenina (A) formará 2 pontes de hidrogênio com a timina (T), enquanto a guanina (G) formará 3 pontes de hidrogênio com a citosina (C). Desse modo, cadeias de DNA ricas em pares G-C formarão híbridos mais estáveis que cadeias ricas em pares A-T. Contudo, essas ligações não covalentes entre as cadeias complementares podem ser facilmente rompidas e as cadeias separadas, por exemplo, pelo aquecimento ou pela mudança de pH do meio.

Quadro 2.2 — Exemplos de interações de genótipo com os efeitos de drogas

Interferência do genótipo nos efeitos comportamentais da *Cannabis sativa*

Diversas evidências indicam que o uso de derivados da *Cannabis sativa* representa um fator de risco para a manifestação de psicoses como a esquizofrenia. Entretanto, a maioria dos indivíduos que consome essa planta não desenvolve psicose, o que sugere a influência de alguma vulnerabilidade genética. Essa hipótese foi corroborada pela observação de uma associação entre o uso de *Cannabis,* indução de psicose e risco familiar de desenvolvimento de esquizofrenia. Identificou-se em certos indivíduos diferenças no gene da enzima catecol-O--metiltransferase (COMT), com a presença de um alelo do códon da valina-158 em vez de um alelo para metionina, que resulta em maior atividade da enzima provocando a quebra mais rápida da dopamina. O alelo para valina no gene da COMT e o uso de *Cannabis* já haviam sido independentemente associados ao endofenótipo cerebral para esquizofrenia. Novos estudos, no entanto, sugeriram uma associação entre esses três fatores.

Mutação no gene da enzima triptofano hidroxilase-2 e o efeito de antidepressivos

Com frequência, a depressão é tratada com fármacos que atuam bloqueando a recaptação neuronial de serotonina (ver Capítulo 6). Cerca de 30% dos pacientes, no entanto, podem não responder a essas drogas. Foi descrito que a mutação de um aminoácido no gene da enzima triptofano hidroxilase-2, que controla a síntese de serotonina, pode diminuir em cerca de 80% a produção desse neurotransmissor. A presença dessa mutação estaria associada à refratariedade aos efeitos de antidepressivos.

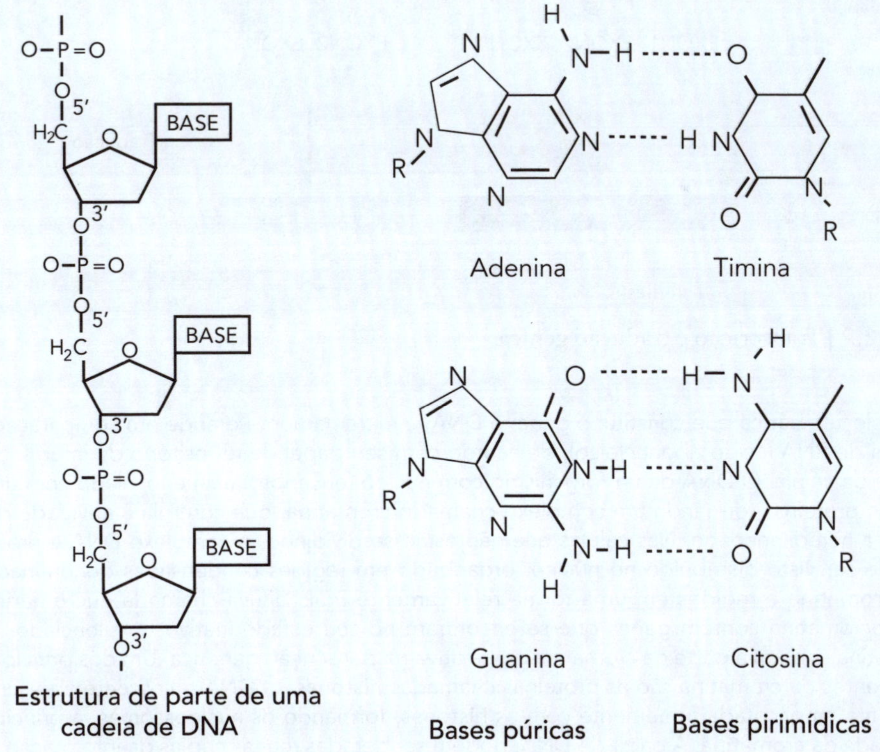

Estrutura de parte de uma cadeia de DNA

Bases púricas: Adenina, Guanina

Bases pirimídicas: Timina, Citosina

Figura 2.1 | Estrutura do DNA.

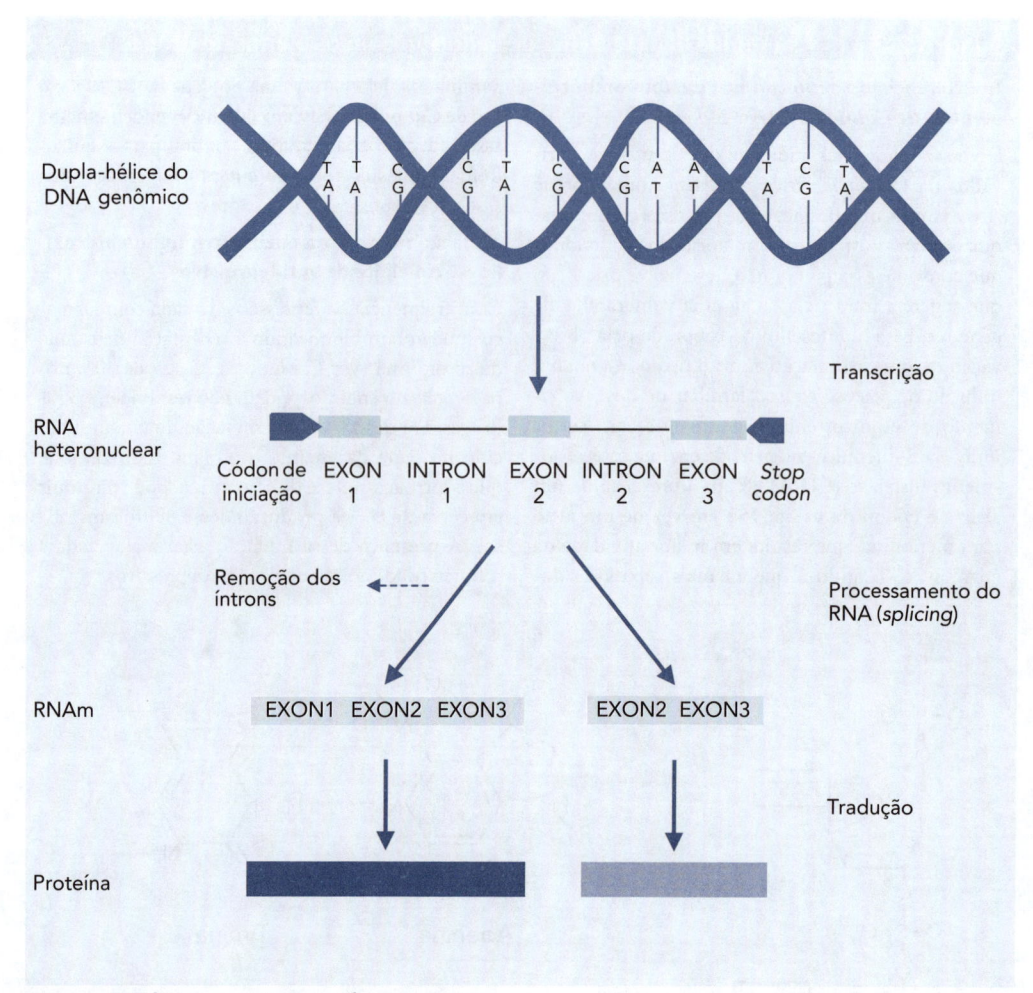

Figura 2.2 | Transcrição e tradução gênica.

A molécula básica que constitui o gene, o DNA, é extremamente grande em comparação à molécula de RNA (ácido ribonucleico), de acordo com seu papel de repositório da informação genética da célula. O DNA de um organismo com núcleo (eucarioto) está enovelado com uma massa de proteínas formando um complexo chamado **cromatina**, que controla a atividade dos genes e a hereditariedade. Nas células que não estão se dividindo, o complexo DNA e proteínas pode ser visto distribuído no núcleo, organizado em regiões condensadas denominadas **heterocromatina** e regiões em uma forma relativamente mais difusa chamada **eucromatina**. A heterocromatina contém genes que se encontram no seu estado inativo ou silenciados. A eucromatina contém a parte da cromatina que é ativa na transcrição genética. Um dos principais componentes da cromatina são as proteínas chamadas **histonas**. O DNA quiescente apresenta a dupla fita empacotada firmemente com as **histonas**, formando os **nucleossomas**, a principal subunidade da **cromatina**. A partir do DNA, podem ser geradas muitas cópias da informação na forma de RNA (ver Quadro 2.3).

Quadro 2.3 RNA

O RNA se diferencia estruturalmente do DNA com respeito a várias características: 1) a molécula de RNA é menor que a de DNA; 2) os RNA são constituídos de cadeia única que contém todos os requisitos necessários para dirigir a síntese de proteína; 3) em relação ao DNA, o RNA apresenta um açúcar diferente na cadeia de nucleotídeos – ribose, no lugar de desoxirribose, sendo a base timina (T) substituída pela base uracila (U), que é complementar à adenina (par U:A). A tradução da informação do RNA em proteína depende do código genético. Neste último, a sequência de três bases ou "trinca de bases" é uma palavra código denominada **códon** de um aminoácido específico, representando cada um dos 20 aminoácidos que constituem as proteínas. A sequência dos códons no RNA determinará a sequência em que os aminoácidos se ligam para formar as proteínas, processo que ocorrerá no citoplasma das células, com o RNAm ligado ao ribossomo.

Existem quatro tipos principais de RNA produzidos no núcleo por transcrição: o precursor do RNA mensageiro (pré-RNAm), que será alterado no núcleo para formar o RNA mensageiro (RNAm) que contém o código para a síntese de proteínas específicas; o RNA ribossômico (RNAr), que integra a estrutura dos ribossomos; e o RNA transportador (RNAt), contido no RNAm e necessário para a de-codificação da mensagem genética. Hoje, sabe-se que ao menos metade das cópias de DNA corresponde à sequência de RNA não codificantes (ncRNA). Os ncRNA constituem uma extensa classe de moléculas que desempenham funções estruturais, catalítica e regulatória.

Recentemente, verificou-se que nas células eucariotas ocorrem sequências pequenas (18 a 25 nucleotídeos) de RNA com cadeia dupla, denominadas **microRNA ou miRNA**, codificadas no genoma e que, quando transportadas para o citoplasma por meio de ligação a um RNAm específico, promoveriam ou inibiriam a transcrição gênica. Os miRNA influenciam diversas funções celulares, como a proliferação e a apoptose celular, a neurogênese, a angiogênese e a morfogênese. Esses miRNA de fita dupla foram chamados de **RNA de interferência** (RNAi). Essa descoberta revolucionária, que rendeu aos pesquisadores Andrew Fire, da Universidade de Stanford, e Craig Mello, da Universidade de Massachusetts, o Prêmio Nobel, indicou uma forma atraente de atingir genes-alvo específicos, bloqueando seletivamente a transcrição ou facilitando a degradação do RNAm complementar (Figura 2.3). A terapêutica baseada no RNAi, no entanto, está apenas iniciando seu desenvolvimento.

Regulação da expressão gênica e síntese proteica

Embora as células expressem certos genes comuns, necessários para manter funções vitais básicas, a existência no organismo de tipos celulares tão diversos decorre da expressão seletiva de determinados genes. Ao longo da evolução, mecanismos complexos de controle dessa expressão foram desenvolvidos. Um dos fatores que determinou ser a estrutura descrita por James Watson e Francis Crick para o DNA uma das grandes descobertas da ciência está no fato de que esta permite explicar com precisão os mecanismos de replicação do DNA e transcrição do RNA.

A **replicação** do DNA consiste em uma sequência complexa de eventos, que incluem o desenovelamento do DNA, seguido da separação das cadeias complementares e produção das cadeias-cópia via ação da enzima DNA polimerase, que adiciona desoxirribonucleotídeos complementares à cadeia original de DNA. Algumas polimerases têm, simultaneamente à atividade de polimerase, atividade de exonuclease, o que permite que, se nucleotídeos errados forem adicionados à cadeia nascente, sejam imediatamente removidos, e o nucleotídeo certo adicionado. Essa propriedade é especialmente importante porque mantém a fidedignidade da espécie, embora também o seja nos experimentos moleculares, nos quais o objetivo consiste muitas vezes em obter uma grande quantidade de cópias da cadeia de DNA original, réplicas exatas da cadeia-mãe.

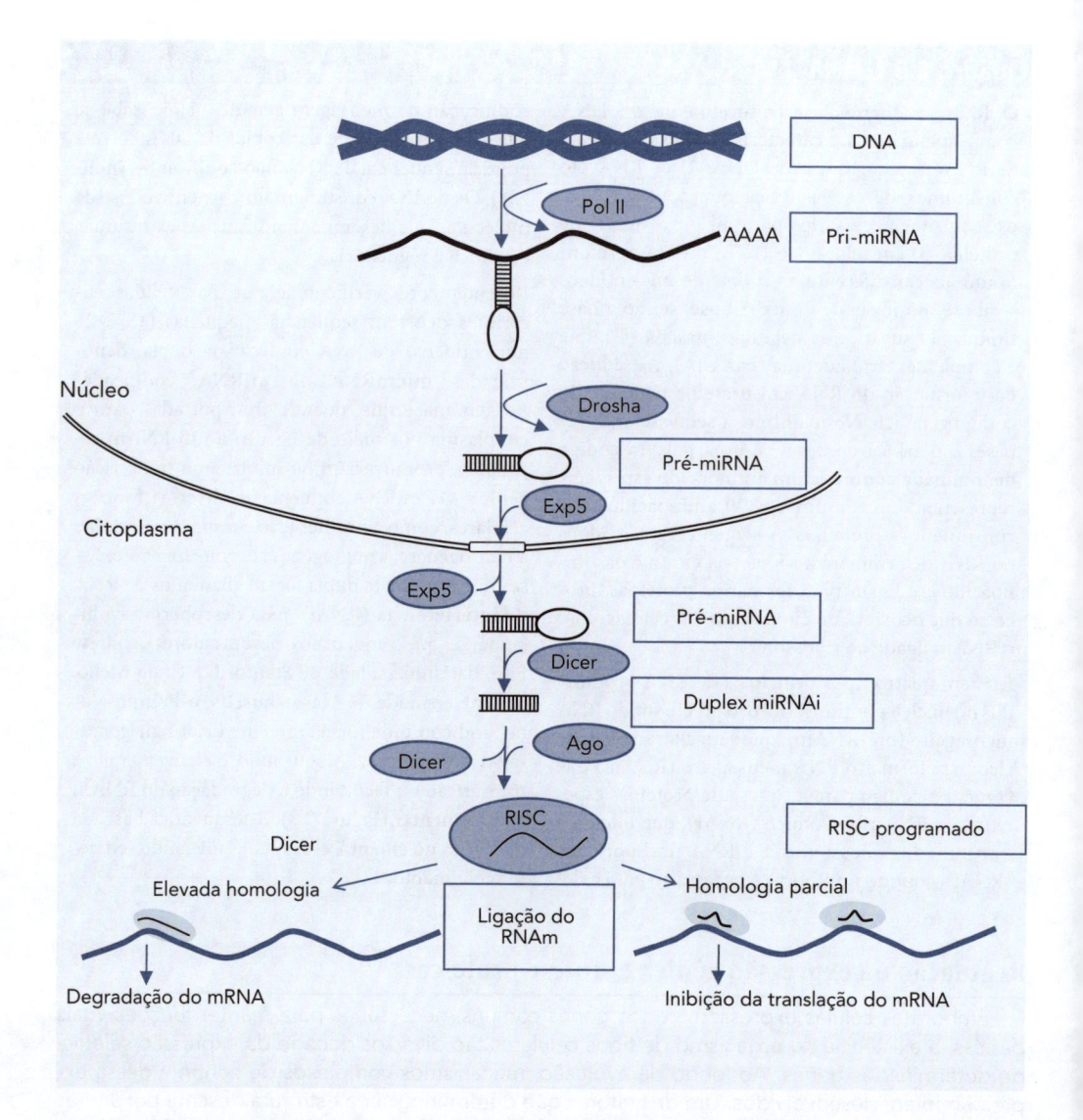

Figura 2.3 | Biogênese do microRNA (miRNA). Genes codificadores de miRNA são transcritos pela RNA polimerase II (Pol II) para gerar o transcrito primário (pri-miRNA). O processamento do pri-miRNA pelo complexo microprocessador composto pela enzima Drosha gera o pré-miRNA de ~ 65 nucleotídeos. Por sua vez, o fator exportador nuclear (exportina 5, EXP5) reconhece e transporta o pré-miRNA para fora do núcleo. Uma vez no citoplasma, a enzima RNAse III Dicer catalisa o segundo processamento para produzir o miRNA de fita dupla (duplex). Em seguida, os complexos Dicer, Argonautica1-4 (AGO) e TRBP ou PACT executam o processamento do pré-miRNA, para montar, junto a AGO1-4 e ao miRNA maduro, o complexo silenciador induzido por RNA (RISC). O miRNA dirige o complexo RISC a encontrar o RNAm-alvo por complementaridade de bases.

Fonte: Baseada em Duman e Newton, 2007.

O processo de conversão da informação contida no DNA em RNA – a **transcrição** – consiste na cópia de uma sequência particular de nucleotídeos do DNA, com síntese da fita de RNA complementar. Requer a abertura da estrutura em hélice dupla da cromatina, para permitir o acesso a uma das cadeias do DNA, exercendo, assim, a função de molde.

Acreditava-se que a função das histonas seria apenas compactar o DNA. No entanto, atualmente, pensa-se que as histonas tenham papel essencial na regulação da expressão gênica. Quando a transcrição de um gene específico é requerida, a célula precisa atenuar a repressão da transcrição mediada pelo nucleossoma. O processo de ativação requer várias proteínas, fatores de transcrição, histonas e proteínas regulatórias que remodelam a cromatina e abrem regiões do DNA (Quadro 2.4).

Quadro 2.4	Estrutura da cromatina e epigenética

A estrutura da cromatina é extremamente plástica. Assim, representa importante local para que estímulos do ambiente se traduzam em alterações na expressão gênica, um processo referido frequentemente como epigenético. Este termo foi criado em 1953 por Conrad Waddington (do grego *epi*, acima, e da palavra "genético") para ilustrar que não seria somente a sequência do DNA que definiria o fenótipo celular. Atualmente, **epigenética** consiste no estudo de modificações hereditárias na função do gene que ocorrem independentemente de alterações na sequência primária do DNA. As modificações epigenéticas mais bem estudadas são a metilação do DNA e a alteração na estrutura da cromatina por modificações e/ou troca nas histonas, processos que promovem uma reorganização dinâmica da arquitetura nuclear e do painel genômico para modular as conexões neuroniais dentro de uma complexa trajetória temporal e espacial. Diversos estudos têm implicado mecanismos epigenéticos em transtornos neuropsiquiátricos e em possíveis alvos farmacológicos. Observou-se em pacientes esquizofrênicos, por exemplo, uma diminuição dos níveis da enzima desidrogenase do ácido glutâmico-67 (GAD67) e de reelina (uma proteína envolvida no desenvolvimento do sistema nervoso central e em processos de neuroplasticidade no cérebro adulto) em neurônios GABAérgicos do córtex frontal. Essa descoberta foi associada ao aumento da metilação do DNA na região promotora dos genes responsáveis pela síntese dessa proteína.

Modificações epigenéticas podem ainda ser reguladoras de eventos durante o desenvolvimento, como o *imprinting* **genômico** etc. *Imprinting* genômico é o processo pelo qual modificações epigenéticas permitem a expressão monoalélica de um alelo parental único (a palavra **alelo** refere-se a cada uma das várias formas alternativas do mesmo gene). Em uma pequena fração de genes dos mamíferos (cerca de 1%), um dos dois alelos que será herdado pelos filhos é parcial ou completamente silenciado. A decisão de qual alelo será silenciado depende de este ter sido herdado da mãe ou do pai. Este *locus* idiossincrático é conhecido como *imprinted gene*, cuja existência é um enigma, visto que torna nula a vantagem do número diploide de genes. Muitos desses genes, no entanto, são expressos no sistema nervoso central e poderiam desempenhar papéis fisiológicos importantes.

O processo de ativação ou repressão da cromatina é mediado, em parte, por modificações covalentes das histonas. Muitos aminoácidos das histonas são passíveis de modificações químicas, incluindo: resíduos de lisina, que podem ser acetilados, metilados ou acoplados à ubiquitina (cadeia grande de polipeptídeos); resíduos de arginina, que podem ser metilados; e resíduos de serina, que podem ser fosforilados. A acetilação de histonas é produzida por enzimas denominadas acetiltransferase de histonas e revertida por desacetilases. Tais modificações são interdependentes (podem alterar-se mutuamente), sendo positiva ou negativamente correlacionadas. Coletivamente, constituem um conjunto de marcadores de ativação ou repressão do material genético que tem sido denominado "**código de histonas**".

A regulação da função das histonas poderá vir a ter grande importância na Psicofarmacologia, visto que diversas evidências sugerem que este processo participe do mecanismo de ação de diversas drogas psicotrópicas. Por exemplo, foi verificado que a injeção central em camundongos de agonistas de receptores de dopamina ou glutamato resulta na fosforilação transitória da histona tipo-H3 no resíduo Ser[10]. Além disso, o haloperidol, um antipsicótico típico que regula a transcrição de genes em neurônios estriatais espinhosos, por meio do bloqueio de receptores de dopamina tipo-D_2 (Capítulo 5), induz aumento rápido e de longa duração na fosforilação de histonas no estriado dorsal, o que poderia estar associado aos efeitos extrapiramidais. Adicionalmente, a inibição de histona-deacetilases poderia estar relacionada aos efeitos de fármacos utilizados no tratamento dos transtornos de humor, como o ácido valproico (Quadro 2.5 e Figura 2.4).

Quadro 2.5	Inibidores da acetilação de histonas e transtornos de humor

Sintomas persistentes de depressão sugerem a participação de adaptações moleculares estáveis no cérebro, o que poderia indicar remodelamento da cromatina. A acetilação de histonas pela atuação das enzimas histona-desacetilases reprime a transcrição de genes específicos. Inibidores de histona-desacetilases induzem plasticidade sináptica e melhoram a memória e diversas formas de comportamentos adaptativos. O uso potencial de inibidores da acetilação de histonas no tratamento de transtornos do humor é apoiado pelas seguintes observações: 1) entre suas diversas ações farmacológicas, o ácido valproico (ver Capítulo 6) é um inibidor de tipo específico de histona-desacetilase; 2) o tratamento com antidepressivos regula a acetilação de histonas no sistema nervoso central; 3) a imipramina diminui seletivamente os níveis da histona-desacetilase tipo-5 no hipocampo. Esse efeito, também observado no núcleo *accumbens* de pacientes com depressão (estudos *post mortem*), foi associado à normalização do comportamento de camundongos submetidos ao modelo de "derrota social", produzido pelo tratamento prolongado com o ácido valproico.

Fatores de transcrição e a síntese proteica a partir do RNAm maduro

No processo de transcrição do DNA em RNA, a enzima RNA polimerase reconhece e se liga à região específica do gene na região regulatória. A RNA polimerase seleciona a sequência do gene a ser transcrita, reconhece qual das duas fitas deverá ser copiada – a fita codificadora ou a fita positiva ou a fita *sense* – e identifica os pontos nos quais a transcrição deve começar e terminar. Como já explicado, a transcrição de determinado gene dependerá da permissividade da cromatina adjacente (ver "Regulação da expressão gênica e síntese proteica"). Adicionalmente, os genes contêm sequências codificadas que terão expressão transitória, por exemplo, os **fatores de transcrição**, que contribuem para regular a expressão de outros genes. Os fatores de transcrição ligam-se a sequências curtas de DNA, denominadas **elemento responsivo** (*response element*) e presentes na região regulatória do gene. Como exemplo, é possível citar a família AP-1 ou proteína ativadora-1 e o CREB (cAMP *response element binding protein*). Os genes que codificam a maioria dos fatores de transcrição AP-1 são denominados genes de resposta imediata (IEG), cujo protótipo é o gene *c-fos*, ativado rápida e transitoriamente, e que não requer síntese *de novo* de proteínas. Esses genes podem ser utilizados como indicadores da atividade neuronal em razão da rápida indução a partir de atividade basal muito baixa, em resposta a estímulos como despolarização do neurônio, segundos mensageiros (cálcio) ou fatores de crescimento.

A esse conjunto, da sequência do DNA para o elemento responsivo e outras sequências de consenso ("conservadas", ver adiante "caixa TATA"), dá-se o nome de **sítio promotor**. Correspondem a regiões regulatórias, encontradas na maior parte na região 5' do gene, que controlam o reconhecimento, a ligação e o início da transcrição da RNA polimerase, especificando o ponto de iniciação e a direção da transcrição. A região do promotor não é transcrita como RNA.

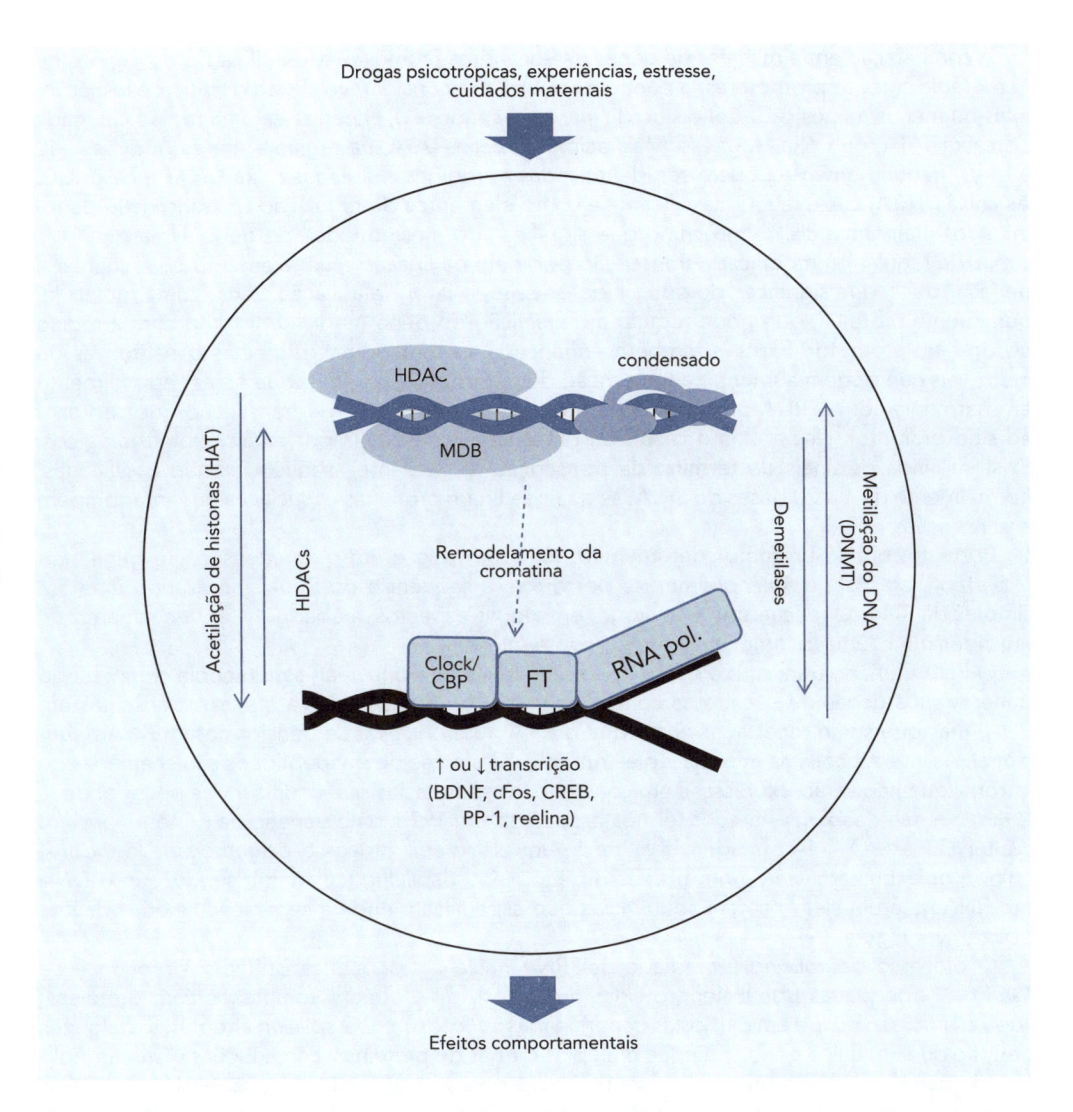

Figura 2.4 | Representação dos mecanismos de remodelamento da cromatina neuronial. Diversos estímulos pela ativação de cascatas de sinalização (Capítulo 4) produzem alterações bioquímicas em histonas ligadas ao DNA via modulação de histona acetilases (HDAC), histona acetiltransferases (HATs, Clock, CBP) e/ou por alteração direta do DNA por influência em processos de metilação via histona demetilase ou DNA metiltransferases (DNMT). Esses efeitos podem relaxar pontos da cromatina e facilitar a ligação de fatores de transcrição (FT), permitindo a associação com a RNA polimerase (RNA pol.) e outros componentes da maquinaria de transcrição. Com isso, podem ocorrer alterações na transcrição gênica. Tais mecanismos têm sido relacionados aos efeitos negativos do estresse ou aos efeitos positivos de estímulos, como tratamento com antidepressivos, cuidados maternais, aprendizado/memória ou mesmo do estresse, sobre essa transcrição.

MBD: proteínas do domínio de ligação metil-CpG; PP1-1: proteína fosfatase-1.

Fonte: Baseada em Duman e Newton, 2007.

A comparação entre milhares de genes de eucariotos promoveu a identificação de regiões de homologia entre os promotores, o que tem importância considerável. Perto do sítio de iniciação, mais ou menos na posição –25 (o sítio de iniciação sendo +1), encontra-se uma região chamada de **caixa TATA**, ou caixa Hogness. Mais acima da caixa TATA, na região entre as posições –40 e –110, frequentemente podem ser identificadas as regiões chamadas **caixa CAAT** e **caixa GC**. As caixas TATA, CAAT e GC classificam-se como elementos de regulação da transcrição denominados elementos *cis*, termo latino que significa "do mesmo lado" do gene. Uma molécula capaz de regular ou modificar a transcrição por meio da ligação a um elemento *cis* é chamada de fator *trans*, que significa "do outro lado". Assim, o fator de ativação *trans* é uma molécula, geralmente proteína, que pode regular a transcrição do gene mediante ligação com a região *cis* do sítio promotor. Existem também *enhancers* (aumentadores), proteínas constitutivas ou induzíveis que podem aumentar a transcrição de determinados genes, que atuam normalmente em harmonia com a RNA polimerase e outras proteínas, fatores de transcrição que se ligam ao sítio promotor. Neste último caso, sua presença é controlada por parâmetros fisiológicos. Existem ainda os **sinais de término da transcrição** (ver adiante), sequências não codificadas, normalmente de 6 a 20 bases do DNA, às quais se ligam proteínas específicas que interrompem a transcrição.

Portanto, o sítio promotor determinará quando, onde e em que extensão um gene será expresso. Para isso, a RNA polimerase percorrerá a sequência do DNA sintetizando uma fita simples de RNA. O mecanismo é análogo, em alguns aspectos, à abertura e ao fechamento de um zíper, ou a "uma locomotiva correndo sobre trilhos".

O RNA primário transcrito é conhecido como **RNA heteronuclear**, sendo cópia completa do gene. Muitos genes de eucariotos contêm longas sequências de DNA que são transcritas em RNA, mas que serão recortadas antes que o RNA heteronuclear se transforme em RNAm funcional. As interrupções na informação estrutural para síntese de polipeptídeos são chamadas de **íntrons** (que não serão expressas); em contraste, as sequências que codificam os polipeptídeos levam o nome de **éxons** – ambos termos propostos, em 1978, pelo geneticista norte-americano Walter Gilbert. O RNAm maduro resulta de um elaborado processo de remoção de íntrons, unindo os éxons através de um processo denominado *splicing* (colagem), sendo que o DNA e o RNA heteronuclear contêm sequências que especificam onde a separação seletiva deverá ocorrer (ver Figura 2.2).

O processo de *splicing* é mediado por RNA nucleares pequenos (**snRNPs** – pronuncia-se "*snarps*" – pequenas ribonucleoproteínas nucleares), que formam complexos com proteínas. Todo o processo ocorre em partículas denominadas *spliceosome*. O *splicing* alternativo de genes permite que um único gene codifique múltiplas formas de proteínas, com funções distintas, pelo fato de que diferentes éxons podem ser utilizados para construir o RNAm, dependendo do tipo celular e do estágio do desenvolvimento. Existem evidências de que algumas doenças neuropsiquiátricas estejam relacionadas a problemas ligados ao processamento do RNAm (Quadro 2.6).

Quadro 2.6   Processamento do RNAm e doenças neuropsiquiátricas

Pode haver um processamento alternativo do RNA heteronuclear (*splicing* alternativo), sobretudo para aqueles que codificam genes para neuropeptídeos neurotransmissores. Por meio desse mecanismo, dois RNAm distintos seriam codificados por um conjunto comum de éxons e íntrons. Tem-se proposto que 60% das mutações que causam doenças hereditárias envolvem problemas no processo de edição (*splicing*) do RNAm. Por exemplo, verificou-se que, entre as formas variantes de éxons a, b e c, do gene para molécula de adesão neural (NCAM1), a forma alternativa "c" é significativamente menos expressa em cérebro de pacientes com transtorno bipolar. Já o gene do receptor de neuregulina 1 (NRG1), localizado no cromossomo 8p12.21, e que tem sido relacionado ao desenvolvimento da esquizofrenia, apresenta aumento na expressão das isoformas contendo os éxons 16 (JM-a) e 26 (CYT-1) no córtex pré-frontal dorsolateral de pacientes com esse transtorno.

Todos os RNAm de eucariotos compartilham algumas características. Cada RNAm contém informação codificada que especifica uma sequência de aminoácidos. Existem modificações da estrutura do RNAm não copiadas do DNA que ocorrem logo após a transcrição, ainda no interior do núcleo da célula, e que contribuem para a estabilidade do RNAm e a síntese de proteína com maior eficiência. Trata-se de informações não codificadas que incluem sinais de controle para a tradução, como o **sítio** *start* (sequência de nucleotídeos que define a iniciação para a tradução), o **sítio** *stop* (sequência de nucleotídeos que define a terminação da cadeia polipeptídica) e o **sítio de ligação**, logo após o sítio de iniciação, que facilita a ligação do RNAm com o ribossomo. Estas incluem a adição de um resíduo modificado de guanosina, formando o **sítio 5'cap**, e o final 3' do novo RNA transcrito, delineado por **poliadenilação**, isto é, pela adição de 100 a 200 resíduos de adenina constituindo a cauda poli-A.

O **RNAm maduro** passará para o citoplasma e será, subsequentemente, traduzido em proteína, por meio de um processo de interpretação que envolve estruturas citoplasmáticas (os ribossomos), RNA de transferência (RNAt) e uma variedade de proteínas que facilitam o processo de tradução (fatores de iniciação e fatores de alongamento).

A síntese de proteínas inicia-se com a ligação do RNAm ao ribossomo, perto do códon de iniciação (**sítio** *start*), formando um complexo de iniciação com as duas subunidades do ribossomo. AUG é o códon do aminoácido metionina e o códon de iniciação mais comum para a tradução de proteínas nos eucariotos.

No processo de alongamento, o ribossomo "lerá" os códons do RNAm, utilizando a sequência apresentada para sintetizar uma cadeia de aminoácidos. A cadeia polipeptídica é formada pela reunião sequencial de RNAt junto ao ribossomo, utilizando o RNAm como molde. Um RNAt contendo um anticódon baseado na sequência complementar de nucleotídeos do RNAm (códon) se une ao complexo ribossomo-RNAm, carregando um aminoácido específico, o que leva ao alongamento da cadeia polipeptídica. Os quatro ribonucleotídeos combinam-se em 64 códons diferentes, compostos por 3 ribonucleotídeos (4^3), cada aminoácido sendo representado por 1 a 6 códons. Uma reação catalisada pela peptidil-transferase formará uma ligação peptídica entre dois aminoácidos de RNAt vizinhos. O processo continua até que a sequência de finalização do RNAm seja alcançada.

Para o processo de término da síntese de proteínas, a enzima de síntese encontrará um dos três códons – UGA, UAG ou UAA –, os quais representam o **sítio** *stop* para a tradução, pois não codificam nenhum aminoácido. Nesse ponto, o novo peptídeo (estrutura primária da proteína) será liberado. À medida que a cadeia polipeptídica aumenta, ocorrem interações entre aminoácidos, fazendo com que a cadeia se torça em forma de hélice (estrutura secundária da proteína), se dobre e se curve sobre si mesma (estrutura terciária). No final do processo, quando o último aminoácido da proteína for adicionado, esta se desligará do complexo com o ribossomo e o RNAt. Muitas proteínas podem sofrer ainda outras modificações no retículo endoplasmático rugoso e no complexo de Golgi.

Principais aplicações da Biologia Molecular em Psicofarmacologia

O rápido avanço na área das neurociências moleculares aumentou, de maneira significativa, as possibilidades de investigação das relações entre drogas e comportamento. O desenvolvimento tecnológico permitiu a aquisição de técnicas reprodutivas e confiáveis para a transferência e a expressão de genes heterólogos. Assim, a tecnologia de **clonagem molecular** (Quadro 2.7) tem tido um grande impacto na Psicofarmacologia.

Com a clonagem molecular, inúmeros novos receptores foram descobertos. Além disso, ela permitiu a aplicação da hibridização *in situ* (ver adiante) no estudo dos receptores, possibilitando a determinação da distribuição regional e da localização celular de seus RNAm.

A investigação da relação entre alterações na expressão gênica e efeitos de psicofármacos também tem despertado grande interesse nos últimos anos, como possível explicação para a latência do aparecimento do efeito terapêutico de fármacos, como os antidepressivos (Capítulo 6) e antipsicóticos (Capítulo 5), ou para a sensibilização aos efeitos de psicoestimulantes (Capítulo 10).

Quadro 2.7   Clonagem molecular

Os métodos de clonagem envolvem a obtenção de bibliotecas de cDNA (DNA complementares, ver Tabela 2.1 e Figura 2.5), as quais são feitas de RNAm, presentes em determinado tecido, que contêm a molécula de interesse, pela atuação da enzima transcriptase reversa viral, que converte o RNA em cDNA. Para que isso ocorra, é usada uma pequena sequência sintética de DNA, chamada *primer*, complementar a uma parcela do RNAm. Inicialmente, será produzido um híbrido DNA-RNA, que, depois, será separado, e a cadeia de RNA substituída por uma de DNA, sob a ação da enzima DNA polimerase. O processo resulta em uma molécula de DNA de dupla hélice, que precisa ser clonada, isto é, a sequência do DNA necessitará ser inserida em uma célula, em geral bacteriana, onde será amplificada. Para que o DNA produzido seja reconhecido pela bactéria como seu, e assim amplificado, é necessário que esteja inserido dentro de outra molécula de DNA, próprio da bactéria. O DNA bacteriano geralmente é pequeno, circular, chamado de plasmídeo, sendo utilizado como vetor de expressão que carrega o DNA exógeno para dentro da bactéria. Ao se dividirem, as bactérias contendo o cDNA combinado com o vetor resultarão na formação de grandes quantidades de proteína correspondente ao DNA inserido na célula. Posteriormente, as colônias de bactérias que contêm a proteína de interesse poderão ser selecionadas.

Como exemplo, tem-se a técnica usada na clonagem do receptor nicotínico da acetilcolina e na posterior análise funcional pela expressão de suas subunidades em oócitos. Moléculas de RNAm, sintetizadas a partir do cDNA clonado das quatro subunidades desse receptor, foram injetadas nesse tipo de célula, que normalmente não expressa tais receptores, mas que apresenta condições para realizar a síntese proteica a partir de RNAm. Esse procedimento resultou no aparecimento de receptores nicotínicos funcionais.

Uma alternativa de clonagem reside no emprego da reação em cadeia da polimerase (Tabela 2.1), que amplifica regiões de DNA localizadas entre dois *primers*. Sua utilização tem facilitado a clonagem de membros de famílias de receptores, como aqueles ligados a proteínas G.

Técnicas também relacionadas à clonagem são a mutagênese de ponto (*site-directed mutagenesis*) e o embaralhamento de éxons (*exon shuffling*), as quais têm permitido a identificação, por exemplo, de regiões específicas relacionadas com propriedades funcionas de determinados receptores.

Tabela 2.1   Glossário simplificado de termos moleculares

Anticorpo	Proteína produzida pelo sistema imune em resposta a uma substância estranha ao organismo. É sintetizada de tal maneira que reagirá somente com a substância estranha que provocou sua síntese
Antígeno	Qualquer substância, mas geralmente uma proteína, que consiga produzir resposta imunológica, ou seja, síntese de anticorpo específico
Clonagem	Termo utilizado para descrever os processos de produção de um cDNA, sua introdução em um vetor e, em seguida, na célula hospedeira, com subsequente amplificação
Clone	Colônia de células formadas a partir de divisões sucessivas da célula-mãe
DNA complementar (cDNA)	Molécula de DNA produzida a partir de uma de RNA, pela ação da enzima transcriptase reversa. A fita de DNA complementar (cDNA) poderá ser transformada em fita dupla e utilizada nos processos de clonagem
Enzimas de restrição	Enzimas que tiveram papel crítico no desenvolvimento das técnicas de clonagem, pois são endonucleases capazes de clivar genes em sequências específicas de DNA de fita dupla. Em adição, a descoberta das DNA ligases permitiu que as cadeias duplas segmentadas de DNA fossem unidas novamente

(Continua)

Tabela 2.1	Glossário simplificado de termos moleculares (*Continuação*)
Eucariotos	Célula caracterizada por apresentar um núcleo separado do citoplasma por membrana, assim como organelas citoplasmáticas
Eucromatina	Estado ativo da cromatina, no qual seções do DNA estão acessíveis à maquinaria de transcrição
Genes de expressão imediata (*immediate-early genes*)	Genes com a expressão induzida imediata e transitoriamente, sem a síntese obrigatória de uma nova proteína. Muitos genes de expressão rápida como o *c-fos* controlam a expressão de outros genes
Genômico	Estudo da sequência de DNA e de suas variações
Heterocromatina	Estado inativo da cromatina, no qual o DNA não está acessível para transcrição
Histonas	Proteínas alcalinas presentes no núcleo que empacotam e ordenam o DNA em unidades estruturais chamadas nucleossomas. As histonas foram descritas em 1884 por Albrecht Kossel. Formam um complexo octamérico no qual o DNA se enovela formando a unidade básica da cromatina. Podem ser divididas em cinco grupos principais: H1/H5, H2A, H2B, H3 e H4
Imprinting genômico	Fenômeno genético pelo qual genes são expressos de forma dependente da origem parental do alelo. Por esse processo, determinando alelo é expresso apenas se herdado da mãe ou do pai, enquanto o outro alelo é inativado por metilação de histonas
Imunoprecipitação de cromatina (ChIP)	Método que permite identificar modificações de histonas ou proteínas reguladoras de transcrição de um dado promotor gênico. Por esse ensaio, os fragmentos de DNA ligados a proteínas são separados por anticorpos contra a proteína-alvo, e o gene, no final da imunoprecipitação, é identificado por PCR
Locus	Do latim "lugar", no plural *loci*, é o local fixo em um cromossomo onde está localizado determinado gene ou marcador genético. A lista organizada de *loci* conhecidos para um cromossomo é chamada de mapa genético
Metilação e demetilação do DNA	Adição e remoção de radical metila na base citosina do DNA no sítio promotor. A adição causaria repressão da transcrição do gene. Os mecanismos por meio dos quais esses processos ocorrem ainda não estão completamente esclarecidos
Mutação	Modificação hereditária na sequência de nucleotídeos de um cromossoma. Existem vários tipos de mutação, que podem provocar ganho ou perda de determinada função, ou que podem ser letais
Northern, Southern e *Western blotting*	Técnicas que envolvem a transferência de DNA (*Southern*), RNA (*Northern*) ou proteínas (*Western*) presentes em gel de agarose, para filtros de nitrocelulose ou náilon. O DNA e o RNA são fixados à membrana e, depois, identificados com sequências complementares (sondas radioativas ou não radioativas). Anticorpos são utilizados para identificar proteínas específicas
Nucleossomo	Unidade básica da cromatina construída por cerca de 150 pares de base de DNA envolvendo um octâmero de histonas
Oócito	Ovo em desenvolvimento
Proto-oncogene	Gene relacionado com a regulação do crescimento e da divisão celular. A mutação dos proto-oncogenes frequentemente resulta em crescimento e divisão celular desregulada

(Continua)

Tabela 2.1	Glossário simplificado de termos moleculares (*Continuação*)
Reação em cadeia da polimerase (PCR)	Método utilizado para amplificação de sequências de DNA específicas, usando oligonucleotídeos iniciadores (*primers*) que se hibridizam com o DNA, em combinação com uma DNA polimerase que amplifica essa sequência específica
Retrovírus	Tipo de vírus que usa RNA como material genético, mas com a enzima transcriptase reversa, capaz de transformar RNA em DNA
RNAi	RNA de interferência, um tipo de RNA que se acredita atuar no controle da atividade gênica
Transcrição	Processo celular de síntese de RNA pela RNA polimerase para produção de fita de RNA simples, a partir de fita molde de DNA
Transcriptoma e genoma funcional	Termo abrangente que define os estudos dirigidos aos aspectos dinâmicos do genoma. Fundamenta-se em abordagens que avaliam grande corpo de informação genética, e não em estratégias tradicionais que avaliam "gene por gene"
Ubiquitilação	Adição covalente de pequena proteína, denominada ubiquitina, a outros tipos de proteínas. A monoubiquitilação de histonas e/ou outras proteínas reguladoras alteraria suas propriedades funcionais
Vetor	Veículo utilizado para introduzir DNA recombinante em célula hospedeira. Como exemplo, há os fagos, plasmídeos e cosmídeos
Vetor de expressão	Meio de inserir um gene em uma célula, de tal modo que, após receber determinado sinal, a célula produzirá grandes quantidades de proteína codificada por aquele gene

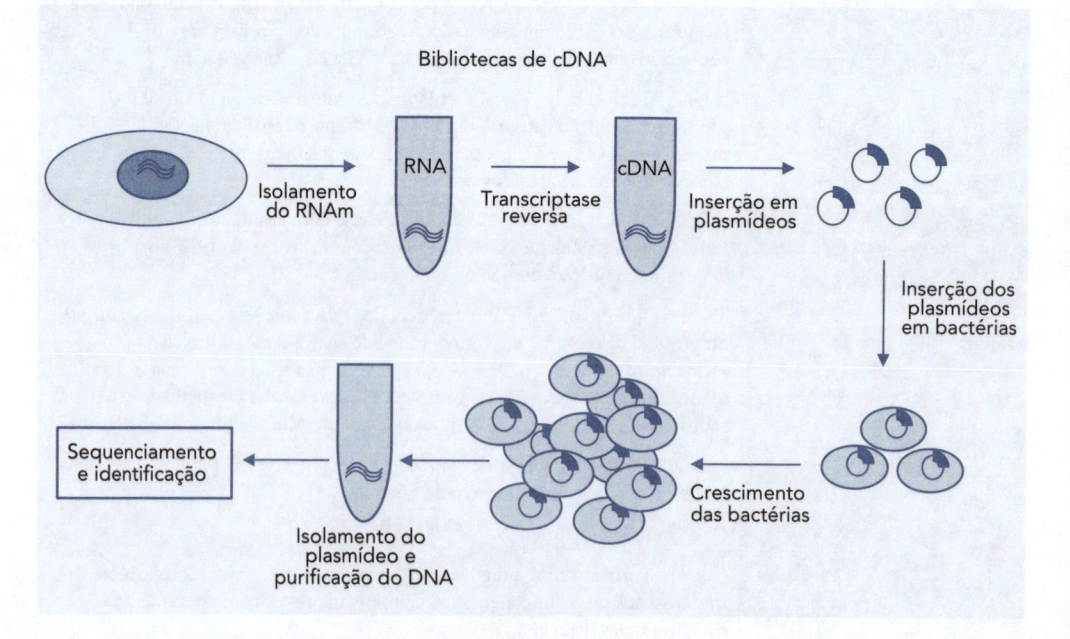

Figura 2.5 | Formação de bibliotecas de cDNA.

A Genética Molecular, ramo da Biologia que utiliza os métodos da Genética e da Biologia Molecular com o objetivo de estudar como os genes são transferidos de uma geração para outra, vem sendo cada vez mais empregada para tentar identificar genes responsáveis por transtornos psiquiátricos, como a esquizofrenia. Além disso, a manipulação direta da expressão gênica poderá, no futuro, ser empregada com finalidades terapêuticas (ver adiante). Finalmente, técnicas oriundas da Biologia Molecular têm sido frequentemente empregadas como ferramentas para a investigação de sistemas neurais modificados por drogas.

Detecção quantitativa do RNAm transcrito nas células

Cinco métodos são comumente utilizados para quantificação dos transcritos gênicos: *Northern blotting*; hibridização *in situ* (Quadro 2.8); ensaio de proteção da RNAse; **reação reversa da cadeia em polimerase (RT-PCR)**; e *cDNA array*. A análise por *Northern blot* compreende o único método que fornece informações a respeito da integridade do tamanho do RNA e da existência de *splice* alternativo (Figura 2.2). A hibridização *in situ*, embora de realização mais complexa que o *Northern blot*, permite a localização celular do transcrito em determinados tecidos (Figura 2.6 e Quadro 2.8). A maior limitação desses métodos reside na sensitividade comparativamente baixa.

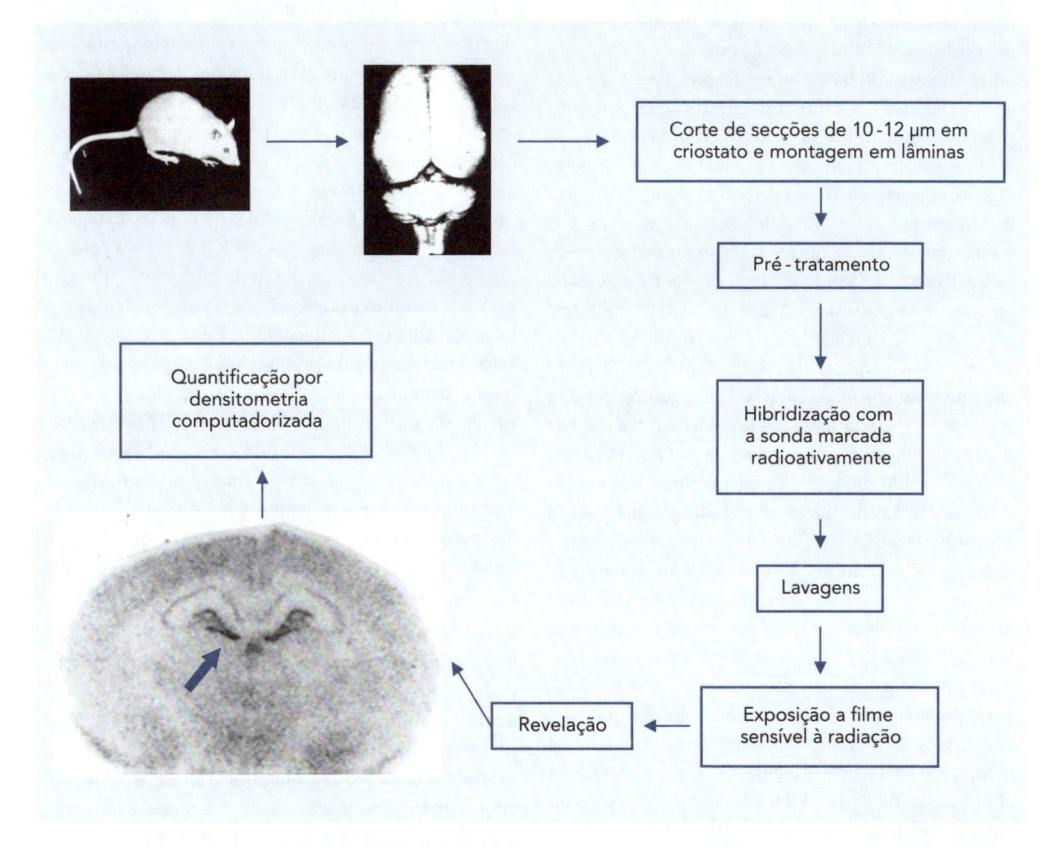

Figura 2.6 | Descrição da reação de hibridização *in situ* com sonda de oligonucleotídeos marcada radioativamente, complementar ao RNAm do gene *c-fos*. Antes do sacrifício, o animal foi previamente estressado por imobilização forçada. A expressão do RNAm pode ser observada em várias regiões do cérebro, incluindo a formação hipocampal (indicada pela seta).

Quadro 2.8	Métodos moleculares para estudo do tecido cerebral: *Northen* e *Southern blot* e hibridização *in situ*

Os métodos moleculares proporcionaram outra abordagem para o mapeamento funcional do sistema nervoso central, permitindo verificar em células ou regiões determinadas quais genes estão sendo expressos. Variações na expressão gênica refletem-se na densidade de hibridização, fornecendo informações valiosas sobre, por exemplo, quais neurônios são afetados por determinada droga, hormônio ou lesão.

Os ensaios são quantitativos, utilizando uma sequência de DNA complementar àquela que se quer determinar. Tais métodos baseiam-se na propriedade de ácidos nucleicos de se ligarem de modo específico, ou melhor, hibridizarem (fitas de DNA-DNA ou fitas de RNA-DNA) com sequências complementares às suas. Tais ligações podem ser separadas por desnaturação e, então, refeitas (reanelamento ou hibridização), se as condições para formação de pontes de hidrogênio entre os pares de bases forem favorecidas. Uma das aplicações mais comuns da hibridização tem sido nos procedimentos *in situ*, nos quais uma das fitas de ácido nucleico está imobilizada no tecido de origem. O ácido nucleico extraído do tecido pode ser imobilizado em folhas de nitrocelulose; a sequência complementar do ácido nucleico de interesse, marcada radioativamente (sonda, do inglês *probe*), é colocada, então, em contato com o ácido nucleico imobilizado no tecido, em uma fase solúvel, em condições que favoreceriam a formação de pontes de hidrogênio entre as sequências complementares. Em seguida, retira-se o excesso de sonda marcada por sucessivas lavagens da nitrocelulose. A sonda marcada radioativamente, ligada ao ácido nucleico complementar, pode ser localizada e quantificada por autorradiografia. Quando se imobiliza DNA no filtro de nitrocelulose, a metodologia é denominada **Southern blot**; quando se imobiliza RNA, leva o nome de **Northern blot**. Para as reações de *Southern* e *Northern blot*, o tecido que contenha o ácido nucleico de interesse deve ser retirado e homogeneizado (em geral em liquidificador), para que se proceda à extração da molécula. Todavia, em virtude da homogeneização do tecido, perde-se o contexto anatômico. Vale destacar que os métodos clássicos da Biologia Molecular, como *Northern* ou *Southern blot*, analisam RNA e DNA não amplificados, motivo pelo qual exigem grandes amostras de ácidos nucleicos, em muitos casos de tecidos e células heterogêneos.

Hoje, é comum a busca de informações sobre como uma célula individual contribui para as proprieda-

des do sistema neural como um todo. Tais perguntas podem ser respondidas pela imobilização do ácido nucleico em seções de tecido cuidadosamente preparadas, sendo a técnica denominada **hibridização *in situ*** complementar à imunocitoquímica. A maior vantagem da reação de hibridização *in situ* sobre a reação de *Northern blot* e a reação reversa da cadeia em polimerase reside na capacidade de localizar um RNAm específico em uma população de células, em um sistema heterogêneo. Essa consideração é muito importante quando se estuda a expressão gênica, especialmente em áreas de alta heterogeneidade celular, como o sistema nervoso central, no qual a diferenciação entre expressão de um gene no neurônio ou na glia é crítica para a avaliação de efeitos fisiológicos ou fisiopatológicos. A hibridização *in situ* consiste na incubação de uma sequência complementar de DNA, RNA, ou pequenas sequências de nucleotídeos (oligonucleotídeos) sintéticos com seções de tecido, seguida de lavagem das seções, secagem e revelação do lugar onde a sonda se hibridizou, formando a sequência híbrida. Isso permite a identificação de populações específicas de células ou regiões do tecido onde se dá a hibridização (ver Figura 2.6). O princípio da técnica é semelhante ao da imunocitoquímica, utilizando-se uma sequência de ácidos nucleicos no lugar de anticorpos. Ressalte-se que a sequência de ácido nucleico usada como sonda, e que posteriormente deverá ser identificada no tecido, pode ser marcada com composto fluorescente (*fluorescence in situ hybridization* – FISH), radioisótopos que serão revelados por autorradiografia (ver Figura 2.6) ou, ainda, antígenos que poderão ser ligados a anticorpos, como no caso da imunocitoquímica. O quadro de marcação resultante reflete a capacidade da célula de expressar determinado gene.

Portanto, pela hibridização *in situ*, podem ser feitas inferências quantitativas de modificações da atividade celular induzidas por drogas, de alterações celulares durante processos fisiológicos, assim como de efeitos adversos que a célula sofreu. A técnica permite a detecção e a quantificação de RNAm no citoplasma, identificando corpos celulares de origem de moléculas específicas, as quais muitas vezes são estocadas em outras partes da célula. O método apresenta alto grau de especificidade, graças à realização de múltiplos controles. A Tabela 2.2 resume os principais tipos de sondas empregadas em estudos de hibridização.

Tabela 2.2	Tipos de sondas utilizadas na hibridização *in situ*		
Oligonucleotídeo	Sequência pequena de DNA ou RNA sintético	Fita simples (30 a 50 bases)	Marcação radioativa da sonda
Ribossondas (RNA)	Produzido por transcrição *in vitro* a partir do DNA. Depende da clonagem prévia do gene	Fita simples (aproximadamente 1.000 bases)	Marcação da sonda radioativa ou colorimétrica
cDNA	Depende da clonagem prévia do gene	Fita dupla que precisa ser separada antes da incubação (2.000 a 4.000 bases)	Marcação radioativa da sonda

O ensaio de proteção de RNAse é bastante sensível (permite a detecção de até 0,1 pg de RNA) para a detecção de RNAm em mistura complexa de RNA total. O ensaio envolve a produção de um riboprobe ou oligonucleotídeo *antisense* específico para hibridização com o RNA total, remoção do RNA fita simples (não hibridizado) por ação de RNAses e, finalmente, isolamento do RNA com análise em gel. O método é quantitativo e útil para o mapeamento do início da transcrição, dos sítios de terminação, dos limites íntron/éxon e para a discriminação de RNA correlacionados (homólogos). Sua realização é mais trabalhosa que a análise por *Northern*, porém mais tolerante nos casos em que o RNA está parcialmente degradado. Embora menos sensível que o ensaio de PCR (ver adiante), o RNA a ser analisado não precisa ser convertido a DNA pela transcriptase reversa.

As técnicas que utilizam PCR permitem obter informações genéticas pela amplificação de sequências de ácidos nucleicos específicas, iniciando o processo com um número pequeno de cópias. Dessa maneira, a reação reversa em cadeia da polimerase em tempo real (qRT-PCR) é considerada o método mais sensível para detecção de RNAm pouco abundante, geralmente obtido de pequenas amostras de tecido. Nessa reação, ocorre a amplificação logarítmica de sequências-alvo de DNA, com aumento de cópias por meio da PCR. Esta é seguida por uma fase em *plateau*. A quantidade de produto de DNA específico gerado ao final de um ciclo da PCR está diretamente relacionada com o número de cópias presentes na amostra original. Embora as possibilidades de aplicação da técnica de qRT-PCR sejam imensas, existem problemas associados a sensibilidade, reprodutibilidade e especificidade, além daqueles inerentes à PCR.

A tecnologia de *microarray* (microarranjo) do DNA é bem mais dispendiosa, porém permite uma medida ampla do DNA transcrito. O princípio básico da tecnologia do *microarray* consiste na hibridização entre ácidos nucleicos. Toda a expressão gênica detectada por *microarray* pode ser compreendida como um sistema de *dot-blot* de alta resolução, no qual pedaços de DNA conhecido permanecem ligados a um suporte sólido, enquanto a amostra de alvo a ser identificado (RNA amplificado ou DNA complementar) é marcada com fluorescência. Quando a amostra marcada hibridiza com o *microarray* de DNA, cada sonda (*probe*) se ligará à sequência complementar. A análise do *microarray* é feita com auxílio de *scanners* de alta resolução, que analisam a força do sinal fluorescente originada da ligação entre *probe* e sequência-alvo. Presumivelmente, o sinal será diretamente proporcional à abundância do RNA presente na amostra em investigação. Essa diferença de intensidade corresponde às diferenças de abundância do transcrito entre as amostras. Os *microarrays* utilizados atualmente contêm *probes* correspondentes a milhares de genes conhecidos do genoma humano, permitindo a realização de um perfil do transcritor de cada uma das amostras. Os resultados obtidos a partir do uso de *microarrays*, no entanto, com frequência necessitam ser validados por qRT-PCR.

Em 2005, ou seja, somente 2 anos após ser declarado completo o projeto genoma humano pelo consórcio formado entre o Instituto Nacional de Saúde Americano (NIH) e o grupo Celera, com custo estimado de US$ 100 milhões e 13 anos de trabalho, surgiram os métodos de sequenciamento de DNA/RNA de nova geração, com a capacidade de "ler" o genoma de um indivíduo em poucas horas a um custo inferior a US$ 100. Com algumas particularidades em relação a cada método, já existem pelo menos cinco plataformas disponíveis para o acesso ao genoma, ao perfil completo de RNAm expresso ou até às modificações epigenéticas. O impacto dessas novas tecnologias na medicina diagnóstica, epidemiológica e populacional ainda é imprevisível. Entretanto, diferentes iniciativas privadas e governamentais já oferecem serviços baseados nessa tecnologia genômica.

Desde o ano de 2003, mais de 3.700 estudos de associação por genoma amplo (*genome-wide association studies* – GWAS) já identificaram milhares de fatores de risco genéticos e suas funções biológicas. Transtornos neuropsiquiátricos com envolvimento multigênico, como a esquizofrenia e a doença de Alzheimer, têm sido bastante investigados com essas novas tecnologias. Por exemplo, um estudo de GWAS na população europeia identificou 108 regiões gênicas associadas à esquizofrenia e responsividade ao tratamento com antipsicóticos. Outro estudo, que investigou o padrão de imagem estrutural e funcional do cérebro de 3.144 indivíduos e seus respectivos genomas, verificou que pelo menos 148 padrões de imagem estão associados a polimorfismos de nucleotídeo único (SNP).

Detecção de proteínas por meio da histoquímica, imunocitoquímica e *Western blot*

Várias estratégias vêm sendo empregadas para fornecer novas imagens do tecido cerebral, úteis na investigação dos efeitos e dos mecanismos de ação dos psicofármacos.

As técnicas autorradiográficas já foram comentadas anteriormente (ver Capítulo 1). Os processos **histoquímicos** identificam componentes químicos nas células e nos tecidos. A histoquímica pode ser realizada utilizando-se substâncias químicas, corantes ou tinturas, que se ligam ou reagem com seções de tecido, sendo visível o produto final da reação. Empregando-se esses procedimentos histoquímicos, o citoplasma ou as estruturas celulares são corados, na maioria das vezes em função do pH. Outra maneira de realizar estudos histoquímicos consiste na análise da **neuroanatomia química**, ou seja, o estudo da estrutura e da organização cerebral por meio de reações químicas que neurônios possam realizar. Como exemplo, pode-se citar a detecção de atividade enzimática presente em certos neurônios, como a da nicotinamida adenina dinucleotídeo fosfato diaforase (NADPH-d) reduzida, equivalente à atividade da enzima sintase do óxido nítrico (Figura 2.7).

Outra abordagem histoquímica é a da **fluorescência**, que se utiliza da propriedade que têm aminas primárias, como dopamina, noradrenalina, serotonina e histamina, de formar produtos de condensação fluorescentes, em presença de formaldeído. Por meio desse método simples, foi descrita a neuroanatomia química dos neurônios monoaminérgicos.

A **citoquímica** investiga a localização, as relações estruturais e as interações dos constituintes celulares por meio de métodos, como microscopia eletrônica, fracionamento celular e técnicas imunoquímicas. Atualmente, o progresso na Biologia Celular, na Bioquímica e na Biologia Molecular tornou possível extrair frações homogêneas de proteínas e de RNAm de receptores para neuropeptídeos, bem como enzimas de síntese e degradação de neurotransmissores de tecidos, levando à clonagem, ao sequenciamento e à expressão de genes para vários neurotransmissores e receptores.

A **imunocitoquímica**, por exemplo, emprega princípios da imunologia, tornando visíveis antígenos de interesse em tecidos ou preparações celulares. Baseia-se na propriedade de que têm anticorpos específicos de se ligarem ao seu antígeno. No sistema nervoso central, a imunocitoquímica tem sido utilizada para identificar, localizar e mapear neurotransmissores, enzimas de síntese e degradação de neurotransmissores, receptores, canais iônicos, fatores de crescimento celular, constituintes do citoesqueleto, assim como vários produtos da expressão gênica, muitas vezes com função desconhecida.

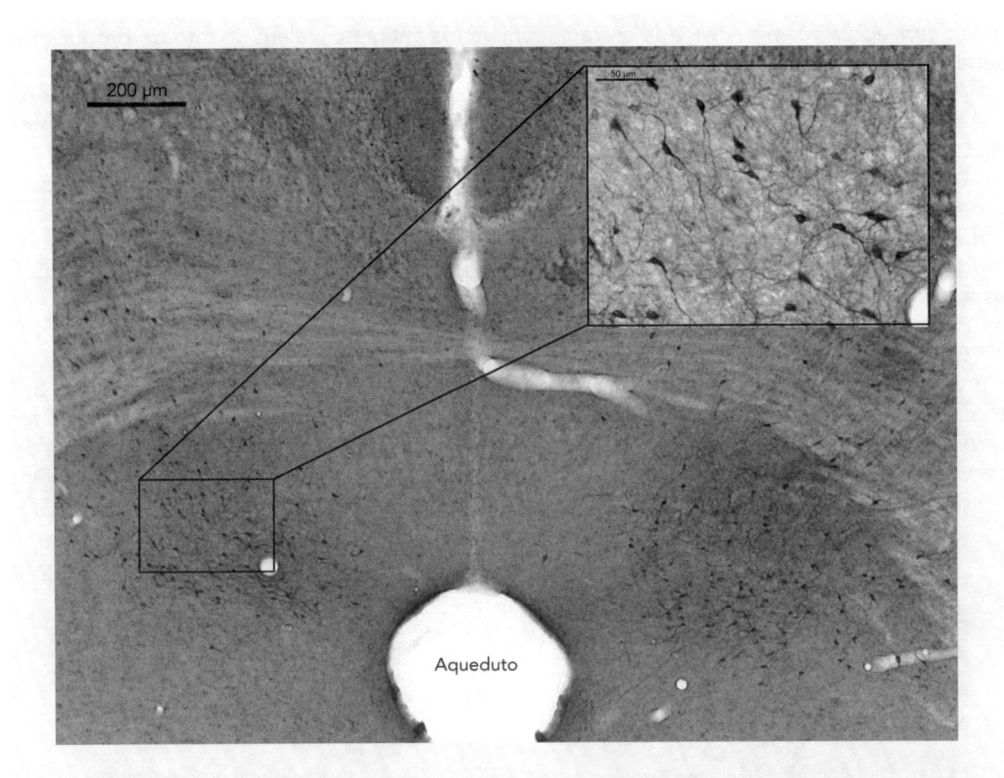

Figura 2.7 | Localização, pela reação histoquímica da atividade nicotinamida adenina di-nucleotídeo fosfato (NADPH)-diaforase, de neurônios da região dorsolateral da matéria cinzenta periaquedutal mesencefálica de rato. Neurônios com reação positiva para essa atividade enzimática apresentam reação positiva na imuno-histoquímica para a enzima sintase do óxido nítrico, enzima limitante da síntese de óxido nítrico, utilizando-se anticorpos específicos. Nota-se a reação positiva no citoplasma, no corpo celular e nos prolongamentos celulares. A região do núcleo permanece clara. As fotografias foram obtidas em microscópio Leica, em seções de cérebros de ratos.

A maioria dos métodos imunocitoquímicos utiliza o chamado método indireto para detectar o antígeno. Segundo ele, um anticorpo não marcado – anticorpo primário – é colocado em presença do antígeno em condições favoráveis para formação do complexo antígeno-anticorpo, com o antígeno permanecendo ligado ao tecido em sua posição de origem. O anticorpo primário serve como antígeno para outro anticorpo (anticorpo secundário), utilizado para detectar o anticorpo primário. O anticorpo secundário pode ser marcado com molécula indicadora, como moléculas fluorescentes, substâncias particuladas ou granulares, ou radioisótopos. Após reação para detecção, elas fornecem a localização exata do antígeno no tecido (Figura 2.8).

Uma das grandes vantagens dos métodos imunocitoquímicos reside na possibilidade de detectar proteínas em compartimentos celulares múltiplos, como corpo celular, axônios e dendritos. A técnica, porém, apresenta limitações, como a inespecificidade, dado que muitos anticorpos apresentam reatividade cruzada com vários antígenos, além do fato de produzir resultados apenas semiquantitativos.

A imunocitoquímica pode ser utilizada para o estudo da atividade neural de determinada região encefálica. Um exemplo bastante utilizado consiste na detecção da expressão de fatores de transcrição, entre eles o *c-Fos* (Figura 2.8).

Uma técnica alternativa ou complementar à imunocitoquímica é a do **Western blot**, na qual proteínas são detectadas em homogenatos de tecido. As proteínas são inicialmente separadas por eletroforese em gel por seu peso molecular e/ou estrutura tridimensional, e, depois, transferidas para uma membrana, na qual são incubadas com sondas constituídas de anticorpos específicos para posteriores detecção e quantificação das proteínas de interesse pelos vários métodos disponíveis (radioativo, colorimétrico, fluorescente e quimioluminescente).

Os métodos imunocitoquímicos e de *Western blot* são dos mais eficientes para demonstrar a presença de uma proteína na célula. Contudo, a quantidade de proteína necessária para a detecção por esses métodos pode não ser atingida. Mesmo se detectada, a proteína pode não ter sido produzida por síntese *de novo*, e sim captada pela célula por pinocitose ou mecanismos de transporte específicos. Como tentativa de superar essas limitações, métodos moleculares vêm sendo cada vez mais empregados (Quadro 2.8).

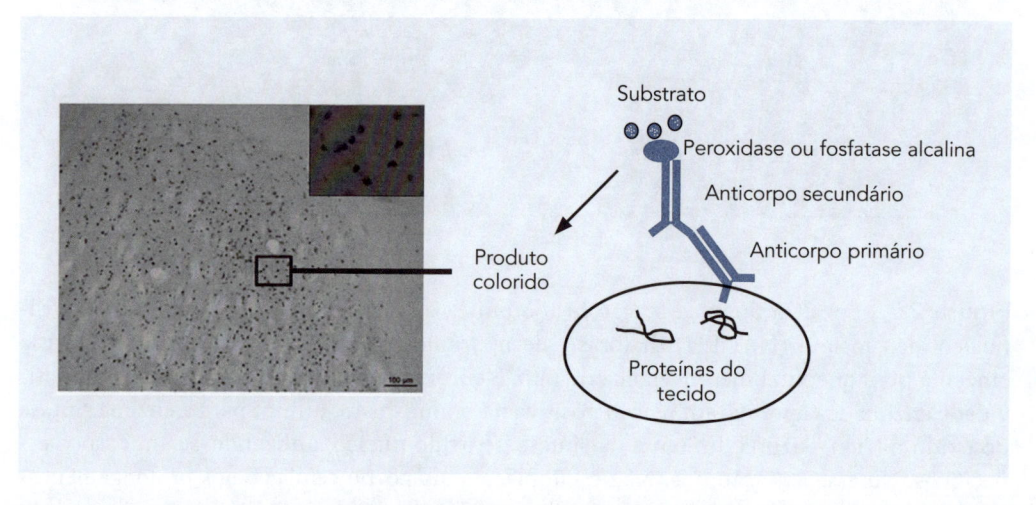

Figura 2.8 | Detecção por imunocitoquímica da expressão do gene de resposta imediata *c-Fos* no estriado dorsal de camundongos. O anticorpo primário anti-c-Fos se ligará à proteína-alvo. Posteriormente, será adicionado um anticorpo secundário com afinidade pelo anticorpo primário e marcado (via, por exemplo, o sistema de biotina-estreptoavidina) com enzimas como a peroxidade ou a fosfatase alcalina. Ao se acrescentar um substrato sensível a essas enzimas, ocorrerá a precipitação de um composto colorido, indicando a presença da proteína. Observa-se que a reação positiva para a proteína c-Fos se dá somente no núcleo dos neurônios. O sinal positivo foi induzido pela aplicação intraperitoneal de haloperidol (1 mg/kg; o quadrante superior direito mostra uma ampliação da imagem destacada). A indução da expressão da proteína c-Fos no estriado dorsal é comum após administração de fármacos classificados como antipsicóticos típicos, que produzem catalepsia em roedores. A clozapina, um antipsicótico atípico, não induz essa expressão em doses efetivas no tratamento das psicoses (ver Capítulo 5). As fotografias foram obtidas em microscópio Leica em seções de cérebros de camundongos.

Modificações da expressão gênica: animais transgênicos, "nocaute", *knock in* e o tratamento com oligonucleotídeos *antisense*

A informação genética contida nos genes ou, mais precisamente, no DNA pode ser modificada artificialmente, permitindo a investigação de como os genes controlam o desenvolvimento de órgãos e certos aspectos da fisiologia do organismo. Atualmente, os processos de transferência de genes são quase rotineiros.

Uma das vantagens dos métodos genéticos reside na possibilidade de manipular sistemas para os quais não existam ligantes farmacológicos (Quadro 2.9), além do estudo da interação entre o genótipo e o ambiente sem a necessidade de esperar a ocorrência de mutações espontâneas. Nesse sentido, animais **transgênicos** e *nocaute* (*knockout*) têm sido utilizados para examinar a relação de um gene com determinados comportamentos.

Animais nocaute, isto é, com perda da função de um gene, podem ser gerados por meio da retirada de um segmento do genoma, enquanto a inserção de uma sequência de DNA modificada pode ser adquirida por *knocking in*. Para obtenção de animais transgênicos, injetam-se genes exógenos em óvulos fertilizados (zigotos), geralmente de camundongos. Dessa forma, é possível observar efeitos da expressão de um gene exógeno em um organismo intacto.

No caso dos animais nocaute, são induzidas mutações pelo processo de alteração de um gene específico por recombinação homóloga, e a linhagem de animais produzida terá este gene "inativado". A recombinação homóloga ocorre quando há trocas entre regiões idênticas de determinado DNA cromossomal. O DNA modificado (inativo) é introduzido no zigoto, sendo incorporado ao genoma do animal. Com a substituição do gene normal por um gene inativo, é possível investigar as consequências funcionais da remoção de um elemento molecular específico. Por exemplo, verificou-se que animais cujos genes para a sintase do óxido nítrico neuronal ou para a enzima monoaminoxidase tipo A (a qual degrada a serotonina) foram inativados apresentam aumento da agressividade. Essa abordagem, no entanto, apresenta algumas limitações, como a letalidade embrionária causada pela ausência do gene. Além disso, mesmo quando os embriões são viáveis, o gene-alvo pode compartilhar redundância funcional com outros genes, dificultando a detecção do fenótipo alterado, ou sua retirada pode influenciar o desenvolvimento do animal por mecanismos compensatórios, o que dificulta a interpretação dos resultados na fase adulta.

Avanços na superação dessas dificuldades foram alcançados a partir do desenvolvimento de **nocautes condicionais**. Nesses animais, a alteração da função de um gene ocorre sob uma condição específica, em geral a atividade de uma proteína, por exemplo, o transativador de tetraciclina (tTA) ou a *Cre* recombinase (ver adiante), as quais alteram a transcrição ou inativam o gene por meio de deleção. A alteração pode ser específica em termos espaciais e temporais e restrita a uma população celular definida. A *Cre* é uma recombinase de bacteriófago que catalisa a recombinação homóloga entre dois sítios de reconhecimento (LoxP de 34 pares de base), resultando em uma excisão da sequência de DNA entre esses sítios. O sítio LoxP pode ser introduzido em um vetor, o qual flanqueia a região do gene a ser eliminado. O vetor é, então, introduzido no genoma de células embrionárias. Camundongos homólogos para o *locus floxed* são gerados carregando o gene específico com a propriedade de ser eliminado em condições específicas. Nesses camundongos, um gene modificado que expressa a forma não funcional da *Cre-recombinase* se tornará ativo na presença de um agente indutor, como a doxiciclina, a tetraciclina ou o tamoxifeno, administrado no momento desejado, durante o desenvolvimento ou na fase adulta do animal. A ativação do gene da *Cre-recombinase*, com consequente expressão da enzima, fará com que o segmento *floxed* seja eliminado. O gene da proteína *Cre-recombinase* também pode ser introduzido no animal LoxP recombinante por meio de um vetor viral. Dessa maneira, somente as células infectadas que passarem a expressar *Cre-recombinase* terão o gene eliminado pelo sítio LoxP. Com a administração intracerebral desses vetores por microinjeções, é possível obter o silenciamento da expressão de um gene em regiões específicas do sistema nervoso. Essa técnica foi uma das principais responsáveis pelo desenvolvimento de uma nova área de investigação, a Neurogenética, que vem tendo grande impacto científico na Psicofarmacologia (ver Capítulo 4).

Além da identificação de células ou regiões do sistema nervoso que seriam críticas para determinada função, o nocaute condicional permite alcançar a resolução molecular, o que provoca questionamentos, como que aspecto particular da ação de um fármaco é controlado por um gene específico, expressado em determinada estrutura cerebral ou grupos neuronais particulares?

Os **genes-repórter**, que também passaram a ser muito utilizados, não alteram a capacidade de sobrevivência de determinada célula, mas sim codificam um produto, que poderá ser detectado a partir de ensaios específicos e baratos. Um exemplo desses genes é o que codifica a proteína fluorescente verde (*green fluorescent protein*). Essa molécula, extraída do molusco *Aequoria victoria* (nomes populares: medusa, água-viva), um marcador bioluminescente, não é tóxica e não interfere na atividade celular. A proteína GFP é muito utilizada na forma fundida com outras proteínas, permitindo sua localização em células específicas (Figura 2.9).

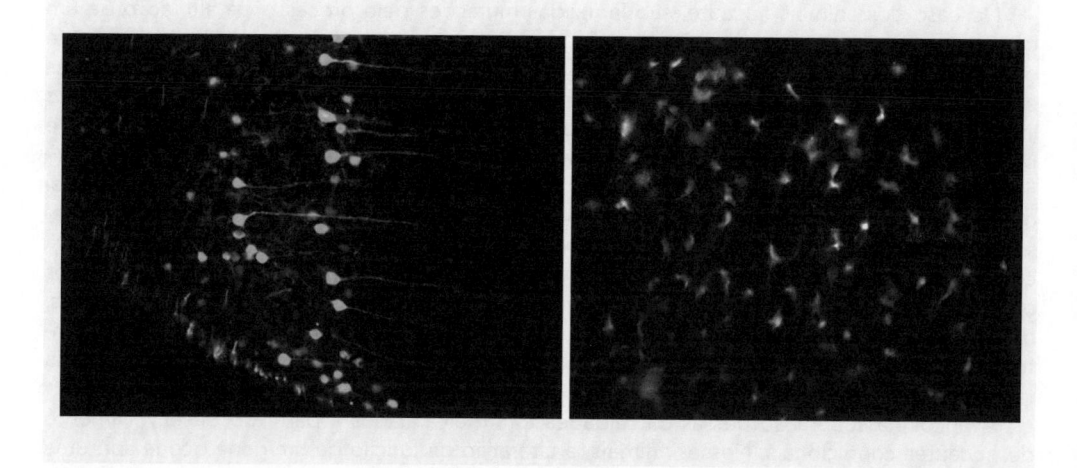

Figura 2.9 | Expressão da proteína fluorescente verde (*green fluorescent protein*) em tipos celulares específicos no cérebro de camundongos transgênicos. No painel esquerdo, observa-se a presença de neurônios do córtex, neurônios piramidais das camadas II e IV. O promotor do gene *Thy1.2* foi utilizado para expressão da proteína fluorescente verde em neurônios. A proteína fluorescente verde forma depósitos no corpo celular e prolongamentos, principalmente dos neurônios de projeção. No painel direito, verifica-se a presença de células da microglia. A manipulação genética dos camundongos para obter a microglia marcada consistiu na substituição do gene de receptores da citocina fractalcina/neurotactina pelo gene repórter da proteína fluorescente verde. Os animais foram criados/produzidos no laboratório de Frank Kirchhof (Saarland University, Homburg, Alemanha). As imagens foram feitas em microscópio Zeiss a partir de seções de tecido obtido de cérebro de camundongos. A expressão dos genes de proteína fluorescente não interfere na fisiologia celular normal. Cada um dos animais transgênicos mostrou uma porcentagem variável de células marcadas nas diferentes regiões cerebrais analisadas.

Terapia gênica

A tecnologia da terapia gênica é considerada uma das mais promissoras estratégias terapêuticas na medicina atual, podendo vir a assumir papel semelhante ao representado pela introdução da anestesia, das vacinas e dos antibióticos. A ideia básica subjacente à terapia gênica reside na interferência específica com o fluxo da informação gênica para a proteína. Essencialmente, existem três sítios potenciais para a interferência terapêutica: na transcrição do gene, após a transcrição e após a tradução do gene em proteína. A maioria dos fármacos tradicionais tem como alvo proteínas, enzimas e receptores que, por definição, podem ser incluídos na classe de atuação pós-tradução. Os agentes terapêuticos comumente utilizados para regular essas proteínas são, via de regra, moléculas pequenas, compostos orgânicos, sintéticos ou naturais, e peptídeos.

Na década de 1980, surgiu a possibilidade da terapêutica utilizando-se a **tecnologia** *antisense*. *Antisense* é o termo empregado para descrever pequenas cadeias de fita simples de nucleotídeos de DNA sintético, com sequência de nucleotídeos reversa, portanto complementar, a sequências específicas de RNAm-alvo. A inibição da síntese de proteína específica por aplicação de oligonucleotídeo *antisense* compreende uma estratégia experimental semelhante à do animal nocaute, por isso também referida como técnica *knock down* (Quadro 2.9). A diferença básica seria que as alterações produzidas pelo *antisense* são transitórias e reversíveis. Ainda, corresponde a uma estratégia terapêutica pós-transcrição. Oligonucleotídeos *antisense* de DNA ou RNA têm sido utilizados como agentes terapêuticos, para tratamento de doenças como câncer, AIDS, artrite, envelhecimento, fibrose cística etc. No entanto, o sucesso terapêutico da tecnologia com oligonucleotídeos *antisense* acha-se, até o momento, limitado à aprovação de apenas um produto para uso em seres humanos.

Quadro 2.9	Exemplo do uso de oligonucleotídeos *antisense*

É possível planejar sequências de oligonucleotídeos complementares ao RNAm de genes-alvos. A administração dessas sequências *in vivo* pode promover o pareamento com esse RNAm, impedido a síntese proteica. Tal procedimento apresenta alguns problemas técnicos, como o controle da própria toxicidade dos oligonucleotídeos, mas tem produzido resultados interessantes. Um exemplo é o trabalho de Claes Wahlestedt e colaboradores, em 1993. Embora existissem boas evidências de que o neuropeptídeo Y poderia modular a ansiedade, pouco se sabia dos receptores envolvidos (Y_1 ou Y_2), pois inexistiam antagonistas farmacológicos específicos. Fazendo tratamento intracerebroventricular por 2 dias com sequências de oligonucleotídeos complementares ao RNAm de um ou de outro receptor, os autores demonstraram que: 1) os tratamentos diminuíram o número de receptores, detectados por técnicas de autorradiografa; e 2) nos animais em que ocorreu diminuição de receptores Y_1 houve efeito ansiogênico no labirinto em cruz elevado (Capítulo 7). Esses resultados indicaram que esse subtipo de receptor pode participar na modulação da ansiedade, abrindo caminho para o desenvolvimento de novas drogas ansiolíticas.

A tecnologia mais recente utilizando **RNA de interferência (RNAi)** também se baseia na utilização de ácidos nucleicos. Entretanto, ao contrário da tecnologia que utiliza oligonucleotídeos *antisense*, o RNA de fita dupla ativa um processo celular normal, resultando na degradação específica de um RNA e, talvez ainda mais importante, um efeito de silenciamento de um gene específico, que poderá se espalhar de célula para célula. O mecanismo de ação da molécula de RNAi consistiria na tradução do gene-alvo, ligando-se inicialmente à sequência complementar do RNAm, seguida da sua degradação, ou, ainda, via bloqueio do processo de tradução do RNA, com base no pareamento completo ou incompleto entre a sequência-alvo e a sequência do RNAi (ver Figura 2.3). Portanto, o RNAi é tema de investigação extremamente importante e com claro potencial para uma variedade de aplicações no silenciamento de genes. Como exemplo, um levantamento de 2018 sobre terapias baseadas em RNAi contabilizou pelo menos 137 fármacos em fase II ou III de desenvolvimento clínico, além de 71 fármacos em fase de registro ou já no mercado. Entre eles, oito são voltados para doenças do sistema nervoso central, totalizando investimento na ordem de 1 bilhão de dólares americanos.

As estratégias voltadas para a manipulação do material genético *in vivo* alcançaram, nesta última década, um nível de refinamento sem precedentes. Atualmente, é possível, tanto em células germinativas quanto em células pós-mitóticas, como os neurônios, modificar a expressão de um gene ou mesmo corrigir precisamente um gene defeituoso, por meio da tecnologia baseada na nuclease Cas9 guiada por RNA derivado de sequências palindrômicas curtas agrupadas regularmente entre espaçadores repetitivos (tradução livre de *RNA-guided Cas9 nucleases derived from clustered regularly interspaced short palindromic repeats*) ou *CRISPR-Cas9*. Esse sistema foi encontrado no genoma de *Escherichia coli* pela primeira vez por Yoshizumi Ishino, em 1987, mas somente em 2006, com auxílio de análises computacionais, foi postulado como um sistema "imunológico" da bactéria, uma vez que "seleciona" e "estoca" pequenos fragmentos do material genético do vírus bacteriófago ou plasmídeo, para que seja utilizado como guia de reconhecimento do DNA invasor, prevenindo, assim, uma nova infecção (Figura 2.10). Essa estratégia de defesa foi, então, copiada para selecionar regiões específicas do genoma celular e produzir cortes na fita dupla de DNA, para que, então, os mecanismos intrínsecos de reparo possam gerar o silenciamento do gene ao introduzir mutações, substituir um gene defeituoso quando uma cópia do gene correto é introduzido no sistema ou mesmo acrescentar um gene novo ao genoma celular.

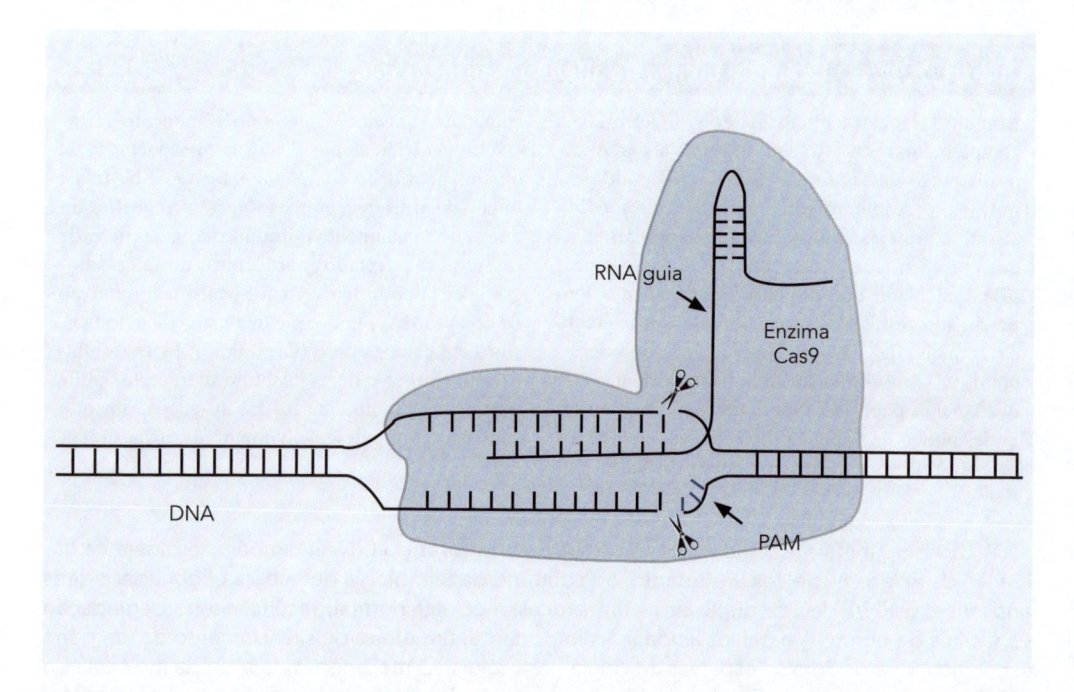

Figura 2.10 | Sistema de CRISPR para cortar sequências específicas do DNA genômico utilizando a enzima Cas9. A partir de então, é possível utilizar os próprios mecanismos celulares de reparo gênico para editar as sequências de DNA.

PAM: motivo protoespaçador (*protospacer adjacent motif*).

O uso dessa ferramenta para a edição do genoma humano em células germinativas veio a público pela primeira vez em 2018, quando a deleção de 32 nucleotídeos no gene *C-C receptor quimiocina tipo 5* (CCR5), para produzir a forma CCR5Δ32, que conferiu a resistência à infeção por HIV a uma criança gerada a partir de um embrião de uma mãe saudável e um pai portador de HIV. Existem pelo menos três tipos de sistemas CRISPER (I-III) descritos, sendo o tipo II, talvez por ser o menos complexo, o mais empregado como ferramenta de engenharia genética. O tipo II é montado com uma única proteína Cas (endonuclease Cas9), uma sequência única de RNA não codificante (sgRNA) desenhada para conter a sequência complementar a um trecho do genoma, ou alvo denominada crRNA, seguida pela sequência de ativação da Cas, a alça de transativação (tracrRNA), que deve ser precedida por uma pequena sequência de 2 a 6 nucleotídeos imediatamente adjacente ao sítio-alvo, chamada de motivo protoespaçador, ou PAM (*protospacer adjacent motif*). A junção do sgRNA:tracrRNA à proteína Cas9 forma o complexo capaz de identificar e cortar a fita dupla de DNA complementar ao crRNA, portanto, de maneira dirigida e precisa.

Entretanto, mesmo o refinado controle da atividade gênica não esgota os desafios quando o objetivo consiste em entender como as células nervosas desempenham as suas funções dentro da circuitaria neural. Curiosamente, um dos descobridores da estrutura em dupla hélice do DNA, Francis Crick, já em 1979, discutia sobre a necessidade de a neurociência moderna "controlar" a atividade *in vivo* de um grupo restrito de neurônios, deixando outros inalterados, a fim de estabelecer o papel de circuitos neurais de maneira precisa e em tempo real, um passo além do controle da expressão gênica. Atualmente, isso tem se tornado possível por meio dos métodos de engenharia genética descritos, pelos quais, por exemplo, canais iônicos com atividade controlada pela luz são inseridos em grupos específicos de neurônios por um método descrito como optogenética, a ser discutido com mais detalhes no capítulo de "Bases Neurais" (Capítulo 4).

Principais conceitos

- Cada célula de um organismo contém a cópia completa do genoma daquele organismo. Embora existam genes expressos em todas as células, o que distingue e confere especialização para determinada célula é a expressão seletiva de genes.

- A pedra angular para entender a complexidade do cérebro e, consequentemente, o modo de ação dos psicofármacos é a combinação entre os genes.

- Mecanismos complexos regulam a expressão gênica.

- Todos os passos da expressão gênica oferecem pontos críticos de controle para regulação por psicofármacos.

- Métodos originados da Biologia Molecular têm sido cada vez mais empregados na Psicofarmacologia.

- A clonagem molecular tem promovido a identificação de inúmeros receptores novos.

- Muitos psicofármacos podem alterar a expressão de genes específicos.

- A genética molecular pode permitir a descoberta de genes relacionados a distúrbios psiquiátricos.

- O uso de técnicas para detecção do RNAm transcritos (p. ex., hibridização *in situ*, *Northern blot*) e proteínas (p. ex., imunocitoquímica, *Western blot*) tem permitido a detecção de efeitos ou alvos de psicofármacos em diferentes tecidos ou células.

- Além desses empregos, é possível a manipulação direta da expressão gênica, por meio de técnicas que permitem a produção de diversos tipos de animais transgênicos, e pelo tratamento com oligonucleotídeos ou RNA de interferência.

- Na última década, novas abordagens de manipulação de material genético, como a *CRISPR-Cas9*, vêm sendo cada vez mais empregadas, tanto na investigação do sistema nervoso central quanto no desenvolvimento de novas abordagens terapêuticas.

BIBLIOGRAFIA

Brett D, Pospisil H, Valcarcel J, Reich J, Bork P. Alternative splicing and genome complexity Nat Genet. 2002;30:29-30.

Bustin SA, Benes V, Garson JA, Hellemans J, Huggett J, Kubista M, et al. The MIQE Guidelines: Minimum information for publication of quantitative real-time PCR experiments. Clinical Chemistry. 2009;55(4):611-22.

Calabro M, Porcelli S, Criasufulli C, Albani D, Kasper S, Zohar J, et al. Genetic variants associated with psychotic symptoms across psychiatric disorders. Neurosci Lett. 2020;720:134754.

Cao X, Yeo G, Muotri AR, Kuwabara T, Gage FH. Noncoding RNAs in the mammalian central nervous system. Annu Rev Neurosci. 2006;29:77-103.

Caspi A, Moffitt TE. Gene-environment interactions in psychiatry: joining forces with neuroscience. Nat Rev Neurosci. 2006;7(7):583-90.

Donohoue PD, Barrangou R, May AP. Advances in industrial biotechnology using CRISPR-Cas systems. Trends Biotechnol. 2018;(2):134-146.

Duman RS, Newton SS. Epigenetic marking and neuronal plasticity. Biol Psychiatry. 2007;62:1-3.

Gavériaux-Ruff C, Kieffer BL. Conditional gene targeting in the mouse nervous system: Insights into brain function and diseases. Pharmacol Ther. 2007;113(3):619-34.

Lin E, Tsai SJ. Gene-environment interactions and role of epigenetics in anxiety disorders. Adv Exp Med Biol. 2020;1191:93-102.

Miller BH, Wahlestedt C. MicroRNA dysreguation in psychiatric disease. Brain Res. 2010;1338:89-99.

Munn-Chernoff MA, Johnson EC, Chou YL, Coleman JRI, Thornton LM, Walters RK, et al. Shared genetic risk between eating- and substance-use-related phenotypes: Evidence from genome-wide association studies. Addict Biol. 2020;16:e12880.

Navabpour S, Kwapis JL, Jarome TJ. A neuroscientist's guide to transgenic mice and other genetic tools. Neurosci Biobehav Rev. 2020;108:732-48.

Ooi L, Wood IC. Regulation of gene expression in the nervous system. Biochem J. 2008;414(3):327-41.

Qiu Z, Ghosh A brief history of neuronal gene expression: Regulatory mechanisms and cellular consequences. Neuron. 2008;60:449-55.

Rupaimoole R, Slack FJ. MicroRNA therapeutics: towards a new era for the management of cancer and other diseases. Nat Rev Drug Discov. 2017;16(3):203-22.

Wahlestedt C, Pich EM, Koob GF, Yee F, Heilig M. Modulation of anxiety and neuropeptide Y-Y1 receptors by antisense oligodeoxynucleotides. Science. 1993;259:528-31.

Bases Psicológicas

■ Frederico Guilherme Graeff

A Psicofarmacologia moderna iniciou-se em meados da década de 1950, em consequência da descoberta dos neurolépticos, que, como descrito no Capítulo 5, se deu a partir de observações em seres humanos. Logo de início, surgiram questões a respeito do modo de ação desses medicamentos, bem como das outras classes de agentes psicoativos que se seguiram aos neurolépticos. Por motivos tanto de natureza ética quanto prática, tais perguntas não podiam ser respondidas unicamente por meio da experimentação *in anima nobile*. Havia também a necessidade prática de desenvolver novos medicamentos, mais eficazes e com menos efeitos colaterais indesejáveis. Para atender a tais demandas, procurou-se desenvolver modelos animais de psicopatologia.

Embora essa estratégia tenha se mostrado útil em outros ramos da Medicina, no caso da Psiquiatria há problemas específicos, pois os sintomas dos transtornos clínicos, bem como os efeitos característicos das drogas psicoativas, manifestam-se na esfera psicológica, e não na fisiológica. Como estudá-los, então, no animal de laboratório? A resposta veio, inicialmente, da Psicologia Experimental, depois da Etologia e, mais recentemente, de uma síntese das duas disciplinas, denominada Análise Etoexperimental do Comportamento. Neste capítulo, serão apresentados alguns conceitos necessários à compreensão dos modelos animais utilizados para a seleção (*screening*) de novos medicamentos e para o estudo da fisiopatogenia dos transtornos psiquiátricos.

Métodos derivados da Psicologia Experimental

A tradição da Psicologia Experimental enfatiza o estudo da aprendizagem no animal de laboratório. Iniciou-se com os labirintos utilizados por Karl Lashley e outros experimentalistas norte-americanos, nas décadas de 1930 e 1940. Paralelamente, Ivan Pavlov e colaboradores, na Rússia, descobriram os chamados reflexos condicionados. Na década de 1950, domina a cena o comportamentalismo (*behaviorism*) liderado pelo psicólogo norte-americano Burrhus Skinner. A última abordagem enfatizou um segundo tipo de condicionamento, chamado de instrumental ou operante. Essas duas modalidades de condicionamento são analisadas a seguir.

Condicionamento clássico

Também conhecido como condicionamento pavloviano ou respondente, seu experimento-padrão foi realizado por Pavlov em cães privados de alimento, cuja movimentação era contida por correias. Nesses animais, a salivação, naturalmente provocada pelo odor e/ou pela visão de alimento, passa a ser desencadeada por estímulos, originalmente neutros, após várias associações com alimento, isto é, repetidas apresentações do estímulo precedendo, imediatamente, a apresentação do alimento. Pavlov acreditava que o processo de condicionamento associativo tem natureza reflexa. Em virtude do estado motivacional do animal (fome), o odor ou a visão do alimento desencadeia (mais precisamente, elicia) a salivação, como preparação fisiológica para a digestão. Trata-se de um **reflexo incondicionado** (RI) porque não envolve aprendizagem. As propriedades do alimento que eliciam a salivação constituem-se no **estímulo incondicionado** (EI). Escolhe-se, então, um estímulo qualquer (p. ex., som de campainha), que inicialmente não eliciava salivação. A seguir, esse **estímulo neutro** (EN) é apresentado ao animal antes da apresentação do EI. A operação é repetida várias vezes. Como resultado, o cão passa a salivar em reposta ao som, antes mesmo de perceber o alimento. Este último pode, mesmo, ser omitido por algumas vezes, e ainda assim o som produzir salivação. Houve, portanto, aquisição de comportamento novo em função da experiência, em outras palavras, aprendizagem. Pavlov denominou o estímulo anteriormente neutro e que passa a eliciar salivação de **estímulo condicionado** (EC), e o processo, **reflexo condicionado** (RC). Como explicação, supôs o estabelecimento de uma nova via nervosa, ligando o EC ao "centro" nervoso gerador da resposta originalmente provocada pelo EI. Segundo tal hipótese, haveria substituição do EI pelo EC na porta de entrada do arco reflexo.

Pavlov e colaboradores verificaram, ainda, que a apresentação repetida do EC, desacompanhada do EI, resultava no enfraquecimento progressivo, e eventual desaparecimento, do RC. Tal fenômeno foi denominado **extinção**, para diferençar de esquecimento, pois bastava uma nova apresentação do EI, em seguida a um EC, para que a força do RC fosse integralmente restabelecida. Portanto, a memória do condicionamento estava preservada. Assim, a apresentação do EI, mesmo que ocasional, é essencial para manter a força do condicionamento. Daí a denominação de **reforço** dada a essa operação. Portanto, extinção consiste no enfraquecimento do RC decorrente da omissão persistente do reforço.

Embora o valor seminal do trabalho de Pavlov seja inegável, as concepções originais sobre o processo do condicionamento clássico têm sofrido substanciais modificações. Por exemplo, atualmente não se concebe o condicionamento clássico como simples reflexo, concepção que provavelmente seja herança da fisiologia clássica, cujo paradigma balizou a formação científica de Pavlov. Por sua vez, o método utilizado nos estudos da escola pavloviana preconizava a imobilização dos animais, o que impedia a manifestação de comportamentos reveladores. Estudos posteriores, realizados em cães desamarrados, evidenciaram condutas, como levantar o corpo sobre as patas traseiras, balançar a cauda e lamber o EC, que se assemelham ao repertório de solicitar alimento típico dos cães. Tal evidência, entre outras, indica que o EC induz estado motivacional complexo, manifestado por alterações fisiológicas, comportamentais e possivelmente subjetivas, dotadas de valor adaptativo (ver "Métodos etológicos").

A hipótese da substituição de estímulo formulada por Pavlov também encontrou dificuldades. Um exemplo interessante é o do medo condicionado. No paradigma clássico da resposta emocional condicionada do rato, um estímulo neutro (tom) precede um estímulo doloroso (choque elétrico nas patas). Segundo a hipótese da substituição de estímulo, o tom (EC) deveria adquirir a propriedade de provocar dor. Na realidade, o rato tende a ficar imóvel e tenso em resposta ao tom. Tal comportamento, denominado congelamento (*freezing*), contrasta com a agitação verificada quando o animal recebe o choque elétrico. A interpretação mais aceita é a de que o EC tenha adquirido conteúdo informativo de sinalizar perigo, por processo associativo, acionando estratégias de defesa típicas da espécie, entre as quais figura a resposta de congelamento (ver Capítulo 7).

Essa última consideração ilustra a tendência moderna de encarar o condicionamento clássico em termos cognitivos, ou seja, de processamento de informação. Assim, o potencial de associação do estímulo a ser condicionado depende do grau de informação que ele fornece ao animal. Nesse sentido, um exemplo bastante ilustrativo é o da **inibição latente**, cuja implicação para a esquizofrenia é discutida no Capítulo 5. Entende-se por inibição latente o prejuízo do condicionamento clássico determinado pela exposição prévia do animal ao estímulo a ser condicionado, isto é, antes de se iniciar a associação com o EI, o EN é apresentado várias vezes, sem que se siga qualquer consequência biologicamente significativa. Verifica-se ser necessário um maior número de associações EN-EI com o estímulo pré-exposto do que com estímulo novo para se obter uma resposta condicionada de mesma magnitude. Procurando explicar esse fenômeno, admite-

-se que a pré-exposição do estímulo desacompanhada de consequências significativas ensina o animal que este estímulo é irrelevante; daí a dificuldade subsequente de associá-lo ao EI.

Independentemente da teoria sobre a natureza do processo de condicionamento clássico que se venha a adotar, é inquestionável a relevância desse paradigma para a aprendizagem das emoções. Basta destacar que o pesquisador norte-americano Joseph LeDoux adquiriu notoriedade por demonstrar a possibilidade de ratos, cujo neocórtex havia sido removido, adquirirem condicionamento clássico de medo a estímulos acústicos ou visuais associados a choque elétrico nas patas. LeDoux e colaboradores demonstraram que isso se dá utilizando uma via neural que conecta diretamente o tálamo à amígdala, via esta que funciona em paralelo à via indireta, que passa pelo neocórtex (Capítulo 7). Segundo LeDoux, esse mecanismo pode explicar a aquisição de respostas emocionais a objetos, pessoas ou situações, sem que o sujeito tenha consciência disso. São óbvias as implicações desse conceito para a vida cotidiana e para a psicopatologia.

Condicionamento operante

Em contraste com o condicionamento clássico, que estabelece relação temporal entre os estímulos, o condicionamento instrumental ou operante relaciona um comportamento emitido espontaneamente pelo animal, paradoxalmente chamado **resposta**, com uma alteração produzida no ambiente. Esta última será um **reforço** se resultar em aumento da probabilidade futura da ocorrência da mesma resposta. Seu exemplo clássico é o de um pombo que provoca a apresentação de alimento ao bicar um disco de plástico situado em uma das paredes do compartimento experimental. Como consequência, a frequência das bicadas no disco aumenta progressivamente até atingir um patamar. Tal como no condicionamento clássico, há necessidade de privação de comida (p. ex., durante 24 horas) para que o alimento funcione como reforço. Diz-se que há **reforço positivo** quando a apresentação do estímulo contingente à emissão da resposta aumenta a probabilidade futura de sua ocorrência. O reforço positivo é também denominado **recompensa**. Comportamentos novos podem ser adquiridos e mantidos pela apresentação de recompensa.

Contudo, não somente eventos apetitivos funcionam como reforço, mas também estímulos nocivos ou aversivos. Assim, animais de laboratório podem ser treinados a executar respostas que resultam em atenuação ou eliminação de estímulos dolorosos. Um exemplo característico é o de um rato em uma caixa experimental, cujo piso é constituído por grade eletrificada, e onde se acha uma plataforma de madeira. Com facilidade, o animal aprende a pular sobre a plataforma quando recebe um choque nas patas, comportamento que é denominado **fuga de uma via**. Já na **fuga de duas vias**, a caixa experimental é constituída por dois compartimentos de iguais dimensões, ambos com pisos eletrificados. O choque é apresentado – ora de um lado, ora de outro –, e o rato pode escapar deslocando-se para o compartimento oposto, geralmente atravessando uma portinhola ou saltando por sobre uma barreira. Tais condições ilustram o paradigma do **reforço negativo**.

Outro procedimento envolvendo reforço negativo, muito empregado em Psicofarmacologia, é o da esquiva. A situação experimental é análoga à da fuga, porém, neste caso, o animal foge de um EC aversivo, evitando o EI. Por exemplo, um rato é colocado na mesma caixa eletrificada com plataforma, descrita anteriormente. Porém, nesse caso, apresenta-se um tom durante, digamos, 20 s precedendo o choque nas patas. Repetindo-se o ensaio várias vezes, verifica-se que o rato passa a subir na plataforma quando o tom se inicia, evitando, assim, o choque. Trata-se, portanto, de **esquiva de uma via**. Por analogia, não é difícil imaginar como se dá a **esquiva de duas vias**. Saliente-se que o tom adquire propriedades aversivas por associação pavloviana com o choque. Portanto, os dois tipos de condicionamento – clássico e operante – estão envolvidos no comportamento de esquiva.

Enquanto a remoção do estímulo aversivo reforça a resposta que produz tal consequência, a apresentação do mesmo estímulo, contingente à emissão de uma resposta, tem efeito oposto, isto é, diminui a frequência da resposta. Esse procedimento é denominado **punição**. Exemplo muito usado em pesquisa farmacológica é o do rato treinado a pressionar uma alavanca para obter leite adocicado. Tendo o animal aprendido esse comportamento, e permanecendo estável a frequência de respostas, passa-se a apresentar um choque nas patas, todas as vezes que o rato aperta a mesma alavanca. Como resultado, as respostas de pressão à barra tornam-se mais raras ou mesmo desaparecem. Esse paradigma experimental é também denominado **teste de conflito**, pois contrapõe duas motivações antagônicas: a de se aproximar da alavanca que provê a recompensa e a de se afastar dela para não ser castigado (ver Capítulo 7).

Não é necessário que todas as respostas sejam seguidas de consequências reforçadoras ou punitivas. O condicionamento operante propicia muitas modalidades de apresentação de reforço parcial, conhecidas como **programas de reforço**. Quando toda resposta é seguida de reforço, tem-se o **reforço contínuo**, mas, quando apenas parte delas é reforçada, há o **reforço parcial**. Os diferentes programas de reforço determinam padrões característicos de emissão de respostas. Se a apresentação do reforço depender do número de respostas, têm-se os **programas de razão**. O reforço contínuo pode ser visto como caso particular de programa de **razão fixa**, de um reforço para cada resposta, sendo abreviado como RF 1. Considere-se o caso em que é necessário emitir 10 repostas para obter recompensa (RF 10). Verifica-se que o animal passa a responder mais rapidamente que em RF 1, fazendo pausa de curta duração logo após o reforço. Por sua vez, se o critério for o tempo decorrido após o último reforço, tem-se um programa de **intervalo fixo** (IF, seguido do número de minutos). Disso resulta um padrão de emissão de respostas caracterizado por longa pausa inicial, seguida de aceleração progressiva do responder até atingir frequência moderada e constante, a qual persiste até a ocorrência do reforço seguinte. Tais padrões de comportamento tendem a otimizar a obtenção de recompensa. A relação resposta-reforço ou tempo-reforço pode variar, promovendo programas de **razão variável** (RV) e **intervalo variável** (IV), respectivamente. Em ambos os casos, os animais respondem regularmente, porém a frequência de respostas é bem maior nos programas de razão do que nos de intervalo variável.

Como se verifica no condicionamento respondente, a omissão do reforço promove o enfraquecimento do responder operante, ou seja, ocorre a extinção. No caso do reforço contínuo, quando a recompensa deixa de ser apresentada, verifica-se aumento transitório da frequência de respostas, seguido de diminuição progressiva até a cessação. A reapresentação do reforço determina a imediata retomada do responder, o que distingue a extinção do fenômeno da **saciação**. Nesse caso, verifica-se um padrão semelhante de desaceleração do responder, porém com as respostas sendo seguidas do reforço, e consequente ingestão de comida. A redução progressiva do responder deve-se, assim, à diminuição da motivação alimentar. Nos programas de reforço parcial, como nem todas as respostas são seguidas de reforço, torna-se mais difícil para o animal perceber quando teve início a extinção. Por isso, a resistência à extinção é maior do que com reforço contínuo, variando conforme o programa de reforço.

A não ocorrência de recompensa esperada produz o estado emocional, conhecido como **frustração**. O aumento do responder verificado no início da extinção é indício desse estado. O animal frustrado apresenta maior tendência à agressão. A punição também é acompanhada de um estado emocional com características aversivas. A contrapartida da frustração é a sensação de alívio, quando uma punição esperada deixa de ocorrer. A referência a estados internos e expectativas foge ao comportamentalismo estrito, revelando a influência da perspectiva cognitiva, que passou a predominar na Psicologia a partir da década de 1960.

Outro uso importante do comportamento operante em Psicofarmacologia dá-se na área de **discriminação de estímulos**, graças a qual a emissão de respostas mantida por reforço pode ficar sob controle de estímulos ambientais. Na aprendizagem de uma discriminação simples, um rato é treinado a pressionar uma alavanca para obter alimento na presença de um estímulo exteroceptivo, por exemplo, uma luz acesa. Quando a luz é apagada, a resposta não mais produz a recompensa, entrando em extinção. Progressivamente, o animal deixa de apertar a alavanca quando a luz está apagada, continuando a pressioná-la quando a luz está acesa. Com treinamento prolongado, poucos "erros" são cometidos. Este é um exemplo de **programa de reforço múltiplo**, em que diferentes contingências de reforço estão associadas a estímulos discriminativos distintos. Outro exemplo é o teste de conflito de Geller-Seifter (Capítulo 7), em que um rato recebe recompensa (leite adocicado) a intervalos variáveis (p. ex., média de 3 minutos, ou IV 3) na ausência de tom. Quando o tom é apresentado (p. ex., durante 1 minuto), todas as respostas de pressão à barra são seguidas da apresentação de alimento, bem como de choque nas patas (punição). Como resultado, o animal desenvolve padrões diferentes de comportamento nas duas condições, ou seja, um ritmo moderado e constante de responder durante o componente de IV e supressão de respostas durante o componente punido. Observando-se atentamente, pode-se notar que o animal bem treinado muda sua conduta em função da presença ou ausência do tom, antes mesmo de tomar contato com as contingências de reforço. Pode-se dizer que seu comportamento está sob controle do estímulo discriminativo.

Em outra variante do método de discriminação, há duas alavancas na mesma parede da caixa experimental, uma à direita e outra à esquerda; o animal aprende a pressionar uma ou outra conforme a condição de estímulo. Por exemplo, quando a luz da alavanca direita estiver acesa, a pressão da mesma alavanca resultará em recompensa, porém a pressão da alavanca esquerda será ineficaz, e vice-versa. Com tal método, pode-se estudar efeitos de drogas sobre a percepção. Porém, mais importante para a Psicofarmacologia é a possibilidade de avaliar a capacidade de animais discriminarem estados internos gerados por drogas. Nesse caso, utiliza-se o mesmo paradigma das duas alavancas, reforçando pressões sobre uma delas quando o animal é injetado com droga, e sobre a outra quando injetado com solução destituída de substância ativa (veículo). Adequando-se a dose da droga, verifica-se que ratos aprendem a discriminar estados de droga com precisão, cometendo poucos erros. Uma vez treinados, os animais são capazes de identificar compostos que atuam do mesmo modo, isto é, estimulando o mesmo tipo de receptor, identificados com o composto original. Esse procedimento tem permitido estudar mecanismos moleculares envolvidos no efeito subjetivo de drogas psicoativas, sobretudo as que determinam dependência psicológica (Capítulo 10). Por exemplo, se o tratamento prévio do animal com antagonista seletivo de determinado receptor farmacológico fizer com que ele escolha a alavanca associada ao veículo, mesmo quando injetado com droga, deve-se concluir que a estimulação do mesmo receptor é essencial para a percepção do estado de droga. Em outras palavras, esse resultado indica que os efeitos subjetivos da droga dependem da ativação do referido receptor.

Métodos etológicos

A Etologia estuda a conduta animal sob a óptica da zoologia comparativa. Como resultado, os estudos etológicos voltaram-se para o comportamento inato, enfatizando padrões relativamente estáveis do comportamento característico de cada espécie. O precursor da moderna Etologia foi o próprio Charles Darwin, que, no livro *The Expression of Emotion in Man and in Animals*, publicado em 1872, propôs que as características comportamentais dos animais eram herdadas segundo os mesmos princípios que as físicas, isto é, selecionadas pelo valor adaptativo de garantir a reprodução e, consequentemente, a sobrevivência da espécie. Tomando por base a expressão emocional, Darwin procurou demonstrar a origem filogenética de movimentos e posturas que passaram a sinalizar, tanto para animais da mesma quanto os de outras espécies, disposições comportamentais de agressão, submissão, afiliação, copulação etc.

A abordagem evolutiva do comportamento foi retomada, nos anos 1930 a 1950, pelos fundadores da Etologia: o austríaco Karl von Frisch, o alemão Konrad Lorenz e o dinamarquês Nikko Timbergen. Em 1973, foi conferido a esses pesquisadores o único prêmio Nobel até agora atribuído a estudos comportamentais, consagrando a Etologia como disciplina científica. Karl von Frisch notabilizou-se pelos clássicos estudos da linguagem da dança na abelha melífera europeia, Lorenz pelo estudo do comportamento de gansos e Timbergen, pelo de peixes e aves. A contribuição fundamental desses cientistas foi a introdução da observação sistemática do comportamento, identificando e quantificando os itens comportamentais que configuram o chamado etograma. Com isso, a observação do comportamento adquiriu grande objetividade e possibilidade de confirmação.

Os estudos iniciais da Etologia limitavam-se à observação de animais no ambiente natural, etapa essencial para compreender o sentido adaptativo do comportamento. Entretanto, em uma segunda etapa, Timbergen adicionou a intervenção experimental, primeiro executada em ambiente natural, e, em seguida, no laboratório.

A princípio, houve uma rivalidade entre as abordagens da Psicologia Experimental e da Etologia, porém, com o tempo, ambas as correntes tenderam a convergir, reconhecendo-se a complementaridade dos aspectos inatos e adquiridos do comportamento. Exemplo disso foi a constatação de chamados vieses da aprendizagem pelos psicólogos experimentais. Originalmente, postulava-se que qualquer espécie animal poderia aprender qualquer tipo de comportamento com a mesma facilidade, desde que a estrutura óssea e muscular permitisse a execução dos movimentos requeridos. Contudo, o psicólogo norte-americano Robert Bolles verificou ser muito mais fácil para um pombo aprender a bicar um disco para receber alimento do que para escapar ou evitar um choque elétrico. Em contrapartida, a ave facilmente aprendia a voar de um poleiro para outro para fugir ou evitar um choque. Assim, ele concluiu que havia predisposições inatas para a aprendizagem, características de cada espécie, que tinham evidente valor adaptativo. Desse modo, a aprendizagem passou a ser encarada como parte das dotações da espécie adquiridas sob pressão da seleção natural. A aproximação da Psicologia Experimental com a Etologia resultou na **Análise Etoexperimental do Comportamento**, que combina métodos e conceitos derivados de ambas as abordagens anteriores.

Modelos animais de psicopatologia

A criação de modelos animais de psicopatologia é fruto da imaginação dos pesquisadores, condicionada por fatores práticos – custo, facilidade de execução, rapidez, adequação aos objetivos desejados, como seleção de novos medicamentos ou estudo de mecanismos fisiopatogênicos – e teóricos – ideias dominantes sobre a natureza dos transtornos psiquiátricos, hipóteses sobre a patogenia do transtorno ou o mecanismo da ação farmacológica a serem comprovados. Considerando a dificuldade para modelar funções psicológicas complexas em animais de laboratório, comentadas no início deste capítulo, não é surpresa a constatação de que não existem modelos inteiramente satisfatórios de psicopatologia. Por isso, a exigência de um processo de validação para aferir em que medida determinado teste pode ser aceito como modelo de determinada psicopatologia.

Três **critérios de validade** costumam ser utilizados: **predictabilidade**, **analogia** e **homologia**. O primeiro considera a capacidade de o teste prever efeitos de drogas na clínica. Assim, um modelo com alto valor nesse critério deve ser sensível a agentes farmacológicos que atenuam ou agravam determinada condição patológica, na direção esperada, bem como insensível a drogas que afetam outros transtornos. Mais ainda, deve apresentar correlação positiva, altamente significativa entre a magnitude do efeito clínico e a da alteração do comportamento animal no teste que for tomada como índice da psicopatologia. O segundo refere-se à semelhança entre os comportamentos do animal no teste e as manifestações clínicas do transtorno psiquiátrico. Finalmente, o terceiro considera a correspondência entre processos neurobiológicos mobilizados na patogenia do transtorno e no comportamento animal medido no teste. Por isso, este último critério é também denominado **validade de constructo teórico** ou, simplesmente, **validade teórica**.

Nem sempre um teste se qualifica igualmente bem nos três critérios mencionados, pois nem sempre há boa correlação entre eles. Por exemplo, o primeiro modelo animal de esquizofrenia consistiu em treinar um rato a saltar de uma grade eletrificada e agarrar um bastão para fugir ou evitar um choque elétrico nas patas, precedido do acender de uma lâmpada. Com esse teste, desenvolvido nos anos 1950 pela pesquisadora francesa Simone Courvoisier, pioneira da Psicofarmacologia, verificou-se que os neurolépticos, as drogas empregadas no tratamento da esquizo-frenia (Capítulo 5), prejudicam a esquiva sem alterar a fuga. Além disso, o teste não responde a drogas psicoativas inócuas sobre a esquizofrenia. Em outras palavras, o modelo não apresenta resultados **falso-positivos**. Finalmente, verifica-se alta correlação entre a potência clínica de dife-rentes drogas e sua dose necessária para bloquear a esquiva no modelo. Assim, o teste recebe nota alta segundo o critério de predictabilidade. Porém, não há a menor semelhança entre o comportamento do rato no teste e qualquer sintoma da esquizofrenia. Como será visto no Capítulo 5, tal transtorno caracteriza-se por alterações do pensamento, denominadas delírios, sendo comuns de perseguição, distúrbios da percepção, como alucinações auditivas, além de embotamento emocional e incongruência afetiva. Também parece improvável que os processos neurobiológicos subjacentes às manifestações psicopatológicas sejam os mesmos que presidem a esquiva condicionada de uma via. Portanto, o modelo recebe notas baixas nos critérios de analogia e homologia.

Como se explica o fato de que um modelo tão distante da realidade possa ter alto valor predi-tivo da resposta terapêutica de drogas? O conhecimento do mecanismo de ação dos neurolépticos permite dar uma resposta satisfatória a essa questão. Sabe-se que os neurolépticos clássicos atuam bloqueando receptores do neurotransmissor dopamina (Capítulo 5). Por coincidência, o desempe-nho da esquiva de uma via também depende do mesmo neurotransmissor. Portanto, o que o teste está medindo é algo relacionado com o mecanismo de ação de determinada classe de agentes terapêuticos, motivo pelo qual sua utilidade está restrita à descoberta de novos agentes terapêuti-cos que atuam do mesmo modo que os neurolépticos clássicos — *more of the same*, como dizem os autores anglo-saxões. Porém, mostra-se ineficiente para descobrir novas classes de agentes terapêuticos cujo modo de ação se diferencia do bloqueio de dopamina. A ausência de resposta a estes últimos pode ser um resultado **falso-negativo**. Menos ainda, o teste da fuga/esquiva condi-cionada se presta ao estudo da fisiopatogenia do transtorno psiquiátrico.

No polo oposto, situa-se o modelo de depressão conhecido como desamparo aprendido (*learned helplessness*), desenvolvido nos anos 1970 pelo psicólogo norte-americano Martin Se-ligman (Capítulo 6) e que, embora figure muito bem quanto aos critérios de analogia e validade teórica, não se distingue pelo de predictabilidade. Na versão original, cães são submetidos a choques inevitáveis e inescapáveis, cuja ocorrência era imprevisível. Como consequência, os animais apresentam dificuldade de aprender a fuga e esquiva de duas vias, quando essa possibilidade lhes é facultada. Além disso, apresentam um conjunto de manifestações, como perda do apetite alimentar e sexual, apatia e não balanceio da cauda ao ver uma pessoa amiga. Esse quadro preenche o critério de analogia, pois lembra alguns dos sinais de depressão veri-ficados na clínica. Também o critério de homologia é contemplado, pois a própria concepção do teste baseia-se na teoria de que o transtorno depressivo seria consequência do desamparo aprendido, função da experiência de não poder controlar o ambiente. Porém, em termos de predictabilidade, alguns resultados iniciais já eram falso-negativos, como a verificação do efeito antidepressivo de drogas anticolinérgicas, o que não se observa na clínica. Embora tenha sido desenvolvida uma versão adaptada para ratos, a complexidade e a demora do treinamento tornam este teste inadequado para a seleção de novos compostos. Também tem sido criticado quanto à ética de experimentação animal, pois é particularmente cruel. No entanto, seus de-fensores argumentam que pode ser útil para o estudo de mecanismos fisiopatogênicos e para o teste de hipóteses sobre a etiologia da depressão.

O critério da analogia apresenta problemas de interpretação, dado que comportamentos topograficamente semelhantes podem ter significado funcional diverso em espécies diferentes. Por exemplo, elevar os lábios exibindo os dentes significa um sorriso amigável no ser humano, porém é sinal de ameaça no macaco *Rhesus*. Por sua vez, condutas que não guardam a menor semelhança topográfica podem ter o sentido adaptativo equivalente, refletindo mecanismos neurais homólogos. Um rato que recebe choque elétrico, quando toca a extremidade de um bastão, tende a ocultar o bastão sob serragem ou tiras de papel, se este material estiver disponível – trata-se de um comportamento de defesa característico do gênero *Rattus*. Verificou-se que esse comportamento é atenuado por drogas que aliviam a ansiedade no ser humano. Portanto, os mecanismos neurais subjacentes podem ser semelhantes, o que faz sentido considerando que a ansiedade compreende uma emoção relacionada com o perigo. Por tal motivo, cresce o uso de comportamentos cujo significado adaptativo é conhecido, em testes etologicamente fundamentados, como é o caso do referido comportamento de ocultar o bastão.

Outro exemplo desse tipo consiste no modelo de ansiedade denominado labirinto em cruz elevado (Capítulo 7). Em contraste aos testes desenvolvidos a partir da Psicologia Experimental, que utilizam o choque elétrico como estímulo incondicionado aversivo, o labirinto em cruz fundamenta-se em um perigo natural, qual seja a exposição a espaços abertos, onde ratos podem ser predados. Assim, o aparelho é constituído de dois braços opostos, circundados por paredes (fechados), perpendiculares a dois braços sem paredes (abertos). O conjunto está situado 50 cm acima do piso. Como é de se esperar, os ratos entram mais vezes nos braços fechados do que nos abertos, permanecendo ali por mais tempo. O tratamento com agentes que aliviam a ansiedade no homem atenua ou abole a preferência pelos braços fechados. Um estudo experimental realizado por Dallas Treit e colaboradores, no Canadá, concluiu que o elemento crítico, determinante da aversão pelos braços abertos, consiste na impossibilidade de o rato roçar as vibriças em superfície sólida, um comportamento denominado tigmotaxia. Bastava colocar uma parede transparente em uma das bordas de um dos braços abertos para os animais perderem a aversão pelo braço. As vibriças são o principal órgão sensorial do rato, permitindo a exploração de ambientes pouco iluminados, onde o animal costuma viver. Lembre-se de que o rato normalmente dorme durante o dia e desenvolve suas atividades no período noturno. Além de essencial para a exploração do ambiente, a tigmotaxia parece transmitir segurança ao animal.

Em uma relação mais direta com a Etologia, pesquisadores como Caroline e Robert Blanchard, da Universidade do Havaí, usaram comportamentos de defesa de ratos e camundongos para modelar diferentes tipos de transtornos de ansiedade. Para tanto, estudaram as estratégias que esses animais utilizam quando confrontados com predadores. Assim, ao perceber um gato, a distância, o rato fica imóvel, tenso e alerta, comportamento que, como já se viu, leva o nome de congelamento. Em razão da ocorrência frequente desse comportamento em condições de laboratório, onde comumente se empregam variedades de ratos geneticamente amansados, colocados em ambientes fechados, de onde eles não podem escapar, o congelamento tem sido usado praticamente como único índice de medo. Contudo, o trabalho do casal Blanchard mostrou que, sob diferentes condições de perigo, ratos podem exibir outras estratégias defensivas. Assim, quando o predador (gato, experimentador) está muito próximo, ou mesmo em contato com a presa, o rato tende a fugir, correndo e saltando, ou atacar com mordidas quando a fuga está bloqueada. Caso o predador não esteja presente, mas o rato já tenha se encontrado com ele no mesmo local, ele exibe uma estratégia de defesa denominada **avaliação de risco**, caracterizada por uma exploração cautelosa, em que o animal fica com o dorso estirado e o ventre rente ao solo. O comportamento de avaliação de risco também ocorre quando o animal se defronta com estímulos ou situações novas, com potencial ao mesmo tempo de recompensa e de dano. Estudos farmacológicos têm mostrado que tais estratégias de defesa respondem diferentemente aos medicamentos ansiolíticos (Capítulo 7). Assim, enquanto a avaliação de risco é afetada por doses baixas desses compostos, a luta/fuga não é atingida, a não ser por doses elevadas, que causam incapacitação sensoriomotora. Entre outros pesquisadores, os Blanchard exploram a possibilidade de cada uma dessas estratégias de defesa estar relacionada a um dado transtorno de ansiedade, definido clinicamente. Por exemplo, propõem que a avaliação de risco esteja associada ao transtorno de ansiedade generalizada e a luta/fuga ao transtorno de pânico (Capítulo 7).

Resultados como os descritos demonstram a importância de conhecer o comportamento natural da espécie utilizada e a função de cada conduta no nicho ecológico em que ela habita, para elaborar modelos de psicopatologia com validade teórica. Em geral, os modelos animais de psicopatologia variam quanto ao grau em que satisfazem a cada um dos três critérios de validade, não havendo um teste ideal que atenda igualmente a todos, cuja execução seja simples e barata. A escolha depende da conveniência, do custo e da viabilidade, tendo em conta os objetivos do estudo, como a seleção de novos compostos da mesma natureza que um composto-padrão, a descoberta de novos medicamentos com mecanismos de ação diferentes dos conhecidos ou o estudo dos processos fisiopatogênicos do transtorno psiquiátrico. Assim, a busca de melhores modelos animais de psicopatologia representa uma tarefa constante da Psicofarmacologia.

Conceitos básicos

- A medida de efeitos de drogas sobre o comportamento animal é necessária para a descoberta de novos medicamentos psicoterapêuticos, para o estudo de seu modo de ação e da fisiopatogenia dos transtornos psiquiátricos.

- Os modelos animais de psicopatologia baseiam-se em conhecimentos da Psicologia Experimental e da Etologia. A primeira estuda comportamentos adquiridos por aprendizagem, enquanto a segunda focaliza comportamentos adaptativos hereditários, característicos de cada gênero animal, adquiridos em função da seleção natural.

- Os modelos desenvolvidos com base na Psicologia Experimental utilizam comportamentos condicionados. Há dois tipos de condicionamento: o clássico, que se refere à associação entre estímulos, em que um estímulo neutro que precede um estímulo incondicionado passa a provocar respostas; e operante, no qual respostas são adquiridas e mantidas em função de suas consequências favoráveis ou, ao contrário, suprimidas por suas consequências desfavoráveis ao animal.

- Os modelos derivados da abordagem etológica utilizam estímulos e situações naturalísticas, em que o significado adaptativo do comportamento é conhecido.

- A combinação das duas escolas resultou na Análise Etoexperimental do Comportamento, que tem inspirado novos modelos animais de psicopatologia.

- A validade de um modelo animal é estimada em conformidade com os seguintes critérios: 1) predictabilidade – a capacidade de prever respostas de drogas na clínica; 2) analogia – a semelhança com manifestações do transtorno psiquiátrico; e 3) homologia – a consistência teórica entre o modelo e o transtorno.

- Nenhum modelo conhecido satisfaz plenamente aos três critérios de validade. A escolha do modelo depende das finalidades do ensaio e de conveniências práticas.

BIBLIOGRAFIA

Blanchard RJ, Blanchard DC. An ethoexperimental approach to the study of fear. Psychol Rev. 1987;37:305-16.

Darwin CR. The expression of emotions in man and animals. London: John Murray; 1872.

Ferster CB, Skinner BF. Schedules of reinforcement. New York: Appleton-Century, Eagles Inc.; 1957.

Graeff FG, Zangrossi Jr H. Animal models of anxiety disorders. In: D'haenen H, Den Boer JA, Westenberg H, Willner P (eds.). Textbook of biological psychiatry. London: John Wiley & Sons; 2002. p. 879-93.

Timbergen N. The study of instinct. Oxford: Oxford University Press; 1951.

Treit D. Animal models for the study of anti-anxiety agents: a review. Neurosc Biobehav Rev. 1985;9:203-22.

Willner P. Animal models of depression: an overview. Pharmacol Ther. 1990;45:425-55.

Bases Neurais

- Alline Cristina Campos
- Francisco Silveira Guimarães

"Todo ser humano pode ser, se ele se propuser, o escultor do seu próprio cérebro."

Santiago Ramón y Cajal

A busca pelo entendimento das funções do cérebro acompanha a história da humanidade. Desde a descrição da palavra "cérebro" no papiro de Edwin Smith (século 17 a.C.), gregos, egípcios, romanos, persas e islâmicos tentaram desvendar a função desse órgão tão complexo. Cláudio Galeno (130 a 210 d.C.), que se dedicou ao estudo de diversos sistemas e órgãos do corpo humano, fez especiais observações sobre o que acreditava ser a função do sistema nervoso. Segundo Galeno, o entendimento das forças vitais em suas três formas, que ele chamava de *pneuma* (uma alusão ao ar que respiramos), eram o princípio da fisiologia e da vida. O cérebro seria o guardião do *pneuma animalis*, o centro da percepção sensorial e dos movimentos. A cada ventilação, o *pneuma vitalis* inspirado nos pulmões era misturado ao sangue e levado ao coração, onde era esquentado para manter a vitalidade dos órgãos periféricos. Além disso, as veias eram responsáveis por levar essa força vital até a base do cérebro, onde se misturava com a *pneuma animalis*. Ao alcançarem os ventrículos cerebrais, essas forças vitais eram capazes de controlar as sensações humanas. Esse conceito permaneceu praticamente imutável por mais de 1.500 anos. A "autoridade científica" de Galeno era tamanha que os poucos que tentavam adicionar ou contrastar suas teorias eram completamente desacreditados. No período renascentista, diversos pesquisadores encontraram incongruências nas visões neuroanatômicas e neurofisiológicas de Galeno. Andreas Vesalius, René Descartes, Thomas Willis, entre outros, foram responsáveis por iniciar os questionamentos que impulsionaram o conhecimento sobre a anatomia do sistema nervoso central (SNC). No entanto, todos esses estudos reunidos não respondiam a uma pergunta básica: do que o cérebro seria feito?

No século XIX, com a introdução do microscópio como ferramenta de observação de materiais biológicos e o desenvolvimento de métodos de colorações histológicas como a hematoxilina e eosina (Wissowsky, 1876), a natureza celular dos diversos órgãos foi confirmada com algumas exceções, entre elas o cérebro. As colorações existentes na época coravam com pouca precisão o tecido nervoso, até que, em 1873, o italiano Camillo Golgi desenvolveu a coloração que ele denominou *"la reazione nera"*. O seu método, baseado na impregnação por prata, permitia visualizar (de maneira muito nítida e pela primeira vez) a intricada estrutura dos componentes que formavam o tecido nervoso. A visualização do resultado da técnica sugeriu a Camillo Golgi que o sistema nervoso era formado por uma rede contínua não individualizada de células, um sincício. A partir desses resultados, ele formulou a teoria reticular do SNC. Entretanto, um cientista espanhol, utilizando uma variação da técnica proposta por Camillo Golgi, encontrou resultados diferentes dos propostos pelo cientista italiano. Santiago Ramón y Cajal estudou, utilizando a técnica de Golgi, cérebros de aves e roedores e publicou seus achados opondo-se à visão reticular de Camillo Golgi. Ramón y Cajal afirmava em suas publicações que as células que compunham o tecido nervoso, chamadas mais tarde de neurônios por Waldeyer--Hartz, eram unidades independentes (não faziam parte de um contínuo), diversas (não existia apenas um tipo de célula) e complexas (tinham morfologia diferente daquela representada pelas células de outros tecidos). As contribuições de Ramón y Cajal e Golgi foram agraciadas com o Prêmio Nobel em 1906, e o legado desses dois cientistas (não apenas as lâminas que podem ser vistas ao microscópio até os dias de hoje) fornece a base para o avanço do conhecimento da Neurociência.

De acordo com os desenhos e as observações de Ramón y Cajal, os neurônios estariam morfologicamente divididos em corpo celular, dendritos e axônios e comunicar-se-iam entre si através de junções denominadas posteriormente por Charles S. Sherrington como sinapses (Figura 4.1). Cada célula nervosa recebe informações de milhares de neurônios, transmitindo-as para milhares de outros neurônios. Os **dendritos** formam uma rede arborizada, com superfície muito maior do que o próprio corpo celular. Embora no início imaginada como uma região exclusivamente receptora, na qual haveria soma dos sinais a serem transmitidos ao corpo celular, a complexidade da rede dendrítica faz que ela seja capaz de desempenhar papel mais intricado. Os dendritos podem atuar como multiplicadores na comunicação entre neurônios, uma vez que a frequência de disparos celulares pode ser proporcional ao produto, e não à soma, dos sinais. O **corpo celular** é a região onde está localizado o núcleo, bem como a maquinaria responsável pela síntese proteica da célula. O **axônio** compreende a região de transmissão do impulso nervoso e é a porção mais longa do neurônio, podendo estender-se por mais de 10 m, como no caso da baleia-azul. Na junção entre o axônio e o corpo celular, existe um segmento inicial, onde o potencial de ação é gerado (ver adiante). Convém lembrar, no entanto, que nem todos os neurônios seguem essa estrutura básica, já que alguns, por exemplo, recebem informação via axônios, enquanto outros apresentam dendritos capazes de conduzir impulsos nervosos.

A doutrina neuronal proposta por Ramón y Cajal, e confirmada por Waldeyer-Hartz, popularizou o conceito de que os **neurônios** seriam a **unidade básica do sistema nervoso**. Atualmente, sabe-se que o cérebro humano adulto dispõe de 16 tipos diferentes de neurônios distribuídos em 86 bilhões de neurônios, 16 bilhões apenas no córtex cerebral, os quais não são iguais em muitos aspectos biológicos, mas que apresentam similaridades morfológicas e propriedades bioquímicas e biofísicas especiais que os integram em complexas redes de circuitos e permitem que exerçam suas funções de controle e integração da atividade corpórea e a elaboração e modulação da atividade mental.

A título de classificação básica, os neurônios podem ser divididos em: **sensitivos**, que transmitem informação ao SNC por meio de fibras ditas aferentes e a partir de transdutores altamente especializados, estando localizados nos órgãos dos sentidos, como retina, cóclea etc.; **motores**, responsáveis pela informação do SNC para a musculatura estriada e lisa por meio de fibras eferentes; e os neurônios intermediários, ou **interneurônios**, os quais abrangem cerca de 99,95% dos neurônios que compõem o SNC. Um quarto tipo de neurônio é o chamado **neuroendócrino**, pois tem a capacidade de liberar substâncias químicas na circulação sanguínea.

Além de bilhões de neurônios, o tecido nervoso humano apresenta outra população de células em igual abundância: as células da glia, visualizadas pela primeira vez, assim como os neurônios, por Golgi. Posteriormente, essas células foram reclassificadas em subtipos específicos a partir dos trabalhos de Ramon y Cajal e alguns de seus alunos, que as chamaram inicialmente de neuroglias. Já no século XX, usando uma técnica de sublimação por cloreto de ouro, Ramón y Cajal identificou o que atualmente se conhece como a proteína fibrilar ácida da glia ou GFAP (do inglês, *glial fibrillary acidic protein*). A imunodetecção dessa proteína é usada até os dias de hoje para identificar uma importante célula glial, o **astrócito**. Os achados de Ramon y Cajal permitiram não somente a correta identificação dos astrócitos, mas também a determinação de sua origem embrionária (glia radial) e de uma propriedade que vem impulsionando o estudo das células-tronco neurais e o horizonte de terapias regenerativas no cérebro adulto: os astrócitos, que, diferentemente dos neurônios, podem se proliferar no cérebro adulto.

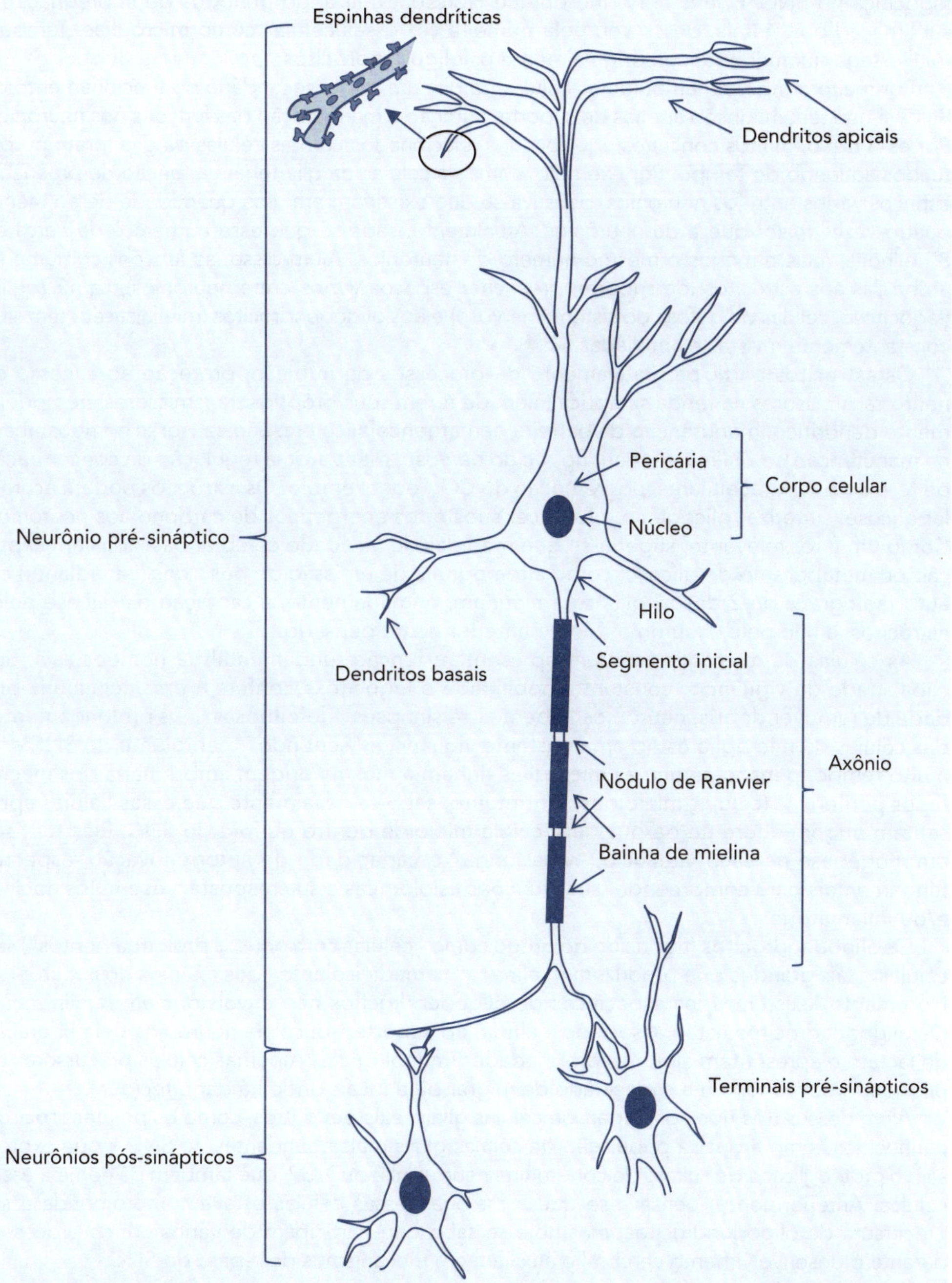

Figura 4.1 | Esquema básico do neurônio.

Dois alunos de Ramón y Cajal descreveram outros dois tipos celulares gliais além dos astrócitos. Nicolás Achucarro foi o primeiro a visualizar células ameboides com característica fagocítica no SNC. E, em 1919, Pio del-Río Hortega, utilizando métodos de impregnação e sublimação por metais, descreveu pela primeira vez essas células como **micróglias**. Também foi Hortega quem identificou originalmente os **oligodendrócitos**.

Por muito tempo, foi atribuído às células da glia um papel secundário no funcionamento do SNC, já que teriam função apenas de suporte, nutrição e manutenção das funções dos neurônios. Por essa razão, muitos conceitos equivocados relacionados com as células da glia foram perpetuados ao longo do tempo. Por exemplo, como as células da glia teriam a função de preencher espaços vazios entre os neurônios, pensava-se que existiriam em uma quantidade de ao menos quatro vezes maior que a de neurônios. Atualmente, sabe-se que esse número é de cerca de 85 bilhões, mais o menos o mesmo número de neurônios. Além disso, as funções comumente atribuídas aos astrócitos (de suporte, preencher espaços vazios entre neurônios), às micróglias (fagocitose, células de defesa do sistema nervoso) e aos oligodendrócitos (mielinização) têm sido constantemente revistas e ampliadas.

Os **astrócitos** participam ativamente de processos de nutrição, proteção ao excesso de neurotransmissores na fenda sináptica (além de terem seus próprios transmissores), remodelamento dendrítico, manutenção da barreira hematoencefálica etc. São sensores homeostáticos na manutenção da *millieu intérieur* no tecido nervoso, mantendo a regulação da concentração de K^+ e do pH extracelulares, por remoção do CO_2, por exemplo. Os astrócitos podem acumular glicose, sintetizar glicogênio e fornecer substratos energéticos de carbono aos neurônios. Como um fator relevante, sugeriu-se que medidas de atividade cerebral baseadas em captação ou metabolismo de glicose, como a tomografia de emissão de pósitrons (ver adiante) e a autorradiografia de 2-desoxi-glicose, refletiriam, primariamente, a captação de glicose pelos astrócitos, e não pelos neurônios, como anteriormente pensado.

As células da **micróglia** também apresentam função fundamental na homeostasia. Sua capacidade de vigilância, constante mobilidade e fagocitose confere a essa célula a habilidade de remover débris, neurônios "doentes" e sinapses "defeituosas". Os prolongamentos das células da micróglia estão em constante vigilância, "sentindo" o ambiente do SNC. Por muito tempo, pensou-se que as micróglias tinham a mesma origem embrionária dos macrófagos periféricos (células mieloides). Entretanto, sabe-se atualmente que essas células apresentam origem diferente de qualquer célula mieloide dentro ou fora do SNC. Elas têm sua embriogênese no saco vitelínico, "vida longa" e capacidade de autorrenovação, aspectos fundamentais para compreender suas funções fisiológicas e sua resposta a estímulos nocivos e/ou inflamatórios.

Os **oligodendrócitos** (traduzido do grego como "células com poucos prolongamentos") são células gliais grandes que produzem mielina, a "camada isolante" dos axônios dos neurônios. No entanto, existem tipos específicos de oligodendrócitos não envolvidos em mielinização. Os oligodendrócitos estão associados, ainda, ao suporte trófico de neurônios pela liberação de lactato e apresentam algumas propriedades imunológicas. Algumas células precursoras de oligodendrócitos teriam a capacidade de migrar para locais onde há dano tecidual.

Além desses três tipos principais de células gliais, existem outros, como os **polidendrócitos**, conhecidos como a quarta população de células gliais mais abundantes no SNC e que expressam o proteoglicana de sulfato de condroitina neuroglial 2 ou NG2, que também dá nome a essas células. Anteriormente, pensava-se que a maioria dessas células estava comprometida a ser precursora de oligodendrócitos, mas hoje se sabe que participam de vários outros processos durante o desenvolvimento cerebral e auxiliam em mecanismos de reparo do SNC.

Além dessas, a superfície das cavidades ventriculares existentes no SNC é recoberta por uma camada de células cilíndricas, chamadas ependimais. Outras células gliais especializadas ocorrem na retina (células de Müller), no cerebelo (células de Bergman) e na hipófise posterior (pituícitos).

Elementos da anatomia do sistema nervoso central

Ao seccionar um cérebro, observam-se regiões de substância cinzenta em meio a regiões de substância branca. A substância cinzenta é constituída de corpos neuronais e está localizada na superfície externa ou em agrupamentos situados na profundidade do cérebro, chamados **núcleos**, e a substância branca é formada, principalmente, por fibras nervosas.

Localizado no interior do crânio e da coluna vertebral, o SNC é envolvido por membranas protetoras, chamadas **meninges**, em número de três: uma mais externa, fixada ao osso, a dura-máter; uma intermediária, a aracnoide; e uma mais interna, fixada na superfície do sistema nervoso, a pia-máter. Entre a última e a aracnoide, existe um espaço virtual, preenchido por uma camada líquida protetora, o líquido cefalorraquidiano, produzido em cavidades interligadas, os **ventrículos cerebrais**, que são em número de quatro: dois laterais, localizados nos hemisférios cerebrais; um mediano, o terceiro ventrículo, localizado no diencéfalo; e o quarto ventrículo, localizado no tronco cerebral na altura da ponte e do bulbo. Ligando o terceiro ao quarto ventrículo, há o aqueduto cerebral ou do mesencéfalo, antigamente denominado aqueduto de Sylvius. O quarto ventrículo comunica-se com o canal medular, que, como o próprio nome diz, está no interior da medula espinal.

As células nervosas originam-se da camada ectodérmica do embrião. O SNC no homem desenvolve-se rapidamente na vida intrauterina, porém ainda está incompleto no momento do nascimento. No entanto, com cerca de 5 anos de idade, o cérebro já atinge 90% do peso no adulto (1,3 kg), e o número de conexões sinápticas chega ao máximo, passando a declinar a partir de então.

O SNC dos vertebrados pode ser dividido em um neuroeixo simétrico, constituído por medula espinal, romboencéfalo (incluindo o bulbo, a ponte e o cerebelo), mesencéfalo e diencéfalo (tálamo, subtálamo e hipotálamo) e uma divisão pareada, os hemisférios cerebrais ou telencéfalo (Figura 4.2). O complexo formado pelo telencéfalo e pelo diencéfalo é frequentemente referido como o cérebro anterior ou prosencéfalo (*forebrain*, em inglês).

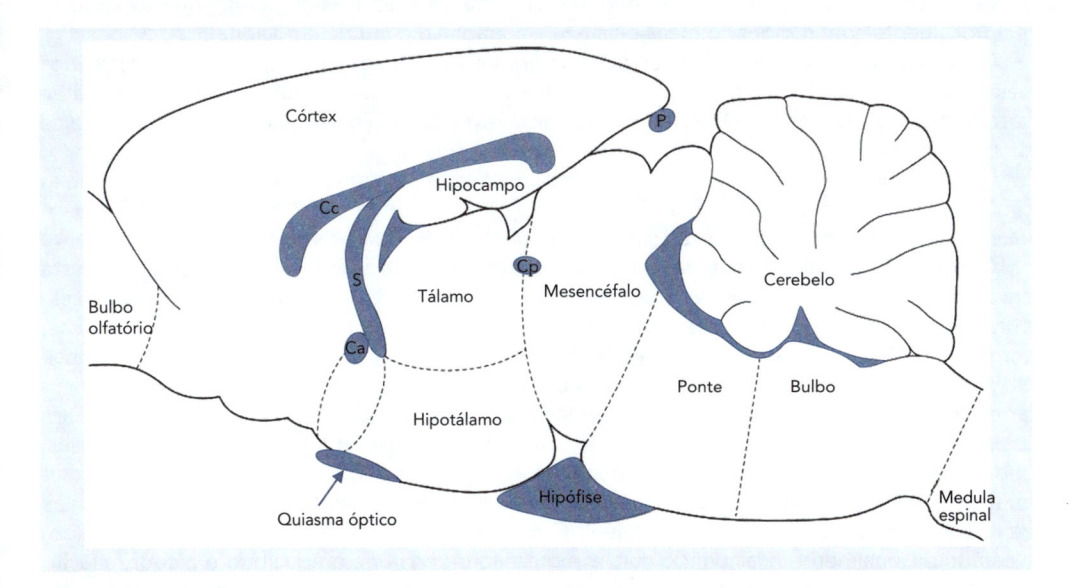

Figura 4.2 | Esquema do cérebro do rato.

Cc: corpo caloso; Ca: comissura anterior; Cp: comissura posterior; P: glândula pineal; S: septo.

Fonte: Baseada em Paxinos e Watson, 1997.

O **telencéfalo** é composto pelos hemisférios cerebrais e os núcleos da base. Na região externa dos hemisférios cerebrais, há uma camada de substância cinzenta, o córtex cerebral, que apresenta circunvoluções ou giros que aumentam consideravelmente sua superfície. Existem quatro grandes divisões dos hemisférios cerebrais:

- Lobo occipital (áreas de Brodmann 17, 18 e 19) – importante no processamento da informação visual.

- Lobos parietais (áreas de Brodmann 1, 2, 3, 5, 7, 39 e 40) – processam e integram informações somáticas.

- Lobos temporais (áreas de Brodmann 20, 21, 28, 35-38, 41, 42) – processam informações auditivas e visuais, além de conterem áreas importantes para a aprendizagem, a memória e o comportamento emocional, como o córtex entorrinal, e regiões subcorticais, como o hipocampo e amígdala.

- Lobo frontal (áreas de Brodmann 4, 6, 8-12, 25, 44-47) – constitui quase 50% do volume de cada hemisfério cerebral e é importante para o controle motor e da linguagem, bem como para funções complexas, como planejamento, motivação e emoções, que constituem o que se denomina personalidade.

Todas essas funções estão integradas na região pré-frontal, que, no ser humano, compreende o polo anterior do cérebro que recebe predominantemente projeções do núcleo talâmico mediodorsal. Em primatas, ele pode ser subdividido em três divisões maiores: orbital, medial e lateral. A porção lateral/dorsolateral recebe informações sensoriais corticais processadas e envia projeções a estruturas somatomotoras do córtex, estriado e tronco cerebral, e tem sido relacionada a **funções executivas**, ou seja, um conjunto de processos cognitivos necessários para a execução de sequências complexas de comportamento. Recebe poucas projeções diretas de regiões límbicas, como a amígdala e o hipocampo, embora tenha acesso a informações emocionais via conexões com a região pré-frontal orbitomedial. O córtex pré-frontal orbitomedial inclui as porções orbital, que recebe aferências sensoriais de diferentes modalidades e se conecta a áreas multissensoriais do córtex ventrolateral e perirrinal, e pré-frontal medial, que se conecta reciprocamente com regiões límbicas e está relacionada ao controle emocional.

Os **núcleos da base**, também chamados incorretamente de **gânglios da base**, são formados pelo caudado, o putâmen, o globo pálido e o claustro, e estão relacionados com o controle motor. Localizam-se no interior dos hemisférios cerebrais, assim como a amígdala e os grupos celulares do prosencéfalo basal.

O **diencéfalo** inclui o tálamo e o hipotálamo. Esta última estrutura está envolvida na regulação de funções vegetativas, essenciais para a manutenção do meio interno do indivíduo. Já o tálamo constitui-se em importante estação de retransmissão de vias sensoriais e motoras.

O **tronco cerebral**, constituído por mesencéfalo, ponte e bulbo, além do cerebelo, está envolvido no controle de diversas funções vitais. No **mesencéfalo**, localizam-se importantes estruturas, como a matéria cinzenta periaquedutal, e áreas contendo neurônios dopaminérgicos, como a substância *nigra* e a área tegmental ventral, relacionadas ao controle motor e emocional. Na **ponte**, encontram-se os núcleos motores e sensoriais da face e as porções do sistema reticular ativador ascendente. Esse sistema é formado por uma rede difusa de neurônios, que foram associados à regulação do estado de vigília. Na ponte, localiza-se também o *locus coeruleus*, onde se encontra a maior parte dos neurônios noradrenérgicos que se projetam ao prosencéfalo. Na linha mediana (rafe) da ponte e de parte do mesencéfalo, estão os denominados núcleos da rafe, contendo neurônios serotonérgicos. O **cerebelo** localiza-se acima da ponte e do bulbo, e está tradicionalmente relacionado com a regulação da postura, o equilíbrio e a coordenação dos movimentos, embora desempenhe funções menos conhecidas, inclusive as relacionadas com o processamento das emoções.

No **bulbo**, há diversos núcleos que controlam funções neurovegetativas e outras igualmente vitais, como a deglutição.

O bulbo continua-se com a **medula espinal**, que contém uma porção central de substância cinzenta circundada por substância branca. Na matéria cinzenta, os chamados cornos anteriores abrigam neurônios motores, enquanto os neurônios sensitivos localizam-se nos cornos posteriores.

Além do volume, duas grandes características diferenciam o cérebro dos mamíferos de outros vertebrados. A primeira é a substituição do córtex geral pelo isocórtex ou neocórtex, dotado de múltiplas camadas, e a segunda refere-se à diminuição do volume do estriado, em relação ao tamanho total do cérebro.

Já o tronco cerebral dos mamíferos guarda grande semelhança com o de vertebrados inferiores, o que resultou na sugestão de que suas funções intrínsecas são básicas, como a manutenção do meio interno, o controle da postura corporal e a regulação de comportamentos inatos. O prosencéfalo, por sua vez, estaria mais relacionado com a percepção e a elaboração de metas e estratégias comportamentais para alcançá-las. Entre os dois, há as regiões que compõem o chamado sistema límbico (hipocampo, amígdala, núcleo *accumbens* e hipotálamo; ver Capítulo 7), que estão envolvidas com as emoções e a memória, funções fundamentais para a interação social.

Noções básicas da biofísica da comunicação neuronal

Os neurônios se comunicam via uma combinação de estímulos elétricos e químicos capazes de transmitir, receber e integrar informações sob a forma de sinais, a chamada neurotransmissão. A elucidação dos mecanismos responsáveis pela transmissão de sinais ao longo do nervo deve-se, principalmente, aos trabalhos pioneiros de Alan Hodgkin, Andrew Huxley e Bernard Katz, nas décadas de 1940 e 1950, enquanto estudavam os axônios gigantes de lula. Em um trabalho publicado em 1952, Hodgkin e Huxley descrevem o comportamento elétrico da membrana neuronal da seguinte maneira: "As correntes podem ser levadas através da membrana por carregar a capacitância da membrana ou por movimentar íons através da resistência em paralelo a capacitância da membrana. A corrente iônica está dividida dentro dos componentes da movimentação dos íons sódio (INa), potássio (IK) e da corrente de vazamento de pequena intensidade derivados da movimentação de íons cloretos e outros íons que passam através da membrana. Cada componente da corrente iônica é determinado por uma força direcional que pode ser medida como uma diferença de potencial e coeficiente de permeabilidade que possui a dimensão da condutância da membrana. Nessa situação, portanto, a INa é igual à condutância de sódio multiplicada pela diferença de potencial da membrana e o equilíbrio potencial para o íon Na. Equações similares são aplicáveis às IK e à corrente de vazamento de pequena intensidade."

A membrana celular do neurônio funciona com um capacitor físico, visto que gera potenciais iônicos separando íons por sua extensão. Em um neurônio típico, a espessura do espaço entre a camada bilipídica da membrana varia entre 30 e 50 Å. Essa bicamada lipídica isolante está intercalada por proteínas, algumas constituindo bombas iônicas ou canais permeáveis a certos íons. Durante seu estado de repouso, um neurônio mantém uma diferença de potencial pela membrana celular negativa em relação ao meio extracelular. Essa diferença de potencial, conhecido como **potencial de membrana em repouso**, varia entre -40 e -70 mV, conforme o organismo e a classificação do neurônio. Essa diferença de potencial é mantida inicialmente por uma distribuição desigual, através da membrana, dos íons Na^+ e K^+. A membrana tem permeabilidade seletiva e íons podem difundir-se livremente através de canais iônicos distribuídos de forma dispersa pela membrana do neurônio em uma taxa basicamente determinada pelo gradiente de concentração pela membrana. Ainda, a membrana neuronal mantém inúmeras bombas eletrogênicas para Na^+ e K^+ dependentes de ATP (bombas de Na^+ e K^+ ATPase), transportando de forma ativa íons Na^+ para o exterior da célula e K^+ para o interior. Dessa forma, o K^+ está mais concentrado (aproximadamente 30 vezes) na face interna (intracelular) do que na face externa (extracelular) da membrana. Assim, por esse gradiente gerado pelas bombas, o íon K^+ tende a se difundir pela membrana. Entretanto, esse movimento de K^+ não é acompanhado pela entrada de Na+ ou pela saída de íons Cl-, por exemplo, da célula. O potássio não sai indefinidamente do interior da célula, igualando as concentrações e esgotando o gradiente químico. A própria negatividade interna da membrana, criada pela saída de K+, origina uma força elétrica (gradiente elétrico) que passa a reter o K+ no interior da célula, contrariando sua tendência a sair. No estado de equilíbrio elétrico, há um equilíbrio entre o fluxo de cargas para dentro e fora da célula. A abertura seletiva de canais a diferentes íons promove alterações no potencial de membrana. Por exemplo, a abertura de canais de sódio resultaria no influxo desse íon a favor do gradiente eletroquímico, tendendo a atingir seu potencial de equilíbrio (+55 mV). Nesse caso, a membrana foi **despolarizada**. Já um aumento de permeabilidade ao K+ ou a abertura de canais do íon cloreto (Cl-), por exemplo, tenderia a tornar a membrana ainda mais negativa, o que é chamado de **hiperpolarização**. Esses fenômenos serão discutidos com mais detalhes a seguir.

Geração e propagação do potencial de ação

Uma propriedade fundamental do neurônio, compartilhada também por células musculares, é a excitabilidade, isto é, a capacidade de gerar e conduzir ao longo da membrana celular uma pequena descarga elétrica, chamada **potencial de ação**, que pode trafegar distâncias significativas sem perda de sinal. Na base desse fenômeno, está o movimento de íons através da membrana celular. A primeira descrição do funcionamento de um potencial de ação se deu há mais de 70 anos.

Além dos canais iônicos químio-dependentes, a membrana neuronal dispõe de canais permeáveis ao Na+, voltagem-dependentes, que são os principais responsáveis pela condução do potencial de ação. Quando a membrana celular é despolarizada até atingir certo valor crítico, chamado limiar, ocorre a abertura momentânea desses canais (Figura 4.3). O aumento de permeabilidade ao Na+, com consequente influxo desse íon a favor do gradiente eletroquímico, eleva a despolarização da membrana, promovendo a abertura de canais de sódio adjacentes, e assim por diante. Em consequência, há propagação da onda de despolarização; em outras palavras, dá-se a condução do potencial de ação ao longo da membrana neuronal. No entanto, os canais de sódio voltagem-dependentes são rapidamente inativados, fechando-se em aproximadamente 1 ms. Além disso, a despolarização da membrana aumenta a saída de potássio, resultando na repolarização da membrana. Isso é facilitado pela abertura de canais voltagem-dependentes de potássio, também abertos pela despolarização da membrana, porém de maneira mais lenta e duradoura (vários milissegundos). A maior duração da abertura desses canais faz com que a membrana fique levemente hiperpolarizada após a passagem do potencial de ação (Figuras 4.3 e 4.4).

Para a reativação dos canais de sódio voltagem-dependentes, a membrana neuronal deve permanecer repolarizada por certo período. A estimulação elétrica da membrana durante esse intervalo não produzirá novo potencial de ação, motivo pelo qual leva o nome de **período refratário**.

Um aspecto importante reside no fato que as alterações de concentração dos íons sódio e potássio durante o potencial de ação são de pequena monta, pois é necessário que apenas uma pequena quantidade de íons passe através da membrana para produzir alterações do seu potencial. Isso explica o motivo pelo qual o neurônio ainda consiga gerar milhares de potenciais de ação, mesmo após a inibição da bomba de sódio-potássio.

No entanto, é importante ressaltar que esse modelo básico eletrofisiológico e biofísico não se aplica irrestritamente a todos os neurônios do SNC. Na realidade, os vários tipos de neurônios funcionam com distintos padrões de disparos. Neurônios motores localizados no tronco cerebral e na medula espinal têm um comportamento-padrão, ou seja, se encaixam no modelo descrito. Todavia, alguns neurônios apresentam características especiais que fazem com que exibam uma adaptação a elevada frequência de disparos, relacionados com a propagação de estímulos repetidos no soma, por exemplo, os neurônios piramidais do hipocampo e do córtex pré-frontal.

A velocidade de condução do impulso ao longo da fibra nervosa depende, entre outros fatores, do diâmetro do axônio – quanto maior o diâmetro, maior será a velocidade de

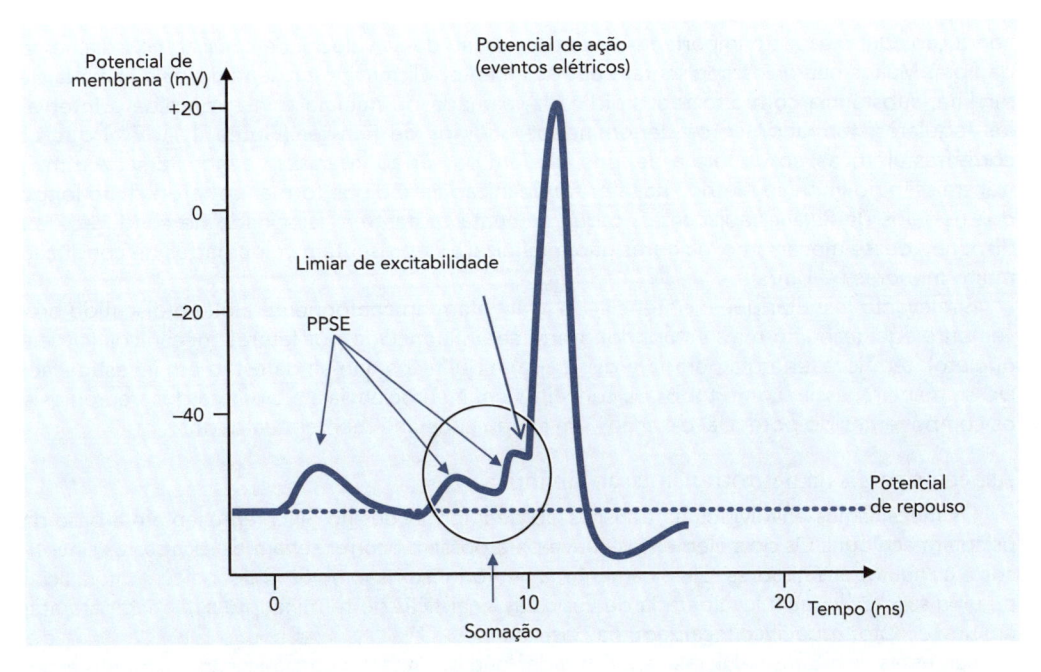

Figura 4.3 | Potencial de ação: fenômenos elétricos. Potenciais pós-sinápticos excitatórios (PPSE), quando conseguem levar o potencial de membrana ao valor crítico, denominado limiar, desencadeiam a geração de um potencial de ação.

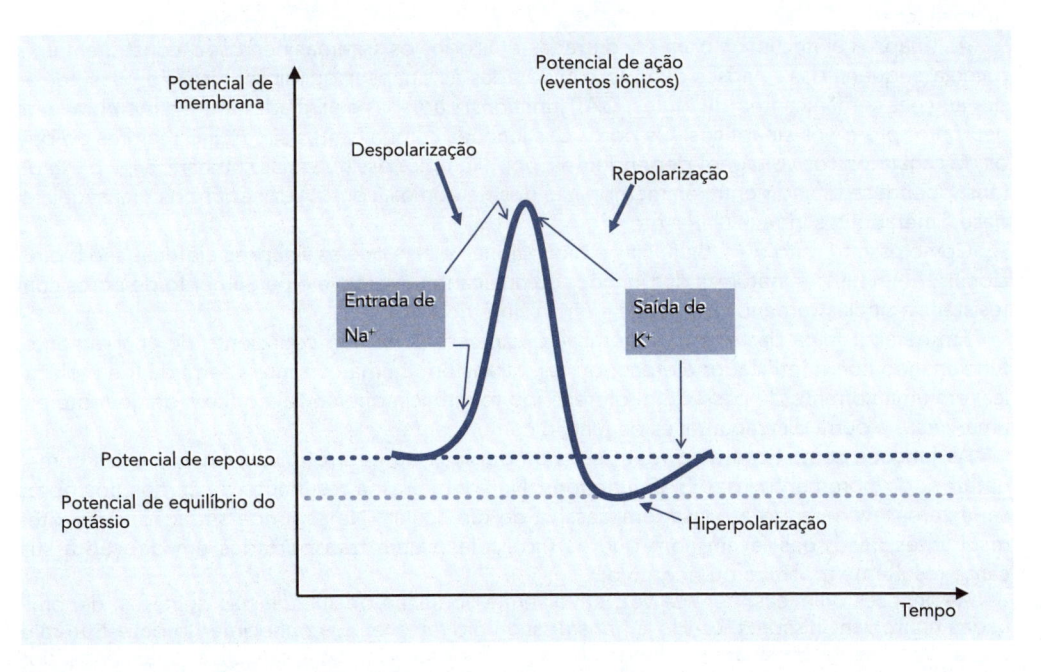

Figura 4.4 | Potencial de ação: fenômenos iônicos (ver texto sobre "potencial de ação" para descrição).

condução. Outro aspecto importante na determinação dessa velocidade consiste no isolamento da fibra. Muitos neurônios apresentam um isolamento adicional, representado pela camada de **mielina**, substância com alto teor lipídico. A camada de mielina é interrompida a intervalos regulares, formando-se os denominados nódulos de Ranvier (Figura 4.1). É aí que as correntes elétricas, sob a forma de íons, podem passar ao interstício e vice-versa. Assim, a transmissão do impulso elétrico nas fibras mielinizadas se dá de forma "saltatória", ao longo dos nódulos de Ranvier adjacentes, o que aumenta bastante a velocidade de condução. Por disporem desse mecanismo, as fibras não mielinizadas apresentam velocidades de condução muito menores (< 1 m/s).

É relevante ressaltar que o potencial de ação, além do componente elétrico discutido brevemente aqui (aspecto mais estudado), pode ser influenciado por fatores mecânicos (citoesqueleto), térmicos (energia gerada e dissipada) e químicos que ainda estão em investigação. Dessa maneira, assim como todos os conceitos em Neurociências, a biofísica dos neurônios e os componentes do potencial de ação vêm sendo constantemente atualizados.

Aspectos gerais da neurotransmissão sináptica

Os mecanismos envolvidos na transmissão de informações no SNC representam a base da psicofarmacologia. Os dois elementos-chave para possam ocorrer seriam os receptores sinápticos e os neurotransmissores. Classicamente, a neurotransmissão no SNC define-se como a ação de uma substância química liberada de vesículas sinápticas do terminal pré-sináptico para agir em um receptor específico localizado na pós-sinapse.

São essas estruturas celulares especializadas que permitem a comunicação altamente específica entre os bilhões de neurônios que compõem o SNC (Quadro 4.1). As sinapses podem ser formadas de maneira axodendrítica (axônio pré-sináptico e dendrito pós-sináptico), axo-axônica (entre dois axônios), axossomática (axônio pré-sináptico e soma pós-sináptico) ou dendrodendrítica (dendrito pré-sináptico e dendrito pós-sináptico), além de classificadas em sinapses elétricas ou químicas.

As sinapses elétricas, embora encontradas em todos os sistemas nervosos, constituem uma parcela pequena das sinapses quando comparadas às sinapses químicas. Elas são constituídas por junções comunicantes (do inglês, *GAP junctions*) pareadas e alinhadas entre a membrana de neurônios pré e pós-sinápticos. Os poros das junções comunicantes são muito maiores do que os de canais iônicos voltagem-dependentes, por exemplo. Assim, várias substâncias, a parte de íons, podem se difundir entre as membranas dos neurônios, como ATP, segundos mensageiros, gases, metabólitos intracelulares etc.

Como esse trânsito de substâncias é bidirecional, diz-se que as sinapses elétricas são bidirecionais. Além disso, a natureza das junções comunicantes promove o pareamento de poros com resistência similar, tornando a sinapse elétrica simétrica.

Em geral, a força das sinapses elétricas é expressa como um coeficiente de acoplamento, funcionando como retificador elétrico, ou seja, transforma uma corrente alternada (de moléculas) em uma corrente de passagem, oferecendo resistência diferencial ao fluxo de corrente em uma *versus* a outra direção através da junção comunicante.

As junções comunicantes podem ser homotípicas ou heterotípicas, relacionadas com a natureza do poro central das *GAP junctions*. Nas primeiras, a resultante de cargas dos poros seria zero, favorecendo a passagem passiva de moléculas. Na segunda situação, diferentes resultantes de cargas fazem com que as moléculas sejam transportadas em direção à sua carga resultante (positivo ou negativo).

As sinapses químicas, por sua vez, envolvem a liberação de substâncias químicas, denominadas **neurotransmissores**, sendo a transmissão unidirecional. O conhecimento da estrutura e do funcionamento da sinapse é fundamental na Psicofarmacologia, já que a maior parte dos psicofármacos exerce seus efeitos por modificar a atividade sináptica (Quadros 4.1 e 4.2).

Quadro 4.1 — História da descoberta das sinapses

Já em 1856, o fisiologista francês Claude Bernard, estudando o efeito do curare sobre a contração muscular, sugeriu que o local de ação da droga fosse a junção entre o nervo e o músculo. Cientistas como Luigi Galvani, Hermann von Helmholtz e outros, a partir da metade do século XVIII, evidenciaram a natureza elétrica da transmissão de sinais no sistema nervoso. O problema residia no fato de que, pelo conhecimento da época, o sistema nervoso precisaria funcionar como um "circuito" interconectado, o que foi demonstrado não ser o caso, com a descoberta dos neurônios. Não se conheciam mecanismos que permitissem ao sinal elétrico "saltar", de modo eficiente, de um neurônio a outro. Charles Sherrington, em 1906, estudando arcos reflexos, cunhou o termo "sinapse" para designar as "fendas" adjacentes que ligariam os neurônios. Embora na época tais estruturas não fossem visíveis, os experimentos desenvolvidos por Sherrington permitiram que ele estabelecesse certos princípios para a transmissão sináptica: 1) sinais elétricos só passariam na sinapse em uma direção; 2) existe uma latência constante (de cerca de 0,5 ms) entre a chegada do sinal à sinapse e sua passagem para a célula adjacente; 3) impulsos que chegam a uma sinapse nem sempre são reproduzidos da mesma forma no neurônio sucessivo; 4) a chegada de um impulso à sinapse pode resultar tanto na estimulação quanto na inibição da célula adjacente. Na mesma época, pesquisadores como John Langley, Thomas Elliot, Henry Dale e T. J. Lewandowski observaram que extratos de adrenais ou de certas plantas mimetizavam os efeitos da estimulação de nervos autonômicos. O experimento crucial, no entanto, para o estabelecimento da ideia sobre a natureza química da transmissão de sinais pela sinapse foi realizado em 1921, por Otto Loewi. Já era sabido que a estimulação do nervo vago do coração isolado, mantido em condições artificiais (*in vitro*), produzia diminuição da frequência cardíaca. Loewi demonstrou que a perfusão de um segundo coração isolado, com o líquido de perfusão que havia passado pelo coração, cujo vago havia sido estimulado, produzia igual diminuição da frequência dos batimentos cardíacos do segundo coração. Esse resultado indicava que o nervo vago liberava uma substância no líquido de perfusão responsável pelo efeito bradicárdico. Esta foi chamada por Loewi de "substância vagal" (do alemão Vagusstoff), posteriormente identificada como a acetilcolina.

Quadro 4.2 — Estrutura das sinapses químicas e o processo de exocitose

As sinapses químicas são formadas por dilatações nos terminais nervosos chamadas botões sinápticos. A membrana pré-sináptica do botão é separada da membrana pós-sináptica pela fenda sináptica (Figura 4.5). Os botões sinápticos podem fazer contato com todas as partes da célula nervosa. Nos dendritos, porém, muitas das aferências sinápticas ocorrem com pequenas projeções da porção principal do dendrito, chamadas de espinhos dendríticos. Existem, ainda, sinapses ditas *en passage* (de passagem), caracterizadas pela presença de inúmeras varicosidades ou dilatações ao longo de axônios finos, capazes de liberar o neurotransmissor sobre amplas áreas. Esse tipo de sinapse é comum no sistema nervoso autônomo, mas também ocorre no sistema nervoso central, particularmente em vias monoaminérgicas.

No terminal pré-sináptico, existem organelas especializadas, ligadas à membrana, chamadas vesículas sinápticas, que contêm em seu interior um *quanta* de neurotransmissores. Quando um potencial de ação chega ao terminal pré-sináptico, abre canais de cálcio voltagem-dependentes, produzindo um rápido influxo de cálcio. A consequente elevação da concentração intracelular de cálcio permite a fusão de vesículas sinápticas à membrana celular pré-sináptica, liberando seu conteúdo na fenda sináptica, processo que é chamado de exocitose. Enquanto a exocitose ocorre em vesículas que se encontram próximo à membrana pré-sináptica, outras mais distantes movem-se em direção à membrana, tornando-se passíveis de exocitose.

Graças aos avanços na área de Biologia Molecular, o conhecimento sobre os mecanismos bioquí-

(Continua)

Quadro 4.2   Estrutura das sinapses químicas e o processo de exocitose (*Continuação*)

micos envolvidos no processo de exocitose vem apresentando grande progresso nos últimos anos. Mais de 100 proteínas envolvidas nesse processo foram identificadas, entre as quais se destacam as SNARE, grupo de proteínas envolvidas no ancoramento ou, mais provavelmente, na fusão das vesículas à membrana pré-sináptica. Incluem a sinaptobrevina (também conhecida como proteína de membrana associada à vesícula, ou VAMP), a sintaxina e a proteína associada ao sinaptossoma de 25 KDa (SNAP-25). Ainda, foram identificadas proteínas responsáveis pela dissociação da vesícula da membrana pré-sináptica, para que possam iniciar um novo ciclo de exocitose. Elas incluem o fator sensível N-etilmaleimida (NSF) e as proteínas ligadas ao NSF solúvel (SNAPs). Muitas toxinas atuam prejudicando a função das proteínas sinápticas, entre elas a botulínica, a tetânica e a da aranha viúva-negra. Outro componente importante nesse processo é a sinaptotagmina, uma proteína de 65 kDa que parece ser o principal sensor do influxo de cálcio que desencadeará o processo de exocitose. Além dessas, merecem destaque algumas outras proteínas, como as RIM, a Rab3a e as sinapsinas. O reprocessamento das vesículas após a fusão com a membrana celular pré-sináptica e a exocitose ocorre via endocitose mediada por uma proteína chamada clatrina. O processo também parece envolver a sinaptotagmina.

Neurotransmissores assim liberados podem se ligar a receptores específicos, localizados pós ou pré-sinapticamente. Os receptores pré-sinápticos podem alterar a síntese e a liberação do neurotransmissor, constituindo-se em um mecanismo de autorregulação. A atuação do neurotransmissor em receptores localizados na membrana pós-sináptica altera suas propriedades elétricas, facilitando ou dificultando a geração do potencial de ação. Em sinapses nas quais o neurotransmissor despolariza a membrana pós-sináptica, é gerado um potencial pós-sináptico excitatório (PPSE). Embora um PPSE, isoladamente, não consiga gerar um potencial de ação, a somação de vários PPSE – temporal, espacial ou funcional (isto é, com outro neurotransmissor que altere as propriedades funcionais do neurônio sem alterar o potencial de repouso) – pode promover a geração de um potencial de ação propagado (ver Figura 4.3), caso no qual a sinapse é dita excitatória. Existem muitas situações, no entanto, em que o neurotransmissor reduz a possibilidade de geração de potencial de ação no neurônio pós-sináptico, por exemplo, quando o neurotransmissor promove hiperpolarização da membrana pós-sináptica, situação que leva o nome de sinapses inibitórias. Embora tal tipo de inibição seja o mais frequente no SNC, existem também mecanismos inibitórios pré-sinápticos, exercidos por sinapses axo-axonais, nas quais botões pré-sinápticos fazem contatos com um botão pós-sináptico, que, por sua vez, faz contato com os dendritos do neurônio subsequente. A estimulação do neurônio pré-sináptico resulta na redução na liberação de neurotransmissor do botão pós-sináptico, fenômeno este chamado "inibição pré-sináptica". Dois mecanismos foram propostos para explicar essa inibição: 1) abertura de canais de cloreto, hiperpolarizando a membrana neuronal; e 2) influência direta nos canais de cálcio do terminal.

É possível ocorrer também facilitação pré-sináptica, por neurotransmissores que aumentam a concentração de cálcio no terminal. Isso pode ocorrer, por exemplo, pelo fechamento de canais de potássio, o que prolonga o potencial de ação, promovendo maior influxo de cálcio.

Os neurotransmissores são rapidamente removidos da fenda sináptica, seja por difusão passiva, seja por mecanismos especializados de metabolismo e de captação, existentes tanto em neurônios quanto em células gliais.

Evolução do conceito de sinapse: bi, tri ou quadripartite?

A ideia de que apenas neurônios participam das sinapses, a clássica sinapse bipartite, tem sido questionada desde o início da década de 1990. Sabe-se, por exemplo, que astrócitos estão envolvidos ativamente nessa comunicação. Sinapses não transmitem informações apenas entre

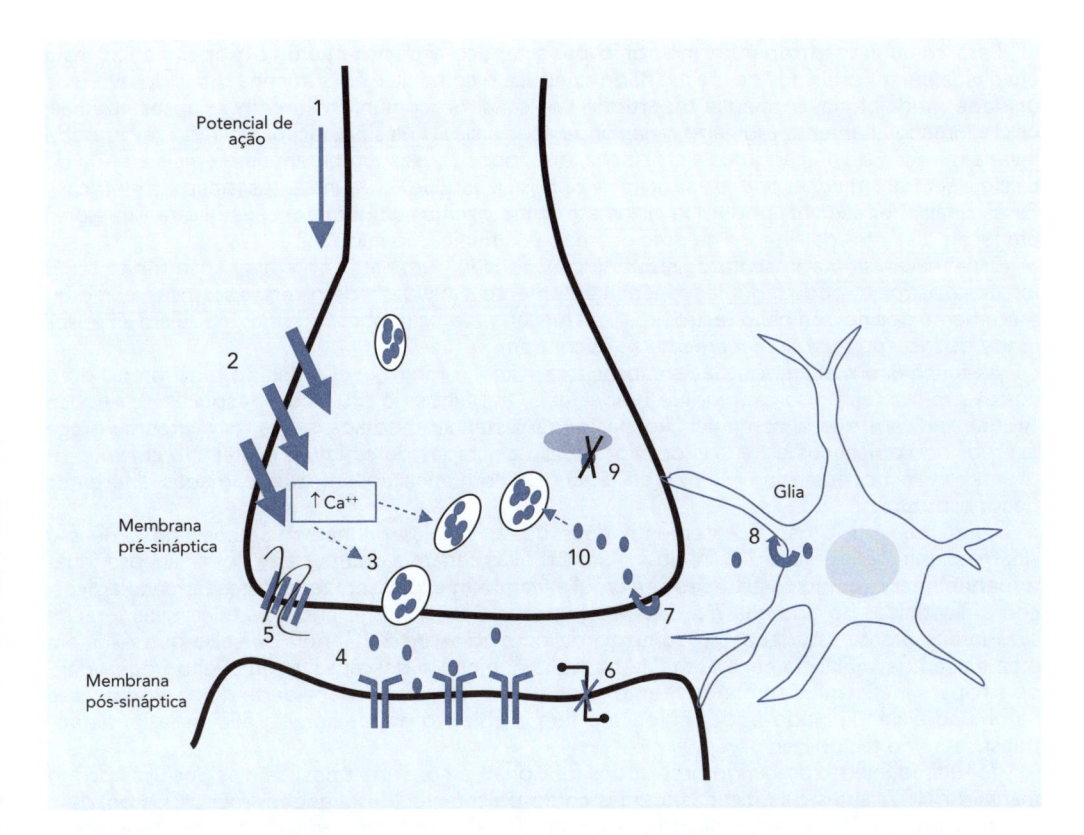

Figura 4.5 | Etapas na transmissão sináptica. A chegada do potencial de ação (PA) (1) abre canais de Ca^{++} (2). A elevação da concentração de Ca^{++} no terminal aumenta a probabilidade de fusão da vesícula sináptica com a membrana pré-sináptica (3), com consequente liberação do neurotransmissor na fenda sináptica. Neste local, o neurotransmissor poderá atuar em receptores pós (4) ou pré-sinápticos (5) e será removido da fenda por difusão passiva seguida de metabolização (6) e/ou recaptação pelo próprio neurônio (7) ou células da glia (8). No citoplasma, o neurotransmissor pode ser metabolizado (9) ou recaptado pela vesícula (10). Todas essas etapas são sensíveis a psicofármacos. Outros locais de ação de drogas incluem os microtúbulos, responsáveis pelo transporte retrógrado e anterógrado de substâncias entre o corpo celular e os terminais, enzimas e outros elementos envolvidos na síntese do neurotransmissor, organelas citoplasmáticas responsáveis pela manutenção e por alterações de longo prazo da atividade sináptica, além de receptores situados em células adjacentes, que participam do controle da atividade sináptica.

neurônios, mas também a astrócitos adjacentes. Por meio de seus prolongamentos, essas células podem detectar a atividade sináptica pela presença de receptores farmacológicos, como os receptores metabotrópico de glutamato do tipo 5 (mGLUR5), canabinoide do tipo 1, GABA do tipo B etc. Os astrócitos podem regular a eficácia das sinapses e a excitabilidade neuronal por meio de muitos mecanismos, entre eles a liberação dos chamados gliotransmissores, que serão abordados mais adiante.

Essa comunicação tripartite (neurônio pré-sináptico-astrócito-neurônio pós-sináptico) está envolvida em mecanismos de plasticidade sináptica e comunicação autócrina. Mais do que uma unidade modulatória, a sinapse tripartite é um canal de comunicação com sinapses vizinhas, um fenômeno altamente regulado pelas ondas de cálcio. Uma sinalização inicial de cálcio pode levar à ativação de mecanismos astrocíticos, que, por sua vez, aumentam ainda mais a onda de cálcio a ser transmitida a outros astrócitos vizinhos via junções comunicantes (sinapses elétricas). Esses sinais, por sua vez, podem levar os astrócitos vizinhos a liberarem seus gliotransmissores em locais distantes da sinapse na qual ocorreu a comunicação inicial.

Esse mecanismo apresenta dois outros conceitos importantes sobre a sinapse tripartite: 1) um único astrócito pode modular concomitantemente a atividade de diversas sinapses; e 2) diferentemente dos neurônios, os astrócitos têm função heterosináptica, ou seja, modulam sinapses longe do local no qual primariamente se encontram.

As funções e a eficiência das sinapses tripartites já foram estudadas no hipocampo e no córtex pré-frontal, por exemplo. No hipocampo, trabalhos do grupo do pesquisador Alfonso Araque indicam que a comunicação de longa distância mediada pelos astrócitos favorece eventos neuroplásticos em áreas do hipocampo afastadas do estímulo inicial. No córtex pré--frontal, os astrócitos aumentam a eficiência da comunicação entre as camadas diferentes dessa estrutura.

Além dos astrócitos, recentemente duas outras células ganharam funções no processo sináptico: micróglias e polidendrócitos. As micróglias seriam a quarta parte nessa sinapse (quadripartite). Assim como os astrócitos, micróglias também expressam receptores farmacológicos, como nicotínicos do tipo alfa 7 e canabinoides dos tipos 1 e 2. Embora as micróglias tenham sido intensamente estudadas no contexto de patologias do SNC, hoje se sabe que exercem uma função de vigilância constante ("a micróglia que nunca descansa"), removendo ou podando sinapses ineficientes sem, no entanto, modificar a função e a viabilidade do neurônio. Esse fenômeno é denominado poda sináptica e tem o objetivo de melhorar a eficiência da neurotransmissão no tecido nervoso.

Por último, ainda carecendo de estudos funcionais e confirmatórios, células positivas para o marcador NG2, antes classificadas apenas como precursores de oligodendrócitos, os polidendrócitos, poderiam compor a quinta parte na modulação e no funcionamento das sinapses, a sinapse pentapartite (Figura 4.6).

Neurotransmissores

Os seguintes critérios foram classicamente utilizados na identificação de neurotransmissores: 1) a substância deve estar presente no neurônio pré-sináptico; 2) a substância deve ser liberada em resposta à despolarização pré-sináptica, e a liberação deve ser dependente de cálcio; 3) receptores específicos para a substância devem existir na membrana pós-sináptica.

Aplicando-se esses critérios, têm sido caracterizados diversos neurotransmissores (Tabelas 4.1 e 4.2). Além disso, os mecanismos envolvidos na síntese, armazenagem, liberação e destruição dessas substâncias também vêm sendo estudados (Quadro 4.3). No entanto, existem na literatura termos adicionais para substâncias envolvidas na transmissão de sinais entre neurônios, como **neuromoduladores** e **neuro-hormônios**. Os primeiros são substâncias que não têm atividade própria, apresentando apenas efeitos na vigência de atividade sináptica e que podem exercer ação modulatória tanto pré quanto pós-sináptica. Já os neuro--hormônios apresentam atividade própria e podem ser liberados tanto de células neuronais quanto de não neuronais. Além disso, devem deslocar-se para atuar em locais distantes dos sítios de liberação. Na prática, todos esses termos muitas vezes se confundem, já que um grande número de neuromoduladores produz alterações na condutância da membrana sináptica, e não há unanimidade sobre a distância que uma substância deve percorrer para passar a ser considerada neuro-hormônio, em vez de neurotransmissor. Nas últimas décadas, novos transmissores que não obedecem aos critérios clássicos foram descobertos e denominados atípicos ou não convencionais.

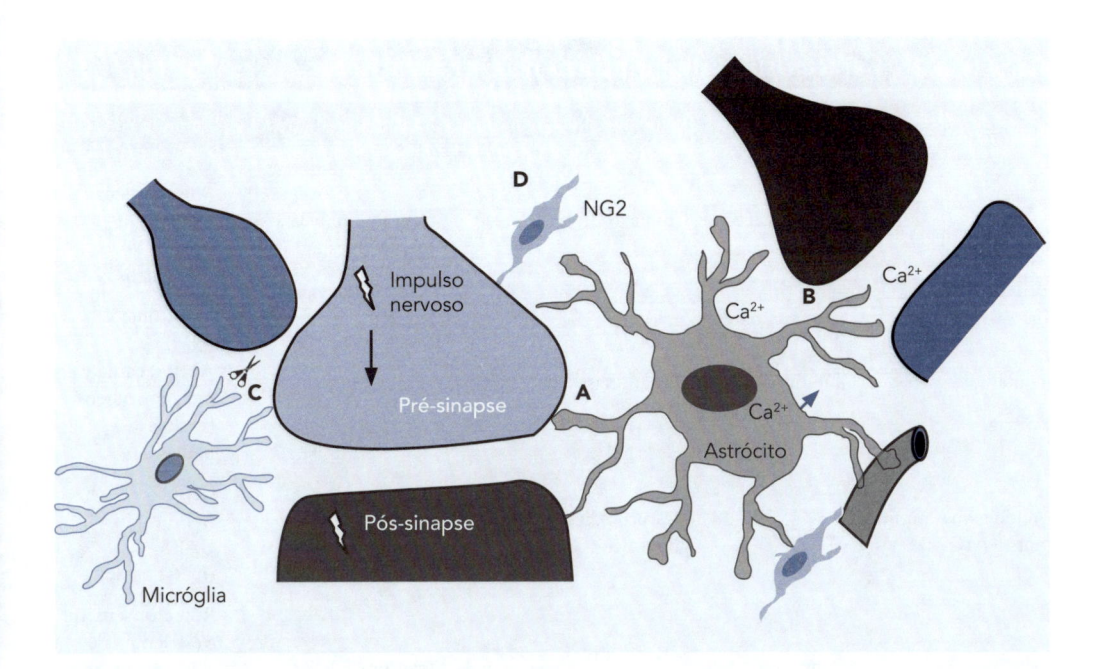

Figura 4.6 | Sinapse tri e, possivelmente, quadri ou pentapartite. No modelo tripartite, astrócitos participam ativamente da transmissão sináptica, auxiliando na transmissão da informação para neurônios (A) e formando heterosinapses (B). Nesse cenário, as micróglias participariam dos fenômenos de poda sináptica, melhorando a eficiência da neurotransmissão (C). Essa neurotransmissão envolveria, ainda, a participação de polidendrócitos, cujas funções sinápticas ainda não estão totalmente definidas (D).

Tabela 4.1	Principais neurotransmissores
1. Pequenas moléculas	• Acetilcolina • Aminoácidos: glutamato, aspartato, GABA, glicina • Catecolaminas: dopamina, noradrenalina, adrenalina • Indolaminas: serotonina • Imidazolaminas: histamina • Purinas: ATP
2. Peptídeos	São em grande número, talvez mais de 100. Entre os mais bem caracterizados, há: encefalinas, endorfinas, substância-P, colecistocinina (CCK), hormônio liberador de corticotrofina (CRH), neuropeptídeo-Y, neurotensina, somatostatina, ocitocina, vasopressina, hormônio liberador de hormônio luteinizante (LHRH), orexina e galamina

Tabela 4.2   Características dos principais neurotransmissores

Neurotransmissor	Moléculas precursoras	Principais mecanismos de síntese (passo-limitante)	Mecanismo de remoção da fenda sináptica	Principais receptores
Acetilcolina	Colina + acetil CoA	Colina acetil transferase (CAT)	Degradação pela acetilcolinesterase	Muscarínicos $(M_1, M_2, M_3, M_4$ e $M_5)$, nicotínicos
Glutamato	Glutamina	Glutaminase	Transportador	Ionotrópicos (NMDA, AMPA, cainato) metabotrópicos $(mgluR_1$ a $mgluR_8)$
Ácido gama-amino-butírico (GABA)	Glutamina	Descarboxilase do ácido glutâmico (GAD)	Transportador	$GABA_A$ e $GABA_C$ (ionotrópicos), $GABA_B$ (metabotrópico)
Glicina	Serina	Serina hidroxi-metiltransferase	Transportador	Receptor sensível à estricnina e sítio modulador de receptor NMDA
Catecolaminas Dopamina Noradrenalina Adrenalina	Tirosina	Tirosina hidroxilase	Transportador; degradação pelas enzimas monoaminoxidase (MAO) e catecol-O-metil-transferase (COMT)	Dopamina: famílias D_1 $(D_1$ e $D_5)$ e D_2 $(D_{2s}, D_{2l}, D_3$ e $D_4)$ noradrenalina e adrenalina: $\alpha1$, $\alpha2$; $\beta1$, $\beta2$
Serotonina (5-HT)	Triptofano	Triptofano hidroxilase	Transportador e degradação pela MAO	$5\text{-}HT_{1(A,B,D,E)}$, $5\text{-}HT_{2(A,B,C)}$, $5\text{-}HT_3$, $5\text{-}HT_4$, $5\text{-}HT_5$, $5\text{-}HT_6$, $5\text{-}HT_7$
Histamina	Histidina	Histidina descarboxilase	Transportador	H_1, H_2, H_3
Adenosina trifosfato (ATP)	ADP	Fosforilação oxidativa mitocondrial, glicólise	Hidrólise a AMP e adenosina	P_1, P_2
Neuropeptídeos	Aminoácidos	Síntese e transporte	Diversas proteases	
Hormônio liberador da corticotrofina (CRH)				CRH_1, CRH_2
Neuropeptídeo Y (NPY)				NPY_1 a NPY_6
Bradicinina				B_1 e B_2

(Continua)

Tabela 4.2	Características dos principais neurotransmissores (*Continuação*)				
Neurotransmissor	Moléculas precursoras	Principais mecanismos de síntese (passo-limitante)	Mecanismo de remoção da fenda sináptica	Principais receptores
Colecistocinina (CCK)				$CCK_{A\,(ou\,1)}$, $CCK_{B\,(ou\,2)}$
Orexinas				Ox_1, Ox_2
Opioides				μ, κ, δ
Galamina				Gal_1, Gal_2, Gal_3
MCH				MC_1 a MC_5
Neurotensina				NT_1, NT_2, NT_3
Oxitocina				OT
Somatostatina				SST_1 a SST_5
Taquicininas (substância P)				NK_1, NK_2, NK_3
TRH				TRHR
VIP, PACAP				$VPAC_1$, $VPAC_2$, PAC_1
Vasopressina				V_{1a}, V_{1b}, V_2

Quadro 4.3 — Síntese, liberação e remoção de neurotransmissores

Em geral, neurotransmissores constituídos de pequenas moléculas são sintetizados no próprio terminal pré-sináptico por enzimas, levadas para essa região por transporte axonal lento (velocidade aproximada de 0,5 a 5,0 mm/dia). As moléculas precursoras são captadas ativamente pelo terminal. Após a síntese, os neurotransmissores são armazenados em vesículas, em geral pequenas (40 a 60 nm de diâmetro), embora parte das aminas biogênicas seja armazenada em vesículas maiores (60 a 120 nm). Já a síntese de neurotransmissores peptídeos envolve a formação de moléculas precursoras (pré-propeptídeos) no retículo endoplasmático rugoso, situado no corpo celular. Depois, parte da molécula é removida e o propeptídeo resultante vai ao aparelho de Golgi, onde é "empacotado" em vesículas relativamente grandes (90 a 250 nm); nelas, dá-se o processamento final do peptídeo. As vesículas devem, então, ser transportadas até o terminal sináptico, por um mecanismo chamado de transporte axonal rápido (velocidade aproximada de 400 mm/dia).

A liberação dos diferentes neurotransmissores, embora semelhante e dependente de cálcio, tem cinética diferente, com as pequenas moléculas sendo liberadas mais rapidamente que os peptídeos. Isso ocorre porque as vesículas contendo aqueles neurotransmissores estão mais próximas à membrana pré-sináptica. Tal fato pode ter importância funcional, já que neurônios podem liberar mais de um neurotransmissor, os chamados cotransmissores. Diferentes localizações das vesículas podem resultar na liberação preferencial de um deles. Nesse caso, tem-se mostrado que a estimulação de baixa frequência do terminal pré-sináptico libera pequenas moléculas, enquanto frequências maiores causam liberação adicional de neuropeptídeos.

A remoção de neurotransmissores da fenda sináptica sempre envolve difusão, em combinação com recaptação pelo terminal sináptico ou células gliais vizinhas, e/ou degradação enzimática (Figura 4.5).

Neuromoduladores ou neurotransmissores não convencionais

Óxido nítrico, monóxido de carbono e sulfeto de hidrogênio

Robert Furchgott e John Zawadzki observaram, em 1980, que a estimulação do endotélio liberava uma substância capaz de relaxar a musculatura lisa dos vasos sanguíneos. Tal substância foi denominada fator de relaxamento vascular derivado do endotélio (EDRF) e, mais tarde, identificada pelos grupos liderados por Louis Ignarro e Salvador Moncada como o **óxido nítrico** (NO). Posteriormente, reconheceu-se que esse gás também poderia ter papel de mensageiro celular em vários sistemas biológicos, incluindo o SNC (Quadro 4.4), graças ao trabalho do grupo liderado por John Garthwaite. No entanto, ele se diferencia em muitos aspectos dos neurotransmissores clássicos descritos anteriormente. Não é estocado em vesículas, sendo formado no momento da liberação, a qual não envolve exocitose, e sim difusão pelas membranas celulares, com atuação no interior de neurônios vizinhos. Pode até mesmo influenciar o neurônio pré-sináptico, colocando em xeque a noção clássica de que a neurotransmissão química é sempre unidirecional. Tem-se sugerido que o NO participa da regulação de diversas funções cerebrais, como aprendizado e memória, comportamento emocional, regulação do processamento de estímulos dolorosos, além de ter papel importante na neurotoxicidade e na fisiopatologia da epilepsia. Mais recentemente, sugeriu-se que outros dois gases, o monóxido de carbono (CO) e o sulfeto de hidrogênio (H_2S), desempenhariam papel semelhante ao do NO no SNC.

Quadro 4.4	Óxido nítrico no SNC

O NO é formado a partir da l-arginina após ativação da enzima sintase do óxido nítrico (NOS). Foram descritos três tipos de NOS: NOS-I, enzima constitutiva de localização neuronial; NOS-II, enzima cuja síntese é induzida em células de defesa, como macrófagos, perante diferentes estímulos; NOS-III, enzima constitutiva localizada principalmente no leito vascular, envolvida na regulação do tônus vascular. A NOS-I depende da calmodulina (proteína citoplasmática com grande afinidade pelo cálcio) para sua ativação. Trabalhos originais realizados por John Garthwaite e colaboradores na Inglaterra mostraram que a formação do NO está intimamente associada à neurotransmissão glutamatérgica mediada por receptores NMDA no sistema nervoso central (SNC). A ativação desses receptores causa influxo significativo de íons cálcio, os quais, ligando-se à calmodulina, ativam a NOS-I que se localiza próxima ao receptor NMDA pela ação de uma proteína PSD-95 (Figura 4.7). O NO assim formado pode atuar intracelularmente, por exemplo, ativando a guanilatociclase e aumentando a formação de GMP-cíclico, interferindo no próprio receptor NMDA, ou formando compostos intermediários, como superóxidos, que podem ser tóxicos para a célula. Pode também difundir-se e atuar em células vizinhas, promovendo, por exemplo, aumento da liberação de glutamato. Devido a este último efeito, o NO tem sido conceituado como "mensageiro retrógrado". O principal mecanismo de ação do NO parece ser mesmo a ativação da guanilatociclase solúvel, e alguns autores propõem que ela seja o "receptor" do NO. Como o GMP-cíclico é degradado por fosfodiesterases, inibidores dessa enzima têm sido empregados para potencializar os efeitos do NO. As drogas existentes até o momento, no entanto, são empregadas para problemas periféricos envolvendo o NOS-III, como a disfunção erétil no caso do sidenafil.

Técnicas histoquímicas (a NOS apresenta atividade diaforásica, que pode ser localizada por técnica própria; ver Capítulo 2) e a hibridização *in situ* somada à imuno-histoquímica mostram que a NOS-I tem distribuição ampla no SNC, porém com características regionais específicas, como é de esperar de uma enzima de síntese de um neurotransmissor.

Endocanabinoides

Estudos de ligante marcado realizados ao final da década de 1980 indicaram que os efeitos psicoativos do delta-9-tetra-hidro-canabinol, o principal canabinoide presente nas várias preparações da *Cannabis sativa*, decorriam de interações com sítios de ligação específicos localizados no SNC. Pouco tempo depois, esses sítios foram clonados e denominados receptores CB1. Sua distribuição central – acham-se concentrados em áreas como os gânglios da base, o córtex cerebral, o hipocampo e outras regiões límbicas – está em consonância com os efeitos descritos dos preparados da *Cannabis*. Um segundo subtipo, localizado predominantemente na periferia, embora também presente no SNC, foi chamado de CB2. Ambos pertencem à superfamília dos receptores acoplados a proteínas G (os receptores CB1 são os mais abundantes dessa superfamília presentes no SNC), sendo acoplados a uma proteína G_i. Ao serem ativados, portanto, inibem a atividade da enzima adenilato-ciclase, reduzindo a formação de AMPc. Eles também podem aumentar a condutância de canais de potássio e inibir canais de cálcio. Como os receptores CB1 estão geralmente presentes em terminais pré-sinápticos, costumam atuar modulando a atividade neuronal e inibindo a liberação de outros neurotransmissores.

A descoberta desses receptores resultou em uma procura intensa pelos possíveis ligantes endógenos. Trabalhos realizados por Willian Devane, Roger Pertwee, Raphael Mechoulam e colaboradores, no início da década de 1990, verificaram que esses ligantes tinham uma natureza lipofílica e identificaram a etanolamina do ácido araquidônico como o primeiro "endocanabinoide", denominando-o de **anandamida** (de "ananda", palavra oriunda do sânscrito que significa felicidade serena). Posteriormente, outro endocanabinoide foi identificado, o **2-araquidonoil-glicerol** (2-AG). Além desses, vários outros candidatos a endocanabinoides têm sido propostos, como a N-araquidonoil-dopamina, o 2-araquidonoil-gliceril éter (noladina) e a O-araquidonoil-etanolamina (virodamina), sintetizados a partir de fosfolípides de membrana, sendo o fator desencadeante o influxo de cálcio secundário à despolarização neuronial. Como o NO, não são armazenados em vesículas sinápticas, possivelmente logo se difundindo para o meio extracelular, ou seja, o passo limitante para o início da ação dos endocanabinoides é a própria síntese, e não a liberação vesicular (são sintetizados "sob demanda"). Além disso, podem se originar em neurônios pós-sinápticos e agir em terminações pré-sinápticas, exercendo uma ação do tipo retrógrada (Figura 4.7). A anandamida parece originar-se da hidrólise do fosfolipídio N-araquidonoil-fosfatidil-etanolamida, por um processo catalisado por uma enzima da família da fosfolipase-D, enquanto a síntese do 2-AG pode decorrer de vários mecanismos. Além de ativar receptores CB1, a anandamida (mas não o 2-AG) pode atuar em **receptores vaniloides de tipo TRPV1** (*transient receptor potential vanilloid type 1*), os quais são canais iônicos inicialmente descobertos como receptores "órfãos", ou seja, sem ligantes endógenos conhecidos. São o local de ação da capsaicina, a substância pungente presente em certas espécies de pimenta. A interação da anandamida com tais receptores costuma facilitar a liberação de glutamato, efeito oposto àquele observado após sua interação com receptores CB1. Pelo fato de ter sido a primeira substância endógena conhecida a interagir com os receptores TRPV1, alguns pesquisadores a têm classificado como um "endovaniloide", além de endocanabinoide. As implicações dessa interação complexa da anandamida com receptores CB1 e TRPV1 vêm sendo alvo de intensa investigação.

Além dos endocanabinoides lipídicos, ligantes peptídicos foram encontrados. A hemopressina, um fragmento da alfa-hemoglobina, apresenta resíduos capazes de modular a atividade do receptor CB1. Em condições fisiológicas, o resíduo RVD-hemopressina (pepcan-12), único encontrado endogenamente, atua como modulador alostérico negativo do receptor CB1. Por sua vez, os fragmentos longos (considerados artefatos de extração- RVD-Hpα e VD-Hpα) atuariam como agonistas dos receptores CB1.

Novos potenciais alvos terapêuticos que interfeririam no sistema endocanabinoide vêm sendo intensamente buscados nos últimos anos, como, em destaque, os receptores CB1 e CB2, e as principais enzimas de degradação da anandamida (a FAAH, hidrolase de amidas de ácidos graxos) e do 2-AG (a monoacil-glicerol lipase, MAGL). O rimonabant, um antagonista/agonista parcial de receptores CB1, foi introduzido originalmente como um inibidor do apetite, no entanto precisou ser retirado do mercado devido à produção de depressão e ansiedade. Por vez, o canabidiol, um canabinoide natural não psicotomimético que, entre outros efeitos, poderia inibir a FAAH, tem mostrado potencial terapêutico para diversos transtornos neuropsiquiátricos em estudos pré-clínicos e ensaios clínicos preliminares.

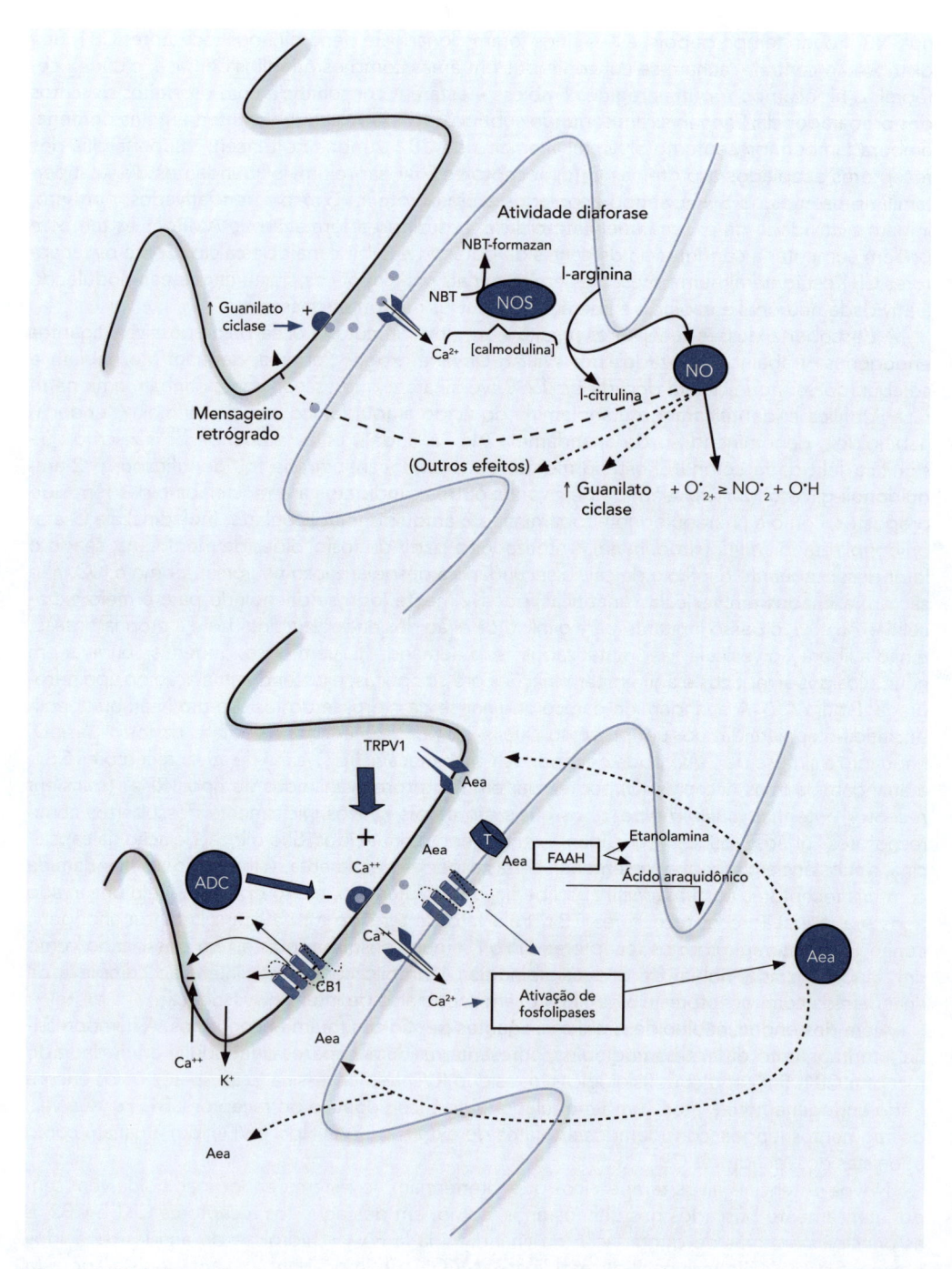

Figura 4.7 | Exemplo de neuromoduladores ou neurotransmissores atípicos: óxido nítrico (NO) e anandamida (Aea).

ADC: adenilato ciclase; CB1: receptores canabinoides de tipo 1; FAAH: hidrolase de amidas de ácidos graxos (*fatty acid amide hydrolase*); MAGL: monoacil-glicerol lipase; NOS: enzima sintase do óxido nítrico; NTB: *nitroblue tetrazole*; TRPV1: *transient receptor potential vanilloid type 1*.

Fatores neurotróficos

Trata-se de um grupo heterogêneo de proteínas que desempenham papel crítico na diferenciação e na sobrevivência neuronal. Embora seja constituído por diferentes classes de substâncias e seus respectivos receptores (Tabela 4.3), tem mecanismos de síntese, liberação e término de ação complexos, porém semelhantes. Por exemplo, o **BDNF** (*brain-derived neurotrophic factor*), assim como a maior parte dos fatores neurotróficos, é traduzido a partir de múltiplos RNA mensageiros (RNAms). Apesar de cinco éxons que codificam a proteína já terem sido identificados, todos controlados por distintos promotores que geram até oito RNAms, existe apenas uma proteína madura de BDNF. Sua secreção também inclui mecanismos atípicos, envolvendo tanto a via constitutiva (geralmente não ativada por estimulação extracelular e empregada para a secreção de componentes de membrana, moléculas virais e da matriz extracelular) quanto pela via regulada, envolvendo grânulos secretores que contêm cromogranina. Tanto o BNDF quanto o NGF (*nerve growth factor*) são constitucionalmente secretados pela região somatodendrítica de neurônios. No entanto, a despolarização da célula promove a liberação regulada.

Embora os fatores neurotróficos sirvam para influenciar e facilitar o desenvolvimento, a diferenciação e a sobrevivência neuronal, têm também outras funções semelhantes às dos neurotransmissores convencionais. Seus alvos são comumente pré-sinápticos em relação à célula na qual são formados, e sua expressão e liberação são reguladas por diversos sinais, apresentando especificidade regional. Além disso, regulam a atividade de outros neurônios, interagindo com receptores específicos e causando alterações complexas em vias de sinalização celular. Evidências obtidas nas últimas décadas indicam que esses fatores podem estar envolvidos com transtornos psiquiátricos de humor e ansiedade e com os mecanismos do efeito terapêutico de drogas como antidepressivos e estabilizadores do humor.

A maior parte das vias de sinalização dos fatores neurotróficos envolve a ativação de tirosina quinases e a consequente regulação de cascatas de fosforilação proteica (ver Capítulo 1). Entre essas cascatas, as mais bem caracterizadas até o momento são as ativadas por neurotrofinas, como o BDNF. Ao se ligarem aos seus receptores de membrana, chamados Trk, elas promovem a dimerização, a autofosforilação e o aparecimento de atividade tirosina quinase intrínseca. A partir de então, várias vias celulares principais podem ser ativadas, sobretudo:

- Subfamília de MAP-quinases Ras-Raf-ERK. As MAP-quinases (de *mitogen-activated-protein kinases*) – uma família de proteína quinases cuja função e regulação foram preservadas ao longo da evolução. Controlam muitas funções celulares importantes, incluindo expressão gênica, mitose, metabolismo e morte celular programada. São parte de um sistema de fosforilação composto de três quinases ativadas em sequência. O receptor Trk fosforilado se associará a outras proteínas, como a Grb2, Shc e Sos, para ativar a proteína G Ras, a qual ativa uma proteína serina-treonina quinase chamada Raf. O Raf fosforila e ativa uma MAP-quinase-quinase (MEK), a qual fosforilará e ativará outra MAP-quinase, chamada ERK. Esta última, por sua vez, modificará, via fosforilação, a função de outras proteínas-alvo.

- Fosfolipase Cγ – os receptores Trks fosforilados são atraídos por sítios de homologia src (SH2) e fosforilam a fosfolipase Cγ, ativando-a.

- IRS-PI3-quinase-Akt – utilizando proteínas substrato do receptor de insulina (IRS) como ligação, ativam a fosfotidil-inositol-3-quinase.

- Outras tirosinas quinases citoplasmáticas (Figura 4.8).

Tabela 4.3	Fatores neurotróficos no sistema nervoso central
Neurotrofinas	Fator neurotrófico derivado do nervo (BDNF)
	Fator de crescimento do nervo (NGF)
	Neurotrofina-3 (NT-3)
	Neurotrofina-4 (NT-4)
Família do fator neurotrófico derivado da glia (GDNF)	GDNF
	Neurturina
	Persefina
Família do fator beta de crescimento de tumor (TGF β)	TGF β 1-3
	Proteínas morfogenéticas de osso (BMP)
	Miostatina
	Sonic hedgehog
Família da insulina	Insulina
	Fator-I de crescimento tipo insulina (IGF-I)
	Fator-II de crescimento tipo insulina (IGF-II)
Família do fator de crescimento de fibroblasto (FGF)	FGF (ácido)
	FGF (básico)
Família do fator de crescimento epidermal (EGF)	Atividade indutora do receptor de acetilcolina (ARIA)
	Anfiregulina
	EGF
	Heregulina
	TGT
Citocinas	Fator neurotrófico ciliar (CIF), fator inibitório de leucemia (LIF), cardiotrofina, interleucina-6 (IL-6) (receptor ligado a gp 130)
	Fator estimulador de colônia de granulócito (G-CSF)
	IL-2, IL-4, outras (receptor CD132)
	IL-3, IL-5, outros (receptor CD131)
	Leptina (receptor OB)

Citocinas

Constituem um grupo adicional de proteínas que atuam como mensageiros químicos promovendo a comunicação celular. Classicamente, esses peptídeos são sintetizados por leucócitos e participam ativamente da resposta imune. Entretanto, sabe-se que diferentes tipos celulares podem produzir essas substâncias, com inúmeras atividades biológicas, incluindo a regulação do crescimento e da proliferação celular, reparo tecidual, secreção hormonal e hematopoiese. Além disso, por apresentarem características pleiotrópicas (capacidade de atuarem em diferentes células induzindo respostas distintas) e uma redundância funcional (diferentes citocinas podem induzir a mesma resposta celular), constituem-se em um mecanismo regulatório complexo, ainda mais porque uma citocina pode modular a produção e a atividade de inúmeras outras.

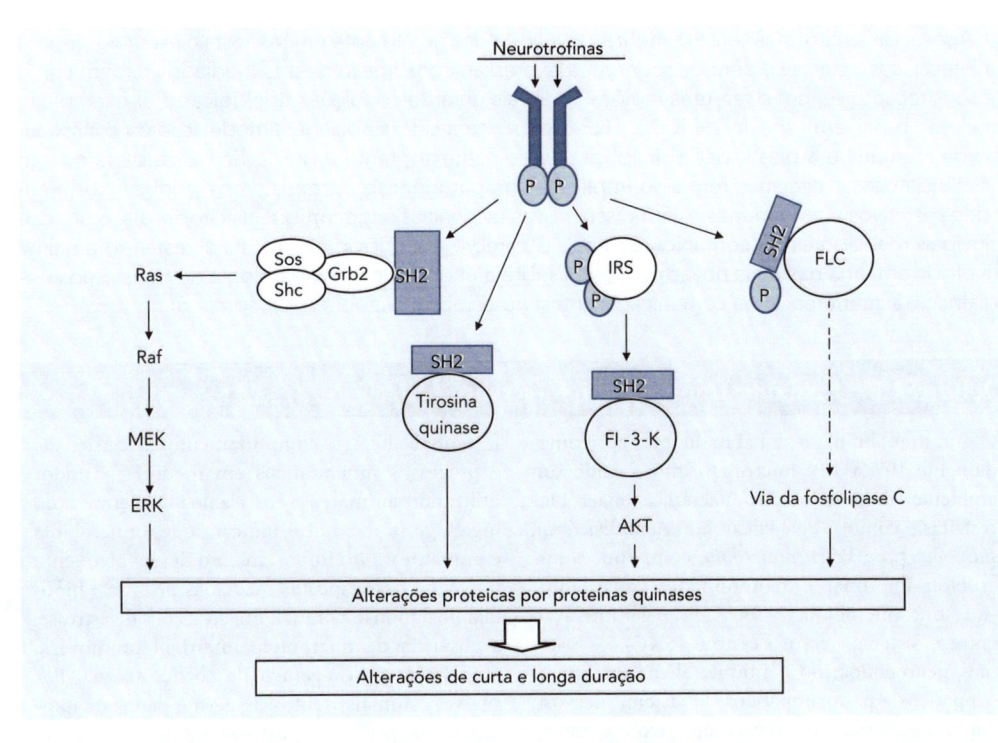

Figura 4.8 | Vias moleculares envolvidas na ação de neurotrofinas (ver texto para descrição).
Fonte: Baseada em Nestler et al., 2009.

O SNC sempre foi considerado um sítio "imunoprivilegiado", em especial por não apresentar um sistema linfático e pela presença da barreira hematoencefálica, não desenvolvendo, portanto, uma resposta inflamatória clássica. Entretanto, mais recentemente, esse conceito tem sido refutado pela demonstração da presença no SNC de um sistema linfático ativo e de sinais inflamatórios que incluem a ativação de micróglias e a produção de citocinas em regiões cerebrais específicas. Atualmente, é amplamente aceito que mediadores inflamatórios, em especial as citocinas, desempenham um papel fundamental na interação entre o SNC e o imunológico.

Durante condições de natureza infecciosa ou não infecciosas, as citocinas produzidas por leucócitos circulantes são capazes de sinalizar ao SNC as alterações sistêmicas, interferindo, portanto, no padrão de atividade cerebral. Diferentes mecanismos de sinalização têm sido propostos e incluem a estimulação de vias periféricas aferentes, em especial do nervo vago, o transporte passivo por regiões permeáveis da barreira hematoencefálica (os órgãos circunventriculares) e a ligação com receptores presentes no endotélio cerebral induzindo a produção de segundos mensageiros, como prostaglandinas e NO, que poderiam influenciar diretamente a função neuronal.

A via pela qual as citocinas produzidas na periferia enviam sinais a diferentes regiões cerebrais depende da localização do estímulo inflamatório e do estado patológico do organismo. Além de sinalizarem ao SNC mudanças periféricas, estudos têm demonstrado a produção local de citocinas por neurônios e células da glia (micróglia e astrócitos), indicando que esses mediadores inflamatórios podem atuar localmente e influenciar diretamente as funções centrais. A primeira evidência da expressão de citocinas em regiões cerebrais foi descrita em 1988 pelos pesquisadores Christopher Breder e Charles Dinarello em 1988, que demonstraram, em cérebros humanos, a imunorreatividade à citocina IL-1β em fibras nervosas localizadas em regiões hipotalâmicas.

Apesar de as citocinas serem sintetizadas e liberadas geralmente em resposta a estímulos lesivos ou infecciosos, muitas evidências sugerem a expressão constitutiva desses mediadores, bem como de seus receptores, em diferentes regiões cerebrais durante condições fisiológicas. Por exemplo, a produção basal, em especial de IL-1β, TNF-α e IL-6, tem sido associada à modulação da consolidação da memória e à plasticidade sináptica. Nesse contexto, tanto a produção exacerbada quanto a ausência dessas citocinas têm sido implicadas na patogênese de transtornos psiquiátricos, neurodegenerativos e autoimunes. Além disso, novas evidências sugerem que as citocinas são um dos principais mediadores da comunicação entre o cérebro e a microbiota intestinal, estando a última envolvida em uma das mais novas propostas sobre a etiologia e a fisiopatologia de transtornos psiquiátricos, a interferência na comunicação intestino-cérebro-microbiota (Quadro 4.5).

Quadro 4.5   Eixo intestino-microbiota-cérebro

O intestino humano é habitado por aproximadamente 10^{13} a 10^{14} microrganismos, sendo um ambiente dominado por bactérias anaeróbias restritas, como *Proteobactéria*, *Actinobacteria*, *Fusobacteria* e *Verrucomicrobia*, compondo a microbiota intestinal. O denominado eixo cérebro-intestino-microbiota é formado pela interação entre o sistema nervoso central (SNC), os sistemas neuroendócrino e imune, além dos braços simpáticos e parassimpáticos do sistema nervoso autônomo, o sistema nervoso entérico e a microbiota intestinal. Esses componentes interagem de maneira complexa e, enquanto o SNC influencia as atividades motora, sensorial e secretória intestinal, o intestino pode alterar a função cerebral, principalmente em áreas reguladoras de respostas a estressores como o hipotálamo e a amígdala. Adicionalmente, há uma importante linha de comunicação entre a microbiota intestinal e o SNC pelo nervo vago, o qual exerce um importante papel de transferência de informações da periferia para o SNC durante processos infecciosos e inflamatórios. Por exemplo, efeitos antidepressivos têm sido descritos após a estimulação do nervo vago.

Além do nervo vago, o sistema imune, representado principalmente pelas citocinas, parece integrar o eixo cérebro-intestino-microbiota. Por exemplo, o estresse altera a função da barreira intestinal, aumentando o extravasamento de conteúdo do intestino para a mucosa, o que é seguido do aumento de produção da citocinas pró-inflamatórias, como IL-1β e IL-6, as quais, por sua vez, influenciariam as funções de áreas cerebrais como o hipotálamo via nervo vago.

Hipóteses recentes vêm propondo que mudanças na composição da microbiota intestinal estariam relacionadas à gênese de transtornos psiquiátricos. Por exemplo, alguns estudos mostraram que a introdução de bactérias patogênicas na microbiota intestinal altera o comportamento de ansiedade e processos mnemônicos em roedores. Estudos utilizando animais jovens isentos de germes (do inglês, *germ free mice*) indicam que a microbiota é um fator muito importante no desenvolvimento pós-natal das respostas mediadas pelo eixo hipotálamo-hipófise-adrenal. Em situações de estresse, a ausência de microbiota intestinal promoveria uma liberação exagerada de corticosterona. Por sua vez, animais isentos de germe parecem apresentar um perfil comportamental menos ansioso, são menos propensos a respostas a estressores (incluindo desafios imunes) e exibem níveis elevados de catecolaminas. Salientando a complexidade do fenômeno, animais isentos de germe têm menor expressão de BDNF, o que é acompanhado por déficits de memória de longo prazo, mas têm neurogênese hipocampal intacta.

A dieta parece exercer um importante papel na composição da microbiota e pode alterar a homeostase do organismo, controlando o metabolismo energético e hormonal e modificando o perfil neuroimunoendócrino durante situações estressoras. Além disso, a dieta e a microbiota podem indiretamente regular os níveis de serotonina pela absorção de triptofano, o aminoácido precursor dessa monoamina. Nesse sentido, probióticos poderiam auxiliar no reequilíbrio da comunicação do eixo intestino-microbiota-cérebro. Voluntários sadios tratados com probióticos (*Lactobacillus helveticus* e *Bifidobacterium longum*) durante 30 dias mostraram diminuição de sintomas de estresse/ansiedade medidos por escalas psicométricas. Além disso, demonstrou-se que o transplante fecal (e de microbiota) de pacientes com diagnóstico com depressão maior a roedores de laboratório é suficiente para induzir comportamentos do tipo-depressivo nesses animais.

Citocinas pró-inflamatórias podem alterar, por exemplo, a neurotransmissão monoaminérgica. Sabe-se que a serotonina é sintetizada a partir do aminoácido triptofano pela enzima triptofano hidroxilase. No entanto, em um ambiente "pró-inflamatório", um desvio de rota metabólica torna o triptofano substrato preferencial da enzima indoleamina 2,3 dioxigenase (IDO), produzindo ácido quinolínico, um agonista de receptores NMDA, facilitando a excitotoxicidade (ver Capítulo 6). Importante ressaltar que o ácido quinolínico não ultrapassa a barreira hematoencefálica, sendo sua produção no SNC derivada principalmente das micróglias.

Gliotransmissores

As recentes descobertas mostrando que as células da glia também poderiam liberar substâncias que facilitariam a comunicação entre neurônios e outras células da glia resultou no novo conceito de **gliotransmissores** (Tabela 4.4). Eles poderiam ser liberados por quatro mecanismos: 1) canais presentes na membrana plasmática (hemicanais); 2) ativação de receptores de adenosina P2X7; 3) transportadores de membrana; e 4) via mecanismo de exocitose dependente de Ca^{2+}.

Entre as células da glia, a mais estudada no que se refere a gliotransmissores é o astrócito. Estoques abundantes de purinas já foram identificados em lisossomos no citoplasma de astrócitos. As células de Müller são capazes de liberar glutamato, ATP e adenosina. Além disso, as micróglias têm sua função de vigilância constantemente monitorada via gliotransmissores, liberados por ela mesma (citocinas, quimiocinas, eicosanoides) ou por astrócitos.

Tabela 4.4	Gliotransmissores
Glutamato	
ATP	
Adenosina	
D-serina	
Eicosanoides	
Citocinas e quimiocinas	
AchBP (*acetilcoline binding protein*)	

Fonte: Baseada em Perea et al., 2009, e Schafer et al., 2013.

Neuroplasticidade

O SNC tem a capacidade de sofrer alterações relativamente estáveis em função da exposição a diversos fatores externos (experiências, drogas etc.) e internos (incluindo hormônios, neurotransmissores e fatores neurotróficos). Tal capacidade plástica, que permite ao ser humano aprender e adaptar, foi e é essencial para seu sucesso evolutivo.

A **neuroplasticidade** constitui o campo das neurociências que busca o entendimento dos mecanismos pelos quais o cérebro se adapta e se modifica em resposta a uma experiência.

O termo "plasticidade", derivado da Física, refere-se ao grau de deformação de um material (modificações não reversíveis em sua forma) em resposta à aplicação de uma força. Já na neurociência, a palavra "plasticidade" foi utilizada pela primeira vez por William James em 1890 em seu livro "**Princípios da Psicologia**". Nesse momento, o autor afirmava que toda matéria orgânica, incluindo o sistema nervoso, era dotada de plasticidade, um paralelo claro ao conceito físico. Entretanto, a junção do sufixo "neuro" com a palavra "plasticidade" foi feita pela primeira vez pelo cientista Santiago Ramón y Cajal, em 1894, quando ainda se desconheciam onde e de que maneira ocorreria essa neuroplasticidade.

Ramon y Cajal percebeu, ao estudar suas lâminas, que ao redor dos neurônios havia pequenas estruturas que apareciam ao longo dos dendritos (chamadas de artefatos por outros investigadores) que pareciam se modificar durante estados patológicos do SNC. Ele chamou essas pequenas estruturas de espinhos (por sua semelhança com ramos de rosas) e as identificou como um possível local onde ocorreria a neuroplasticidade. O termo "plasticidade sináptica" foi utilizado pela primeira vez por Ernesto Lugaro, em 1906, para caracterizar o dinamismo das modificações das sinapses.

Atualmente, em Neurociência "plasticidade" refere-se a três eventos principais: a plasticidade sináptica, a metaplasticidade (plasticidade da plasticidade sináptica) e a plasticidade fenotípica (mudanças fenotípicas em redes neurais preestabelecidas em resposta a desafios ambientais).

Diversas formas de neuroplasticidade foram descritas, desde alterações nas conexões sinápticas, que têm sido implicadas em memória e aprendizado (Quadro 4.5), até mesmo os efeitos de psicofármacos. No âmbito da Psicofarmacologia, as formas de neuroplasticidade mais estudadas são: 1) modificações sinápticas (que podem ser modificadas ou restauradas por fármacos) de facilitação, potenciação ou depressão de longo prazo (Quadro 4.6); 2) mudanças no número de contatos sinápticos (que podem ser indiretamente correlacionados com o número de espinhos dendríticos ou a expressão de proteínas na pré ou pós-sinapse (Quadro 4.7); 3) alteração na expressão de receptores e canais iônicos; 4) produção de novos neurônios no cérebro adulto (neurogênese adulta, Quadro 4.8); 5) alterações na expressão gênica (via micro-RNA, ativação/inibição de fatores de transcrição ou modificações epigenéticas, ver Capítulo 2).

Torna-se importante ressaltar que células da glia também participam ativamente da plasticidade sináptica. No caso dos astrócitos, demonstrou-se que podem mediar a **depressão de longo prazo** (Quadro 4.5) no hipocampo via ativação de interneurônios GABAérgicos. Já as micróglias conseguem realizar podas sinápticas de sinapses defeituosas, fortalecendo aquelas sinapses com maior chance de produzir os fenômenos de **facilitação** ou **depressão de longo prazo**. Ambas as células, portanto, apresentam função relevante nos mecanismos de memória e aprendizado. Na Psicofarmacologia, muitos grupos têm buscado correlacionar os efeitos de alguns fármacos, como os antidepressivos (Capítulo 6), com alterações neuroplásticas. Drogas como a fluoxetina e o escitalopram podem facilitar processos neurogênicos, melhorar a eficiência sináptica e facilitar a expressão proteica através da modulação de fatores de transcrição. Curiosamente, o surgimento da maioria desses efeitos plásticos coincide com o início do alívio de alguns dos sintomas em pacientes com depressão maior (Capítulo 6).

No campo das drogas de abuso (Capítulo 10), as alterações plásticas constituem a base de diversas pesquisas que objetivam compreender os mecanismos envolvidos no desenvolvimento de dependência a substâncias, como cocaína, anfetaminas e opioides. No mesmo sentido vão as pesquisas que tentam entender a suscetibilidade individual ao estresse (Capítulo 6) e sua relação com o aparecimento de transtornos psiquiátricos.

Novas técnicas para o estudo experimental das funções neurais e da neuroplasticidade

Apesar do grande avanço no entendimento de mecanismos envolvidos na transmissão da informação no SNC ao longo do século XX, James F. Crick, neurocientista laureado com o Prêmio Nobel em 1962, sugeriu em seu livro "Pensando sobre o cérebro", que a próxima revolução necessária para ampliar o conhecimento sobre a função do SNC seria "[...] um novo método em que todos os neurônios do mesmo tipo pudessem ser inativados ou ativados, deixando os outros neurônios mais ou menos inalterados". Nessa perspectiva, na última década, novas técnicas experimentais, como a químio e a optogenética têm permitido, de maneira inédita, o entendimento das funções de populações neuronais específicas e a influência de psicofármacos sobre elas. A quimiogenética compreende um método em que proteínas são modificadas por engenharia genética para responder ou interagir seletivamente com substâncias às quais essas proteínas não respondiam previamente.

Quadro 4.6 | Fenômenos eletrofisiológicos envolvidos com a plasticidade sináptica

Um aspecto fundamental do neurônio reside em sua capacidade de "lembrar-se" de estímulos prévios. As sinapses são reguladas pelo histórico de suas atividades em escalas de milissegundos, uma característica que faz com que a eficácia da transmissão sináptica não seja fixa. Esses preceitos derivam da teoria do pesquisador Donald Hebb, que, de maneira mùito resumida, propunha que "células (neurônios) que disparam juntas permanecem juntas". Os estudos iniciais sobre neurotransmissão sináptica foram feitos na junção neuromuscular de rãs. Nessa preparação, observou-se que as respostas sinápticas se tornam muito maiores em amplitude quando as células pré-sinápticas eram ativadas por estímulos consecutivos (de mesma intensidade) em um espaço curto de tempo. Essa razão de pulso pareado usado para estudar esse fenômeno é denominada **facilitação**, a qual geralmente promove um aumento da complexidade de ativação sináptica, envolvendo o aumento das concentrações intracelulares de cálcio no terminal pré-sináptico e o recrutamento de maquinaria vesicular, em uma escala de milissegundos. A função do fenômeno de facilitação permanece bastante teórica, mas poderia estar envolvido na manutenção de informações úteis por períodos curtos, chamada "memória de trabalho". A facilitação seria um mecanismo de impulsionar a liberação de neurotransmissores contrários à tendência natural das sinapses de se enfraquecerem durante ativação repetida, um evento sináptico denominado **depressão**, que ocorreria pela depleção do *pool* de liberação vesicular rápida (RRP – do inglês, *readily releasable pool*) no terminal pré-sináptico.

No entanto, os aumentos na eficiência sináptica podem perdurar por longos períodos, mesmo anos. Em 1966, Tim Bliss e Terje Lomo descreveram um fenômeno que poderia explicar esses aumentos duradouros na eficiência sináptica, a **potencialização de longo prazo** (*long term potentiation*, ou LTP, em inglês), a modalidade de plasticidade sináptica mais estudada e que envolve alterações tanto pré quanto pós-sinápticas, tendo como modelo experimental sinapses excitatórias (glutamatérgicas). Embora esse fenômeno ocorra em muitas regiões do SNC, ele tem sido intensamente investigado no hipocampo. Um dos mecanismos relacionados com a LTP pós-sináptica é desencadeado pela ativação de receptores NMDA de glutamato em uma situação na qual a membrana pós-sináptica já está fortemente despolarizada. Essa despolarização retira o bloqueio tônico exercido por íons de magnésio nesses receptores e permite o influxo de Ca^{++} no terminal pós-sináptico. Esse aumento na concentração de Ca^{++} representa o fator-chave para o desencadeamento da LTP, ativando de forma complexa diversas cascatas intracelulares de sinalização, incluindo proteínas quinases, como a proteína quinase II Ca^{++}/calmodulina-dependente (CaM-kinase II). Esse processo resultará na alteração da distribuição de receptores AMPA para glutamato, com aumento de seu número na membrana pós-sináptica. Após algumas horas, a manutenção da LTP necessita de síntese proteica, sendo provavelmente acompanhada de aumento de espinhos dendríticos, o que aumenta a superfície de contatos na pós-sinapse.

Outra forma de plasticidade sináptica de longo prazo, também envolvendo sinapses excitatórias, é a **depressão de longo prazo** (*long term depression*, ou LTD, em inglês), a qual, diferentemente da LTP, geralmente reduz a eficiência de sinapses. Um dos principais modelos estudados preconiza que pequenos aumentos na concentração de Ca^{++} na pós-sinapse recrutariam mecanismos de inibição de cascatas de sinalização intracelulares que culminariam na redução da atividade e na disponibilidade de receptores tipo AMPA, reduzindo a atividade sináptica. A LTD poderia envolver também mecanismos não Hebbianos, em que as alterações nas concentrações de cálcios que iniciariam a LTD envolveriam ondas de Ca^{2+} provenientes de heterossinapses (mediadas por astrócitos), aumentos extracelulares de Ca^{2+} ou, ainda, por sinapses elétricas tipo *GAP junctions*. LTD e LTP parecem ocorrer de maneira conjunta e, muitas vezes, compensatória em uma mesma estrutura cerebral. Para que ocorra a LTP em um grupo de sinapses, outras precisam ter sua atividade reduzida e, por isso, ser alvos de LTD.

Quadro 4.7   Vias PI3K/Akt/mTOR e a neuroplasticidade

A PI3K (do inglês, *phosphoinositide-3-kinase*) é uma enzima constituinte de uma superfamília de proteínas quinases que atua catalisando a fosforilação de fosfolipídios de membrana em sua posição 3, dando origem a segundos mensageiros lipídicos. Inicialmente, acreditava-se que essa via de sinalização intracelular estava conectada apenas à ativação de receptores ligados à **tirosina** quinases, no entanto sabe-se hoje que receptores ligados à proteína G também podem promover o recrutamento dessa via.

A ativação da enzima PI3K desencadeia o recrutamento de outros sistemas enzimáticos e proteínas celulares em forma de cascata, fundamentais para os processos de sinalização intracelular. Por exemplo, o recrutamento da atividade da PI3K promove a subsequente fosforilação da proteína quinase B, também conhecida como Akt (*cellular homolog of murine thymoma virus akt8 oncogene*). De acordo com o **sítio de fosforilação,** os resíduos de serina ou treonina, a Akt pode recrutar fatores reguladores *downstream*, como a *mechanistic/mammalian target of rapamycin* (mTOR) ou a glicogênio sintase quinase 3 (GSK3), respectivamente.

Sabe-se que a proteína GSK-3β, quando inibida por meio da fosforilação promovida pela Akt, impede a fosforilação da β-catenina, favorecendo a sua translocação para o núcleo e a ativação de eventos celulares neuroprotetores e neurorregenerativos, como a síntese de BDNF, a reorganização do citoesqueleto, o aumento da transcrição de genes mediadores de sobrevivência celular e a inibição de mecanismos apoptóticos. A via da PI3K/Akt/GSK parece ser um dos principais alvos moleculares de estabilizadores de humor, como o lítio e o ácido valproico (Capítulo 6).

A mTOR existe na célula sob forma de dois complexos – mLST8-Raptor e mLST8-Rictor –, embora apenas o primeiro seja capaz de interagir com a rapamicina. Já foi demonstrado que a ativação da mTOR, via mLST8-Raptor, resulta em um aumento da diferenciação de progenitores neurais em neurônios maduros no hipocampo. Além disso, os efeitos rápidos e sustentados do anestésico ketamina (Capítulo 6) têm sido relacionados ao recrutamento da via PI3K/Akt/mTOR, que, por sua vez, participaria da formação de espinhos dendríticos e novos contatos sinápticos em áreas como o **córtex pré-frontal de roedores.** Esses mecanismos sinaptogênicos via sinalização do complexo mTOR envolveriam biogênese ribossomal e tradução de proteínas envolvidas com a facilitação da sobrevivência, tamanho, proliferação neuronal e a inibição da apoptose. A rapamicina é capaz de inibir o complexo mLST8-Raptor-mTOR, impedindo a sinalização celular subsequente.

Por sua vez, o complexo mTOR parece ser a porta de entrada de outro processo celular, a autofagia, descrito inicialmente pelo pesquisador Yoshinori Ohsumi (laureado com o Prêmio Nobel em 2016) e que compreende um processo catabólico celular de caráter evolutivo e conservado que degrada componentes do citosol e organelas através da participação dos lisossomos. Funcionalmente, **há três mecanismos** pelos quais a autofagia pode ocorrer: 1) a microautofagia, que envolve o sequestro de componentes pequenos do citoplasma por lisossomos; 2) a CMA (do inglês, *chaperon-mediated autophagy*), que degrada proteínas específicas sinalizadas pela sequência Lys-Phe-Glu-Arg-Gln – KFERQ; 3) a macroautofagia, que envolve a formação de uma vesícula de membrana dupla, o autofagossomo, e 16 proteínas autofágicas, chamadas de ATG. O sinal inicial para a formação do autofagossomo é complexo e pouco compreendido, mas sabe-se que o mTOR participa modulando negativamente esse processo. Por se tratar de um processo de reciclagem ativado por situações de redução energética, a autofagia tem um importante papel no desenvolvimento e na sobrevivência de células neurais. A deficiência de fatores importantes para a regulação do processo autofágico está relacionada com a morte prematura de neurônios e neurodegeneração. Por essa razão, muitos estudos sugerem que, no curso de doenças neurodegenerativas como Alzheimer e Huntington, a macroautofagia funcionaria de maneira defeituosa, facilitando a morte de neurônios. Além disso, estudos recentes sugerem que os efeitos pró-neurogênicos de antidepressivos podem envolver a via macroautofágica.

Existem outras inúmeras vias intracelulares que participam dos eventos de neuroplasticidade e dos mecanismos de ação de psicofármacos como os antidepressivos e antipsicóticos, por exemplo, as Ras-Raf-MEK-ERK e a proteína quinase associada à Rho (Rho/ROCK).

Quadro 4.8 Neurogênese adulta: o fim de um dogma da Neurociência

Na segunda década do século XX, alguns estudos, entre os quais se destacam os de Ezra Allen, sugeriram que no ventrículo lateral do cérebro de ratos adultos existiriam células neurais em mitose. Esses achados foram duramente criticados pelos principais neurocientistas da época, entre eles Santiago Ramón y Cajal, que afirmou que "[...] as técnicas disponíveis (na época) não permitiam a distinção de um neurônio mitótico de uma célula da neuroglia". Dessa maneira, um dos principais dogmas da Neurociência era perpetuado: após o nascimento, nenhum novo neurônio poderia ser gerado e incorporado à complexa rede neuronal do sistema nervoso central.

Com as descobertas da estrutura e da composição do DNA (*deoxyribonucleic acid*), novas técnicas, como o uso da timina triciada (marcada com trítio – um isótopo radioativo do hidrogênio), permitiram o estudo mais detalhado dos processos de divisão celular. Em 1962, utilizando essa técnica, Joseph Altman enviou uma carta à revista *Science* relatando que, em ratos de 6 meses de idade, células positivas para timidina triciada eram encontradas nos ventrículos laterais e no hipocampo. Como a timidina seria apenas incorporada a células que estivessem na fase sintética (S) da interfase do ciclo celular, Altman concluiu que isso indicaria que novas células estariam em processo de divisão no sistema nervoso adulto. Esses resultados foram extensamente debatidos e criticados, e um estudo liderado pelo pesquisador Pasko Rakic, da Universidade de Yale, foi categórico ao indicar que, em primatas não humanos, todos os neurônios seriam formados no período embrionário e em um período pós-natal muito delimitado. No entanto, em 1984, estudando aves canoras, John A. Paton e Fernando Noltebohm demonstraram que novos neurônios eram produzidos e integrados ao sistema nervoso central de aves adultas.

Na década de 1990, uma nova técnica substituiu o uso de timidina radioativa, facilitando a investigação de fenômenos de proliferação celular. A bromodeoxiuridina (5-bromo-2'-deoxiuridina ou BrdU) é um análogo da timidina, também incorporado na fase S da interfase, que pode ser detectado por procedimentos de imunodetec-

ção em tecidos fixados (ver Capítulo 3). Usando essa técnica, vários grupos independentes, como os de Fred Gage, em San Diego, Estados Unidos, e Eberhard Fuchs, em Goettingen, Alemanha, decidiram revistar os achados de Joseph Altman. Esses novos estudos confirmaram a presença de neurogênese adulta no hipocampo e nas paredes do ventrículo lateral do cérebro de roedores, identificando, ainda, que fatores como exercício físico e ambientes enriquecidos nas gaiolas-moradias aumentavam a produção dessas novas células, enquanto experiências estressantes a diminuíam.

Todavia, foi um trabalho publicado em 1998 na revista *Nature* que trouxe talvez a mais forte evidência para a formação definitiva do campo de estudo da neurogênese adulta. Analisando cérebros *post-mortem* de pacientes em estágio avançado de glioblastoma multiforme, uma forma muito agressiva de tumor do sistema nervoso central, que haviam recebido BrdU, foi possível verificar que não somente existiam células BrdU positivas no hipocampo desses pacientes, como também elas haviam se tornado neurônios.

Hoje, sabe-se que no sistema nervoso de mamíferos, incluindo a espécie humana, há dois nichos neurogênicos clássicos (onde foram caracterizadas células-tronco neurais multipotentes): a camada subgranular do giro denteado do hipocampo e a zona subventricular (SVZ) das paredes do ventrículo lateral. Outros possíveis nichos neurogênicos em roedores foram sugeridos, como o hipotálamo e a amígdala, ainda que uma melhor caracterização desses novos locais precise ser realizada.

A neurogênese adulta é definida como um processo complexo e multifásico que poderá dar origem a uma nova célula neural adulta. Além de neurônios, no entanto, esse processo pode resultar na formação de astrócitos ou oligodendrócitos. A neurogênese adulta é um processo ativo dividido em fases de proliferação, migração, sobrevivência (nem todas as células sobrevivem), maturação e integração (nem todas as células conseguem se integrar). Os nichos neurogênicos apresentam características únicas. No caso da zona subventricular, muitas das características embrionárias são mantidas (p. ex., mi-

(Continua)

Quadro 4.8	Neurogênese adulta: o fim de um dogma da Neurociência (*Continuação*)

gração tangencial dependente de glias radiais). Em roedores, novas células geradas na SVZ migram em direção ao bulbo olfatório dando origem a interneurônios GABAérgicos. No caso do nicho subgranular hipocampal, os precursores migram em direção à camada granular do giro denteado, onde formam novos neurônios granulares glutamatérgicos que integrarão a via que conecta o giro denteado à região CA3 do hipocampo.

Sugere-se que, em roedores, os efeitos comportamentais de antidepressivos, estabilizadores de humor e outros fármacos (como canabinoides) estejam associados ao aumento da neurogênese hipocampal adulta (Capítulo 6). Igualmente em roedores, verificou-se que esse processo parece ser importante para tarefas de aprendizado e a memória olfativa e hipocampo-dependente. A significância biológica da neurogênese adulta no cérebro humano adulto, no entanto, continua extensamente debatida.

Apesar de esse conceito ter sido estabelecido no início da década de 1980, foi somente em 1991 que o grupo de Richard Dixon aplicou esse método na área de Farmacologia, mostrando que a troca de aminoácidos na sequência proteica de receptores adrenérgicos do tipo ß-1 alterava a resposta desses receptores a seus agonistas clássicos (isoprenalina, noradrenalina e adrenalina). Em 1998, outro grupo de pesquisadores modificou geneticamente o receptor κ-opioide para que respondesse seletivamente a um ligante sintético, e não mais a seus agonistas clássicos (sintéticos ou endógenos).

O uso da quimiogenética como ferramenta no campo das neurociências ampliou-se com um estudo de 2007, no qual receptores muscarínicos humanos de tipo M3 (ligado a uma proteína Gq, excitatória) e M4 (ligado a uma proteína Go, inibitória) foram modificados para responder a um ligante "inerte". Assim, eram criados os chamados receptores desenhados para responder seletivamente a uma droga desenhada, ou simplesmente DREADD (do inglês, *designed receptor exclusively activated by designed drug*).

Na atualidade, os dois sistemas quimiogenéticos mais utilizados nas neurociências são: 1) receptores humanos muscarínicos hM3 e hM4 que produzem estimulação ou inibição celular, respectivamente, quando ativados de forma seletiva por agonistas inertes (óxido de clozapina--CNO; agonista 21 etc.); 2) receptores κ-opioides modificados (inibitórios) que respondem seletivamente à salvorina-B. Esses dois sistemas se diferenciam principalmente no tempo de ação de seus agonistas. Enquanto o CNO apresenta ação prolongada (em média 2 horas, com estudos que apontam duração de 4 a 20 horas), a salvorina-B tem um tempo de ação de 5 a 15 minutos. Os sistemas genéticos existentes (p. ex., Cre-LoxP, Quadro 4.9) permitem a expressão seletiva desses receptores em populações neuronais e gliais específicas, direcionadas a proteínas que caracterizariam essas células.

Por meio dessas ferramentas, foi possível determinar, por exemplo, que os astrócitos participam ativamente do comportamento de recaída no processo de dependência à cocaína em modelos animais, liberando glutamato no núcleo *accumbens*. Em outro estudo, observou-se que a inativação crônica de interneurônios GABAérgicos parvalbumina positivos no córtex pré-frontal medial é crucial para a suscetibilidade ao estresse. Os DREADDS também permitem o estudo refinado de conexões entre duas estruturas cerebrais. Por exemplo, com essa técnica foi possível sugerir que a ativação da conexão entre o córtex pré-frontal e as porções ventrais do hipocampo é importante para os efeitos antidepressivos rápidos e sustentados da ketamina (Capítulo 6).

A optogenética é uma técnica biológica que envolve o uso da luz para controlar, *in vitro* ou *in vivo*, a atividade de células que foram geneticamente modificadas para expressar canais iônicos sensíveis à luz. Curiosamente, foi a observação de um pesquisador russo sobre o comportamento motor de uma alga (*Chlamydomonas*) exposta à luz que iniciou a trajetória dessa bem-sucedida técnica. A partir dessa observação, mais um notável exemplo de como os achados científicos

Quadro 4.9	Sistema de expressão condicionada Cre-LoxP em populações neurais específicas

Em 1988, os pesquisadores Brain Sauer e Nancy Handerson demonstraram que a proteína Cre (do inglês, *causes recombination* ou *cyclization recombinase*), derivada do bacteriófago P1, promovia recombinação intra e intermolecular do DNA de *E. coli*. Essa recombinação se daria em sítios específicos, denominados LoxP (*locus of X-over of P1*), e não necessitava de nenhum outro fator proteico. Além disso, no mesmo trabalho, os pesquisadores demonstraram que o sistema funcionava em células de mamíferos. Assim, o Cre surgia como um sistema de recombinase de DNA específico, útil para realizar a excisão ou a ativação de um gene-alvo dentro de um genoma específico, que poderia ser controlado de maneira espacial e temporal.

A partir desses dados, surgia a possibilidade de utilizar o sistema Cre-LoxP como um substitutivo das técnicas convencionais de nocautear genes (ver Capítulo 2 para mais detalhes) em animais de laboratório, principalmente camundongos. Os sistemas convencionais, além de modificarem o genoma de maneira não específica, carregavam consigo problemas de alterações de desenvolvimento, malformações congênitas e mortes prematuras das proles. Já no sistema Cre-LoxP, as sequências loxP podem ser inseridas no genoma de células-tronco embrionárias por recombinação homóloga ao serem flanqueadas em um ou mais éxons do gene de interesse (se entre dois sítios loxP, houver uma sequência Flox). A partir de então, pode-se gerar camundongos *floxed* para o gene de interesse. Logicamente, é muito importante que esses camundongos sejam cruzados com uma segunda linhagem de camundongos que carreguem o transgene *Cre* de forma tecido ou célula específica. Dessa forma, o resultado do cruzamento seria que o gene *floxed* poderia ser deletado em tecidos ou células específicas nos quais a recombinação Cre-LoxP ocorresse.

Na década de 1990, o uso do sistema Cre-LoxP na neurociência levou à criação do termo "neurogenética". Pioneiro na área, o pesquisador Joe Tsien descreveu como "se sentiu um tolo" quando submeteu seu primeiro projeto propondo a técnica de Cre-LoxP para modificar genes em regiões e células específicas no cérebro. Para sua surpresa, seu projeto foi financiado e, em 1996, ele publicou o primeiro trabalho com o uso dessa abordagem na revista *Cell*. Nesse estudo, Tsien e colaboradores geraram uma linhagem de camundongos que não expressava a subunidade NR1 do receptor glutamatérgico NMDA apenas em neurônios piramidais da região CA1 do hipocampo, mostrando que esse receptor era essencial para eventos de plasticidade hipocampais importantes para processos mnemônicos. O sistema Cre-LoxP é hoje uma ferramenta poderosa e versátil não apenas para a construção de animais transgênicos, mas também para a realização de diversas novas tecnologias utilizadas nas neurociências, como as imagens *Brainbow*, os traçamentos de circuitos neurais pela tecnologia de vetores virais, CLARITY, a químio e a optogenética.

muitas vezes só são aplicáveis em longo prazo, pesquisadores alemães em 1990 verificaram que um canal iônico ativado por luz azul era o responsável pelo movimento da alga quando ela era exposta à luminosidade. Os mesmos pesquisadores, posteriormente, conseguiram expressar esses canais em células HEK (do inglês, *human embryonic kidney 293 cells*) e manipular suas propriedades biofísicas apenas aplicando luz. Esses resultados levaram o grupo do Professor Karl Deisseroth, da Universidade de Stanford, a utilizar essa ferramenta em neurônios *in vivo*, criando o termo "optogenética" em 2006. No entanto, em reconhecimento à contribuição de diversos grupos para a "revolução optogenética", em 2013 o Prêmio "Cérebro" (*Brain Prize*) foi compartilhado por seis pesquisadores, que incluíram, além do próprio Karl Deisseroth, Edward Boyden, Ernest Bamberg, Peter Hegemann, Gero Miesenbock e Georg Nagel.

A optogenética foi desenvolvida para ativar e inibir neurônios específicos. Com o tempo, porém, passou a ser também utilizada para modificar a função de outros tipos celulares não apenas do sistema nervoso, como também de outros, como o cardiovascular e o imunológico. Por dependerem de canais iônicos, as respostas produzidas pela luz são muita rápidas e podem ser controladas temporalmente. Diferentes canais iônicos vêm sendo empregados. Os de rodopsina do tipo 2 permitem a despolarização da célula após sua ativação por luz azul (comprimento de onda 470 nm). Já os canais de halorodopsina e archaerodopsina são permeáveis a cloreto e prótons, respectivamente, produzindo hiperpolarização da célula por estímulos por luz amarela (comprimento de onda 535 nm) e laranja (comprimento de onda 589 nm).

A especificidade de comprimento de onda de ativação e desativação e a janela temporal curta possibilitaram o uso da optogenética para estudar a função de neurônios específicos em tempo real no controle de comportamentos relacionados com ansiedade, depressão, adição a drogas etc. Por exemplo, utilizando a luz para ativar ou silenciar neurônios que seriam recrutados (detectados pela expressão do gene de expressão rápida, c-fos, Capítulo 2) durante o condicionamento aversivo, foi possível mapear as células no hipocampo e na amígdala que estariam participando da retenção e da expressão dessa memória aversiva. A partir desses experimentos, o grupo do Professor Susumu Tonegawa conseguiu "apagar" essa memória desativando essas células durante a reexposição dos animais em um contexto aversivo. Assim, o comportamento de congelamento (tipicamente observado quando há expressão de uma memória de medo no teste do medo condicionado) era "ativado" e "desativado" quando da aplicação da luz a esses neurônios. A técnica de optogenética permite ainda gerar receptores ligados à proteína G que sejam ativados exclusivamente pela luz, com a vantagem (em relação a um fármaco) do controle temporal de ativação. Por exemplo, os receptores serotonérgicos, principalmente os do tipo 2, apresentam agonistas "sujos", ou seja, carecem de seletividade necessária para delimitar a resposta de um subtipo de receptor frente a outro. Por meio da engenharia genética, o grupo do Professor Stefan Herlitze, na Alemanha, gerou receptores de serotonina dos tipos 1A e 2C sensíveis a luz, mas não a agonistas tradicionais. Ao expressar esses receptores em áreas relacionadas com o comportamento defensivo em camundongos nocautes para os receptores 5HT1A e 2C sensíveis a ligantes, este grupo verificou seu envolvimento na modulação da ansiedade quando expressos especificamente em neurônios GABAérgicos localizados na substância cinzenta periaquedutal e na amígdala (Capítulo 7).

Métodos para o estudo do cérebro em seres humanos

Eletroencefalografia (EEG)

Técnica iniciada em 1924, muito empregada na clínica e na investigação científica, consiste no registro dos potenciais elétricos do cérebro por meio de eletrodos colocados, geralmente no couro cabeludo. Esses potenciais são resultantes da atividade de um grande número de neurônios localizados na superfície cortical. Potenciais oriundos de regiões mais profundas do cérebro são acessíveis somente por meio de técnicas invasivas, por isso, pouco empregadas. A EEG tem como vantagens boa resolução temporal (ms), simplicidade e baixo custo. Além disso, pode ser acoplada com estimulação sensorial (p. ex., sons), permitindo o estudo de **potenciais evocados** pelos estímulos.

Magnetoeletroencefalografia

Iniciada em 1986, registra campos magnéticos gerados pela atividade cerebral. Apresenta como vantagens alta resolução temporal e segurança. No entanto, assim como no caso da EEG, a localização do sinal não é muito precisa. Além disso, o aparelho necessita de blindagem especial para funcionamento e seu custo é elevado.

Imagens cerebrais

Durante as últimas décadas, tem-se assistido ao desenvolvimento muito rápido de novas técnicas de imagens cerebrais, com importantes repercussões para a Psicofarmacologia. Nesse sentido, uma nova área de estudo surgiu recentemente, chamada imagem molecular *in vivo*, e tem permitido a mensuração no SNC de moléculas proteicas, como enzimas, receptores e transportadores, bem como de processos celulares, como a síntese e a liberação de neurotransmissores.

As técnicas de imagens cerebrais mais empregadas são:

- Tomografia computadorizada: iniciada em 1972, baseia-se na varredura de seções do crânio com feixe estreito de raios X, seguida de reconstrução tridimensional da imagem por computador. Registra diferenças de absorção dos tecidos atravessados pela radiação. Tem como vantagens a rapidez e a boa resolução espacial (1 mm), além de preço razoável.

- Ressonância magnética nuclear (RMN): iniciada em 1974, baseia-se nas propriedades magnéticas de certos núcleos atômicos e na reconstrução tridimensional de imagens obtidas por computador. Pode ser anatômica ou funcional. No primeiro caso, a RMN é aplicada em geral a núcleos de hidrogênio presentes em líquidos e tecidos vivos. Possibilita boa visualização anatômica, com melhor definição de imagem do que a tomografia computadorizada. Atualmente, é possível obter imagens com resolução espacial de até 1 mm^3, o que tem permitido a avaliação *in vivo* do volume de regiões específicas, bem como de eventuais alterações causadas por transtornos neuropsiquiátricos ou psicofármacos. Dois métodos são empregados mais largamente com esse objetivo: um é manual e sua área de interesse é desenhada pelo experimentador, e o outro é semiautomatizado, chamado de morfometria baseada em *voxels* (*voxel-based morphometry*, ou VBM). O primeiro tem as desvantagens de consumir muito tempo e depender de experimentador treinado. Já o segundo necessita de imagens de elevada qualidade, e dados obtidos em diferentes aparelhos nem sempre produzem resultados consistentes. É possível também estimar os parâmetros de perfusão cerebral pela administração de contraste (o complexo gadolínio do ácido penta-acético dietilenotriamina, ou Gd-DTTA) na técnica de contraste de suscetibilidade dinâmica (CSD-RMN) ou por outra técnica não invasiva, chamada, em inglês, de *arterial spin labeling* (ASL). Esta última técnica tem a vantagem de não ser invasiva, embora sua quantificação seja complexa. A atividade neural no SNC é acompanhada por um incremento no consumo de glicose e oxigênio. Por mecanismos ainda não totalmente claros, existem também aumentos no fluxo e no volume sanguíneo para a região ativada, o que supercompensa a elevação do metabolismo de oxigênio. Isso resulta em um aumento na oxigenação nos capilares e nas veias das áreas ativadas. Esse fenômeno forma a base da RNM dependente dos níveis de oxigenação do sangue (ou "BOLD", do inglês *blood oxigenation level dependent*). Como a molécula de hemoglobina apresenta diferentes propriedades de ressonância magnética conforme sua ligação com o oxigênio, é possível identificar regiões com aumento de fluxo sanguíneo pela presença de maior quantidade de oxi-hemoglobina. É importante observar que o sinal BOLD obtido é uma medida indireta da atividade neuronial, nem sempre se sobrepondo a esta do ponto vista temporal e espacial. Não obstante tal limitação, a RMN funcional vem sendo bastante utilizada no estudo da neurobiologia de transtornos mentais, bem como para investigar o efeito de psicofármacos.

- Ressonância magnética de espectroscopia (RME): técnica não invasiva que permite investigar aspectos bioquímicos de tecidos *in vivo*. Diferentemente da RMN, a RME é utilizada para detectar o sinal de substâncias em concentrações muito menores. A RME de prótons (^{1}H) consegue detectar diversos metabólitos no SNC, entre eles o N-acetil-aspartato (NAA), a razão creatinina/fosfocreatinina (Cr/PCr), compostos contendo colina como a fosfocolina (PC) e a glicerofosfocolina (GPC) e o mioinositol (Ins). O NAA é proposto como marcador de neurônios maduros, e sua redução indicaria perda funcional ou numérica dessas células. Os níveis de Cr/PCR são geralmente estáveis, sendo empregados como controle interno, embora os níveis de creatinina possam estar reduzidos em determinadas patologias do SNC. A colina é um importante precursor da síntese das membranas celulares, cujo aumento sugere a ocorrência de dano nessas membranas. O RME também pode ser empregado para detectar glutamato, glutamina e GABA. Glutamato e GABA são os principais neurotransmissores excitatório e inibitório, respectivamente, do SNC, enquanto a glutamina está localizada com predominância em células gliais, como resultado do metabolismo do glutamato. A medida dessas últimas substâncias, no entanto, é tecnicamente bem mais difícil, exigindo a aplicação de campos magnéticos de elevada intensidade (> 7 T).

- Tomografia por emissão de pósitrons (*positron emission tomography* ou PET): muito empregada para o mapeamento funcional do cérebro, foi desenvolvida em meados da década de 1970 e baseia-se na detecção de pósitrons (o equivalente positivo do elétron) gerados pela transformação de elementos radioativos, como os isótopos do oxigênio (^{13}O e ^{15}O), carbono 11 (^{11}C) ou flúor 18 (^{18}F). Esses pósitrons desintegram-se ao encontrarem elétrons dos átomos vizinhos, gerando dois fótons-gama, emitidos, ao mesmo tempo, em sentidos opostos. Os fótons são registrados por detectores localizados fora do organismo. Os dados são depois tratados por computador para reconstrução da imagem. A resolução da imagem é de cerca de 4 mm, e o registro com ^{15}O dura de 1 a 2 minutos, período durante o qual a tarefa mental atribuída ao paciente deve ser mantida. Apresenta como desvantagens o alto custo, a curta meia-vida dos isótopos, o que acarreta na necessidade de sua geração artificial por cíclotron próximo ao local do estudo, bem como a baixa resolução temporal (Quadro 4.10).

- Tomografia por emissão de fóton singular (*single photon emission computed tomography* ou SPECT): desenvolvida nas décadas de 1950 e 1960, guarda semelhança com a PET. Porém, o que a diferencia da PET é o fato de que apenas um fóton-gama é gerado pela desintegração do radioisótopo. Isso acarreta perda de sensibilidade e resolução em comparação ao PET. No entanto, os radioisótopos utilizados no SPECT têm meia-vida maior. Isso faz que seu uso em centros acadêmicos seja mais disseminado do que o PET (Quadro 4.10).

Na última década, foram aprimoradas técnicas que permitem imagens tridimensionais de células do sistema nervoso, incluindo suas ramificações. Com isso, tem sido possível a construção de mapas com alta resolução de conexões neuronais, chamados "**conectomas**". O projeto "conectoma humano" foi lançado pelo Instituto Nacional de Saúde dos Estados Unidos com os objetivos de reunir e incentivar pesquisadores de diferentes instituições para traçar os perfis anatômicos e de conectividade de cérebros humanos, permitindo um melhor entendimento de seu funcionamento em sujeitos saudáveis e com transtornos neuropsiquiátricos. Usando essas ferramentas, por exemplo, demonstrou-se que em pacientes com depressão maior existe uma diminuição das conexões entre a amígdala e as áreas relacionadas com a atenção e o aprendizado.

Conceitos básicos

- O neurônio é a unidade funcional básica do SNC, sendo composto de corpo celular, dendritos e axônio.
- As funções cerebrais dependem das interações entre neurônios, mediadas por neurotransmissores atuando em receptores específicos.
- Um potencial elétrico através das membranas celulares neuronais é gerado pela distribuição desigual de íons entre os meios intra e extracelular. Esse potencial é conhecido como potencial de repouso.
- A despolarização da membrana promove a abertura de canais iônicos voltagem-dependentes, permeáveis ao íon sódio e à consequente geração do impulso nervoso, conhecido como potencial de ação, que se propaga ao longo do axônio.
- A comunicação entre neurônios dá-se, basicamente, através das sinapses.
- O impulso nervoso, ao atingir os terminais sinápticos, provoca liberação de neurotransmissores, que interagem com receptores localizados nas membranas pós e pré-sinápticas.

| Quadro 4.10 | Imagens cerebrais e medida de receptores *in vivo* |

Tanto o PET quanto o SPECT são utilizados para avaliar receptores no SNC. Uma etapa crucial para esse tipo de estudo, no entanto, reside na síntese do traçador radioativo, que deve ser lipofílico, para cruzar a barreira hematoencefálica após administração endovenosa, e apresentar afinidade, seletividade, especificidade, reversibilidade e baixa toxicidade, além de ser preferencialmente metabolizado de modo lento, a fim de evitar interferências de metabólitos durante o ensaio. No momento, a maior parte dos traçadores existentes para uso em humanos tem como alvo os sistemas dopaminérgico e serotonérgico. A principal variável produzida é a disponibilidade do receptor, ou potencial de ligação (*binding potential* ou BP), que é equivalente, em termos farmacológicos, à razão entre a densidade de receptores e a afinidade do traçador radioativo pelo receptor. Embora seja possível uma medida separada do $B_{máx}$ e do Kd, isso requer o uso de doses farmacológicas para obter uma ocupação elevada dos receptores. Assim, muitos dos estudos com PET e SPECT não diferenciam a densidade e a afinidade do receptor, e as diferenças entre BP podem refletir alteração em uma ou ambas as variáveis.

Estudos de PET que utilizam antagonistas de receptores como radioligantes (p. ex., o [^{11}C]-raclopride, antagonista D_2) não sofrem interferência de diferentes estados de afinidade do receptor, já que eles se ligam, de forma similar, a ambos os estados do receptor. No entanto, estudos que utilizam agonistas podem produzir informações sobre o estado de afinidade do receptor. Por exemplo, o recém-desenvolvido composto [^{11}C]-PHNO é um agonista de receptores D_{2alta}. Sabe-se que os receptores D_2 existem em dois estados de afinidade pela dopamina, alta (D_{2alta}) e baixa (D_{2baixa}). O primeiro parece ser o estado funcional do receptor, responsável pela sinalização intracelular e supersensibilidade.

Outro uso importante dessa técnica consiste na medida *in vivo* de alterações agudas nas concentrações sinápticas de neurotransmissores, como dopamina (o mais estudado até o momento), acetilcolina e endorfinas. Essa medida está baseada no "modelo de ocupância", que prediz que intervenções que aumentem as concentrações sinápticas de um neurotransmissor, e sua consequente interação com os receptores, resultarão na diminuição da ligação do radiotraçador. Essa técnica é utilizada, por exemplo, para avaliar os efeitos de psicoestimulantes, como o metilfenidato e a anfetamina, sobre as concentrações sinápticas de dopamina. Pode ser empregada também para investigar interações entre sistemas de neurotransmissores. Por exemplo, verificou-se que o uso do LY354740, um agonista $mGlu_2$ que diminui a liberação pré-sináptica de glutamato, facilita o aumento nas concentrações extracelulares da dopamina.

- A ação do neurotransmissor nos receptores pós-sinápticos altera a atividade do neurônio, estimulando-o ou inibindo-o.
- A ação pré-sináptica frequentemente pode funcionar como mecanismo de retroalimentação, inibindo a síntese e a liberação do neurotransmissor.
- Além dos neurônios, células da glia (astrócitos, micróglias e polidendrócitos) também participam da comunicação sináptica.
- Nas últimas décadas, novas famílias de neurotransmissores, com características atípicas, foram identificadas. Entre essas características, destacam-se a formação pós-sináptica pela ativação neuronal e pela atuação pré-sináptica. Além disso, muitos (óxido nítrico, endocanabinoides) não são armazenados em vesículas, mas sim, formados no momento da liberação.
- Embora fatores neurotróficos, como o BDNF, sirvam para influenciar e facilitar o desenvolvimento, a diferenciação e a sobrevivência neuronal, apresentam também outras funções semelhantes às dos neurotransmissores convencionais.
- Fatores imunológicos e alterações da microbiota intestinal podem estar envolvidos com transtornos psiquiátricos.

- Uma importante propriedade do SNC é a neuroplasticidade, isto é, a capacidade de sofrer alterações relativamente estáveis em circuitos neurais, como resultado da exposição a diversos fatores externos e internos.

- A maior parte dos psicofármacos exerce seus efeitos por atuar na transmissão sináptica.

- Novas técnicas moleculares desenvolvidas recentemente, como a químio e a optogenética, vêm ampliando o conhecimento sobre o funcionamento de circuitos nervosos específicos e sua modificação por drogas psicotrópicas.

BIBLIOGRAFIA

Bennett MVL. Gap Junctions as electrical synapses. In: Gap junctions in the nervous system. Neuroscience intelligence unit. Springer, Berlin: Heidelberg; 1996.

Boyden ES. A history of optogenetics: the development of tools for controlling brain circuits with light, F1000. Biology Reports. 2011;3:11.

Campbell EJ, Marchant MJ. The use of chemogenetics in behavioural neuroscience: receptor variants, targeting approaches and caveats. Br J Pharmacol. 2018;175(7):994-1003.

Charney DS, Nestler EJ. Neurobiology of mental illness. 3. ed. Oxford: Oxford University Press; 2009.

Frazer A, Molinoff P, Andrew W. Biological bases of brain function and disease. New York: Raven Press; 1994.

Gross CG. Brain, vision, memory: Tales in the history of neuroscience. Cambridge MIT Press; 1998.

Hodgkin AL and Huxley AF. A quantitative description of membrane current and its application to conduction and excitation in nerve. J Physiol I. 1952;I7:500-44.

Iversen LL, Iversen SD, Bloom FE, Roth RH. Introduction to neuropsychopharmacology. Oxford: Oxford University Press; 2009.

Jackman SL, Regehr G. The mechanisms and function of synaptic facilitation. 2017;94(3):447-664.

Koch C. Computation and the single neuron. Nature. 1997;385:207-8.

Ledoux JE. Emotion. In: Brookhart VJM, Montcastle VB (eds.). Handbook of physiology: the central nervous system. Bethesda: American Physiological Society; 1987.

Nauta WJH, Karten HJ. A general profile of the vertebrate brain, with sidelights on the ancestry of cerebral cortex. In: Schimitt FO (ed.). The neurosciences. Second Study Program. New York: The Rockefeller University Press; 1970.

Nestler EJ, Hyman SE, Malenka RC. Molecular neuropharmacology. A Foundation for Clinical Neuroscience. 2. ed. New York: McGraw Hill Medical; 2009.

Nichols JG, Martin AR, Wallace BG, Fuchs PA. From neuron to brain. 4. ed. Sunderland: Sinauer Associates Inc; 2001.

Paxinos G, Watson C. The rat brain in stereotaxic coordinates. Compact third edition. San Diego: Academic Press; 1997.

Perea G, Navarrete M, Araque A. Tripartite synapses: astrocytes process and control synaptic information. Trends in Neuroscience. 2009;32(8):421-31.

Sauer B, Henderson N. Site-specific DNA recombination in mammalian cells by the Cre recombinase of bacteriophage P1. PNAS. 1988;85:5166-70.

Schafer DP, Lehrman EK, Stevens B. The "quad-partite" synapse: microglia-synapse interactions in the developing and mature CNS. Glia. 2013;61(1):24-36.

Tsien JZ. Cre-Lox neurogenetics: 20 years of versatile applications in brain research and counting. Frontiers in Genettics. 2016;7:19.

Medicamentos Antipsicóticos

- Fabrício de Araújo Moreira
- Felipe Villela Gomes
- Francisco Silveira Guimarães

> *"Mas deveras estariam eles doidos, e foram curados por mim, ou o que pareceu cura não foi mais que a descoberta do perfeito desequilíbrio do cérebro?"*
> *(Machado de Assis, "O Alienista")*

O elemento essencial da chamada loucura é o senso distorcido ou inexistente do juízo da realidade, conjunto de regras de entendimento cuja partilha possibilita a comunicação entre as pessoas. Em linguagem psiquiátrica, essa condição é denominada **psicose**. Embora diferentes condições médicas possam ser acompanhadas de psicose, a esquizofrenia é considerada o transtorno psiquiátrico protótipo para a compreensão da fenomenologia das psicoses e a principal indicação terapêutica dos medicamentos antipsicóticos.

Esquizofrenia

A esquizofrenia é um transtorno psiquiátrico crônico e incapacitante, de natureza complexa, com manifestações múltiplas e quadros variados. Não há consenso sobre se é uma entidade nosológica única ou um conjunto de disfunções com diversas etiologias (Quadro 5.1).

Entre 0,5 e 1% da população desenvolve esquizofrenia ao longo da vida, cuja incidência é semelhante em homens e mulheres. Em geral, as manifestações claras do transtorno são precedidas por um período de sintomas pouco definidos (fase prodrômica), caracterizado por afastamento social, mudanças súbitas nas respostas emocionais, comportamentos peculiares e deterioração da higiene. Essa fase tem duração variável e é seguida por um episódio agudo, caracterizado por manifestações psicóticas positivas, como delírios, alucinações e agitação psicomotora (Quadros 5.2 e 5.3). Perto de um quinto dos pacientes tem apenas um episódio psicótico agudo e se recupera integralmente. Metade de todos os pacientes com esquizofrenia apresenta sucessão de episódios agudos, ao longo de vários anos, com prejuízo progressivo. Os demais cursam com episódios múltiplos, mas com prejuízos mínimos ou que se estabilizam após o primeiro episódio. Manifestações negativas, como embotamento afetivo, falta de iniciativa e isolamento social, assim como prejuízos cognitivos, geralmente precedem o primeiro episódio psicótico. Mais caracteristicamente, contudo, os sintomas negativos e os prejuízos cognitivos tendem a se agravar com a progressão da doença. Quando não tratados, muitos pacientes ficam cada vez mais deteriorados, após cada episódio agudo, e podem terminar apresentando quadro de esquizofrenia grave.

O primeiro episódio psicótico surge, frequentemente, no final da adolescência ou no início da idade adulta, sendo mais precoce nos pacientes do sexo masculino. Isso aponta para um fator protetor dos hormônios estrogênicos, confirmado pela ocorrência de um segundo pico de incidência da doença em mulheres logo após a menopausa.

Quadro 5.1   Histórico da esquizofrenia

A humanidade tem encarado a loucura com um misto de fascinação e temor. Na obra *A loucura e as épocas*, Isaías Pessotti conclui que três perspectivas têm sido adotadas para explicar a perda do controle sobre a mente: 1) a místico-religiosa atribui a loucura à possessão por espíritos ou à influência de deuses ou demônios; 2) a passional vê nas emoções intensas e descontroladas a raiz da insanidade; e 3) a naturalística busca nos desequilíbrios do organismo a causa das psicoses. Embora uma abordagem predomine sobre a outra, conforme a época e o local, em geral as três convivem sob aparências diversas. Por exemplo, na Grécia clássica, a primeira está representada nas peças de Ésquilo, nas quais a loucura é vista como imposição divina. A segunda encontra-se nas obras de Eurípedes, como *Hipólito* e *Medeia*, em que paixões avassaladoras dominam os personagens e determinam seus destinos. Finalmente, a terceira posição é adotada por Hipócrates, que propunha ser a loucura decorrida do desequilíbrio dos humores do corpo.

Hoje, grupos religiosos adotam a prática de passes e exorcismos, enquanto psicanalistas buscam no inconsciente memórias de experiências emocionais traumáticas para libertar o paciente de sua tirania. Já a Psiquiatria Biológica investiga genes, neurotransmissores e outras entidades orgânicas, tidas como responsáveis pelos diferentes transtornos psiquiátricos, e utiliza medicamentos como forma principal de intervenção terapêutica. Tais maneiras estanques de compreender um mesmo fenômeno ilustram a insuperável divisão, em grego *schizo*, do espírito humano. Não é surpresa, portanto, que a mais típica das loucuras tenha sido denominada es-quizofrenia, para destacar a fragmentação entre atividades cognitivas, afetivas e conativas (relativas à ação). Contudo, a impossibilidade de comunicação entre essas três visões de mundo levanta problemas para a filosofia do conhecimento, como a delimitação entre o normal e o patológico, e até mesmo políticos, como o de que o agente social detém o juízo "verdadeiro" da realidade.

Na civilização ocidental, a loucura passou a ser encarada como problema médico apenas no início do século XIX, quando o francês Philippe Pinel iniciou o movimento de tratamento humanitário dos doentes mentais, livrando-os das cadeias e dos asilos, onde eram segregados da sociedade. Em 1896, o psiquiatra alemão Emil Kraepelin separou um conceito unitário de insanidade em duas formas distintas, a psicose maníaco-depressiva (relacionada com os transtornos afetivos) e a *dementia praecox* (**demência precoce**), a última para descrever um quadro de deterioração progressiva das funções cognitivas, que se iniciava na adolescência, ao contrário das demências características das idades tardias. Em 1911, o psiquiatra suíço e ex-aluno de Kraepelin, Eugen Bleuler, reforçou a individualização dessas condições de acordo com Kraepelin, mas propôs um termo substituto para demência precoce, referindo-se ao "grupo das esquizofrenias" para designar a mesma condição, salientando, no entanto, as manifestações positivas da fase aguda, como delírios e alucinações. Desde então, o termo "esquizofrenia" passou a ser largamente empregado, apesar das numerosas divergências sobre sua abrangência.

As causas da esquizofrenia são ainda desconhecidas. Porém, há consenso em atribuir a desorganização da personalidade, verificada na esquizofrenia, à interação de variáveis culturais, psicológicas e biológicas, entre as quais se destacam as de natureza genética. Estudos recentes de associação genômica ampla (GWAS, do inglês *genome-wide association studies*, ver Capítulo 2) identificaram mais de 100 *loci* cromossômicos associados à esquizofrenia, indicando que esta, assim como outros transtornos psiquiátricos, é altamente poligênica, envolvendo um grande número de variações genéticas. No entanto, quase todos os genes de risco associados à esquizofrenia parecem conferir apenas um pequeno efeito sobre o fenótipo e somente uma pequena porcentagem de indivíduos que carreiam variações genéticas de risco desenvolve a doença. Adicionalmente, apesar de compartilharem do mesmo patrimônio genético, a taxa de concordância para esquizofrenia entre gêmeos idênticos é de 30 a 50% e uma proporção substancial da esquizofrenia é idiopática, sem histórico familiar identificado. Essas evidências indicam que a esquizofrenia não é completamente determinada geneticamente e sugerem a participação de fatores de risco socioambientais, como complicações peri e pós-natais (incluindo pré-eclâmpsia e infecções) e a exposição a traumas e drogas de abuso durante a infância e a adolescência.

Quadro 5.2	Sintomas da esquizofrenia

O paciente com esquizofrenia tem sua própria percepção da realidade, parecendo viver em um mundo diferente do das demais pessoas. O comportamento do paciente psicótico é muito variado: pode parecer distante ou preocupado, sentar-se rígido como uma estátua ou mover-se por horas a fio, sem emitir uma só palavra. Outras vezes, está alerta e constantemente ocupado.

As alterações da percepção mais comuns são denominadas **alucinações**, quando a pessoa percebe coisas que as demais não percebem. O mais comum é ouvir vozes que descrevem o que o paciente está fazendo, conversam entre si, advertem sobre perigos iminentes ou ordenam que execute uma dada ação. Entre as alterações do pensamento, as mais características são os **delírios** (ou **ideias delirantes**), cujo conteúdo é frequentemente de perseguição ou de grandeza. O paciente acredita firmemente que ele, ou algum membro de sua família, ou de outro grupo social, é vítima de conspiração, está sendo envenenado, enganado, atormentado. Os delírios assumem, comumente, formas bizarras. Por exemplo, o indivíduo crê que alguém está controlando seu comportamento por meio de ondas magnéticas, que pessoas em uma tela de televisão enviam mensagens para ele ou que o seu pensamento está sendo transmitido para outras pessoas. Além disso, o pensamento pode estar desorganizado e fragmentado, impedindo o raciocínio lógico. Durante muitas horas, a pessoa não consegue concatenar as ideias. Há dificuldade de concentração, e o paciente distrai-se com facilidade. Pode ser incapaz de distinguir o relevante do irrelevante. Como resultado dessas alterações, o paciente parece estar saltando de um assunto para outro, o que torna a conversação impossível. Tal fato contribui para o isolamento social do indivíduo com esquizofrenia.

Na esfera emocional, às vezes ocorre o que se denomina "**inadequação afetiva**", isto é, o paciente expressa emoções que contrastam com o assunto de que está falando. Por exemplo, pode rir ao dizer que está sendo perseguido por um espírito maligno. Frequentemente, porém, o paciente com esquizofrenia apresenta **embotamento afetivo**, isto é, expressão emocional reduzida, falando em tom de voz monótono, com expressão facial empobrecida. Alguns pacientes apresentam fases prolongadas de elação ou depressão, que requerem diagnóstico diferencial com distúrbios afetivos (Capítulo 6). Os casos limítrofes entre esquizofrenia e transtorno afetivo, cuja característica principal é a concomitância de sintomas de ambos, constituem a categoria diagnóstica denominada **transtorno esquizoafetivo**.

Assim como indivíduos com comportamentos normais podem apresentar sintomas psicóticos em situações extremas, o paciente com esquizofrenia pode parecer normal a maior parte do tempo, mantendo juízo adequado da realidade e falando coerentemente. Porém, há aspectos de sua experiência, como ouvir vozes, que não são partilhados pelas pessoas normais. Os **sintomas negativos**, ainda que não recebessem essa denominação, bem como os **sintomas cognitivos**, já eram considerados fundamentais na esquizofrenia desde a descrição da doença por Kraepelin e Bleuler, no início do século XX. A importância desses sintomas foi superada pelos **sintomas positivos**, após a introdução do conceito de sintomas de primeira ordem por Kurt Schneider. O interesse pelos sintomas negativos renasceu a partir dos anos 1980, principalmente em razão dos trabalhos de Tim Crow (1980, 1985), que difundiu a conceituação de síndrome positiva e negativa, e de Nancy Andreasen (1995), que ampliou esse conceito para três grupos de sintomas (negativos, positivos psicóticos e positivos desorganizados). Entre os sintomas propostos como negativos, têm-se embotamento afetivo, falta de iniciativa, pobreza de linguagem e isolamento emocional. Outra proposta consiste em agrupar os sintomas em um número maior de categorias, que, além dos psicóticos, **desorganizados** e negativos, incluiriam novamente os sintomas cognitivos e os **afetivos**. Os sintomas cognitivos compreendem prejuízos de memória, atenção e funções executivas (incluindo flexibilidade cognitiva, autocontrole e memória de trabalho, que permite o armazenamento temporário de informações), que podem estar presentes anos antes do primeiro episódio psicótico e persistem ao longo da doença para a maioria dos indivíduos diagnosticados, cuja gravidade é considerada um indicativo de prognóstico funcional ruim.

Quadro 5.3	Relato de paciente com esquizofrenia

"A vida parecia escura, amedrontadora e fragmentada. Eu me sentia estranha, com vozes e visões ameaçadoras em um atormentado pesadelo diário. Eu não conseguia alívio de meu mundo psicótico. Eu queria morrer desesperadamente em um esforço de me libertar deste mundo. A primeira vez que ouvi essas vozes eu era uma adolescente. Eu não sabia o que estava acontecendo. Eu me sentia como se estivesse possessa, e que minha mente estava infectada por espíritos demoníacos. Eu tinha receio de contar aos outros sobre as vozes, por medo de ser levada pelos 'homens de avental branco'. Imagine uma criança de 15 anos ouvindo as mesmas vozes sempre e sempre: Você deve morrer, você vai morrer."

Fonte: Extraído de "Acordando de um pesadelo esquizofrênico", de Lori Schiller.

Nos últimos anos, houve um considerável progresso no conhecimento da fisiopatologia da esquizofrenia, graças ao uso de técnicas não invasivas, que permitem obter imagens morfológicas e funcionais do cérebro de pessoas executando diversas tarefas mentais e o estudo de receptores de neurotransmissores em cérebros conservados após a morte do paciente (Capítulo 2). Como resultante desses esforços, a concepção da esquizofrenia como psicose meramente funcional (sem substrato neurológico) foi abandonada. A tendência atual é de considerá-la o resultado da desorganização do desenvolvimento cerebral (Quadro 5.4), fazendo com que as manifestações patológicas ocorram muito mais tarde no desenvolvimento. O início mais comum da esquizofrenia dá-se durante o final da adolescência ou o início da idade adulta, período em que a mielinização e o desenvolvimento do córtex pré-frontal dorsolateral estão se completando (Quadro 5.4). Recentemente, mecanismos inflamatórios também foram associados à fisiopatologia da esquizofrenia, uma vez que pacientes com a doença podem exibir aumento dos níveis plasmáticos de moléculas imunes tipicamente associadas à inflamação crônica, incluindo citocinas inflamatórias, como interleucina (IL)-6, IL-1β e TNF-α, e aumento da ativação de microglia em algumas estruturas cerebrais implicadas na doença, como o córtex pré-frontal e o hipocampo. Alguns pesquisadores têm levantado a hipótese ainda de que alterações na atividade da micróglia resultam em anormalidade na "poda" sináptica, um processo fundamental para a maturação e o refinamento de conexões neuronais, envolvendo a eliminação de sinapses, durante o neurodesenvolvimento.

As possíveis alterações neuroquímicas presentes na esquizofrenia serão discutidas mais adiante, em função do mecanismo de ação dos antipsicóticos. Cabe aqui salientar a importância do desenvolvimento de modelos animais satisfatórios para que o estudo das bases neurobiológicas da esquizofrenia seja bem-sucedido (Quadro 5.5).

O tratamento da esquizofrenia sofreu transformação fundamental com a introdução dos medicamentos antipsicóticos, na década de 1950 (Quadro 5.6).

Como visto adiante, centenas de ensaios clínicos controlados mostram que os antipsicóticos suprimem ou atenuam manifestações psicóticas agudas, bem como reduzem a frequência de recidivas na esquizofrenia. Em consequência, reduzem o tempo de hospitalização e viabilizam outras formas de tratamento (Quadro 5.7), impossíveis de aplicar quando o paciente está confuso e agitado. Porém, os agentes antipsicóticos não curam a esquizofrenia, além de produzirem efeitos colaterais. Pelo perfil diversificado desses medicamentos, eles se dividem em duas classes: os **antipsicóticos típicos ou de primeira geração** e os **antipsicóticos atípicos ou de segunda geração**. No entanto, conforme será discutido, os critérios dessas classificações, ou mesmo a sua validade, são bastante controversos.

Quadro 5.4	Neuropatologia da esquizofrenia

As primeiras evidências sugestivas de alterações neurológicas na esquizofrenia foram obtidas com o uso da pneumoencefalografia, com introdução de ar nas cavidades do líquido cefalorraquidiano. Constatou-se, assim, dilatação dos ventrículos laterais do cérebro em pacientes com esquizofrenia. Esse achado foi confirmado por modernas técnicas de tomografia computadorizada e de ressonância magnética nuclear. O grau da dilatação varia de paciente para paciente e não parece estar relacionado com a fase da doença, nem com suas manifestações. A dilatação ventricular também não é exclusiva da esquizofrenia, ocorrendo, por exemplo, em pacientes com transtornos afetivos. A dilatação dos ventrículos laterais pode ser indício de atrofia do tecido nervoso. Entretanto, estudos morfométricos *post-mortem* não revelam atrofia cerebral generalizada, ainda que mostrem reduções seletivas do tamanho do giro para-hipocampal e de estruturas subcorticais, como o hipocampo. Verificou-se, ainda, que células piramidais do hipocampo estão desorientadas, sugerindo defeito na migração celular durante o desenvolvimento. As alterações do lobo temporal, principalmente na atividade do hipocampo anterior, têm sido associadas a sintomas positivos, como alucinações e ideias delirantes, bem como o déficit de aprendizagem e memória, verificados em pacientes com esquizofrenia. Por sua vez, imagens funcionais do cérebro, como a tomografia por emissão de pósitrons (sigla inglesa PET) e a tomografia computadorizada por emissão de fótons singulares (SPECT), revelam redução do fluxo sanguíneo cerebral e do metabolismo de glicose na região pré-frontal e no giro cíngulo anterior, indicando prejuízo funcional (**hipofrontalidade**). Tais resultados são coerentes com estudos neuropsicológicos, mostrando deficiência no desempenho de tarefas que requerem o bom funcionamento do lobo frontal, entre os quais a mais utilizada é o teste de Wisconsin, que consiste na escolha de cartas de baralho conforme estratégias variáveis. Durante a execução dessa tarefa, não se verifica aumento de fluxo cerebral no lobo frontal, tal como ocorre em indivíduos normais. Foram estabelecidas correlações entre a diminuição do fluxo sanguíneo do córtex pré-frontal em tarefas que envolvem desenvolvimento de novas estratégias e a intensidade de sintomas negativos. A "hipofrontalidade" de pacientes com esquizofrenia é atenuada por drogas, como a anfetamina, que, além de aumentarem o fluxo sanguíneo, melhoram o desempenho nos testes psicológicos. Essas alterações funcionais no hipocampo e no córtex pré-frontal medial estão associadas a uma disfunção em interneurônios GABAérgicos que expressam a proteína de ligação ao cálcio parvalbumina (PV), sendo a redução da expressão de PV nessas estruturas um dos achados mais consistentes no cérebro *post-mortem* de pacientes com esquizofrenia. Interneurônios PV-positivos fazem sinapse com os corpos celulares e/ou com os segmentos iniciais dos axônios de neurônios glutamatérgicos piramidais, modulando a atividade dessas células por uma rede celular capaz de sincronizar o estado excitatório de um grande número de neurônios piramidais. Essa modulação resulta em um balanço excitatório-inibitório que é crucial para o controle temporal preciso sobre a informação que flui por meio desses neurônios e a sincronização da atividade de alguns circuitos neurais. Enquanto a perda funcional de interneurônios PV-positivos no córtex pré-frontal tem sido associada aos prejuízos cognitivos, principalmente na memória de trabalho, no hipocampo, a disfunção desses interneurônios resulta em hiperatividade hipocampal. Dados clínicos e em modelos animais indicam que o aumento de atividade no hipocampo correlaciona-se com o estado hiperdopaminérgico presente na esquizofrenia.

Embora a eletroconvulsoterapia tenha sido introduzida originalmente para tratar pacientes com esquizofrenia, seu uso foi amplamente substituído pelos medicamentos antipsicóticos. Mais recentemente, essa abordagem vem sendo reservada para situações específicas, como primeiro episódio com acentuada agitação e delírios, e pacientes com predomínio de sintomas catatônicos ou com características esquizoafetivas. Também foram abandonados tratamentos largamente utilizados antes da introdução dos antipsicóticos, entre os quais, o estado de coma induzido por insulina (ver Capítulo 1), que comporta risco para o paciente, e a lobotomia pré-frontal, modalidade cirúrgica capaz de produzir profundas alterações da personalidade.

Quadro 5.5 Modelos animais de esquizofrenia

A complexidade da esquizofrenia, seja em termos de manifestações clínicas ou de etiologia, dificulta o desenvolvimento de modelos animais para esse transtorno. Não é surpresa, portanto, que a validade de muitos dos modelos existentes repouse, quase unicamente, no critério de validade preditiva (Capítulo 3). Como foram desenvolvidos para detectar o efeito dos antipsicóticos, muitos modelos identificam apenas a capacidade de a droga antagonizar receptores dopaminérgicos. Por exemplo, o teste da **catalepsia**, que observa o tempo de manutenção de posições não anatômicas de roedores após o tratamento com antipsicóticos, tem elevada correlação com a dose terapêutica desses medicamentos. No entanto, esse efeito decorre do bloqueio de receptores de dopamina (DA) no estriado e corresponde aos efeitos adversos extrapiramidais observados em humanos (ver "Efeitos adversos dos antipsicóticos"). Outro teste bastante empregado é o do bloqueio das **estereotipias** induzidas por agonistas dopaminérgicos diretos ou indiretos, como apomorfina ou anfetamina, respectivamente. Estereotipias são repetições incessantes, sem objetivo aparente, de movimentos que fazem parte do repertório normal do animal, como lamber as patas, cheirar e morder as barras da gaiola onde se encontra. Possivelmente, envolvem ativação de programas motores por excesso de DA no estriado, como demonstrado por estudos com injeções intracerebrais de drogas, realizados pelo grupo da pesquisadora inglesa Susan Iversen. O mesmo grupo mostrou, ainda, que o aumento da atividade locomotora que precede o aparecimento das estereotipias envolve o aumento de DA na região do núcleo *accumbens*, pertencente à via dopaminérgica mesolímbica.

Um dos primeiros modelos animais para detectar efeitos de antipsicóticos foi o da **esquiva condicionada**, no qual ratos aprendem a subir em uma plataforma em resposta a um estímulo sinalizador (p. ex., um tom), para evitar a aplicação de um choque elétrico nas patas. O tratamento com clorpromazina ou outro agente antipsicótico faz com que o animal passe a ignorar o estímulo sinalizador, embora seja capaz de subir na plataforma quando recebe o choque. Esse efeito, de inibir a esquiva, mas não a fuga, é típico dessa classe de drogas, e guarda certa semelhança com o estado de indiferença, que voluntários sadios apresentam após a administração de antipsicóticos.

Algumas abordagens mais recentes têm procurado desenvolver modelos que permitam explorar aspectos circunscritos da esquizofrenia, como o déficit de processamento de informações, entre os quais a **inibição pelo pré-pulso** e a **inibição latente**. Na inibição pelo pré-pulso, existe diminuição da resposta de sobressalto a estímulo acústico de elevada intensidade (pulso), quando este último é precedido por outro estímulo de menor intensidade (pré-pulso). A inibição latente consiste no efeito deletério sobre a aquisição de condicionamento clássico provocado pela pré-exposição a um estímulo ulteriormente utilizado como estímulo condicionado. Ambos os processos estão alterados em pacientes com esquizofrenia. Entre as vantagens dessa abordagem, está o fato de que as mesmas alterações podem ser produzidas em voluntários sadios tratados com drogas que mimetizam ou agravam manifestações da esquizofrenia, apontando, assim, para mecanismos neuroquímicos subjacentes, por exemplo, os dopaminérgicos e os glutamatérgicos. Vários resultados experimentais implicam o glutamato na esquizofrenia. Diversas alterações em receptores desse neurotransmissor têm sido descritas em cérebros de pacientes com esquizofrenia, examinados *post-mortem*. Além disso, antagonistas de receptores do tipo NMDA, como a droga de abuso fenciclidina ou o anestésico de uso parenteral ketamina, produzem alterações comportamentais semelhantes às observadas na esquizofrenia. Enquanto o quadro psicótico produzido pela anfetamina crônica lembra a esquizofrenia do tipo paranoide, com predominância de sintomas positivos, aquele produzido pela fenciclidina ou pela ketamina reproduz sintomas positivos, sintomas negativos e prejuízos cognitivos, sendo considerado por alguns o melhor modelo farmacológico conhecido de esquizofrenia. Essas alterações podem ser avaliadas com métodos semelhantes tanto em seres humanos quanto em animais de laboratório, sendo potencialmente úteis para investigar o substrato neural dos sintomas da esquizofrenia. Além disso, baseando-se em evidências que indicam que a esquizofrenia possa ser determinada por alterações no neurodesenvolvimento, têm sido propostos modelos que mimetizariam essas alterações. Entre eles, está o da ativação imune materna que se fundamenta na premissa de que a exposição materna à infecção durante a gravidez aumentaria o risco de desenvolver esquizofrenia na prole. Há ainda, entre os modelos baseados em alterações no neurodesenvolvimento, o modelo da administração do agente antimitótico acetato de metilazoximetanol (modelo MAM) durante o período gestacional e o da lesão neonatal do hipocampo ventral. Apesar de essas intervenções terem mecanismos distintos, o fenótipo resultante é semelhante e geralmente emerge após a puberdade.

Quadro 5.6 Descoberta dos medicamentos antipsicóticos

A descoberta dos antipsicóticos, no ano de 1952, marca o início da Psicofarmacologia contemporânea. Nessa época, o cirurgião francês Henri Laborit utilizava uma mistura de drogas, a que denominava "coquetel lítico", para abrandar reações neurovegetativas de pacientes submetidos a cirurgias prolongadas realizadas a baixas temperaturas – a assim chamada "hibernação" artificial. Dessa mistura, participava o composto anti-histamínico prometazina. Ao observar os efeitos de seu análogo químico, clorpromazina, Laborit notou que os pacientes ficavam em estado peculiar, que passou a ser conhecido como síndrome neuroléptica (o que deu origem à antiga denominação dessa classe de fármacos como "neurolépticos"), caracterizada por indiferença emocional, sem diminuição importante da vigilância. Assim, na véspera de uma cirurgia, os pacientes demonstravam pouca ou nenhuma ansiedade a respeito da intervenção, porém estavam bem orientados no tempo e no espaço, além de conversarem articuladamente sobre diferentes assuntos. Essa observação casual despertou a curiosidade de Laborit, que sugeriu a dois colegas psiquiatras, Jean Delay e Pierre Deniker, o uso experimental da droga em pacientes internados por longo tempo em hospitais psiquiátricos. Surpreendentemente, muitos desses pacientes apresentaram melhora considerável e puderam mesmo retornar ao convívio social. Em especial, os sintomas psicóticos característicos da esquizofrenia eram aliviados após algum tempo de uso da droga. A notícia logo se propagou, e o uso da clorpromazina e de seus análogos difundiu-se pelo mundo. Como resultado, a prática psiquiátrica mudou muito, passando pela chamada revolução farmacológica. Sobretudo, o número de leitos dedicados a pacientes crônicos passou a diminuir a partir de meados da década de 1950 nas nações mais desenvolvidas, nas quais o uso do tratamento farmacológico abriu as portas para intervenções sociais e psicológicas (Quadro 5.7), que trazem benefício adicional ao paciente.

Quadro 5.7 Tratamentos psicossociais

Os tratamentos psicossociais complementam a ação dos medicamentos, já que, sem eles, a farmacoterapia tende a trazer benefícios limitados. Mesmo quando os pacientes estão livres de sintomas psicóticos, têm grande dificuldade para estabelecer contatos interpessoais. Como, em geral, as manifestações iniciam-se entre os 18 e os 35 anos de idade, a instrução e a formação profissional são prejudicadas. Assim, o objetivo principal da terapia psicossocial consiste no treinamento de habilidades para facilitar a vida em sociedade e aumentar a capacidade de trabalho. Para tanto, numerosas formas de terapia têm sido empregadas. A **reabilitação social** compreende aconselhamento vocacional, treinamento profissional, ensino de como lidar com problemas comuns, como utilizar transporte público, lidar com dinheiro etc. A **psicoterapia** pode ser individual ou de grupo. No primeiro caso, estudos comparativos têm mostrado superioridade de formas orientadas para a realidade sobre psicoterapias de cunho analítico, pois permitem que o paciente aprenda a distinguir o que é tido como real, pelo senso comum, das experiências pessoais de natureza psicótica. A **terapia familiar** é de suma importância para facilitar o ajustamento do paciente após hospitalização. Ambientes familiares muito críticos com alto nível da "emoção expressa" são prejudiciais. Por isso, torna-se importante que os membros da família sejam instruídos para tratar adequadamente o paciente. Outras formas de tratamento são o hospital-dia, o tratamento residencial e os grupos de autoajuda.

Antipsicóticos típicos ou de primeira geração

Posteriormente à clorpromazina, foram descobertos diversos outros compostos com propriedades farmacológicas semelhantes, embora com estrutura química diferente (Tabela 5.1 e Figura 5.1).

Tabela 5.1	Classificação e principais representantes dos antipsicóticos		
Classe	Composto (via oral, mg)	Dose diária habitual	Variação de dose possível (via oral, mg)
Típicos			
Fenotiazinas			
a. alifáticas	Clorpromazina	200-800	30-2.000
b. piperidínicas	Tioridazina	150-600	20-800
	Mesoridazina	75-300	30-400
	Flufenazina	2-20	0,5-30
c. piperazínicas	Perfenazina	8-32	4-64
	Trifluoperazina	5-20	2-30
Butirofenonas	Haloperidol	2-20	1-100
Tioxantenos	Tiotixeno	5-30	2-30
Difenilbutilpiperidinas	Pimozida	2-6	1-10
Atípicos			
Benzamidas	Sulpirida	300-1.200	50-2.400
	Amissulprida	200-800	200-1.200
Dibenzepinas	Clozapina	150-450	12,5-900
	Loxapina	60-100	20-250
	Quetiapina	300-500	50-750
	Olanzapina	5-10	2,5-20
Benzisoxasol	Risperidona	2-8	0,25-16
	Paliperidona	6-9	6-12
Outros	Aripiprazol	10-15	5-30
	Ziprasidona	80-160	20-160
	Sertindol	4-16	12-20

Apesar do grande número de compostos existentes, com exceção da clozapina, estudos clínicos controlados não indicam maior eficácia antipsicótica de um em relação aos demais. Contudo, diferenciam-se quanto à potência, à farmacocinética e ao perfil de efeitos adversos.

No decorrer do tratamento com antipsicótico, a melhora inicial resulta da diminuição da ansiedade e da agitação. Embora as alterações do pensamento cedam mais lentamente, estudos clínicos e em modelos animais sugerem que o efeito antipsicótico se inicia precocemente. Entretanto, ele se "acumula" ao longo do tempo, ainda que a fase na qual ocorre a melhora mais significativa seja exatamente nas duas primeiras semanas do tratamento. Embora úteis para aliviar sintomas positivos, os antipsicóticos são pouco eficazes no alívio dos sintomas negativos da esquizofrenia. No entanto, alguns antipsicóticos, chamados atípicos ou de segunda geração, têm alguma eficácia no seu tratamento (ver adiante).

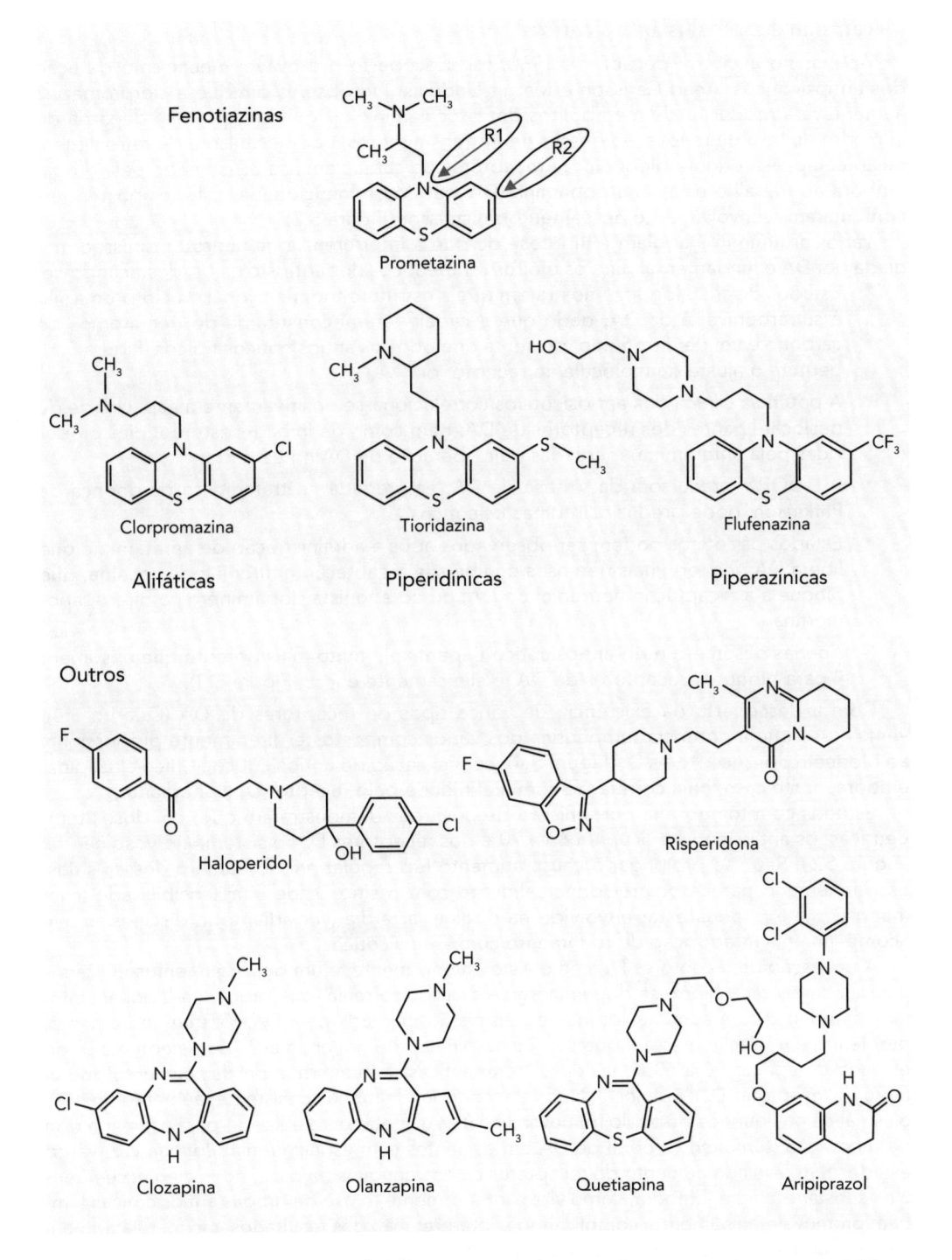

Figura 5.1 | Estrutura química de alguns antipsicóticos e da prometazina, um anti-histamínico desprovido de efeito antipsicótico. R1 e R2 indicam as principais diferenças entre as moléculas da prometazina e da clorpromazina.

Mecanismo de ação dos antipsicóticos

Apenas no início da década de 1960, foi descoberto o provável mecanismo de ação dos antipsicóticos. Arvid Carlsson e Margit Lindqvist, ao observarem que a clorpromazina aumentava a produção de metabólitos de catecolaminas, sugeriram que isso decorria do aumento da taxa de renovação desses neurotransmissores, por mecanismo de retroalimentação compensatório ao bloqueio de receptores de catecolaminas ocasionado pela droga. Embora no trabalho original a **dopamina** (DA) não fosse mencionada, estudos posteriores confirmaram o envolvimento desse neurotransmissor (Figura 5.2).

Vários argumentos apoiam a hipótese de que a interferência na neurotransmissão mediada por DA é fundamental para os efeitos terapêuticos dos antipsicóticos, destacando-se:

- Estudos de cristalografia mostraram que a estrutura tridimensional da clorpromazina é superponível à da DA, dado que a cadeia lateral constituída de três átomos de carbono e um de nitrogênio, presente em todos os antipsicóticos típicos (Figura 5.1), permite o ajuste da molécula ao receptor de DA.

- A potência clínica dos antipsicóticos correlaciona-se positivamente à capacidade de deslocar ligantes dos receptores de DA, bem como de inibir as estereotipias produzidas pela anfetamina, mediadas pela liberação de DA no estriado.

- A L-DOPA, precursora da síntese de DA, empregada no tratamento da doença de Parkinson, pode produzir sintomas psicóticos.

- Estados psicóticos podem ser observados após a administração de anfetamina, que libera DA dos terminais nervosos e inibe sua recaptação neuronial; de cocaína, que bloqueia a recaptação neuronial de DA; ou do agonista dopaminérgico direto, apomorfina.

- Apenas o isômero α do antipsicótico flupentixol, muito mais potente que o isômero β para bloquear receptores de DA, é clinicamente eficaz (Figura 5.3).

Com a descoberta da existência de vários tipos de receptores de DA (Quadro 5.8), verificou-se que a potência terapêutica dos vários compostos é diretamente proporcional ao bloqueio dos receptores D_2 (Figura 5.4), com exceção do antipsicótico atípico clozapina, embora, neste caso, haja correlação com a afinidade pelo receptor D_4 (ver adiante).

Estudos com tomografia por emissão de pósitrons demonstraram que, em doses terapêuticas, os antipsicóticos ocupam 60 a 70% dos receptores D_2 no sistema nervoso central (Figura 5.6). Seu uso prolongado causa aumento (*up-regulation*) do número desses sítios. Esse fenômeno parece ocorrer principalmente com o sítio D_2 de alta sensibilidade (chamado D_{2high}) e poderia estar envolvido na discinesia tardia (ver adiante) e discinesias que acompanham a interrupção de tratamento com antipsicóticos.

A ocupação de receptores D_2, como visto anteriormente, é um dos argumentos utilizados para fundamentar a **hipótese dopaminérgica da esquizofrenia**, que procura relacionar sintomas da doença com aumento da neurotransmissão mediada pela DA. Existem, no entanto, problemas em relação a essa hipótese. A clozapina apresenta ocupância de receptores D_2 do estriado de apenas 50 a 60%, nas doses terapêuticas. Também não produz aumento do número de receptores D_2 nesse local. Não se encontrou, de forma consistente, aumento do nível plasmático ou liquórico do ácido homovanílico (HVA), metabólito utilizado para estimar a taxa de renovação (*turnover*) cerebral de DA em pacientes com esquizofrenia. Por sua vez, vários estudos têm revelado aumento de receptores D_2 nos gânglios da base, no núcleo *accumbens* e na substância *nigra*. Embora, como visto anteriormente, o uso de drogas antipsicóticas também promova esse aumento, complicando a interpretação dos resultados, ele foi relatado em um pequeno número de pacientes não tratados.

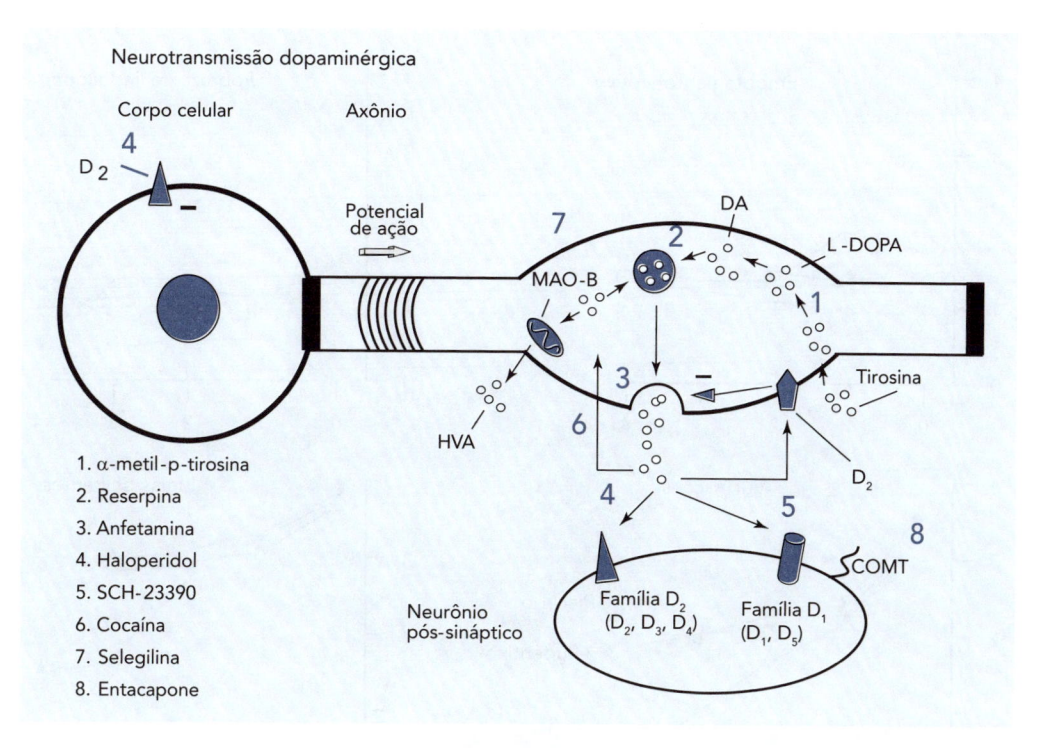

Figura 5.2 | Neurotransmissão dopaminérgica. A dopamina (DA) é uma catecolamina cuja síntese se inicia com a captação ativa do aminoácido L-tirosina. Esse aminoácido é transformado pela ação da enzima tirosina hidroxilase, primeiro em L-DOPA, e posteriormente em DA, por ação da L-DOPA descarboxilase. A DA assim formada é armazenada nas vesículas sinápticas. Quando chega o impulso nervoso, a DA é liberada das vesículas por um processo de exocitose. Pós-sinapticamente, ela pode atuar em receptores das famílias D_1 (D_1 e D_5) ou D_2 (D_2, D_3 ou D_4). Existem ainda receptores pré-sinápticos inibitórios, do tipo D_2, que estão localizados tanto nos terminais quanto nos corpos celulares. Todos esses receptores são ligados a proteínas G. O principal mecanismo de retirada da DA da fenda sináptica consiste na recaptação pelo terminal nervoso. Sua degradação intraneuronal ocorre pela enzima monoaminoxidase (MAO) do tipo B, sendo um de seus principais metabólitos o ácido homovanílico (HVA). Outra enzima envolvida na degradação da DA é a catecol-O-metiltransferase (COMT). Embora a localização celular dessa enzima não seja ainda bem conhecida, alguns autores sugerem que seja predominantemente extracelular. Os números na figura ilustram o local de ação de diferentes fármacos que modificam a neurotransmissão dopaminérgica. 1) Alfa-metiltirosina: inibidor competitivo da enzima tirosina hidroxilase, passo limitante na síntese de DA. 2) Reserpina: bloqueia a entrada da DA na vesícula sináptica; no citoplasma, as aminas são degradadas pela MAO, reduzindo-se os estoques de catecolaminas. 3) Anfetamina: promove a liberação e impede a recaptação de catecolaminas através da membrana celular. 4) Haloperidol: antagonista de receptores dopaminérgicos com maior afinidade por D_2. 5) SCH-23390: antagonista de receptores D_1. 6) Cocaína: inibe a recaptação neuronal de DA. 7) Selegilina: inibidor da MAO-B. 8) Entacapone: inibidor da COMT.

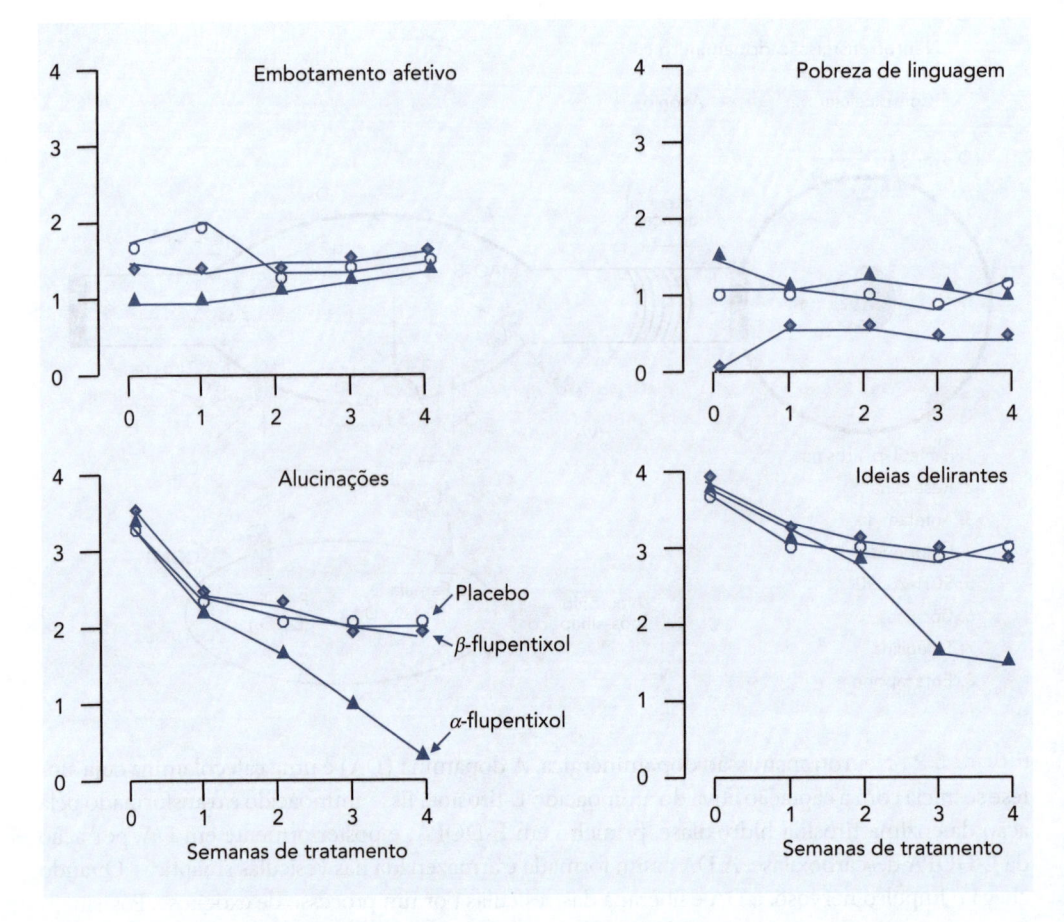

Figura 5.3 | Diminuição de sintomas da esquizofrenia em comparação com o período pré-tratamento de pacientes tratados durante 4 semanas com placebo, α e β-flupentixol. O isômero α é muito mais potente para bloquear receptores de dopamina. Observa-se a ineficácia da droga para reduzir os sintomas negativos "embotamento afetivo" e "pobreza de linguagem".

Fonte: Baseada em Crown, 1980.

Os antipsicóticos induzem alterações nas vias dopaminérgicas ao longo do tempo, sendo particularmente importante o fenômeno denominado **bloqueio de despolarização**. Experimentos eletrofisiológicos mostraram que a administração aguda de haloperidol aumenta os disparos dos neurônios dopaminérgicos da substância *nigra* e da área tegmental ventral, efeito que envolveria o bloqueio de autorreceptores inibitórios do tipo D_2. Com o uso prolongado, isso desaparece e os neurônios dopaminérgicos tornam-se hiporresponsivos a outros estímulos excitatórios. Isso poderia explicar a latência para que se atinja o efeito terapêutico máximo com os antipsicóticos, e também porque o aumento inicial do metabólito da DA, HVA, retorna ao normal após algumas semanas de tratamento. Como a hipossensibilidade dos neurônios dopaminérgicos pode ser revertida pela hiperpolarização induzida por GABA, sugeriu-se que esse efeito decorre da estimulação excessiva desses neurônios.

| Quadro 5.8 | Classificação dos receptores de dopamina |

Com base em evidências farmacológicas e neuro-químicas, os receptores de DA foram classificados em dois tipos: D_1 e D_2. Os primeiros ativam a ade-nilciclase, aumentando a produção do mensageiro intermediário AMPc, enquanto os receptores D_2 têm efeito oposto sobre a mesma enzima (Capí-tulo 1). Estudos de Biologia Molecular realizados nas últimas décadas, envolvendo a clonagem de receptores e a determinação de seus genes, acres-centaram novos tipos de receptores, denominados D_3, D_4 e D_5. O receptor D_5 tem características se-melhantes ao D_1, enquanto os receptores D_3 e D_4 assemelham-se aos receptores D_2. Constituem-se, assim, duas famílias de receptores de DA: D_1 e D_2. Os receptores D_1 e D_5 compartilham 91% da sequência de aminoácidos em sua constituição. Os receptores D_1 são os mais expressos dos receptores de dopamina. Ambos estão acoplados a proteínas Gs/Go e ativam a adenilciclase. Além de aumenta-rem os níveis de AMPc, eles podem formar hétero-oligômeros com receptores NMDA e modular a neurotransmissão glutamatérgica. Embora ligantes específicos como o composto SKF38393 tenham afinidade semelhante para os receptores D_1 e D_5, a própria DA tem afinidade de 5 a 10 vezes maior pelo último do que pelos primeiro. Os três recep-tores da família D_2 são igualmente bloqueados pelo antipsicótico típico espiperona, porém se diferenciam quanto à afinidade por outros ligan-tes. Por exemplo, o agonista bromocriptina tem afinidade 100 vezes maior pelos tipos D_2 e D_3, em relação ao D_4, enquanto a clozapina tem afinidade pelos receptores D_4, de 8 a 10 ordens de magnitude superior aos demais. Essa seletividade alimentou hipóteses que atribuíram a ela as características de antipsicótico atípico da clozapina. Múltiplas vias de sinalização intracelular podem ser recrutadas a partir da ativação de receptores do tipo D_2. Além da inibição da adenilciclase, via acoplamento com proteínas Gi, há ativação do fosfatidil inositol, ati-vação de canais de K^+ e inibição de canais de Ca^{2+}. Eles podem também recrutar a beta-arrestina (ver Capítulo 1) e modular vias intracelulares como as da GSK3 e outras proteínas quinases. Devido ao processamento de *splicing* alternativo (ver Capítulo 2), existem duas isoformas dos receptores D_2, cha-madas de "short" (D_{2S}) e "long" (D_{2L}). Os D_{2L} são prevalentes e predominantemente pós-sinápticos, enquanto os D_{2S} parecem funcionar como recep-tores pré-sinápticos ou autossômicos. Os efeitos intracelulares dos receptores da família D_2 variam conforme o tipo de receptor. Por exemplo, recepto-res D_3 e D_4 não afetam o fosfatidil inositol.

Diversos métodos, como ensaios com ligantes marcados, dosagem de RNAm específico e de ade-nilciclase sensível à DA, vêm sendo empregados no estudo da localização dos diferentes tipos de re-ceptores de DA. Como resultado, verificou-se que a localização anatômica varia com o tipo de recep-tor. Por exemplo, o receptor D_1 concentra-se em regiões estriatais, sobretudo no caudato-putâmen e na porção *core* do núcleo *accumbens*, enquanto o receptor D_5 predomina em estruturas límbicas, como o hipocampo e o hipotálamo. Já o receptor D_2 concentra-se sobretudo no caudato-putâmen, no núcleo *accumbens* core e no bulbo olfatório. Os receptores D_3, por sua vez, são menos abundantes que os D_2 e têm localização preferencial em áreas corticais e subcorticais inervadas pelo grupo A10, que estão envolvidas com processos cognitivos e emocionais (Quadro 5.9).

Finalmente, o receptor D_4 se expressa principal-mente no córtex frontal, no mesencéfalo, na amíg-dala e no bulbo, estando pouco concentrado no estriado. Tal distribuição anatômica tem implica-ções funcionais. Por exemplo, os antipsicóticos tí-picos apresentam grande afinidade por receptores D_2, abundantes no estriado. Esse dado correlacio-na-se com a alta propensão para indução de sinais extrapiramidais como efeito colateral de seu uso.

Os neurônios dopaminérgicos dispõem de recep-tores pré-sinápticos de DA que regulam seu fun-cionamento. Situam-se tanto nos corpos celulares e dendritos – receptores autossômicos – quanto nas varicosidades, de onde a DA é liberada. Além de pós-sinápticos, os receptores D_2 são também autorreceptores autossômicos, localizando-se nos corpos celulares de neurônios dopaminérgicos na substância *nigra* e na área tegmental ventral. A es-timulação desses receptores autossômicos reduz a frequência de disparo dos neurônios. Por sua vez, os receptores situados nas varicosidades terminais inibem a síntese do neurotransmissor e sua libera-ção, estando localizados em sítios diferentes para cada função. Como no caso dos receptores autos-sômicos, trata-se principalmente de receptores D_2. Contudo, há evidências sugestivas de que recepto-res D_3 possam também funcionar como autorre-ceptores (Figura 5.5).

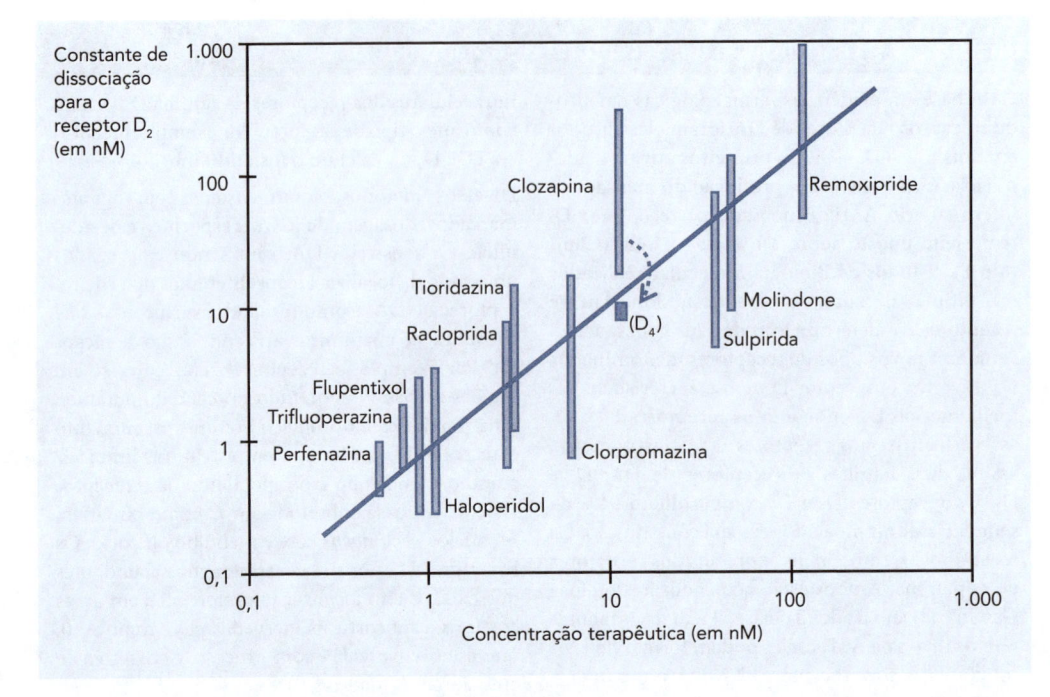

Figura 5.4 | Correlação entre potência clínica e afinidade por receptores D_2.

Quadro 5.9 Vias dopaminérgicas no sistema nervoso central

Os neurônios dopaminérgicos do prosencéfalo localizam-se em três regiões distintas: substância *nigra* (áreas A8 e A9), área tegmentar ventral (área A10) e hipotálamo. A substância *nigra*, assim denominada por sua aparência escura quando vista a olho nu em seções anatômicas, localiza-se bilateralmente no tegmento mesencefálico. Os neurônios dopaminérgicos aí localizados projetam-se para a região dos gânglios (ou núcleos) da base, formando a via nigroestriatal. Eles estão envolvidos no controle da atividade motora, e sua degeneração resulta na doença de Parkinson.

A área tegmental ventral também se encontra no tegmento mesencefálico. Neurônios dopaminérgicos aí localizados projetam-se, via feixe prosen-cefálico medial, para áreas límbicas (amígdala, núcleo *accumbens*, septo, tubérculo olfatório e córtex piriforme) e corticais (córtex pré-frontal medial, cíngulo e córtex entorrinal), formando as vias mesolímbica e mesocortical. Esta última parece ter propriedades distintas, pois apresenta atividade eletrofisiológica basal maior, possivelmente pelo menor número de autorreceptores inibitórios D2.

No hipotálamo, os neurônios dopaminérgicos localizam-se nos núcleos arqueado e periventricular, projetando-se na eminência média e no lobo intermediário da hipófise, constituindo a via tuberoinfundibular. Na hipófise, exercem efeito inibitório sobre a liberação do hormônio prolactina (Figura 5.7).

Observação interessante é que, enquanto o haloperidol produz o bloqueio por despolarização, tanto em neurônios da substância *nigra* quanto da área tegmental ventral, a clozapina só o faz nos neurônios desta última região. Além disso, os neurônios da área tegmental ventral que se projetam para o córtex frontal não apresentam bloqueio por despolarização. Como os sintomas negativos da esquizofrenia parecem depender da via mesocortical, isso poderia explicar a ausência de eficácia dos antipsicóticos para sintomas negativos.

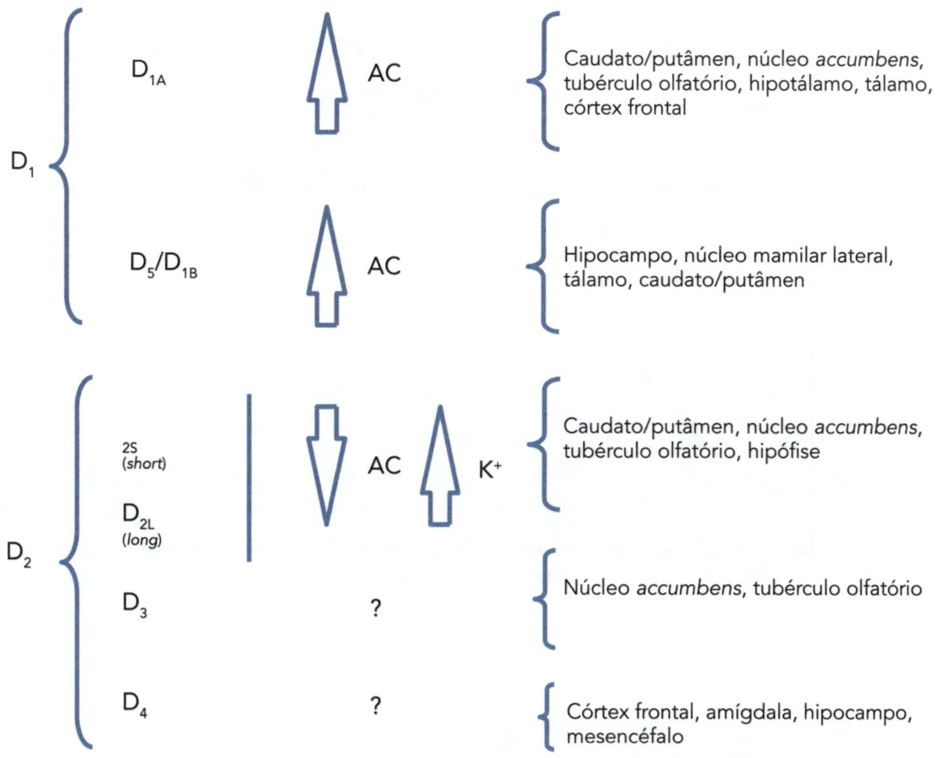

Figura 5.5 | Subtipos de receptores de dopamina.
AC: adenilato ciclase.

Descobertas recentes têm promovido modificações na hipótese dopaminérgica inicial. Propôs-se que, em vez do aumento da DA, o quadro de esquizofrenia seria ocasionado por um desequilíbrio dessa transmissão, com diminuição na via mesocortical, responsável pelo aparecimento de sintomas negativos, e aumento na via mesolímbica, responsável pelos sintomas positivos (Quadro 5.10).

Outros receptores, além dos D_2, têm sido implicados na esquizofrenia. Observou-se, por meio de tomografia por emissão de pósitrons, uma diminuição de receptores D_1 no córtex frontal de pacientes com esquizofrenia não tratados com antipsicóticos. Nessa região, os receptores D_1 têm expressão cerca de 10 vezes maior que os D_2 e estão localizados em dendritos de células piramidais. Parecem ter papel importante na modulação de respostas a estímulos excitatórios aferentes, mediados por glutamato. Estudos comportamentais sugerem que esse neurotransmissor regula a memória de procedimento, parecendo ser necessário um nível ótimo de ativação neuronal, abaixo ou acima do qual o funcionamento é prejudicado. Após o uso prolongado, os antipsicóticos reduzem o número dos receptores D_1. Já os receptores D_3 e D_4 estão concentrados em regiões límbicas (Figura 5.5). A ativação de D_3 parece ter efeito contrário ao do D_2, diminuindo a atividade locomotora de animais. Por isso, alterações desse receptor foram relacionadas com os sintomas negativos da esquizofrenia.

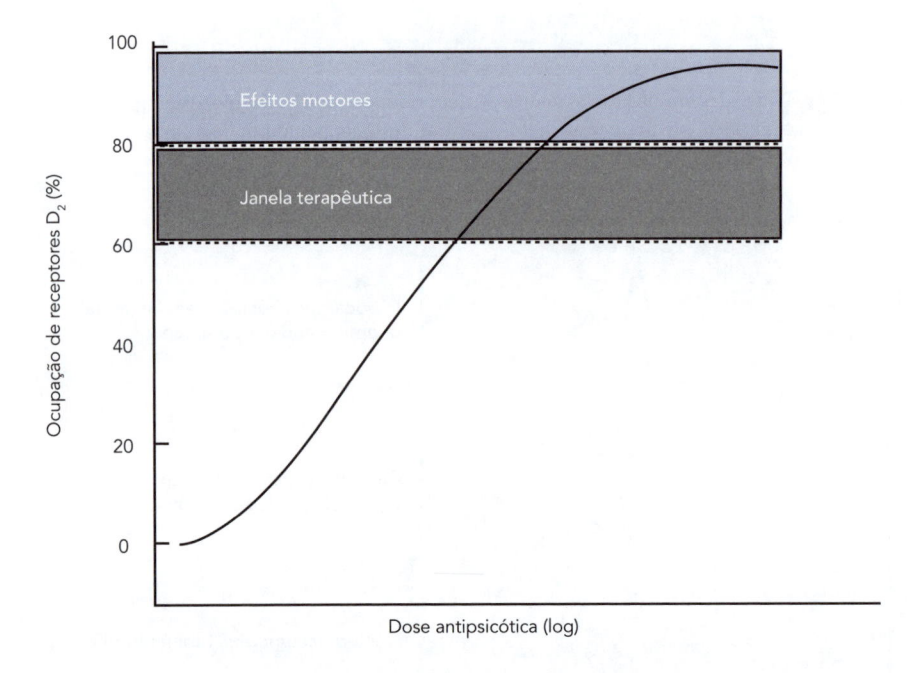

Figura 5.6 | Ocupação de receptores D_2 no sistema nervoso central e efeitos de antipsicóticos típicos.

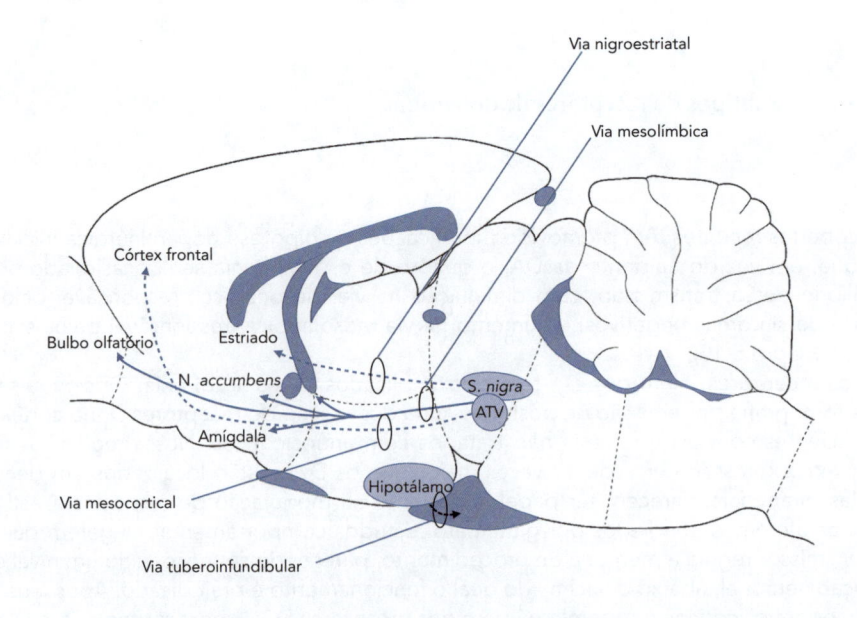

Figura 5.7 | Vias dopaminérgicas do sistema nervoso central.

ATV: área tegmental ventral; s. *nigra*: substância *nigra*, n. *accumbens*: núcleo *accumbens*.

| Quadro 5.10 | Desequilíbrio da neurotransmissão dopaminérgica |

A hipótese original do desequilíbrio da neuro-transmissão dopaminérgica postulou que a hiperatividade de neurônios dopaminérgicos da via mesolímbica resulta nos sintomas psicóticos. Posteriormente, essa hipótese foi modificada para incluir componentes corticais. Sabia-se que a exposição a estressores resulta no aumento da liberação de DA na via mesocortical. Por sua vez, lesões dessa via provocam hiperatividade subcortical crônica, sugerindo retroalimentação corticolímbica inibitória. Na esquizofrenia, Daniel Weinberger e colaboradores propuseram que os efeitos de uma lesão precoce da via mesocortical tornar-se-iam clinicamente evidentes durante o período de grande estresse social vivenciado na adolescência, quando ocorreria aumento na demanda do sistema, ainda imaturo. A diminuição dopaminérgica frontal produziria os sintomas negativos e promoveria indiretamente, pelo prejuízo da retro-alimentação corticolímbica inibitória, o aumento da atividade em áreas límbicas, produzindo os sintomas positivos da esquizofrenia. Embora esse modelo seja atraente, por agregar evidências de diferentes áreas, faltam maiores comprovações empíricas. Ainda que o sistema dopaminérgico seja implicado na esquizofrenia, poucas evidências indicam para uma disfunção direta no próprio sistema. Em vez disso, alterações originadas em estruturas aferentes resultariam na desregulação desse sistema. Na esquizofrenia, a atividade aumentada do sistema dopaminérgico, associada aos sintomas psicóticos, correlaciona-se com a hiperatividade do hipocampo anterior (funcionalmente equivalente ao hipocampo ventral em roedores). Foi observado que a ativação do hipocampo ventral, por uma via multissináptica que compreende ainda o núcleo *accumbens* e o pálido ventral, resulta em hiper-responsividade dopaminérgica na área tegmental ventral. Na esquizofrenia, acredita-se que a perda funcional de interneurônios GABAérgicos PV-positivos resultaria em hiperatividade hipocampal e, consequentemente, no estado hiperdopaminérgico na via mesolímbica (Figura 5.8). Resta a questão de como um aumento de atividade dopaminérgica mesolímbica provocaria os sintomas positivos da esquizofrenia. Tem sido proposto por vários pesquisadores, entre eles o de origem indiana Shitij Kapur, que o sistema dopaminérgico mesolímbico seria importante para o processo denominado "**saliência motivacional**", pelo qual estímulos neutros adquirem a capacidade de atrair a atenção. Eventos novos, apetitivos ou aversivos, aumentariam a liberação de DA em áreas como o núcleo *accumbens* (estriado ventral), com duas consequências, uma imediata, envolvendo captura da atenção, facilitação da ação e alternância entre comportamentos, e outra futura, conferindo saliência motivacional àquele evento e aos estímulos a ele associados. Fatores socioambientais (p. ex., dificuldades de socialização, urbanização, uso de *Cannabis*) e genéticos interagiriam para provocar excesso da liberação e/ou do efeito da DA, o que promoveria um senso aberrante de novidade e atribuição anormal de saliência a estímulos e representações internas. Na visão de Kapur, isso poderia levar o sistema nervoso a desenvolver um **esquema cognitivo** para explicar as experiências aberrantes de saliência, o que estaria na gênese de sintomas positivos, como as ideias delirantes. Nessa proposta, drogas antipsicóticas corrigiriam agudamente os efeitos de excesso da neurotransmissão dopaminérgica, mas a latência para que se atinja o efeito máximo dependeria da readaptação do sistema nervoso e da consequente correção do esquema cognitivo alterado. Complementando essa proposta, Anthony Grace, da Universidade de Pittsburgh, nos Estados Unidos, sugeriu que a liberação de dopamina em áreas límbicas dar-se-ia de duas formas, uma fásica e outra tônica. A liberação fásica decorreria da ação do glutamato originário, sobretudo de projeções do tegmento pedúnculo-pontino, que atuaria nos receptores NMDA aumentando a frequência dos disparos dos neurônios dopaminérgicos da área tegmental ventral. Os disparos fásicos desses neurônios ocorreriam quando da exposição a um estímulo comportamental saliente. Já os disparos tônicos seriam controlados por uma circuitaria que inclui o hipocampo ventral, o núcleo *accumbens* e o pálido ventral (Figura 5.8). Alterações nessa circuitaria decorrentes, por exemplo, de hiperatividade hipocampal resultariam em aumento do número de neurônios dopaminérgicos espontaneamente ativos na área tegmental ventral. Com isso, o sistema ficaria mais sensível a respostas fásicas de liberação de DA em regiões estriatais, que promoveriam o aparecimento dos sintomas positivos da esquizofrenia.

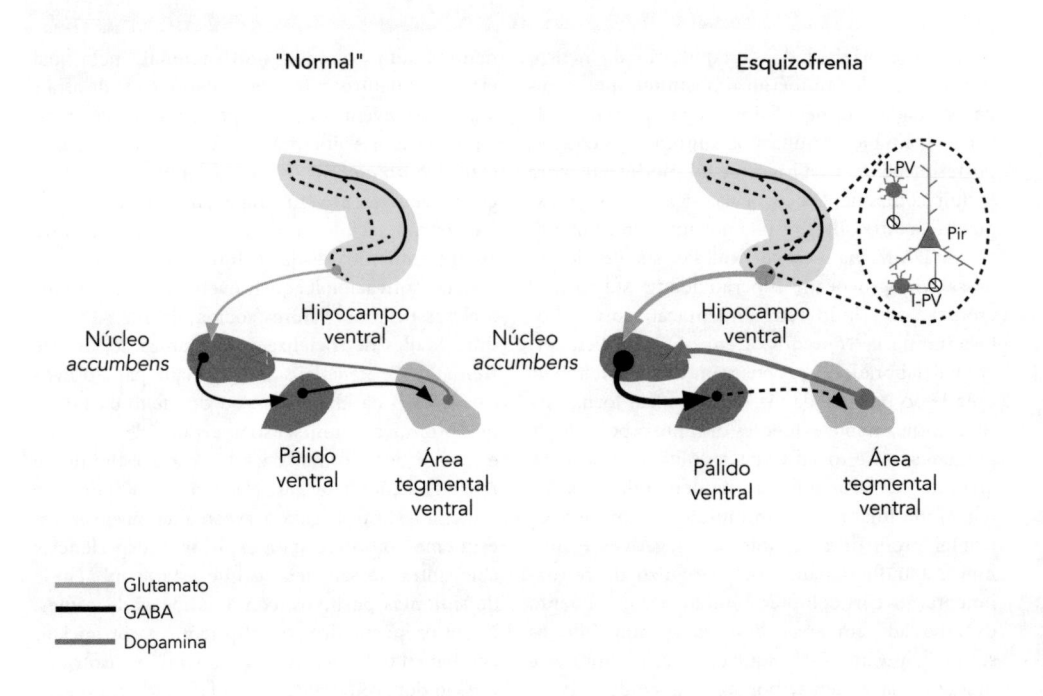

Figura 5.8 | Hipótese do desequilíbrio da neurotransmissão dopaminérgica na esquizofrenia. A perda funcional de interneurônios GABAérgicos parvalbumina (PV)-positivos (I-PV) no hipocampo ventral resultaria em hiperatividade de neurônios glutamatérgicos piramidais (Pir) que, por uma via multissináptica que compreende ainda o núcleo *accumbens* e o pálido ventral, resulta em hiper-responsividade dopaminérgica na área tegmental ventral.

A afinidade preferencial da clozapina por receptores D_4 levou à sugestão de que suas propriedades "atípicas" (ver adiante) decorrem da interação com esse tipo de receptor. No entanto, tal proposição tem sido posta em dúvida, já que: 1) alguns antipsicóticos clássicos têm alta afinidade por D_4, enquanto outros, considerados atípicos, não a apresentam (Tabela 5.2); 2) indivíduos destituídos do receptor D_4, em razão de mutação genética, não parecem ter anormalidades psiquiátricas; 3) o L745870, um antagonista seletivo de D_4, não mostrou efeitos antipsicóticos em estudos clínicos iniciais.

Finalmente, propôs-se que, na esquizofrenia, receptores dopaminérgicos estão em estado permanente de alta afinidade, em virtude de alterações de proteínas G regulatórias.

Tabela 5.2	Afinidade de diferentes antipsicóticos a receptores de dopamina (D_1, D_2 e D_4), serotonina (5-HT_{2A}), muscarínicos, de histamina tipo 1 (H_1) e alfa-1 adrenérgicos (α_1)						
Droga	D_2	D_1	D_4	5-HT_{2A}	Muscarínicos[1]	α_1[2]	H_1[3]
Amissulprida	2,2	> 10.000	2369	8.300	> 10.000	> 10.000	> 10.000
Amperozida	140	260	—	20	1.700	130	730
Aripiprazol	3,40	265	44	3,40	> 10.000	57	61
Clorpromazina	19	56	12	1,40	60	0,60	9,10
Clozapina	180	38	9,6	1,60	7,50	9	2,75
Flufenazina	0,80	15	9,30	19	2.000	9	21
Haloperidol	4	45	10	36	> 20.000	6,20	1890
Loxapina	71	—	12	1,69	62	28	5
Melperona	199	—	230	32	—	—	—
Mesoridazina	5	—	13	> 1.000	—	—	—
Paliperidona	4,2	554	38	0,7	> 10.000	2,5	19
Olanzapina	11	31	9,60	4	1,89	19	7,14
Perfenazina	1,40	—	—	5,60	1.500	10	—
Pimozida	2,50	—	30	13	—	—	—
Pipamperona	93	2.450	—	1,20	> 5.000	66	> 5.000
Quetiapina	160	455	1.164	294	120	62	11
Remixiprida	275	> 10.000	3690	> 10.000	> 10.000	> 10.000	> 10.000
Risperidona	3,30	750	17	0,16	> 10.000	2	59
Sertindol	0,45	28	21	0,38	> 10.000	0,77	500
Sulpirida	7,40	> 1.000	52	> 1.000	> 1.000	> 1.000	—
Tioridazina	2,30	22	12	17,8	10	1,10	—
Tiotixeno	0,45	340	77	130	2.500	11	6
Ziprasidona	0,42	525	32	0,42	> 1.000	10	47
Zotepina	1	84	5,80	0,63	550	3,40	3,40

A potência está expressa pela constante de inibição (Ki), em nM. O Ki é calculado a partir da IC50 pela fórmula Ki= IC50/(1 + ([L])/Kd), em que [L] é a concentração do ligante. Portanto, quanto menor Ki, maior a afinidade. Consequências clínicas: [1] xerostomia (boca seca), visão borrada, retenção urinária, constipação, piora do glaucoma de ângulo fechado, [2] hipotensão postural, dificuldades de ejaculação[3], sedação, ganho de peso.

Fonte: Meyer, 2018.

Além da DA, outros neurotransmissores têm sido relacionados com a esquizofrenia, como noradrenalina, acetilcolina, GABA, endorfinas, endocanabinoides, serotonina (5-HT) e glutamato, os dois últimos os mais investigados. A neurotransmissão serotonérgica exerce efeito modulatório sobre a dopaminérgica, a glutamatérgica e outras. Um possível envolvimento da 5-HT com a esquizofrenia foi reforçado pela observação de que a clozapina apresenta alta afinidade por receptores $5-HT_2$. A ritanserina, um antagonista de receptores $5-HT_{2A}$ e $5-HT_{2C}$, diminuiu a incidência de efeitos extrapiramidais adversos (ver "Efeitos adversos dos antipsicóticos") e melhoraria sintomas negativos quando combinada com o haloperidol. Surgiu, assim, a hipótese proposta por Herbert Meltzer de que o bloqueio de receptores $5-HT_2$ melhora sintomas negativos e atenua os efeitos extrapiramidais, enquanto o bloqueio de receptores dopaminérgicos aliviaria os sintomas positivos da esquizofrenia, o que resultou no desenvolvimento do antipsicótico risperidona (ver adiante).

No entanto, algumas evidências têm colocado em dúvida esta proposta, como: 1) doses de risperidona que produzem grau de ocupância de receptores D_2 estriatais semelhantes aos observados com haloperidol também produzem efeitos extrapiramidais; 2) testes em macacos de compostos com diferentes relações de bloqueio DA/5-HT mostraram que todos produzem distonia, à exceção da clozapina; 3) a ritanserina é incapaz de reverter a catalepsia induzida por altas doses de haloperidol em roedores. Recentemente, foi desenvolvido um novo antipsicótico chamado lumateperona, com afinidade relativa para receptores $5-HT_2$ 60 vezes maior do que para os D_2 (comparado à aproximadamente 12 vezes da risperidona e olanzapina). Além disso, esse composto parece atuar como um antagonista de receptores D_2 pós-sinápticos e um agonista parcial desses mesmos receptores, quando localizados pré-sinapticamente. Resultados positivos em recente estudo clínico de fase 3 sugerem que, mesmo que a diferente capacidade de antagonizar receptores de DA e 5-HT não seja o principal fator que diferencia antipsicóticos típicos e atípicos, ele pode ser importante para alguns fármacos. Como visto a seguir, no entanto, outras hipóteses têm sido propostas para explicar os efeitos dos chamados antipsicóticos atípicos.

Antipsicóticos atípicos ou de segunda geração

Apesar de um elevado número de substâncias com atividade antipsicótica ter sido identificado desde a introdução da clorpromazina até meados da década de 1980, o progresso na terapêutica com essas drogas deveu-se ao melhor conhecimento de sua farmacocinética e farmacodinâmica, permitindo seu uso mais racional. No entanto, aspectos como a alta frequência de efeitos colaterais motores (ver adiante), o fato de que os chamados sintomas negativos alteram-se muito pouco com seu uso e a resistência ao efeito benéfico observada em alguns pacientes com esquizofrenia permaneceram aspectos limitadores do emprego terapêutico dos antipsicóticos típicos.

A procura por drogas que superassem esses problemas permitiu identificar um grupo de novos antipsicóticos que contornavam alguns desses aspectos limitantes. Esse grupo de drogas recebeu a denominação genérica de **antipsicóticos atípicos**. Os autores divergem quanto ao conceito de antipsicóticos atípicos, questionando-se até mesmo se essas drogas constituem um grupo independente. Os critérios de inclusão variam desde a resposta a testes pré-clínicos até as características da resposta clínica, passando por supostos mecanismos de ação e efeitos hormonais. No entanto, a conceituação mais simples utiliza apenas um critério de inclusão, que é o de produzir efeito antipsicótico na maioria dos pacientes, em doses que não causam efeitos extrapiramidais importantes.

A determinação das drogas que satisfazem a esse critério não é tão simples como parece. Uma primeira dificuldade é que, em geral, os estudos comparam a capacidade para produzir efeitos extrapiramidais com o haloperidol, que tem grande propensão para tal. Levando-se ao extremo essa comparação, correr-se-ia o risco de considerar o primeiro antipsicótico, a clorpromazina, atípico, uma vez que produz menos efeitos extrapiramidais que o haloperidol, em razão da sua maior ação anticolinérgica. Assim, uma comparação mais segura seria com a própria clorpromazina. Outra dificuldade é que os efeitos extrapiramidais são, em geral, considerados de forma unitária, embora dentro dessa denominação possam ser identificadas diferentes síndromes, como distonia aguda, acatisia e parkinsonismo, com variadas manifestações e, provavelmente, fisiopatologia diversa. As escalas para medidas dos efeitos extrapiramidais, em geral, consideram o conjunto dessas síndromes. Sabe-se, no entanto, que a propensão dos antipsicóticos atípicos para essas diferentes síndromes não é a mesma. Assim, por exemplo, a risperidona tem menor propensão para induzir parkinsonismo que a acatisia.

Outro conceito de antipsicóticos atípicos considera que as drogas desse grupo, além de terem pequena propensão para produzir efeitos extrapiramidais, apresentam efeitos benéficos sobre os sintomas negativos. Os problemas desse critério começam pela determinação de quais sinais e sintomas são considerados negativos. Outro complicador reside no fato de que outras condições podem ter sintomas que se confundem com os sintomas negativos da esquizofrenia, entre eles:

- Efeitos extrapiramidais dos antipsicóticos, particularmente, a acinesia mostra grande correlação com o relato de sintomas negativos.

- Resposta adaptativa a sintomas positivos, por exemplo, pode-se mencionar o retraimento social resultante da desconfiança paranoide.

- Episódios depressivos: podem ocorrer na evolução da esquizofrenia, confundindo-se com sintomas negativos.

Em tais casos, os sintomas negativos seriam secundários, e o efeito de um antipsicótico em reduzir tais sintomas poderia resultar da ação da droga sobre a condição primária. Nesse contexto, desenrola-se a polêmica sobre se a clozapina atua sobre sintomas negativos primários ou secundários.

Apesar dessas dificuldades, é amplamente aceito que os sintomas negativos são menos sensíveis às terapêuticas habituais que os sintomas positivos. Comprovando tal afirmação, verificou-se que pacientes com esquizofrenia com início recente de sintomas, submetidos ao tratamento clínico habitual, apresentam maior redução de sintomas positivos (psicóticos e desorganizados) do que de sintomas negativos. No entanto, já nos primeiros anos de uso dos antipsicóticos, autores europeus, particularmente franceses, relatavam que alguns deles apresentavam efeitos que poderiam sugerir ação sobre os sintomas negativos, os quais receberam diferentes denominações, como desinibidor, antiautista, antideficitário etc. Estudos controlados com escalas específicas para avaliação de sintomas negativos são mais recentes.

Além dos dois critérios de antipsicótico atípico, comentados anteriormente, existe um terceiro, bem mais estrito, que inclui o fato de serem eficazes em pacientes resistentes aos antipsicóticos típicos. Uma clara demonstração de maior eficácia foi obtida com a clozapina, no estudo clássico de John Kane e colaboradores, publicado em 1988, que utilizou um critério rígido para considerar um paciente resistente ao tratamento e observou melhora em 30% deles. Assim, exigindo-se os três critérios mencionados, apenas a clozapina pode ser considerada antipsicótico atípico. O uso parcial deles, no entanto, permite a inclusão de outras drogas como atípicas.

Por fim, além desses critérios clínicos (menor propensão para induzir efeitos extrapiramidais, eficácia sobre sintomas negativos e eficácia em pacientes refratários aos antipsicóticos típicos), critérios estritamente farmacológicos têm sido propostos na tentativa de explicar as diferenças entre antipsicóticos típicos e atípicos. O objetivo dessa abordagem é o de identificar mecanismos de ação que sejam comuns aos antipsicóticos considerados atípicos (conforme os critérios clínicos), mas que não estejam presentes nos típicos. Isso permitiria, em contrapartida, o desenvolvimento racional de novos antipsicóticos com o perfil clínico de atípicos. A primeira dessas propostas, já mencionada, foi a de Herbert Meltzer, ao final da década de 1980. Segundo ensaios de ligantes marcados (ver Capítulo 1) realizados pelo grupo deste pesquisador, os atípicos teriam em comum o fato de serem antagonistas tanto $5-HT_{2A}$ quanto D_2, com maior afinidade pelo primeiro. A serotonina, atuando via receptores $5-HT_{2A}$, estimularia interneurônios GABAérgicos, os quais inibiriam os neurônios dopaminérgicos. Dessa forma, antagonistas $5-HT_{2A}$ favoreceriam a liberação de DA em determinadas regiões do sistema nervoso central.

No estriado, esse efeito também poderia ocorrer pela ação direta da serotonina em receptores 5-HT$_{2A}$ localizados em axônios dopaminérgicos. Além disso, foi proposto que efeito agonista em receptores 5-HT$_{1A}$ poderia também influenciar a neurotransmissão dopaminérgica. A ativação de autorreceptores 5-HT$_{1A}$ inibiria a atividade dos neurônios serotonérgicos (Capítulo 6), favorecendo de forma indireta a liberação de DA. Essa hipótese, bastante influente, direcionou o desenvolvimento de alguns novos fármacos antipsicóticos. Porém, ela vem sendo contestada, uma vez que não acomoda algumas observações importantes, como o fato de que a amissulprida, que tem o perfil clínico de antipsicótico atípico, atua como antagonista seletivo de receptores D$_2$, sem afinidade por receptores 5-HT$_{2A}$ (Tabela 5.2). Uma teoria alternativa, defendida principalmente por Shitij Kapur e Philip Seeman, postula que o perfil de ligação aos receptores D$_2$ seria necessário e suficiente para explicar a "atipicalidade". Tais autores observaram, em ensaios *in vitro* com ligantes radiativos, que os antipsicóticos com perfil clínico de atípicos dissociam-se mais rapidamente dos receptores D$_2$, em comparação aos típicos. A partir dessa observação, pode-se supor que os primeiros seriam facilmente deslocados do receptor pela DA endógena, possibilitando as ações fisiológicas desse neurotransmissor no estriado dorsal. Já os típicos, por se dissociarem lentamente, não permitiriam a ligação da DA nesses receptores, ocasionando os efeitos extrapiramidais.

Finalmente, uma nova abordagem tem sido o desenvolvimento de fármacos que atuam não como antagonistas D$_2$, mas como agonistas parciais (ver capítulo 1). Tais fármacos atenuariam o excesso de ativação de receptores D$_2$ no estriado ventral (núcleo *accumbens*), pois competiriam com a DA pelos receptores e, ao se ligarem, reduziriam a sua ativação por apresentarem menor atividade intrínseca do que a própria DA. Dessa forma, atenuariam os sintomas positivos da esquizofrenia. Contudo, ao substituírem a DA nos receptores D$_2$ do estriado dorsal, eles próprios, tendo discreta atividade intrínseca, não aboliriam a função desses receptores, evitando efeitos extrapiramidais que se observam com os antagonistas. Além disso, pode-se argumentar que um agonista parcial aumentaria a atividade dopaminérgica na via mesocortical, atenuando os sintomas negativos. Em outras palavras, os agonistas parciais atuariam como "estabilizadores da neurotransmissão dopaminérgica". Na verdade, não é recente a ideia de se desenvolverem agonistas parciais de receptores de DA para o tratamento da esquizofrenia. Tal proposta foi feita inicialmente por Arvid Carlsson, que conduziu estudos clínicos com o composto preclamol. No entanto, este último induziu efeitos consistentes em curto, mas não em longo prazo. Mais recentemente, o agonista parcial aripiprazol foi introduzido tendo, de fato, o perfil clínico de antipsicótico atípico. Porém, estudos clínicos ainda são necessários para sustentar a ideia de que essa estratégia pode ser mais interessante no que se refere aos perfis de eficácia e efeitos colaterais.

Esse ciclo de hipótese sobre os possíveis mecanismos de ação dos antipsicóticos atípicos (antagonistas 5-HT$_2$/D$_2$, antagonistas D$_2$ de rápida dissociação, agonistas parciais de D$_2$) constitui um exemplo interessante de aplicações dos conceitos básicos da Farmacologia para a compreensão e o desenvolvimento de novos fármacos.

Não obstante a elegância dessas hipóteses, tem-se questionado o significado e mesmo a importância do termo "atípico" para agrupar certos antipsicóticos, conforme já mencionado, sendo proposto o termo "antipsicóticos de segunda geração". De fato, o influente estudo clínico CATIE (*Clinical Antipsychotic Trials of Intervention Effectiveness*), publicado em 2006, e estudos de metanálise subsequentes mostraram que diversos antipsicóticos "atípicos", na verdade, não apresentam superioridade alguma frente aos "típicos". Corroborando esses dados, um recente trabalho de metanálise publicado na prestigiosa revista *Lancet*, e considerado o estudo desse tipo mais completo realizado até o momento, comparou 32 antipsicóticos típicos e atípicos em termos de eficácia geral e perfil de efeitos adversos, em um total de 53.463 pacientes com sintomas agudos de esquizofrenia. Ele concluiu que as principais diferenças entre eles se concentravam no perfil dos efeitos adversos. Importante ressaltar, no entanto, que foram excluídos estudos com pacientes resistentes ao tratamento, primeiro episódio, de prevenção de recorrência e aqueles com pacientes que apresentavam predominância de sintomas negativos ou depressão.

Ainda, verificou-se, por meio de estudos clínicos associados à medida *in vivo* da ocupação de receptores D_2, que é possível obter respostas terapêuticas dissociadas da presença significativa de efeitos extrapiramidais com doses baixas de antipsicótico típico, como o haloperidol, que promovam ocupância de receptores D_2 no estriado entre, aproximadamente, 70 e 80%.

Portanto, considerando a heterogeneidade desses fármacos, alguns dos antipsicóticos mais relevantes da "classe" dos atípicos são discutidos a seguir.

Clozapina

Droga que bloqueia o aumento da atividade locomotora produzido por agonistas dopaminérgicos diretos ou pela anfetamina, mas não causa catalepsia. Também não produz aumento de receptores D_2, embora aumente o número de receptores D_1, como a sulpirida. Estudos que utilizam a técnica da detecção da expressão do *c-Fos* (Capítulo 2) mostram que o padrão de ativação neuronal após a clozapina se diferencia fundamentalmente do de antipsicóticos como o haloperidol (Figura 5.9).

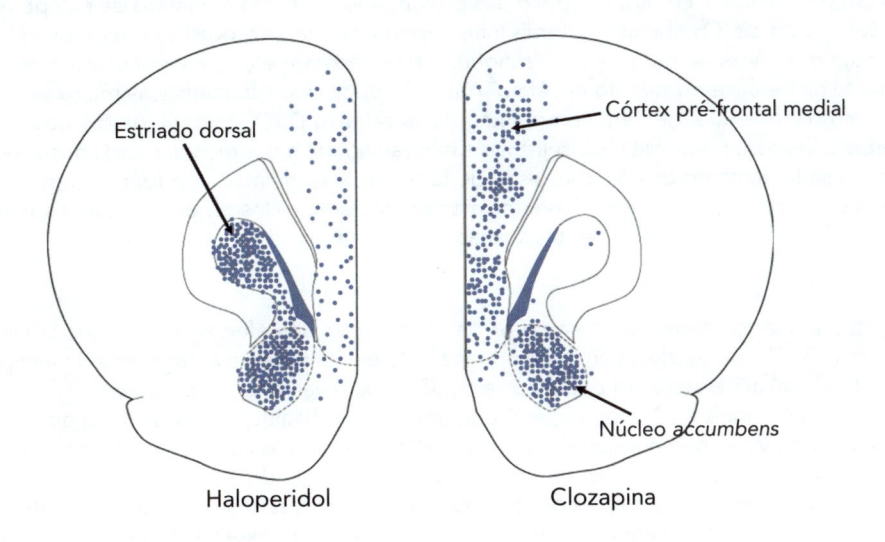

Estriado dorsal

Córtex pré-frontal medial

Núcleo *accumbens*

Haloperidol

Clozapina

Figura 5.9 | Principais áreas de expressão do *c-Fos*, detectadas por imunocitoquímica (Capítulo 2), após tratamento de ratos com haloperidol ou clozapina.

Na clínica, a clozapina é igual ou superior aos demais antipsicóticos, além de mais eficaz em pacientes resistentes. Por exemplo, até 60% dos pacientes que não respondem a antipsicóticos típicos podem apresentar melhora com o uso da clozapina. Assim como outros antipsicóticos, muitos efeitos adversos da clozapina decorrem da alta afinidade que ela apresenta por receptores muscarínicos, alfa-1 adrenérgicos e H_1. Ainda, diminui o limiar convulsivo. O maior problema da clozapina, no entanto, reside no aparecimento eventual de **agranulocitose**, quadro de origem controversa, talvez com componentes imunológicos, que se caracteriza pela redução acentuada do número de neutrófilos, tornando o paciente suscetível a infecções graves. Com o melhor monitoramento, a incidência do quadro diminuiu de 0,38% para 0,06% dos pacientes que utilizam a clozapina. Da mesma maneira, a mortalidade que costumava ser em torno de 42% diminuiu para 19%. Mesmo assim, dadas a gravidade e a potencial letalidade da agranulocitose, o uso de clozapina é restrito, na prática clínica, a casos refratários aos tratamentos convencionais.

Seu mecanismo de ação é tema de intensa pesquisa, dificultada pela afinidade relativamente elevada que a droga apresenta por diversos receptores centrais (Tabela 5.2). O possível envolvimento de diferentes tipos de receptores de DA (D_1, D_3 ou D_4) ou de serotonina ($5\text{-}HT_2$) foi aqui discutido. Alguns autores sugerem, contudo, que os efeitos peculiares da clozapina decorrem de sua capacidade de funcionar como antagonista de múltiplos receptores.

Sulpirida e amissulprida

Estudos com animais de laboratório mostram que a diferença entre as doses dessas drogas que antagonizam o aumento de locomoção produzida por anfetamina daquelas que provocam catalepsia é muito maior do que que se verifica com o haloperidol. Na clínica, a incidência de efeitos extrapiramidais agudos é menor, e estudos não controlados sugerem menor incidência de discinesia tardia, com uso prolongado. A sulpirida é catalogada como antagonista seletivo dos receptores D_2, embora também tenha certa afinidade por D_3. Dissocia-se facilmente dos receptores D_2, o que pode explicar o seu perfil de atípico, à luz da hipótese de Seeman e Kapur. De modo semelhante à clozapina, com o uso prolongado, aumenta o número de receptores D_1, mas não D_2, centrais. Os efeitos colaterais mais importantes dessa droga estão relacionados com a elevação dos níveis de prolactina no sangue, talvez decorrente da penetração da droga mais facilmente na hipófise do que no encéfalo. A amissulprida tem características muito semelhantes à sulpirida, atuando também como antagonista seletivo D_2/D_3 com rápida dissociação dos receptores. Outros antagonistas D_2 seletivos são o raclopride e o remoxipride, os quais, porém, dissociam-se lentamente dos receptores e, de fato, têm o perfil mais condizente com o de antipsicóticos típicos, podendo induzir efeitos extrapiramidais em doses que atenuam os sintomas positivos. São, no entanto, ferramentas farmacológicas de grande importância.

Risperidona e paliperidona

A risperidona foi desenvolvida a partir da observação dos efeitos do uso combinado do antagonista $5\text{-}HT_2$, ritanserina, com o haloperidol. Ela é uma potente antagonista de receptores $5\text{-}HT_{2A}$, $5\text{-}HT_7$, alfa-1 e alfa-2 adrenérgicos e H_1. Comparativamente ao bloqueio $5\text{-}HT_2$, sua capacidade de antagonizar D_2 é menor, embora, em termos absolutos, seja similar à do haloperidol. Estudos iniciais sugeriram que tivesse certo efeito terapêutico em sintomas negativos, mas trabalhos mais recentes não conseguiram concluir que a risperidona e outros agentes atípicos sejam mais eficazes que os antipsicóticos tradicionais. Em dosagem habitual, a incidência de efeitos extrapiramidais é menor que a do haloperidol, embora esses sintomas apareçam com doses maiores. Recentemente, foi introduzida na clínica a paliperidona, o metabólito ativo da risperidona, que vem sendo empregada sob forma de liberação lenta, via um sistema de liberação oral controlado por osmose. Embora essa forma de administração ocasione flutuações menores nas concentrações plasmáticas da droga, verificou-se que a dose de risperidona que produz concentrações de sua fração ativa similares às concentrações obtidas com a paliperidona de liberação lenta produz aumentos similares de prolactina. Além disso, em doses entre 6 e 9 mg/dia essa formulação da paliperidona produz ocupância de receptores D_2 entre 70 e 80%, similar à obtida em doses terapêuticas de outros antipsicóticos.

Olanzapina

Droga com estrutura química e propriedades farmacológicas muito semelhantes às da clozapina, já que, como esta, apresenta afinidade por um amplo espectro de receptores, incluindo D_1, D_2, D_4, $5\text{-}HT_{2A}$, $5\text{-}HT_{2C}$, H_1, alfa-1 adrenérgicos e muscarínicos. Estudos clínicos têm demonstrado que ela apresenta eficácia pelo menos igual à do haloperidol. Sua eficácia terapêutica, em comparação à clozapina, ainda está por ser estabelecida. A grande vantagem em relação a esta última reside no fato de não ter sido verificado nenhum efeito significativo sobre os parâmetros hematológicos. Deve ser administrada com cautela em pacientes com distúrbios cardíacos e cerebrovasculares, pela possibilidade de hipotensão, e em hepatopatas. Os possíveis problemas metabólicos associados ao seu emprego são discutidos mais adiante.

Aripiprazol

Primeiro antipsicótico a atuar por um mecanismo que não seja o antagonismo de receptores D_2. Aparentemente, age como **agonista parcial** nesses receptores. Apresenta, também, afinidade por receptores de serotonina, sendo antagonista ou agonista parcial 5-HT_2 e 5-HT_{1A}, permanecendo dúvidas sobre a relevância desses outros receptores para o efeito clínico deste fármaco. O aripiprazol atenua a hiperlocomoção induzida pela anfetamina, mas reverte determinados efeitos da reserpina (substância que depleta DA), condizente com o perfil de agonista parcial. As doses necessárias para induzir catalepsia são maiores do que aquelas que antagonizam os efeitos da anfetamina. De fato, estudos clínicos têm demonstrado um perfil favorável no que se refere aos efeitos extrapiramidais, mesmo em doses que induzem ocupação de cerca de 90% de receptores D_2 no estriado. Ao contrário, portanto, dos demais antipsicóticos, que, sendo antagonistas, induzem efeitos extrapiramidais significativos quando ocupam acima de 70%, conforme discutido anteriormente.

Os ensaios clínicos demonstram que é superior ao placebo no tratamento da esquizofrenia e pelo menos tão eficaz quanto o haloperidol. Como não chegou a ser avaliado no ensaio CATIE, sua eficácia em um quadro mais real comparado a outros atípicos e à perfenazina ainda é desconhecida. Estudos pré-clínicos e clínicos de pequena escala sugerem que o aripiprazol possua, além de propriedades antipsicóticas, também antimaníacas e antidepressivas. Outros dois antipsicóticos que parecem atuar como agonistas parciais de receptores D_2, o brexpiprazol e a cariprazina, foram recentemente introduzidos no mercado.

Outros medicamentos antipsicóticos, novas indicações e perspectivas futuras

Outras drogas recentes incluem a quetiapina, a zotepina, o sertindol, a ziprazidona e a lurasidona, todas com propriedades farmacológicas complexas, como antagonismo de receptores D_4 (quetiapina), 5-HT_2 (sertindol, zotepina, quetiapina), 5-HT_{2C} e 5-HT_{1D} (ziprazidona), agonismo de receptores 5-HT_{1A} (ziprazidona), aumento de liberação de DA no córtex pré-frontal dorsolateral (ziprasidona) e inibição de recaptação de noradrenalina e serotonina (ziprasidona)

Estudos mais recentes têm mostrado que diversos antipsicóticos atípicos são também eficazes em **transtornos de humor**. Todos são antimaníacos eficazes e provavelmente o início do efeito é mais rápido do que com o lítio (Capítulo 6). Também vêm sendo empregados como agentes coadjuvantes ou potencializadores de drogas antidepressivas, como a fluoxetina, no tratamento de **depressão unipolar**, tendo sido a quetiapina recentemente aprovada nos Estados Unidos como monoterapia em **depressão bipolar**.

Além dessas drogas, novas estratégias estão sendo exploradas para o desenvolvimento de antipsicóticos. Embora se tenha sugerido que o bloqueio D_1 também possa ter papel no tratamento da esquizofrenia, ensaio clínico com o antagonista D_1 seletivo SCH-39166 não mostrou efeito terapêutico. As estratégias não dopaminérgicas mais estudadas têm girado em torno do glutamato. Inibidores da captação de glicina, um coagonista dos receptores de glutamato NMDA, revertem a hiperatividade motora e o prejuízo de inibição pelo pré-pulso induzido em animais de laboratório. Além disso, substâncias que atuam em receptores metabotrópicos deste neurotransmissor também têm sido investigadas.

Novas drogas para tratamento de déficits cognitivos na esquizofrenia

Embora déficits cognitivos observados em pacientes com esquizofrenia tenham sido um dos principais aspectos identificados quando do reconhecimento desse transtorno, chamado inicialmente de *dementia praecox* (demência precoce), eles foram, durante bastante tempo, pouco considerados do ponto de vista terapêutico. Na última década, no entanto, passaram novamente a ser vistos como de grande importância na evolução favorável do paciente. Pacientes com esquizofrenia apresentam, em média, prejuízos de um desvio-padrão em várias habilidades cognitivas (atenção, velocidade de processamento, memórias de longo prazo e de trabalho, funções executivas e cognição social), que não respondem aos antipsicóticos atualmente disponíveis. Entre as novas abordagens farmacológicas em desenvolvimento, incluem-se drogas nicotínicas (principalmente agonistas parciais ou moduladores alostéricos de receptores nicotínicos $\alpha_4\beta_2$ ou α_7), facilitadores do sistema glutamatérgico (agonistas e inibidores de recaptação de glicina, moduladores alostéricos positivos de receptores AMPA, agonistas de receptores $mGlu_{2/3}$) e dopaminérgico mediado por receptores D_1 (DAR0100). Com relação a esta última abordagem, verificou-se que o bloqueio crônico de receptores D_2 pode promover a diminuição de receptores D_1 no córtex pré-frontal, o que poderia, segundo alguns, representar um fator agravante dos déficits cognitivos.

Efeitos adversos dos antipsicóticos

Além do efeito terapêutico, o bloqueio de receptores dopaminérgicos é responsável por muitos dos efeitos colaterais dos antipsicóticos (Tabela 5.3). O bloqueio do efeito inibitório da DA na secreção de prolactina, na via tuberoinfundibular, eleva a concentração plasmática desse hormônio, com consequentes aumento de tamanho e sensibilidade dos seios, diminuição da libido, amenorreia e galactorreia em mulheres e ginecomastia em homens.

Tabela 5.3	Incidência relativa de alguns efeitos colaterais dos antipsicóticos				
	Síndrome de Parkinson	Antimuscarínicos[1]	Hipotensão postural[2]	Sedação[3]	Ganho de peso
Clorpromazina	++	++	++	+++	+++
Flufenazina	++++	+	+	+	+/-
Tioridazina	+	+++	+++	+++	++
Haloperidol	++++	+	+	+	+/-
Clozapina	0	+++	+++	+++	+++
Risperidona	++	+	++	+	+
Paliperidona	++	+	++	+	+
Olanzapina	+	++	++	+	+++
Pimozida	+++	+	+	+	+/-
Quetiapina	0	++	++	+++	+
Ziprasidona	+	+	+	+/++	+/-
Aripiprazol	0	0/+	0/+	0/+	+/-
Amissulprida	+	0	0/+	+	+/-
Sulpirida	+	+	0/+	++	+/-

[1] Boca seca, constipação, visão turva, retenção urinária etc.

[2] Decorrente de bloqueio de adrenoceptores alfa-1.

[3] Decorrente de bloqueio de receptores H_1 de histamina.

A via nigroestriatal participa da regulação da atividade motora. Como discutido acima, por bloquearem receptores dopaminérgicos estriatais, os antipsicóticos típicos podem produzir o aparecimento de efeitos adversos extrapiramidais, como a **síndrome de Parkinson, reações distônicas agudas, acatisia** e **acinesia**, cuja incidência é bastante elevada, podendo chegar a até 90% nos estudos iniciais com doses elevadas de antipsicóticos típicos, além de comumente ocorrer nas primeiras semanas de tratamento. Ainda, são bem menos frequentes com os antipsicóticos atípicos. A síndrome de Parkinson caracteriza-se por lentidão dos movimentos (bradicinesia), tremor variável das extremidades (aumenta com a movimentação e está abolido no sono), imobilidade da expressão facial (fácies inexpressiva), alteração da marcha e postura rígida. Reações distônicas agudas também podem ocorrer, com espasmos dos músculos da face, do pescoço e da língua. Tanto elas quanto os sintomas de Parkinson respondem a anticolinérgicos. A acatisia refere-se a um estado de desconforto intenso nos membros inferiores, acompanhado da incapacidade de ficar com as pernas paradas. Embora a fisiopatologia desse distúrbio não seja bem conhecida, pode haver benefício no tratamento com agentes antiparkinsonianos, ansiolíticos benzodiazepínicos (Capítulo 7) ou propranolol. Diferentemente de outras manifestações extrapiramidais, a ocorrência de acatisia não parece ser significativamente menor com os antipsicóticos atípicos em comparação aos típicos.

Como descrito anteriormente (Figura 5.6), estudos utilizando tomografia por emissão de pósitrons mostraram que pacientes com efeitos adversos extrapiramidais têm grande ocupância de receptores D_2 no estriado (75 a 80%). Contudo, essa ocupância nunca passa de 67% com a clozapina, antipsicótico atípico que não causa sintomas extrapiramidais.

Apesar de o bloqueio de receptores D_2 ser responsável tanto pelos efeitos terapêuticos quanto pelos extrapiramidais, os dois não estão sempre correlacionados. Por exemplo, os efeitos terapêuticos dos antipsicóticos são geralmente observados em níveis inferiores de ocupância, em torno de 60 a 70%. Além disso, alguns antipsicóticos se ligam a receptores muscarínicos, cuja afinidade é inversamente correlacionada com a incidência de efeitos extrapiramidais.

Outro efeito que merece destaque é a **síndrome neuroléptica maligna**, uma condição rara, porém potencialmente fatal, que se caracteriza por febre, rigidez muscular (provavelmente por antagonismo de receptores D_2 no estriado), alteração de consciência e instabilidade neurovegetativa. A mortalidade pode chegar a até 10%. Seu tratamento envolve hospitalização e intervenções que visam à manutenção dos sinais vitais. Não há tratamento farmacológico específico, mas o emprego de agonista dopaminérgico (bromocriptina) ou dantrolene (inibidor da liberação de cálcio intracelular) é útil. Agentes anticolinérgicos não são eficazes.

Com o uso prolongado de antipsicóticos típicos, pode aparecer um distúrbio raro de movimento, chamado **tremor perioral**. O distúrbio melhora com drogas antiparkinsonianas. No entanto, o efeito adverso motor mais temido dos antipsicóticos é a **discinesia tardia**, caracterizada por movimentos estereotipados involuntários, principalmente da face, como sucção com os lábios, movimentos laterais da mandíbula e movimentos anormais da língua, descritos como *fly-catching*. Pode também envolver movimentos coreiformes de braços, tronco ou pernas, os quais aumentam em estados de alerta e diminuem com o repouso. Também podem aparecer quadros de distonia ou acatisia tardia.

A discinesia tardia pode aparecer após anos de tratamento com antipsicóticos típicos, dependendo da dose e da duração do tratamento. Sua incidência geral é estimada em 10 a 20% dos pacientes crônicos, mas pode ser maior que 50% em pacientes com mais de 60 anos. Considerando o aparecimento tardio, e o fato de que os pacientes frequentemente utilizaram mais de uma droga antipsicótica, não é possível distinguir os antipsicóticos típicos em relação à capacidade de produzir discinesia tardia. Os relatos de maior incidência após o uso prolongado de preparações "de depósito" (ver adiante) parecem refletir a maior aderência ao tratamento, antes de qualquer propriedade farmacológica especial dos compostos. Embora considerada irreversível, alguns pacientes (menos de 33% dos casos), particularmente os mais jovens, podem mostrar certo grau de recuperação se a droga for suspensa precocemente. A substituição de antipsicóticos antagonistas potentes de receptores D_2 pela clozapina pode ajudar. Recentemente, dois inibidores do transportador vesicular de monoaminas de tipo-2, a valbenazina e a deutetrabenazina, foram aprovados nos Estados Unidos para o tratamento da discinesia tardia.

Como a diminuição da dose do antipsicótico geralmente agrava o quadro de discinesia, sugeriu-se que ele seria causado por hipersensibilidade de receptores dopaminérgicos, decorrente do seu bloqueio contínuo. Em ratos, está bem demonstrado que o tratamento crônico com antipsicóticos aumenta o número de receptores D_2 e altera a estrutura do núcleo caudado. Tais efeitos não são observados com o uso prolongado da clozapina. No entanto, embora pacientes com esquizofrenia tratados com antipsicóticos também apresentem aumento de número de receptores D_2 cerebrais, não se demonstrou diferença entre pacientes que desenvolvem discinesia tardia e aqueles que não o fazem. O risco diminui após 15 anos de tratamento contínuo, possivelmente refletindo uma menor propensão desses pacientes ao desenvolvimento da discinesia tardia.

Embora exista, o risco de desenvolvimento de discinesia tardia com os antipsicóticos atípicos é menor, com exceção da clozapina. Esse risco costuma ser 10 a 15 vezes menor do que aquele descrito para o haloperidol, girando em torno de 0,5 a 1% por ano.

Muitos antipsicóticos apresentam elevada afinidade por receptores de outros neurotransmissores, cujo bloqueio está relacionado ao aparecimento de efeitos colaterais. O bloqueio de receptores H_1 de histamina correlaciona-se com a capacidade de produção de sedação. Como pode ser previsto pela observação das Tabelas 5.2 e 5.3, os mais sedativos são a clorpromazina e a tioridazina, bem como a clozapina. Além dos receptores H_1, o bloqueio de receptores D_2, muscarínicos de tipo 1 e alfa-1 adrenérgicos, todos envolvidos em mecanismos de controle do estado de vigilância (Capítulo 8), pode contribuir para os efeitos sedativos dos antipsicóticos.

O bloqueio de receptores alfa-1 adrenérgicos interfere em mecanismos reflexos que tendem a manter a pressão arterial inalterada, quando se passa da posição deitada ou sentada para uma em pé. Com isso, pode aparecer hipotensão postural.

O antagonismo muscarínico pode provocar sintomas, como boca seca, visão embaçada, constipação, retenção urinária (em homens com prostatismo) e piora de certos tipos de glaucoma. Com o uso prolongado, aparece tolerância aos efeitos neurovegetativos.

Vários antipsicóticos têm sido relacionados com ganho de peso, desenvolvimento de diabetes, problemas metabólicos e aumento de risco de eventos cardiovasculares adversos, efeitos particularmente importantes para alguns antipsicóticos, como a clozapina e a olanzapina (ver Tabela 5.3). Os mecanismos primários envolvidos incluiriam o bloqueio de receptores H_1 e 5-HT_{2C} em centros hipotalâmicos relacionados com o controle de apetite, com consequente ganho de peso, e o bloqueio de receptores M_3 de acetilcolina, que inibiria a liberação da insulina. Outros estímulos que poderiam atuar de forma aditiva ou sinérgica a estes seriam o bloqueio de receptores D_2, aumentando os efeitos mediados pelo antagonismo 5-HT_{2C} e influenciando o metabolismo de lipídeos e glicose via desinibição da secreção de prolactina, e a diminuição da sensibilidade hipotalâmica à leptina, com consequente elevação de sua secreção. Sedação, redução de atividade e boca seca (com aumento de ingesta de fluídos calóricos) causadas por essas drogas também poderiam interferir. Além disso, mecanismos ainda pouco compreendidos poderiam resultar na resistência de tecidos periféricos à ação da insulina.

Outros efeitos adversos dos antipsicóticos incluem diminuição do limiar convulsivo, pigmentação ocular anormal, desenvolvimento de catarata (raro), icterícia, alterações eletrocardiográficas (prolongamento do intervalo Q-T) observadas com alguns antipsicóticos como quetiapina, olanzapina, ziprasidona, amissulprida e sertindole, e discrasias sanguíneas (1:10.000 pacientes). Como discutido anteriormente, este último efeito tem incidência muito maior com o uso da clozapina.

Apesar dos efeitos colaterais descritos, os antipsicóticos são medicamentos muito seguros, com índices terapêuticos elevados.

Farmacocinética dos antipsicóticos

Embora muito lipofílicas, as drogas antipsicóticas apresentam biodisponibilidade variável. Muitas, como a clorpromazina e a flufenazina, apresentam intenso metabolismo de primeira passagem (mais de 75%, no caso da clorpromazina), o que faz as doses para administração intramuscular serem bem menores do que as orais. Provavelmente por diferenças genéticas e de idade, em relação à capacidade de metabolização, os níveis plasmáticos da clorpromazina podem variar muito entre os indivíduos. Por exemplo, um estudo revelou diferenças de até 12 vezes nas concentrações plasmáticas, obtidas com o uso da mesma dosagem, em indivíduos diferentes. Em geral, os antipsicóticos apresentam meia-vida plasmática que varia de 10 a 30 horas (Tabela 5.4). Podem, portanto, ser administrados uma vez por dia, particularmente com uso prolongado, quando se desenvolve tolerância para os efeitos colaterais neurovegetativos e sedativos. Essas drogas são extensivamente metabolizadas no fígado, e praticamente nada é excretado inalterado pela urina. Alguns metabólitos, como a mesoridazina (da tioridazina), a paliperidona (da risperidona) e o 7-hidroxiclorpromazina, são ativos. Existe certo grau de indução enzimática hepática com compostos pouco potentes, como a clorpromazina.

Existem preparações para uso intramuscular, ditas de "depósito", que são absorvidas e eliminadas de forma bem mais lenta. O decanoato e o enantato de flufenazina, por exemplo, apresentam meia-vida de eliminação de 7 a 10 e 2 a 3 dias, respectivamente. Tais preparações constituem uma alternativa viável quando não se observa adesão ao tratamento pela via de administração oral, o que requer colaboração por parte do paciente. Antipsicóticos de meia-vida relativamente curta, como a quetiapina e a ziprasidona, podem necessitar de duas administrações por dia, o que é capaz de interferir na aderência do paciente ao tratamento.

Tabela 5.4	Parâmetros farmacocinéticos de alguns antipsicóticos (média e variações mínima e máxima)		
Biodisponibilidade	Biodisponibilidade oral (%)	Volume de distribuição (L/kg)	Meia-vida de eliminação plasmática (horas)
Clorpromazina	32 (10-70)	21 (10-35)	24 (8-35)
Tioridazina	60	17,8	21 (11-36)
Flufenazina	2,7 (1,7-4,5)	11	18 (14-24)
Haloperidol	45-75	15-20	24 (12-16)
Risperidona	66	1,1	3-4 [20-24*]
Paliperidona	28	7	23
Clozapina	55	5,4	12 (4-66)
Olanzapina	60	16,4	30 (20-54)
Pimozida	40-50	6,7	55 (29-111)
Quetiapina	9	2,64	6
Ziprasidona	59	2,3	7,5
Sulpirida	25-35	1-2,7	7
Amissulprida	48	5,8	12
Aripiprazol	87	4,9	75

*Meia-vida do principal metabólito ativo.

Principais conceitos

- A esquizofrenia é considerada a mais grave das doenças mentais.
- Seus sintomas são divididos em positivos (ou psicóticos), os quais incluem alucinações, ideias delirantes, incongruência afetiva, agitação e pensamentos bizarros, e negativos, em que se encontram pobreza de linguagem e pensamento, embotamento afetivo e falta de motivação. Outros grupos de sintomas são os cognitivos e afetivos.

- Diversas alterações foram observadas em cérebros de pacientes com esquizofrenia *post-mortem*, sugerindo anormalidade nos lobos pré-frontal e temporal, além de problemas de assimetria cerebral.

- Os antipsicóticos podem ser classificados como típicos (primeira geração), a exemplo da clorpromazina e do haloperidol, ou atípicos (segunda geração), tendo a clozapina como protótipo. Eles não "curam" a esquizofrenia, mas melhoram os sintomas positivos da doença.

- Os antipsicóticos da primeira, e alguns da segunda, geração atuam por bloquearem receptores dopaminérgicos D_2, possivelmente na via mesolímbica.

- O bloqueio de receptores D_2 na via nigroestriatal ocasiona sintomas extrapiramidais tipo parkinsonianos. O mesmo bloqueio na via tuberoinfundibular resulta em aumento da secreção de prolactina.

- Os antipsicóticos podem também bloquear receptores muscarínicos, alfa-1 adrenérgicos e de histamina tipo 1, promovendo diversos efeitos colaterais.

- Um dos maiores problemas do uso prolongado de antipsicóticos, principalmente dos típicos, consiste na discinesia tardia, caracterizada por movimentos involuntários, sendo frequentemente irreversível.

- A clozapina é a droga-padrão do grupo de antipsicóticos atípicos ou de segunda geração. Ela não produz efeitos extrapiramidais, poderia melhorar os sintomas negativos e é eficaz em muitos casos resistentes aos antipsicóticos. Os mecanismos responsáveis por esse perfil farmacológico ainda não estão claros. Os demais compostos atípicos não apresentam todas as propriedades da clozapina. Além disso, trata-se de um grupo heterogêneo de fármacos, e tal classificação tem sido questionada.

- Como a clozapina pode produzir agranulocitose em alguns pacientes, seu emprego tem sido limitado a casos resistentes aos demais antipsicóticos.

- Vários outros antipsicóticos com propriedades atípicas são utilizados na clínica, como sulpirida, amissulprida, risperidona, paliperidona, olanzapina, quetiapina, ziprasidona, sertindol e aripiprazol. Novos compostos vêm sendo desenvolvidos e estão em fase experimental.

BIBLIOGRAFIA

Agi O, Kapur S, Arenovich T, Zipursky R. Delayed-onset hypothesis of antipsychotic action: an hypothesis tested and rejected. Arch Gen Psychiatry. 2003;60:1228-35.

Andreasen NC, Arndt S, Alliger R, Miller D, Flaum M. Symptoms of Schizophrenia. Arch Gen Psychiatry. 1995;52:341-51.

Casey DE. Motor and mental aspects of acute extrapyramidal syndromes. Acta Psychiatr Scand.1994;89(Suppl. 380):14-20.

Crow TJ. Positive and negative schizophrenic symptoms and the role of dopamine. Br J Psychiatry. 1980;137:383-86.

Feldman RS, Meyer JS, Quenzer LF. Principles of neuropsychopharmacology. Sunderland, Massachusetts: Sinauer Associates Inc.; 1997.

Grace AA, Gomes FV. The circuitry of dopamine system regulation and its disruption in schizophrenia: insights into treatment and prevention. Schizophr Bull. 2019;45:148-57.

Huhn M, Nikolakopoulou A, Schneider-Thoma J, Krause M, Samara M, Peter N, et al. Comparative efficacy and tolerability of 32 oral antipsychotics for the acute treatment of adults with multi-episode schizophrenia: a systematic review and network meta-analysis. Lancet. 2019;394(10202):939-51.

Iversen LL, Iversen SD, Bloom FE, Roth RH. Introduction to Neuropsychopharmacology. Oxford: Oxford University Press; 2009.

Johnstone EC, Crow TJ, Frith CD, Carney MW, Price JS. Mechanism of the antipsychotic effect in the treatment of acute schizophrenia. Lancet. 1978;22:848-51.

Kahn RS, Sommer IE, Murray RM, Meyer-Lindenberg A, Weinberger DR, Cannon TD, et al. Schizophrenia. Nat Rev Dis Primers. 2015;1:15067.

Kane J, Honigfeld G, Singer J, Meltzer HY. The clozaril collaborative study group. Clozapine for the treatment of resistant schizophrenic: a double-blind comparison with chlorpromazine. Arch Gen Psychiatry. 1988;45:789-96.

Kantrowitz JT. The potential role of lumateperone – Something borrowed? Something new? JAMA Psychiatry. 2020;77:343-4.

McCutcheon RA, Marques TR, Howes DO. Schizophrenia – an overview. JAMA Psychiatry. 2020;77:201-10.

Meltzer HY. Atypical antipsychotic drugs. In: Bloom FE, Kupfer DJ (eds.). Psychopharmacology: the fourth generation of progress. New York: Raven Press; 1995. p. 1277-85.

Meyer JM. Pharmacotherapy of psychosis and mania. In: Brunton LL, Hilal-Dandan R, Knollmann BC (eds.). Goodman & Gilman's the pharmacological basis of therapeutics. 13. ed. New York: McGraw-Hill; 2018. p. 279-302.

Moreira FA, Guimarães FS. Mecanismos de ação dos antipsicóticos: Hipóteses dopaminérgicas. Revista Medicina (Ribeirão Preto). 2007;40:63-71.

Pessotti I. A loucura e as épocas. Rio de Janeiro: Editora 34; 1994.

Schatzberg AF, Cole JO, DeBattista C. Manual de psicofarmacologia clínica. 6. ed. Rio de Janeiro: Atheneu; 2009.

Stahl SM. Stahl's Essential psychopharmacology. 3. ed. Cambridge: Cambridge University Press; 2008.

Medicamentos Utilizados no Tratamento dos Transtornos Afetivos

- Sâmia Joca
- Francisco Silveira Guimarães

"Eu não consigo explicar meus sentimentos para você; existe certo vazio que me causa dor, um desejo nunca satisfeito, e que, no entanto, nunca cessa, sim, aumenta dia a dia... Eu também não encontro alegria no meu trabalho, [...] se eu sento ao piano e canto algo de minha ópera, tenho de parar imediatamente, pois me afeta muito."

(Carta de W.A. Mozart à esposa, julho de 1791)

Os medicamentos empregados no tratamento dos transtornos afetivos compreendem um grupo heterogêneo de drogas, que incluem os antidepressivos e os estabilizadores do humor. Os antidepressivos, apesar da denominação, atuam em diversos outros transtornos psiquiátricos e mesmo não psiquiátricos. No entanto, pela conotação histórica, tais termos encontram-se tão arraigados na literatura médica que sua permanência é mais do que provável (Quadro 6.1).

Embora uma discussão mais detalhada sobre os transtornos afetivos fuja do escopo deste livro, algumas noções são importantes para o entendimento dos efeitos desse grupo farmacológico.

Depressão normal e patológica

Os seres humanos se entristecem ou se alegram com facilidade, em decorrência de acontecimentos de suas vidas. Essa experiência, de flutuações diárias no afeto humano, é universal. Como discutido pelo pesquisador Randolph Nesse, da Universidade de Michigan, ela teria origem evolutiva e, como tal, conferiria vantagem seletiva no ajuste de parâmetros fisiológicos e cognitivos que auxiliam os indivíduos a lidar com situações caracterizadas por oportunidade/ganho ou ameaça/perda. Um progresso rápido em direção a uma meta causaria elevação do humor, que motivaria o organismo ao esforço continuado e a decisões de risco. No entanto, quando os esforços para atingir a meta falham, a diminuição do humor motivaria a cessação dos esforços para poupar energia e reconsiderar decisões. Se não ocorrer melhora nas condições de atingir a meta e outras opções não surgirem, o humor diminuído desconectaria a motivação para a meta inatingível, de modo que os esforços poderiam ser redirecionados a atividades mais produtivas. Entre os fatores que apoiam a ideia da existência do humor como processo adaptativo, ter-se-iam, além de sua universalidade, a regulação por mecanismos especializados e as dificuldades sociais e tendência a decisões impulsivas apresentadas por pessoas com baixa capacidade de vivenciá-lo.

Quando essas flutuações de humor se tornam excessivas em termos de intensidade e/ou duração, passando a interferir de maneira significativa nas atividades cotidianas, está-se diante de um transtorno afetivo. Esses transtornos são cada vez mais comuns – de acordo com a Organização Mundial da Saúde (OMS), apenas em 2015 mais de 300 milhões de pessoas sofriam de depressão, afetando 4,4% da população global.

| Quadro 6.1 | Descoberta de drogas para o tratamento de transtornos afetivos |

Em 1949, o psiquiatra Australiano John Cade observou que o lítio produzia um quadro de sedação quando administrado em cobaias. Cade desconhecia, na época, que tal efeito era decorrente de efeitos tóxicos do lítio, propondo que essa substância poderia ser útil para o tratamento de transtornos maníacos. Ele tratou, com sucesso, alguns pacientes com esse quadro. No entanto, como os efeitos do lítio eram poucos compreendidos, ausência de eficácia e/ou quadros tóxicos eram frequentes. Foram necessários os esforços do pesquisador dinamarquês Mogens Schou, ao final da década de 1950, para demonstrar a eficácia do lítio por meio de uma série de estudos clínicos controlados.

Por volta do início da década de 1950, observou-se que pacientes tuberculosos tratados com a iproniazida apresentavam melhora do humor. Pouco tempo depois, descobriu-se que essa droga, além de tuberculostática, inibe a enzima monoamina-oxidade (MAO). Nessa mesma época, foi observado que o efeito de letargia e retardo psicomotor provocado pela reserpina era revertido para um estado de hiperatividade em ratos, quando eles eram pré-tratados com a iproniazida. Com isso, o psiquiatra norte-americano Nathan Kline sugeriu que essa droga poderia ter efeitos antidepressivos ou funcionar como um "energizante psíquico". Em 1957, esse autor e outros colaboradores foram capazes de demonstrar esse efeito em pacientes deprimidos.

A imipramina foi sintetizada em 1948, apresentando uma estrutura química similar à da clorpromazina (Capítulo 5). Em meados da década de 1950, com a descoberta das propriedades antipsicóticas desta última, foi testada, sem sucesso, a eventual eficácia da imipramina no tratamento da esquizofrenia. No entanto, o psiquiatra suíço Roland Kuhn observou que pacientes esquizofrênicos com sintomas depressivos melhoravam de humor, tendo sugerido que a imipramina teria efeitos antidepressivos. Esse mesmo pesquisador realizou, alguns anos depois, o primeiro de vários ensaios clínicos controlados que demonstraram esse efeito. Assim, surgiu um dos grupos mais empregados no tratamento de transtornos afetivos: o dos antidepressivos tricíclicos. A partir da década de 1980, foram introduzidos na clínica novos compostos, como os inibidores seletivos de recaptação de serotonina. Apesar de não apresentarem vantagens em termos de eficácia clínica, em relação aos medicamentos mais antigos, sua melhor tolerabilidade fez com que se tornassem um dos grupos farmacológicos mais prescritos nesta última década. O início do século XXI vem assistindo à introdução de novos fármacos com propriedades antidepressivas que, pelo menos em parte, não dependem de interação direta com vias monoaminérgicas. Além disso, antipsicóticos atípicos (ver Capítulo 5) vêm sendo empregados no tratamento de transtornos bipolares.

Classificação dos transtornos afetivos

No Manual Diagnóstico e Estatístico de Transtornos Mentais da American Psychiatric Association, na sua quinta edição (DSM-5), os transtornos afetivos são classificados em dois grandes grupos, os **transtornos depressivos** e os **bipolares** e **transtornos relacionados**.

Transtornos depressivos

Incluem a **depressão maior, distimia (transtorno afetivo persistente), transtorno de desregulação disruptiva do humor, transtorno disfórico pré-menstrual, transtorno depressivo induzido por medicações ou drogas de abuso e tipos não especificados de depressão.**

A depressão maior se caracteriza por um ou mais episódios depressivos, com pelo menos 2 semanas de humor deprimido ou perda de interesse na maior parte das atividades (chamada de **anedonia**), acompanhados de ao menos quatro sintomas adicionais de depressão, que incluem sentimentos de desesperança, desvalia, culpa, desamparo, associados a alterações de apetite e sono, fadiga, retardo ou agitação psicomotora, diminuição do desempenho sexual, dificuldade de concentração e raciocínio e pensamentos recorrentes sobre a morte, com ou sem tentativas de suicídio (Quadro 6.2). Aumento de irritabilidade é comum, principalmente em crianças e adolescentes.

Quadro 6.2	Relato de paciente com depressão

"Eu duvido completamente de minha habilidade de fazer qualquer coisa bem. Parece que minha mente está lentificada a ponto de se tornar virtualmente inútil... Eu estou como que assombrado... com a desesperança mais intensa. Outras pessoas dizem: – é só temporário, isto passará, você irá melhorar, mas, naturalmente, eles não têm a mínima ideia de como me sinto, embora tenham certeza disso. Se eu não posso sentir, me mover, pensar ou me importar, qual o sentido de tudo?"

Fonte: Traduzido de Publicação NIH (National Institute of Health, Estados Unidos).

Alguns quadros de episódio depressivo maior apresentam aspectos especiais. Características melancólicas, que antigamente identificavam a chamada depressão endógena, sugerem boa resposta a drogas antidepressivas. Ocorrem em 40 a 60% de todas as hospitalizações por transtornos afetivos. Seu diagnóstico envolve o aparecimento de perda de interesse na maior parte das atividades ou ausência de reação a estímulos comumente prazerosos, além de, pelo menos, três dos seguintes sintomas: humor deprimido, percebido como diferente daquele observado normalmente com a perda de alguém amado, piora matinal, insônia terminal, agitação ou retardo psicomotor significativo, anorexia ou acentuada perda de peso e culpa excessiva. Com frequência, há um ou mais episódios prévios de depressão seguidos de recuperação completa ou quase completa e resposta prévia boa a tratamento farmacológico. Manifestações psicóticas podem também acompanhar a depressão maior, com o surgimento de ideias delirantes e mesmo alucinações. A depressão com características atípicas envolve uma combinação dos seguintes aspectos: capacidade de experimentar resposta positiva a evento favorável, excesso de sono e alimentação, e sensibilidade exagerada à rejeição. Merecem destaque ainda o transtorno afetivo puerperal, que ocorre até 4 semanas após o parto, e o sazonal, com início e remissão de episódios depressivos em certos períodos do ano, geralmente no inverno e na primavera, respectivamente.

Os episódios depressivos maiores são frequentemente autolimitados, durando 6 meses ou mais, embora em alguns pacientes (20 a 30%) determinados sintomas possam persistir. Seu risco de ocorrência durante a vida é de 10 a 25% em mulheres e 5 a 12% em homens. Cerca de 50 a 60% dos pacientes com primeiro episódio depressivo maior apresentarão pelo menos um segundo episódio, um risco que aumenta com o número de episódios.

Familiares em primeiro grau de pacientes com transtorno depressivo maior têm um risco aumentado de 1,5 a 3 vezes em relação à população geral de desenvolverem quadros semelhantes, o que sugere a participação de fatores genéticos na sua etiologia. No entanto, conforme discutido adiante, o ambiente parece ter um papel fundamental na moderação da influência genética.

A distimia (antiga neurose depressiva) é caracterizada por pelo menos 2 anos de humor deprimido na maior parte dos dias, acompanhado de sintomas depressivos que não chegam a caracterizar um episódio depressivo maior. Sua prevalência durante toda a vida é de cerca de 6%.

O transtorno de desregulação disruptiva do humor ocorre em crianças de até 12 nos de idade e é caracterizado por irritabilidade persistente e episódios frequentes de descontrole comportamental. Essas crianças comumente desenvolvem depressão maior ou transtornos de ansiedade quando se tornam adolescentes ou adultos.

Os transtornos depressivos não especificados incluem quadros depressivos que não preenchem os critérios para depressão maior ou distimia, nem para transtornos de adaptação com humor deprimido ou com sintomas mistos de ansiedade e depressão.

Transtornos bipolares

Envolvem a presença obrigatória, na história do paciente, de episódios maníacos, mistos ou hipomaníacos (Quadro 6.3). Frequentemente, também ocorrem episódios depressivos maiores. Têm uma prevalência de 0,8% na população norte-americana, sem diferença de gênero. São subdivididos em transtornos bipolar I e II, ciclotímico, induzido por substância/medicamento e aqueles não especificados.

| Quadro 6.3 | Relatos de pacientes com transtornos de humor |

Relato de paciente hipomaníaco

"No princípio, quando estou me sentido 'alto', é tremendo... as ideias são rápidas... como estrelas cadentes que você segue até outras aparecerem... toda a timidez desaparece, as palavras e gestos apropriados estão subitamente lá... pessoas e coisas desinteressantes se tornam intensamente interessantes. A sensualidade se espalha, o desejo de seduzir e ser seduzido é irresistível. Sua mente é infundida com um senso inacreditável de poder, onipotência, bem-estar, euforia... você pode fazer qualquer coisa."

Relato de paciente maníaco

"As ideias rápidas se tornam muito rápidas e em número excessivo... uma confusão tremenda substituiu a clareza... você não consegue acompanhar isso, a memória se vai... O humor fácil deixa de ser divertido. Seus amigos ficam amedrontados... Tudo agora é contra sua vontade... você fica irritado, agressivo, amedrontado, incontrolável, se sentindo como em uma armadilha."

Fonte: Traduzido de Publicação NIH (National Institute of Health, Estados Unidos).

O termo "mania", de origem grega, significando loucura ou frenesi, foi utilizado na *Ilíada* para descrever a raiva incontida de Aquiles contra Agamenon. Episódios maníacos se caracterizam por humor persistentemente elevado, expansivo ou irritável, durando pelo menos 1 semana e mais três dos seguintes sintomas: excesso de autoestima, prolixidade, atividade aumentada, fuga de ideias, menor necessidade de sono, dispersão e envolvimento em atividades sem avaliar riscos ou consequências. Podem ocorrer sintomas psicóticos. Episódios hipomaníacos são semelhantes, mas o quadro não é grave o suficiente para causar prejuízo significativo no funcionamento social ou ocupacional do paciente, além de não existirem sintomas psicóticos. Nos episódios mistos, ocorrem, com frequência quase diária, ambos os episódios maníacos e depressivos maior, com alternância rápida entre eles, por um período mínimo de 1 semana.

O transtorno bipolar I representaria a psicose maníaco-depressiva clássica descrita no século XIX. Ele envolve um ou mais episódios maníacos ou mistos, geralmente acompanhados por episódios depressivos maiores. Trata-se de um transtorno recorrente, já que mais de 90% dos pacientes que apresentam um primeiro episódio maníaco terão novos episódios no futuro. Aumenta em até 15 vezes o risco de suicídio e sua prevalência durante toda a vida é de cerca de 0,4 a 0,6%. Existe um componente familiar, já que parentes em primeiro grau desses pacientes têm maior risco de apresentarem transtornos afetivos. O transtorno bipolar II, por sua vez, caracteriza-se por um ou mais episódios depressivos maiores, acompanhados de pelo menos um episódio de hipomania. Em 60 a 70% dos pacientes, os episódios hipomaníacos ocorrem imediatamente antes ou após um episódio depressivo maior. O transtorno ciclotímico está relacionado com a presença, há pelo menos 2 anos, de vários períodos de sintomas hipomaníacos e depressivos que não preenchem o critério para episódios maníaco ou depressivo maior, respectivamente. Tem curso crônico e flutuante. Além disso, várias substâncias de abuso (anfetamina, cocaína, etanol e alucinógenos como a fenciclidina) e alguns medicamentos (metilfenidato, ansiolíticos e hipnóticos) também podem estar associados a episódios de mania, hipomania ou depressão.

Etiologia dos transtornos afetivos

A OMS (2017) estima que a depressão maior afeta 322 milhões de pessoas em todo o mundo, atingindo, em média, 6% da população adulta mundial a cada ano. A prevalência anual da depressão maior no Brasil é uma das maiores do mundo, com cerca de 10% da população atingida. Entre todas as condições médicas, a depressão maior é a segunda principal contribuinte para a carga de doenças crônicas, aspecto medido por "anos vividos com incapacidade", estando associada a um risco aumentado de morbidade e mortalidade decorrente de outras causas.

A incidência de depressão é duas vezes maior em mulheres e aumenta de 40 a 50% entre indivíduos de uma mesma família, demonstrando a importância de fatores genéticos em sua etiologia. A existência de um componente genético é confirmada pelo risco maior (60 a 70%) apresentado por gêmeos monozigóticos, caso um dos irmãos apresente o transtorno, em comparação a gêmeos dizigóticos (risco de 20%). É interessante, no entanto, que, enquanto familiares de portadores de depressão unipolar não são mais suscetíveis ao desenvolvimento de transtorno bipolar, os familiares de indivíduos portadores desse último apresentam maior risco para o desenvolvimento tanto de transtorno bipolar quanto unipolar. Esses dados, com a incidência semelhante entre homens e mulheres em transtorno bipolar, sugerem que esses dois transtornos seriam parcialmente independentes do ponto de vista genético.

Estima-se que a contribuição de fatores genéticos para o desenvolvimento de depressão maior seja de aproximadamente 35%, indicando que outros fatores tenham um papel importante no desenvolvimento desse distúrbio. De fato, diversos estudos indicam que a depressão maior é um distúrbio multifatorial que resulta de uma interação complexa entre fatores de risco de vários domínios que atuam em diferentes fases da vida (infância, adolescência e idade adulta). Nesse contexto, a influência de fatores genéticos seria modulada por fatores ambientais, incluindo adversidades (experiências traumáticas, ausência de suporte social, eventos estressantes) e demais fatores externos (p. ex., uso de substâncias psicoativas), combinados com fatores internos (traços de personalidade predisponentes, baixa autoestima, baixo apoio social, história prévia de depressão maior). A depressão maior, portanto, decorreria da ação e interação de três vias amplas de fatores internalizantes, fatores externalizantes e adversidades. Tais fatores teriam um impacto maior durante as fases iniciais de neurodesenvolvimento, incluindo infância e adolescência, o que contribui para que os aspectos relacionados ao desenvolvimento do sistema nervoso central (SNC) constituam também um importante fator de vulnerabilidade à depressão maior (Figura 6.1).

Estudos epidemiológicos indicam a ocorrência de eventos estressantes temporalmente relacionados à depressão maior, geralmente no ano anterior ao início dos sintomas depressivos, como perda de emprego, insegurança financeira, doença crônica ou problemas de saúde com risco de vida, exposição à violência, separação e luto, com maior frequência na idade adulta. No entanto, há evidências de que a exposição a eventos estressores na infância também desempenha um papel crucial na vulnerabilidade à depressão maior, incluindo abuso físico e sexual, negligência psicológica, exposição à violência doméstica ou separação precoce dos pais, entre outros. Em conjunto, esses fatores parecem contribuir para sensibilizar o organismo a eventos estressores na vida adulta, determinando, ainda, aspectos de duração e gravidade do episódio depressivo.

Em um contexto geral, os fatores estressantes são moderados por fatores genéticos de vulnerabilidade. Estudos de associação entre fenótipos e genótipos (GWAS – *Gene-wide Association Studies*) indicam que o risco de depressão maior é altamente poligênico e envolve muitos genes com pequenos efeitos, o que, combinado com a heterogeneidade dos fenótipos de depressão maior, torna difícil encontrar associações significativas. A maioria das alterações significativas descritas até o momento ocorre em genes que codificam proteínas envolvidas na síntese, na metabolização e na ação de neurotransmissores, ou em proteínas envolvidas com mecanismos de neuroplasticidade. Uma das alterações mais estudadas envolve o polimorfismo na região promotora do gene que codifica o transportador de serotonina (5-HTTLPR, *serotonin transporter gene-linked polymorfic region*). A região promotora do gene contém um polimorfismo do tipo inserção/deleção com um alelo longo (L) e um curto (S), e a presença desse último determina menor eficiência de transcrição. Indivíduos que expressam uma ou duas cópias do alelo S são mais suscetíveis a apresentar sintomas depressivos quando expostos a eventos estressantes intensos, particularmente episódios de abuso durante a infância. É interessante observar, além disso, que indivíduos sadios portadores desses polimorfismos apresentam redução no tamanho do hipocampo e maior reatividade da amígdala quando expostos a eventos aversivos.

Outros exemplos de genes que têm sido frequentemente associados à vulnerabilidade para o desenvolvimento da depressão ou resposta ao tratamento incluem aqueles que codificam receptores para serotonina, especialmente o subtipo 1A, a neurotrofina BDNF (*brain-derived neurotrophic factor*) e o receptor para glicocorticoide (GR) (Figura 6.1).

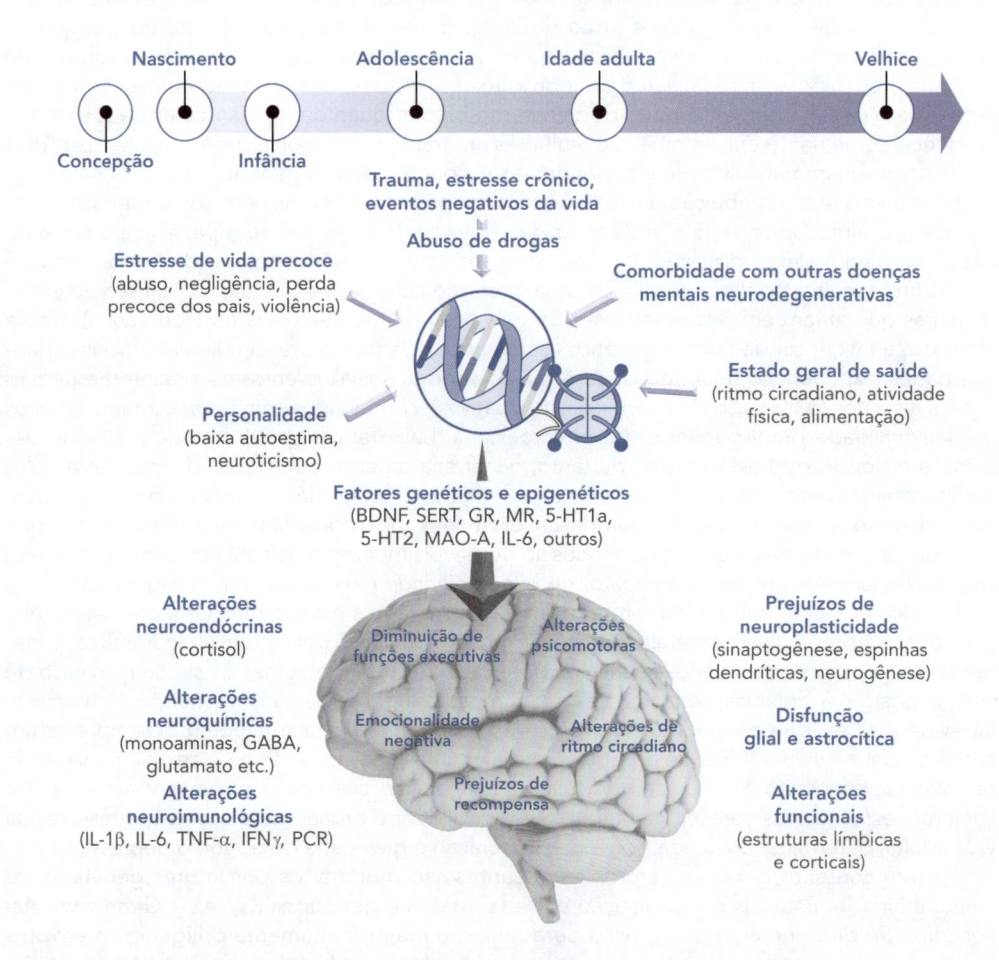

Figura 6.1 | Origem multifatorial da depressão. A depressão é desencadeada por uma combinação de predisposição biológica (fatores genéticos) ou vulnerabilidade intrínseca (aspectos de personalidade) e fatores extrínsecos, como exposição ao estresse e estado geral de saúde. Os fatores extrínsecos podem também afetar a expressão gênica por meio de mecanismos epigenéticos e conferir maior vulnerabilidade à depressão. Na vida adulta, a exposição ao estresse tem sido descrita como o principal fator precipitante de episódios depressivos. Alterações na expressão gênica (por mecanismos genéticos ou epigenéticos) podem resultar em alterações neuroquímicas, neuroplásticas e imunológicas, as quais contribuem para o mal funcionamento de vias que são cruciais para a regulação do humor, o processamento cognitivo e o afeto, além de outras funções orgânicas que estão alteradas em pacientes deprimidos (p. ex., sono, apetite).

Fonte: Baseada em Czéh et al., 2016.

Substrato neural dos transtornos afetivos

Estudos de análise de imagem identificaram alterações estruturais e de atividade em várias áreas do cérebro de pacientes com depressão, quando comparados a pacientes saudáveis. As mais consistentes incluem diminuição do volume dos gânglios da base, do tálamo, do hipocampo e das regiões frontais, particularmente córtex orbitofrontal e giro cingulado, com diferenças de volume variando entre 3,5% e 15,5%. Alterações nos gânglios da base e no hipocampo parecem ser mais proeminentes em pacientes com depressão maior, diferenciando-os daqueles com transtorno bipolar, o que sugere alguma especificidade dessas áreas para os sintomas depressivos característicos da depressão maior. No entanto, em uma metanálise independente de dados estruturais de ressonância magnética usando morfometria baseada em *voxel*, volumes menores no hipocampo eram específicos apenas para pacientes com depressão maior em comparação a outros transtornos psiquiátricos.

As primeiras teorias que procuraram explicar a fisiopatologia dos transtornos afetivos tiveram origem na elucidação dos efeitos farmacológicos das drogas antidepressivas. Na década de 1960, reconheceu-se que os antidepressivos aumentam os níveis cerebrais de noradrenalina (NA) e serotonina (5-HT) por bloquearem a recaptação neuronal desses neurotransmissores ou por inibirem a enzima monoamina-oxidase (MAO). Tais achados, somados à observação de que a reserpina, substância que depleta monoaminas, provoca quadros depressivos em 10 a 20% dos pacientes, e de que a anfetamina, substância que libera noradrenalina e diminui sua recaptação neuronal, tem efeito euforizante (embora não seja antidepressiva), resultaram na proposição, por Schildkraut e Kety, de que a depressão era causada por diminuição da noradrenalina cerebral. Nesse contexto, a normalização dos níveis de noradrenalina seria responsável pelo efeito antidepressivo. Pouco depois, Lapin e Oxenkrug propuseram mecanismos semelhantes em relação à serotonina. Em conjunto, essas propostas compõem o que se pode denominar de **teoria monoaminérgica clássica da depressão** (Figura 6.2). Outras observações experimentais apoiaram essa hipótese. Por exemplo, uma subpopulação de pacientes deprimidos apresenta diminuição dos níveis urinários de 3-metoxi-4-hidroxifenilglicol (MHPG), um metabólito da noradrenalina que parece refletir a taxa de renovação da noradrenalina cerebral. Precursores da síntese de serotonina, como o l-triptofano e o 5-hidroxitriptofano, apresentam moderada ação antidepressiva, e baixas concentrações de serotonina e de seu principal metabólito, o ácido 5-hidróxi-indol acético (5HIAA), são encontradas em cérebros de vítimas de suicídios ou no líquido cefalorraquidiano de parte dos pacientes deprimidos. Nos anos seguintes, novas evidências corroboraram a proposta de envolvimento da serotonina e/ou da noradrenalina na fisiopatologia dos transtornos afetivos. Estudos neuroendócrinos, por exemplo, mostram que o aumento do hormônio hipofisiário prolactina, induzido pelo aminoácido precursor da serotonina, o triptofano, ou por um liberador de serotonina, a fenfluramina, está atenuado em pacientes com depressão. Soma-se a isso, a observação do grupo liderado por Pedro Delgado de que uma privação aguda de l-triptofano induz a uma recidiva do quadro depressivo em 80% dos pacientes tratados com sucesso com drogas que bloqueiam seletivamente a recaptação de serotonina. Nesse estudo, a taxa de recidiva em pacientes que estavam sendo tratados com um bloqueador de recaptação de noradrenalina foi de apenas 20%, sugerindo também um papel importante desse neurotransmissor. Confirmando essa possibilidade, o mesmo grupo mostrou que a administração de alfa-metil-para-tirosina, um inibidor da síntese de noradrenalina, provoca recidiva aguda dos sintomas depressivos de pacientes tratados com bloqueadores seletivos da recaptação desse neurotransmissor. Embora a depleção de monoaminas não tenha causado piora do humor em indivíduos saudáveis, estudos posteriores demonstraram que a depleção de l-triptofano pode precipitar episódios depressivos em indivíduos vulneráveis (com histórico de exposição a estressores, como traumas na infância, ou de quadros depressivos anteriores). Em conjunto, esses dados demonstram que o efeito dos antidepressivos é dependente dos níveis de monoaminas e sustentam a ideia de que disfunções em circuitos modulados por esses neurotransmissores, mais do que apenas uma diminuição nos seus níveis, estariam associadas à neurobiologia da depressão.

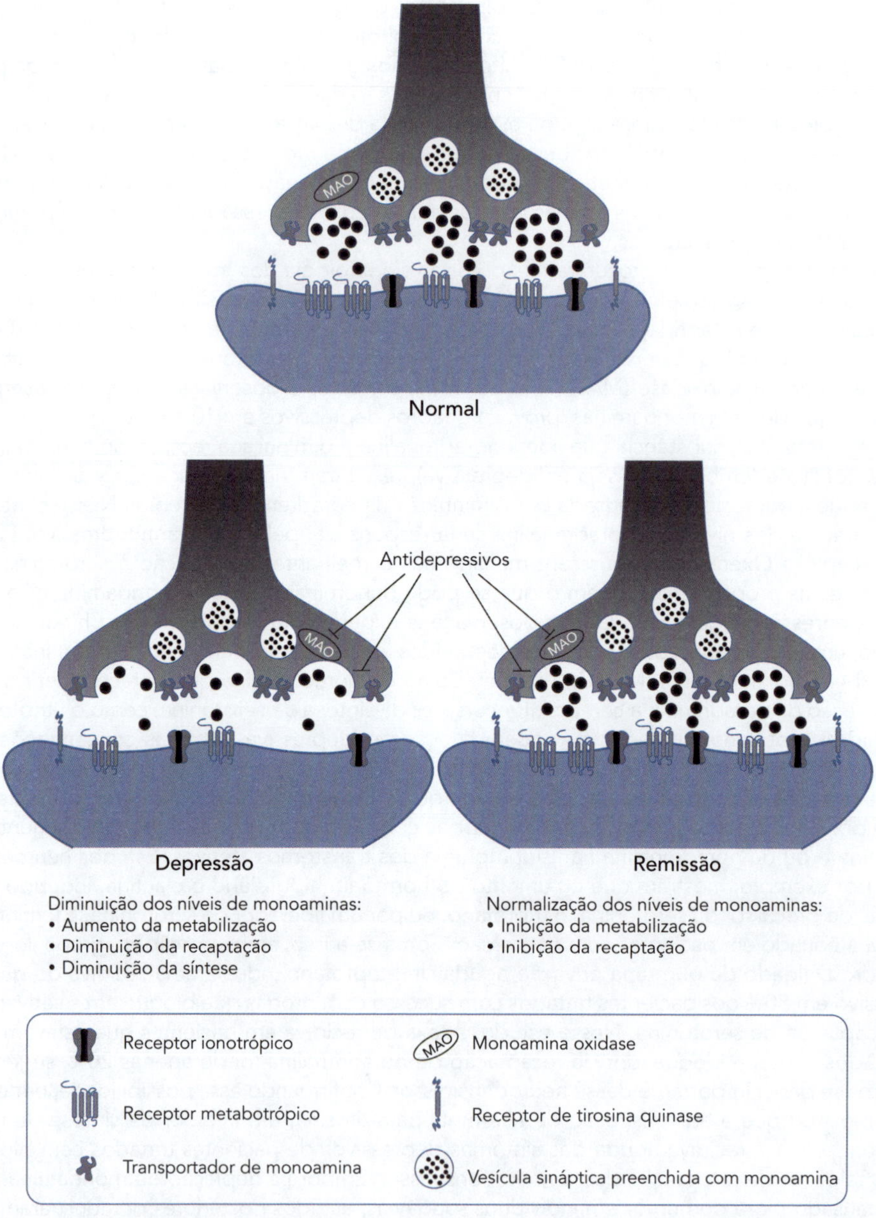

Figura 6.2 | Hipótese monoaminérgica da depressão.

Outras evidências que ajudaram a consolidar a teoria clássica da depressão, particularmente em relação à noradrenalina, foram originadas dos trabalhos pioneiros de James Olds e colaboradores na década de 1950, que demonstraram que ratos implantados com eletrodos em determinadas regiões do sistema nervoso central pressionariam, com frequência elevada, uma barra que ocasionasse um estímulo elétrico naqueles locais, fenômeno que levou o nome de **autoestimulação**. As regiões que produziam esse fenômeno foram chamadas de **zonas de recompensa**, tendo-se verificado que a estimulação dos mesmos locais em humanos causava sensações descritas como prazerosas. Entre as regiões cuja estimulação determina o fenômeno da autoestimulação, encontra-se o feixe prosencefálico medial, um conjunto de fibras que interliga áreas do córtex, principalmente frontal, com o tronco cerebral, percorrendo o hipotálamo lateral. Como dentro desse feixe segue uma parte significativa da inervação noradrenérgica do prosencéfalo, e como uma das características clínicas da depressão é a **anedonia**, ou seja, a incapacidade de sentir prazer, a depressão foi encarada como uma deficiência da noradrenalina em vias de recompensa que utilizam este neurotransmissor (ver Quadro 6.4 para descrição das vias monoaminérgica).

Hoje, sabe-se que são, na realidade, as projeções dopaminérgicas, que também correm ao longo deste feixe, as principais responsáveis pelo fenômeno de autoestimulação. Tais projeções são parte do que foi denominado "sistema de aproximação comportamental" pelo psicólogo inglês Jeffrey Gray (ver discussão sobre o sistema dopaminérgico mesolímbico nos Capítulos 5 e 10), que guiaria o organismo para atingir suas metas.

Quadro 6.4   Vias monoaminérgicas

Embora o reconhecimento da participação de monoaminas como neurotransmissores centrais seja anterior, foi no início da década de 1960, com a introdução de técnicas de histofluorescência, que a neuroanatomia dos sistemas monoaminérgicos centrais começou a ser esclarecida. Verificou-se que três desses sistemas, o noradrenérgico, o serotonérgico e o dopaminérgico, têm características semelhantes: todos se originam em núcleos localizados no tronco cerebral que se projetam para amplas áreas do prosencéfalo (ver Capítulo 5 para descrição das vias dopaminérgicas). Os neurônios noradrenérgicos, localizados na maior parte em um núcleo bilateral pontino denominado *locus coeruleus* (pela cor azulada que pode ser vista em cortes, mesmo a olho nu), mandam projeções ascendentes através de dois feixes: dorsal e ventral (Figura 6.3). Vale destacar, no entanto, que uma importante região associada a respostas ao estresse, o núcleo paraventricular do hipotálamo, recebe projeções principalmente dos agrupamentos noradrenérgicos A1 (bulbo ventrolateral) e A2 (núcleo do trato solitário).

Já os neurônios serotonérgicos estão em núcleos que, por se localizarem na região média do tronco, foram denominados núcleos da rafe. Dahlström

e Fuxe originalmente descreveram nove agrupamentos de neurônios serotonérgicos, chamados de B1 a B9. Mais recentemente, técnicas de imuno-histoquímica também localizaram esses neurônios na área postrema, no *locus coeruleus* caudal e no núcleo interpeduncular. As projeções serotonérgicas ascendentes partem de dois desses núcleos, localizados na transição entre a ponte e o bulbo: o núcleo mediano da rafe (NMR), equivalente ao grupo B8; e o núcleo dorsal da rafe (NDR), equivalente ao grupo B7. Os neurônios do primeiro enviam fibras de maior calibre, que formam contatos sinápticos clássicos, para áreas como o hipocampo e outras regiões límbicas. Já as projeções do NDR são constituídas por fibras finas, com varicosidades que não formam contatos sinápticos clássicos, mas sim parecem funcionar por liberação do transmissor no meio extracelular, com sua difusão até os receptores/células-alvo, inervando o estriado, a parte ventral do hipocampo e a matéria cinzenta periaquedutal dorsal. O córtex recebe projeções de ambos os núcleos (Figura 6.4), as quais são bastante densas, pois, apesar do número relativamente restrito de neurônios serotonérgicos (aproximadamente 15.000 a 20.000 no NDR de ratos), calcula-se que 1 entre 500 sinapses do córtex utilize serotonina como neurotransmissor.

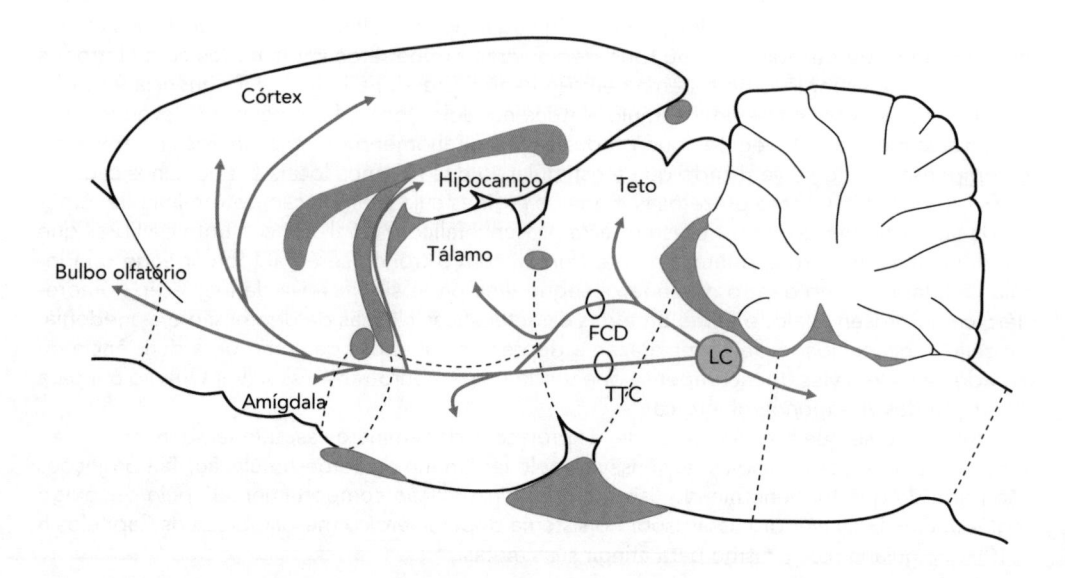

Figura 6.3 | Vias noradrenérgicas no sistema nervoso central.
FCD: feixe catecolaminérgico dorsal; LC: *locus coeruleus*; TTC: trato tegmentar central.

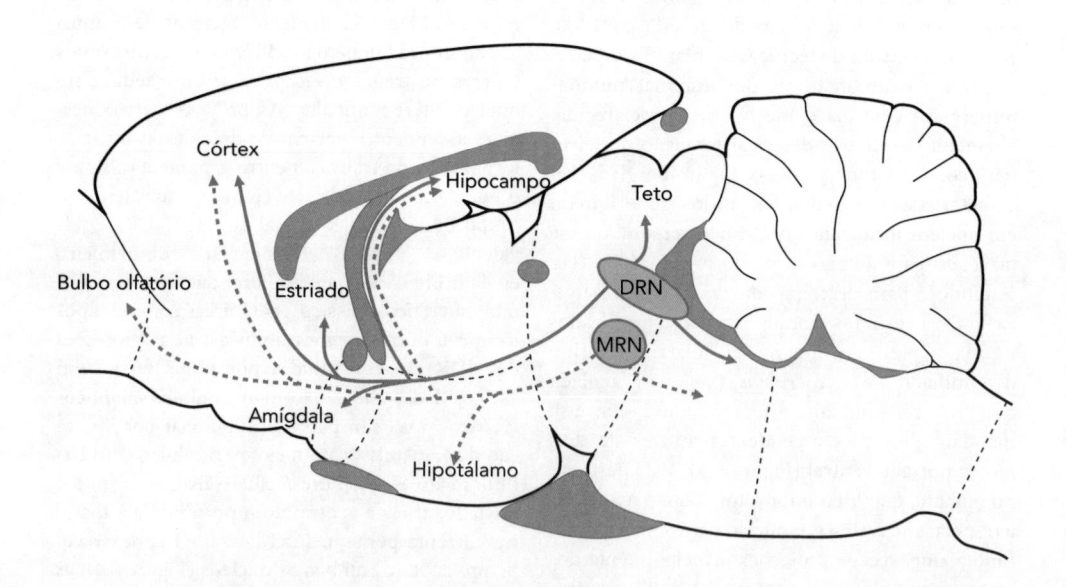

Figura 6.4 | Vias serotonérgicas prosencefálicas.
DRN: núcleo dorsal da rafe; MRN: núcleo mediano da rafe.

Embora uma parte significativa da literatura sobre a neurobiologia da depressão estude a influência da exposição a estressores, sistemas biológicos envolvidos com busca de metas também podem ser importantes. A persistência nos esforços para alcançar metas inatingíveis, por exemplo, é capaz de promover a escalada de humor negativo para depressão patológica. Estados negativos de afeto ocorrem com mais facilidade diante de obstáculos encontrados na procura de uma meta do que pela inabilidade de escapar de perigos. Além disso, quando uma meta inatingível é finalmente abandonada, existe diminuição abrupta do afeto negativo.

A teoria monoaminérgica clássica, embora de grande importância heurística na psicofarmacologia, não explicava a necessidade de tratamentos prolongados (2 a 4 semanas) para um efeito clínico aparente dos antidepressivos. Com a introdução das técnicas de ligante marcado (ver Capítulo 1), na década de 1970, verificou-se que o tratamento crônico com antidepressivos promove alterações complexas na neurotransmissão monoaminérgica, o que acarretou reformulações significativas na teoria clássica.

Além disso, o fato de 1/3 dos pacientes não responder adequadamente ao tratamento farmacológico indicava a existência de outros mecanismos. Atualmente, outros neurotransmissores, incluindo a dopamina, o glutamato, o óxido nítrico, os neuropeptídeos como o hormônio liberador de corticotrofina (CRH), os mediadores inflamatórios e mesmo fatores de crescimento como o BDNF, têm sido implicados na etiologia dos transtornos afetivos (ver adiante).

Transtornos afetivos e estresse

O conceito de que a manutenção de um equilíbrio dinâmico e harmonioso é essencial para a sobrevivência dos seres vivos evoluiu nos últimos 2.500 anos a partir da sugestão inicial de Heráclito de que a capacidade de alterações constantes era intrínseca a todas as coisas. Esse equilíbrio fisiológico interno dinâmico foi denominado **homeostase** por Walter B. Cannon. Na sua concepção, o estado de equilíbrio é permanentemente ameaçado por forças intrínsecas ou extrínsecas perturbadoras, e mantido graças aos efeitos contrários de forças reguladoras, chamadas de respostas adaptativas. Estas podem ser específicas em relação às forças perturbadoras ou (geralmente se essas forças são de grande intensidade) generalizadas e não específicas.

Para descrever o estado de desarmonia, ou de ameaça à homeostase, o termo **estresse** foi proposto pelos trabalhos pioneiros de Hans Selye, em Montreal. Ele observou que ratos submetidos a injeções diárias, tanto de extratos químicos quanto de salina, apresentavam alterações similares que incluíam o surgimento de úlceras pépticas, aumento das adrenais e atrofia de tecidos relacionados com o sistema imune. Posteriormente, ele verificou que essas mesmas alterações ocorriam quando ele expunha os animais a outras situações, como elevação ou diminuição da temperatura ambiente, ruídos de alta intensidade ou toxinas, o que sugeriu que ele estava frente a uma resposta fisiológica generalizada diante de desafios à homeostasia. Selye denominou esse processo em que os organismos reagem a agentes nocivos de **síndrome geral de adaptação**, a qual envolveria respostas estereotipadas a eventos estressantes que ocorreriam em três estágios: (1) reação de alarme, envolvendo ativação simpática e liberação de adrenalina e de glicocorticoides da medula e no córtex adrenal, com objetivo de auxiliar na restauração da homeostasia; (2) estágio de resistência, podendo haver adaptação às novas demandas ambientais; e (3) estágio de exaustão, em que a continuidade do estresse, particularmente aquele mais grave, incontrolável e de longa duração, poderia promover o desenvolvimento de consequências deletérias para o organismo e, eventualmente, morte. Com base nessas evidências, Selye criou o conceito de **estresse** para descrever a resposta do organismo frente às novas demandas ambientais, tendo como inspiração a lei da elasticidade de Hooke, uma lei da física que afirma que a extensão em que um material mudará de tamanho e forma (*strain*) sob determinada força (*stress*) é diretamente proporcional à quantidade de força ou carga aplicada a ele. Atualmente, reconhece-se que a resposta de estresse não é tão padronizada e inespecífica como inicialmente proposto por Selye, dependendo, pelo menos em parte, das características do estressor.

Uma reinterpretação da resposta de alarme de Selye foi proposta pelo grupo liderado por Bruce McEwen, da Universidade Rockfeller de Nova York, que introduziu o conceito de **alostasia** (*allostasis*) para designar o sistema que traria "estabilidade através da mudança", isto é, gerar alterações fisiológicas com o objetivo de promover adaptação frente às novas demandas internas e externas impostas pelo estresse agudo. Assim, um novo estado homoestático seria estabelecido, o que ele chamou de "estado alostático", em que os mecanismos fisiológicos e comportamentais estariam integrados para permitir o desenvolvimento e a manutenção da adaptação. Os esforços do organismo para manter o estado alostático envolveriam uma **carga alostática** cujo acúmulo poderia causar uma **sobrecarga alostática**, com prejuízo aos processos de adaptação. Assim, a reação de alarme inicialmente proposta por Selye foi reinterpretada como um processo responsável por promover alostasia, ou adaptação. Sua manutenção por períodos prolongados, com exposição crônica do organismo aos mediadores do estresse (glicocorticoides e catecolaminas), acarretaria sobrecarga alostática, que substituiria o estágio de exaustão proposto por Selye.

Já há vários anos, a exposição repetida a eventos estressantes vem sendo relacionada com a etiologia de diversas doenças, incluindo a depressão. Em animais de laboratório, a exposição ao estresse incontrolável e imprevisível, especialmente por períodos prolongados, produz alterações comportamentais e fisiológicas muitas vezes encontradas na depressão clínica, como déficits na atividade motora, prejuízos cognitivos, ganho de peso e alterações no padrão de sono, bem como diminuição de comportamento competitivo, diminuição na capacidade de sentir prazer (expressa, por exemplo, na diminuição de respostas que provoquem a estimulação de regiões cerebrais de recompensa ou na diminuição do consumo de soluções adocicadas) e aumento de erros em tarefas de escolha/discriminação. Essas alterações são revertidas por intervenções terapêuticas eficazes no tratamento da depressão, como drogas antidepressivas e eletrochoque. Por isso, inúmeros modelos animais de depressão baseiam-se no estudo de alterações comportamentais induzidas pelo estresse que são revertidas por tratamentos antidepressivos.

Com relação à espécie humana, existe um número crescente de evidências de que fatores estressantes, principalmente de origem psicossocial, desempenham um papel importante no desenvolvimento de transtornos afetivos. A exposição a eventos adversos na infância, incluindo abuso, violência e negligência afetiva, é um importante fator de risco para o desenvolvimento da depressão no futuro. Além disso, observa-se que indivíduos diagnosticados com quadro depressivo apresentam histórico de ocorrência de eventos estressantes nos últimos 12 meses que precedem o início de quadro depressivo, como problemas conjugais/divórcio, perda do emprego e perda de entes queridos. Inúmeros trabalhos propõem que o estresse é capaz de afetar o funcionamento do SNC de diferentes maneiras ao longo do seu desenvolvimento e na fase adulta, o que pode predispor ao desenvolvimento de transtornos afetivos, especialmente se combinado com outros fatores de vulnerabilidade, como fatores genéticos. Corroborando esses dados, várias evidências descrevem que pacientes com depressão frequentemente apresentam alterações no eixo hipotálamo-hipófise-adrenal (HPA, ver Quadro 6.5).

Exposição a estressores e o aparecimento de transtornos afetivos

Uma das maiores dificuldades relacionadas com a compreensão da fisiopatologia dos transtornos afetivos reside no fato de que se trata de transtornos clinicamente heterogêneos. No entanto, considerando que a exposição ao estresse consiste em um dos principais fatores de vulnerabilidade, diversas hipóteses têm sido propostas para explicar a associação entre a exposição a estressores e o desenvolvimento de transtornos afetivos. Entre elas, destacam-se as hipóteses monoaminérgicas e neurotrófica ou neuroplástica. Mais recentemente, ganharam importância a hipótese glutamatérgica, a inflamatória e a cognitiva. Cabe ressaltar que, embora esses fatores não ocorram de modo isolado e estejam intimamente relacionados, como ainda não há uma teoria unificadora para a fisiopatologia da depressão, as hipóteses serão abordadas de maneira independente a seguir.

Quadro 6.5 — Transtornos afetivos e o eixo hipotálamo-hipófise-adrenal

Uma das características mais marcantes da resposta ao estresse consiste na ativação do **eixo hipotálamo-hipófise-adrenal (HHA ou HPA)**. A região parvocelular do núcleo paraventricular do hipotálamo (PVN) sintetiza o hormônio liberador de corticotrofina (CRH), que se liga aos receptores CRH1 e CRH2 na hipófise anterior. O CRH liberado por esses neurônios estimula a liberação de **hormônio adrenocorticotrófico (ACTH)** pela hipófise anterior, a qual, por sua vez, estimula a secreção de glicocorticoides (GC) pela adrenal, cortisol em humanos e corticosterona em roedores (Figura 6.5).

Além de estimular a secreção de ACTH, o CRH atua como neurotransmissor, atuando em receptores CRH1 e CRH2, os quais estão presentes em várias estruturas do SNC envolvidas na resposta comportamental ao estresse. A injeção intracerebroventricular de CRH em animais produz alterações comportamentais associadas à ansiedade e à depressão, sugerindo que ele possa coordenar não apenas as respostas endócrinas, mas também as modificações de comportamento causadas pelo estresse. Estudos com animais de laboratório sugerem que o estresse promove aumento da expressão gênica de CRH, o que parece contribuir para a sensibilização de neurônios secretores de CRH e a exacerbação da resposta endócrina e emocional ao estresse. Embora pacientes depressivos possam apresentar níveis elevados de CRH no líquido cefalorraquidiano, normalizado com tratamento por antidepressivos, estudos clínicos que avaliaram a eficácia de antagonistas de CRH1 como drogas antidepressivas produziram resultados contraditórios, demonstrando que a relação entre o eixo HPA e a depressão parece ser complexa.

A exposição prolongada a níveis elevados de cortisol pode promover efeitos deletérios, como redução de massa muscular e supressão do sistema imune. Embora possam produzir efeitos celulares agudos por outros mecanismos, os efeitos dos glicocorticoides são geralmente mediados pela ativação de dois tipos de receptores, chamados de mineralo (MR) e glicocorticoides (GR). Os receptores MR são expressos sobretudo no hipocampo, no septo lateral e na amígdala, enquanto os GR estão amplamente distribuídos em todo o SNC, particularmente no córtex pré-frontal, no hipocampo, no PVN, na amígdala, no núcleo do leito da estria terminal e na hipófise. A afinidade da corticosterona e do cortisol é cerca de 10 vezes maior por MR que por GR, de modo que em situação basal existe baixa ocupância dos GR em relação aos MR. Com o aumento de glicocorticoides durante o estresse, a ocupação dos GR torna-se também elevada.

Para evitar a exposição prolongada a GC e manter a homeostase, mecanismos de retroalimentação negativa são iniciados: os GC se ligam principalmente a GR presentes no córtex pré-frontal (CPF), no hipocampo, no PVN e na hipófise anterior e, assim, inibem a liberação adicional de CRH. Pacientes com depressão grave podem apresentar sensibilidade de GR reduzida, prejudicando esse mecanismo de *feedback* e resultando em uma hipersecreção central de CRH e um aumento da produção de GC. A sensibilidade de GR é substancialmente regulada pela proteína FKBP51, codificada pelo gene *FKBP5*. A ligação de FKBP51 ao complexo GR reduz a afinidade desses pelos GC, diminuindo a translocação do receptor para o núcleo, onde exerce seus efeitos. Por sua vez, a ligação de GC ao GR promove a translocação do receptor para o núcleo e regula a expressão de *FKBP5* e, subsequentemente, a produção de FKBP51, induzindo um *loop* de *feedback* negativo ultracurto na sensibilidade de GR. Polimorfismos no gene *FKBP5* têm sido relacionados com prejuízos na sensibilidade do eixo HPA e implicados em várias distúrbios e condições relacionados com o estresse, como depressão maior e transtorno bipolar.

Pacientes com depressão apresentam frequentemente anormalidades na atividade do eixo **HPA**. Estudos recentes de metanálise concluíram que os níveis de cortisol se encontram aumentados em pacientes com depressão maior, especialmente naqueles diagnosticados com depressão melancólica e/ou com características psicóticas, correlacionando-se com os déficits cognitivos apresentados pelos pacientes. Outras alterações do eixo HPA incluem resposta exagerada de aumento de cortisol ao **ACTH** e concentrações elevadas do CRH no líquido cefalorraquidiano e no núcleo paraventricular do hipotálamo. Corroborando esses dados, observa-se maior risco de desenvolvimento de depressão e outras doenças psiquiátricas em pacientes que fazem o tratamento com glicocorticoides por períodos prolongado e em indivíduos que sofrem de síndrome de Cushing, caracterizada por hipercortisolemia. Estudos recentes têm investigado o potencial efeito antidepressivo de drogas que bloqueiam receptores GR, receptores CRH1 e inibidores de FKBP5.

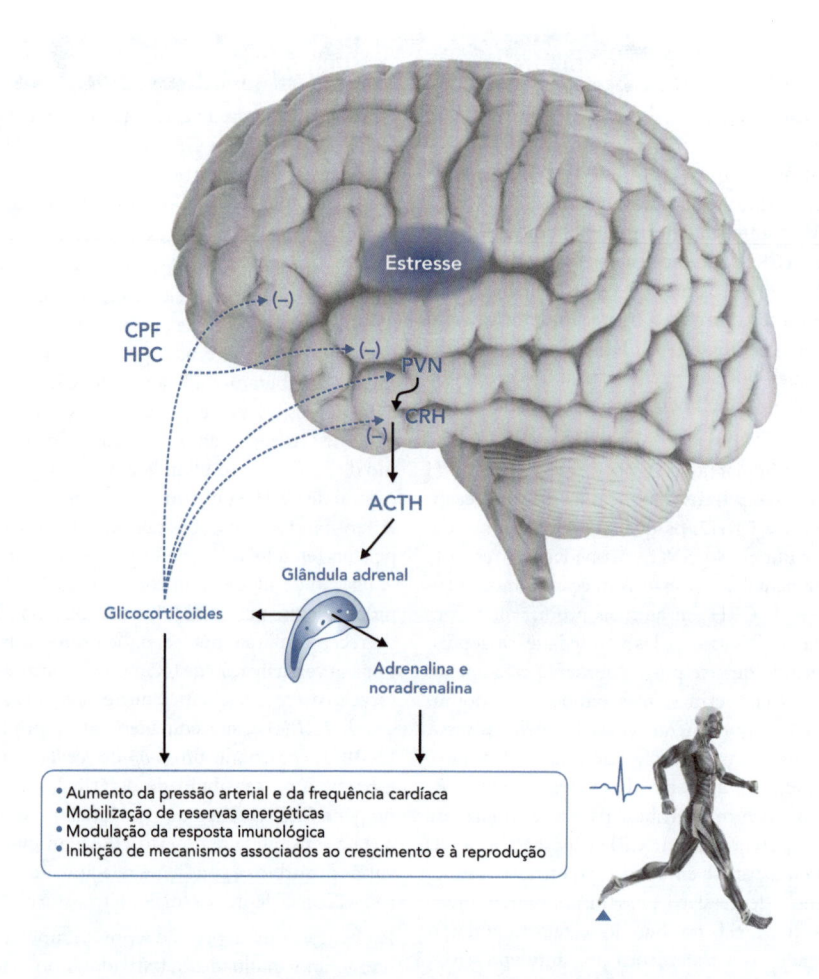

Figura 6.5 | O eixo hipotálamo-hipófise-adrenal (HPA) é ativado durante situações de estresse e acarreta produção de glicocorticoides no córtex adrenal. Atuando nos receptores glicocorticoides e mineralocorticoides, os glicocorticoides exercem uma retroalimentação negativa sobre os demais componentes do eixo.

ACTH: hormônio adrenocorticotrófico ou corticotrofina, PVN: núcleo paraventricular do hipotálamo, CPF: córtex pré-frontal, HPC: hipocampo.

Fonte: Baseada em Rodrigues et al., 2009.

Hipótese monoaminérgica

A influência de episódios estressantes sobre a depressão parece ser especialmente marcada para o primeiro episódio, com diminuição em episódios subsequentes. Esse fenômeno tem promovido a proposta de que existe uma sensibilização crescente aos estressores em pacientes deprimidos. Em animais de laboratório, diversos estudos têm demonstrado que a exposição prévia a estímulos aversivos, como choques elétricos inescapáveis nas patas ou imobilização forçada, potencializa alterações induzidas por novo estímulo estressante, sugerindo que os efeitos do estresse se consolidam com o decorrer do tempo e que esse processo se manifesta quando o organismo é submetido a um novo estresse.

Pouco se conhece em relação aos mecanismos dessas modificações de longo prazo, mas alguns autores sugerem que eles envolvem a indução pelo estresse de proto-oncogenes, como *c-Fos* e outros fatores de transcrição, bem como mecanismos epigenéticos (ver Capítulo 2). Esses fatores provocariam modificações na expressão de neurotransmissores, receptores, neuropeptídeos e proteínas sinápticas, responsáveis pelas alterações em longo prazo na sensibilidade ao estresse.

Embora muitas pessoas vivenciem eventos adversos importantes durante períodos de suas vidas, poucas são as que desenvolvem transtornos afetivos. Alguns dos fatores responsáveis por essa vulnerabilidade, discutidos anteriormente, incluem dificuldades sociais crônicas (financeiras, de habitação etc.), ausência de suporte social (desemprego, relacionamento difícil com o companheiro, chegada de uma nova criança etc.) e perda da mãe na primeira infância. A internalização desses fatores resultaria em uma baixa autoestima, a qual seria, segundo alguns, o principal fator cognitivo relacionado com a vulnerabilidade para apresentar episódios depressivos. Nesse aspecto, mecanismos serotoninérgicos também seriam importantes, pois parecem influenciar a sociabilidade de diferentes espécies de mamíferos. Drogas que aumentam a neurotransmissão serotonérgica facilitam o desenvolvimento de dominância em primatas e melhoram comportamentos de ratos em tarefas que necessitem de cooperação social. Além disso, foi verificado que ratos domesticados se diferenciam de ratos selvagens por apresentarem um aumento de receptores do tipo 5-HT$_1$ no hipocampo.

Segundo a proposta do pesquisador inglês John Deakin (Quadro 6.6), fatores de vulnerabilidade poderiam facilitar o aparecimento de quadros depressivos por alterarem a secreção do hormônio cortisol e, com isso, prejudicarem a neurotransmissão mediada por receptores 5-HT$_{1A}$ em estruturas prosencefálicas. Em primatas, por exemplo, estados de subordinação, análogos, talvez, a uma perda de *status* social na espécie humana, estão associados a aumentos na secreção de cortisol. Pacientes com depressão apresentam, frequentemente, alterações na secreção de cortisol, representadas por elevação acima dos níveis considerados normais, perda/atenuação do ritmo circadiano normal e/ou deficiência na resposta normal de supressão de secreção do cortisol em resposta à administração exógena de glicocorticoides como a dexametasona. Outros estudos mostram, ainda, que a neurotransmissão mediada por 5-HT$_{1A}$ no hipocampo parece estar sob supressão crônica de hormônios da adrenal, pois a retirada dessa glândula promove um aumento de expressão daqueles receptores.

Quadro 6.6	**Teoria do desbalanceamento de receptores de serotonina nos transtornos afetivos**

Praticamente todas as estruturas corticolímbicas envolvidas na regulação do humor e na resposta ao estresse, e que expressam receptores para a 5-HT, são extensamente inervadas pelos axônios originários nos núcleos dorsal e mediano da rafe (NDR e NMR, respectivamente). O psiquiatra inglês John F. W. Deakin propôs a hipótese do desequilíbrio de receptores de serotonina como causa dos transtornos afetivos. Segundo ele, esses transtornos seriam causados por uma deficiência de neurotransmissão mediada por 5-HT$_{1A}$ e/ou um excesso daquela mediada por 5-HT$_2$, em estruturas prosencefálicas. Dados experimentais mostram que a estimulação de receptores serotonérgicos pós-sinápticos do tipo 1A ou 2 desencadeia efeitos opostos em, por exemplo, sono, comportamento sexual, regulação da temperatura, síndrome serotonérgica e analgesia induzida por morfina, enquanto o bloqueio de receptores 5-HT$_2$ potencializa os efeitos 5-HT$_1$ na secreção de prolactina, na excitabilidade neuronal e na atividade locomotora.

Uma das funções principais do sistema serotonérgico seria a de modular respostas do organismo frente a eventos aversivos. No entanto, diferentes subsistemas teriam papéis distintos. A estimulação da via serotonérgica oriunda do núcleo mediano da rafe e que se projeta, entre outros locais, para a formação hipocampal, região rica em receptores pós-sinápticos de tipo 5-HT$_{1A}$, produz déficits do aprendizado de algumas tarefas em animais de laboratório.

(Continua)

Quadro 6.6	Teoria do desbalanceamento de receptores de serotonina nos transtornos afetivos (*Continuação*)

Deakin sugere que, através de um mecanismo de desconexão de eventos aversivos de suas consequências emocionais, esse sistema permitiria ao animal submetido a eventos aversivos persistentes continuar a desempenhar suas atividades habituais. O sistema desempenharia, assim, um papel fundamental no desenvolvimento de tolerância ao estresse. Uma falha nesse sistema estaria relacionada com prejuízos na adaptação ao estresse e aparecimento de quadros depressivos. Algumas evidências corroboram essa hipótese ao demonstrarem que animais cronicamente estressados e pacientes deprimidos apresentam comprometimento na sinalização mediada por receptores $5-HT_{1A}$ no hipocampo e no córtex pré-frontal (CPF). Além disso, animais geneticamente deficientes (KO) para esses receptores em regiões prosencefálicas manifestam comportamentos associados à depressão. Apoiando esses dados, aumento da resiliência ao estresse e efeito antidepressivo foram observados em resposta à administração de agonistas $5-HT_{1A}$ no hipocampo e no CPF. Esses dados corroboram, ainda, estudos com humanos demonstrando que polimorfismos no gene que codificam o receptor $5-HT_{1A}$ constituem importante fator de risco para a depressão e resistência ao tratamento antidepressivo.

É importante ressaltar a presença de receptores $5-HT_{1A}$ nos núcleos da rafe, onde atuam como autorreceptores inibitórios, controlando a frequência de disparo de neurônios serotoninérgicos e a liberação de serotonina nas regiões de projeção. Manipulações genéticas que promovem aumento da expressão desses autorreceptores diminuem os níveis de serotonina no hipocampo e no CPF e prejudicam a adaptação ao estresse. Contudo, a diminuição de autorreceptores $5-HT_{1A}$ torna os animais resilientes e favorece o efeito antidepressivo. Em pacientes deprimidos, há evidências de aumento dos níveis de $5-HT_{1A}$ na rafe, o que está relacionado à resistência ao tratamento antidepressivo. Portanto, um balanço entre a sinalização mediada $5-HT_{1A}$ na rafe (autorreceptores) e no CPF/hipocampo (heteroceptores) parece ter papel fundamental na regulação da resposta emocional ao estresse e na neurobiologia da depressão.

Com relação ao hipocampo, ele exerce uma influência negativa sobre o eixo-hipotálamo-hipófise-adrenal, sugerindo uma função atenuadora sobre as respostas ao estresse. Lesões do hipocampo promovem aumentos na secreção de glicocorticoides e pacientes com depressão podem apresentar diminuição da formação hipocampal (ver adiante). Camundongos geneticamente modificados, com marcada redução de serotonina no prosencéfalo, apresentam aumento do aprendizado e memória em tarefa de condicionamento aversivo contextual, que se supõe envolver o hipocampo. Além disso, camundongos que não expressam o receptor $5-HT_{1A}$ apresentam aumento de reatividade a estímulos ambíguos, tendendo a avaliá-los como mais ameaçadores. A restauração da presença de receptores $5-HT_{1A}$ no giro denteado da formação hipocampal em animais adultos foi capaz de reverter essa alteração. Além de efeitos agudos, interferência em alterações neuroplásticas hipocampais, como diminuição da neurogênese e remodelamento dendrítico (ver adiante), também tem sido associada à facilitação da neurotransmissão mediada por receptores $5-HT_{1A}$ no hipocampo.

É preciso ressaltar, no entanto, que as funções neurobiológicas precisas do hipocampo em processos emocionais e de memória/aprendizagem e a influência da serotonina ainda não são bem compreendidas. Diversas evidências sugerem certa especificação regional dessa estrutura, com a porção dorsal (ou septal, no ser humano) mais envolvida em funções cognitivas, enquanto o polo ventral (ou temporal no homem), que se conecta preferencialmente com o córtex pré-frontal, a amígdala, o núcleo *accumbens* e o núcleo do leito da estria terminal, além de receber a parte mais densa das aferências monoaminérgicas, estaria mais relacionado com respostas emocionais. Além disso, experimentos mais recentes indicam que o aumento da neurotransmissão mediada por receptores $5-HT_{1A}$ no hipocampo poderia produzir, pelo menos agudamente, efeitos emocionais negativos, como aumento da ansiedade (ver Capítulo 7).

O envolvimento de receptores $5-HT_{2A}$ e $5-HT_{2C}$ nos transtornos afetivos ocorreria de forma indireta. Um excesso de neurotransmissão mediada por esse receptor na amígdala e no córtex frontal promoveria uma exacerbação da repercussão emocional de estímulos aversivos (ver Capítulo 7), um efeito oposto do desempenhado pela neurotrans-

(Continua)

Quadro 6.6	**Teoria do desbalanceamento de receptores de serotonina nos transtornos afetivos (*Continuação*)**

missão mediada por 5-HT$_{1A}$ pós-sináptica (Figura 6.6). Estudos com administração direta de drogas, corroborados mais recentemente por manipulações optogenéticas (ver Capítulo 4), indicam que a ativação de receptores da família 5-HT$_2$ em certos núcleos do complexo amigdaloide favorece o aparecimento da ansiedade, enquanto a facilitação da neurotransmissão serotoninérgica na substância cinzenta periaquedutal inibe reações associadas ao pânico (ver Capítulo 7). Com relação à depressão, estudos com ligantes marcados apontam aumento da densidade de 5-HT$_{2A}$ no CPF de indivíduos deprimidos, o que pode ser atenuado em resposta ao tratamento com fármacos antidepressivos. Soma-se a isso o fato de que a administração de antagonistas desses receptores promove efeitos antidepressivos em modelos animais envolvendo a exposição ao estresse e em humanos.

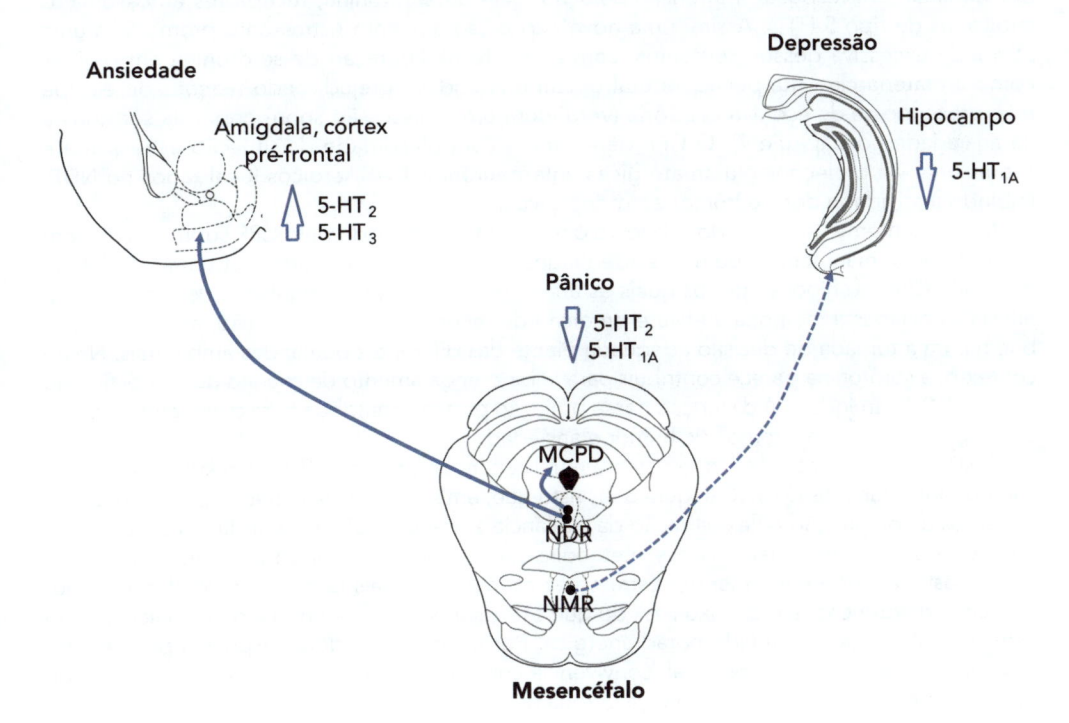

Figura 6.6 | Teoria de Deakin e Graeff sobre o papel da serotonina na ansiedade (ver Capítulo 7) e depressão.

NDR: núcleo dorsal da rafe; NMR: núcleo mediano da rafe; MCPD: matéria cinzenta periaquedutal.

Outra proposta que tem procurado relacionar a exposição a estressores, serotonina e desenvolvimento de transtornos afetivos é a do norte-americano Steven Maier, da Universidade do Colorado. Diversos estudos demonstraram a importância do senso de controle no desenvolvimento de alterações produzidas pelo estresse. Trabalhando com pares de ratos submetidos a choques elétricos imprevisíveis na cauda, em um contexto no qual um dos animais, ao girar uma roda, pode desligar a estimulação dele e do colega, o grupo liderado por Maier verificou que apenas o animal que não conseguia controlar o término dos choques desenvolveu alterações comportamentais (aumento de ansiedade, hipolocomoção, prejuízos de escape) e fisiológicas (úlceras pépticas), embora ambos tenham recebido a mesma quantidade de choques elétricos. Essas alterações foram acompanhadas de aumento de atividade de neurônios serotonérgicos do NDR, uma estrutura que não teria, por seu tamanho e conexões, capacidade de interpretar a situação como controlável ou não. Maier hipotetizou que, do ponto de vista evolutivo, em indivíduos primitivos a resposta-padrão de estruturas subcorticais a qualquer tipo de estresse deveria ser semelhante. Apenas com o desenvolvimento de estruturas corticais, particularmente do córtex pré-frontal (CPF), teria surgido a capacidade de respostas mais elaboradas frente a eventos estressantes. Para testar essa hipótese, seu grupo inibiu a atividade do CPF ventromedial e verificou que, nessa situação, o animal passa a apresentar alterações comportamentais e fisiológicas independentemente da controlabilidade da situação. Na sua proposta, o estresse incontrolável "sensibilizaria" os neurônios serotonérgicos do NDR por diminuir, em resposta à intensa liberação local de serotonina, receptores autossômicos inibitórios de tipo 5-HT_{1A}. Assim, uma nova exposição a evento estressante promoveria uma atividade excessiva desses neurônios, com aumento na liberação de serotonina em regiões como a matéria cinzenta periaquedutal dorsal e amígdala, prejudicando reações de escape e favorecendo as de esquiva inibitória (ver Figura 6.6 e discussão sobre papel da serotonina na ansiedade no Capítulo 7). O CPF detectaria a controlabilidade da situação estressante e estimularia, via projeções glutamatérgicas, interneurônios GABAérgicos localizados no NDR, inibindo a atividade dos neurônios serotonérgicos.

Mais recentemente, tem sido proposto que o controle exercido pelo CPF sobre o NDR contribuiria para a manutenção de níveis adequados de serotonina em outras estruturas, incluindo o próprio CPF e o hipocampo, os quais estariam envolvidos com a regulação de funções cognitivas associadas a memória afetiva e predição de recompensa e/ou punição, as quais contribuem para a tomada de decisão adequada diante das diferentes demandas ambientais. Nesse contexto, a serotonina parece contribuir para inibir o engajamento de circuito de "amplificação aversiva" CPF-amígdala. A disfunção nessa projeção poderia contribuir para o viés afetivo negativo observado nos transtornos de humor e ansiedade.

Assim como o serotonérgico, o sistema noradrenérgico prosencefálico tem sido relacionado a importantes funções do SNC (Figura 6.7), visto que, em situações de estresse, promoveria mecanismos de otimização e flexibilização da vigilância e atenção seletiva e facilitaria as respostas cognitivas, afetivas, neuroendócrinas, metabólicas, emocionais e comportamentais para promover a alostasia (ver anteriormente). Estressores de natureza mais psicológica produzem maior ativação noradrenérgica e do eixo HPA do que estressores físicos. Além disso, a cronicidade do estressor influencia a atividade noradrenérgica. Por exemplo, roedores expostos por período prolongado a estressor psicossocial (convivência com macho dominante) apresentam sinais de diminuição de atividade noradrenérgica (atrofia de projeções noradrenérgicas, diminuição de liberação de noradrenalina, aumento de receptores α_2 e, possivelmente, aumento compensatório de receptores β pós-sinápticos).

Com relação ao sistema dopaminérgico (ver Capítulo 5), evidências experimentais sugerem que prejuízos na via mesolímbica poderiam estar associados a deficiências na resposta adequada a recompensas, contribuindo para a anedonia, um sintoma central na depressão. Além disso, o prejuízo dopaminérgico na via mesocortical poderia contribuir para o desenvolvimento de sintomas cognitivos e viés afetivo negativo também observados em pacientes deprimidos.

Hipótese neuroplástica

Estudos de neuroimagem têm indicado a ocorrência de alterações estruturais no SNC de pacientes com depressão, sobretudo no hipocampo e no córtex pré-frontal, em que são des-

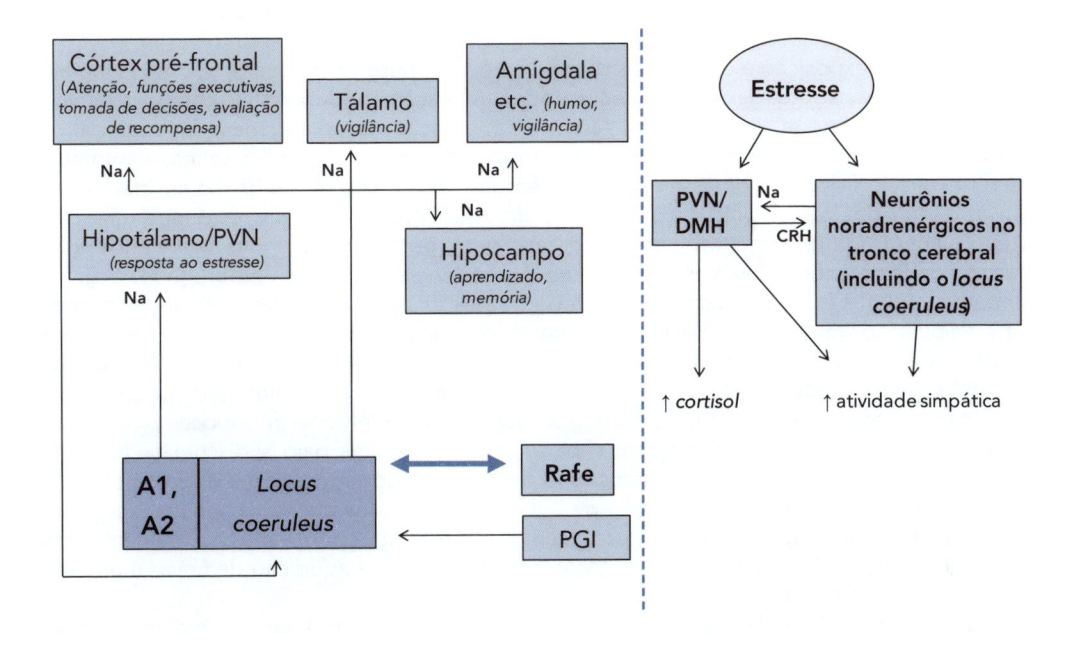

Figura 6.7 | Papéis do sistema noradrenérgico no sistema nervoso central e seu envolvimento no estresse.

DMH: hipotálamo dorsomedial, PGI: núcleo paragigantocelular, PVN: núcleo paraventricular do hipotálamo.

Fonte: Baseada em Goddard et al., 2009.

critas diminuições volumétricas significativas. Como descrito anteriormente, os receptores GR e MR de glicocorticoides são muito expressos nessas estruturas, que parecem ser particularmente sensíveis ao estresse. Embora morte neuronal na região CA3 do hipocampo tenha sido relatada após exposição a estresses prolongados e severos, muitos estudos não observaram perda celular importante após estresse crônico ou administração prolongada de glicocorticoides. A diminuição do volume hipocampal em pacientes com depressão tem sido atribuída à diminuição da **neurogênese** e/ou ao chamado **"remodelamento" dendrítico**.

Com relação à neurogênese, como visto no Capítulo 4, verificou-se há mais de 20 anos que células progenitoras neurais, localizadas na zona subgranular do hipocampo, proliferam e dão origem a neurônios imaturos, que migram para a camada de células granulares, onde se diferenciam em neurônios adultos funcionais e em células gliais. Tais células podem ser identificadas por marcadores, como a nestina e a proteína ácida fibrilar glial, respectivamente. Esses neurônios expressam o BDNF e seu receptor TrkB (receptor de tropomiosina quinase B). Diversos estudos indicam que a exposição ao estresse, particularmente a estressores crônicos, ou mesmo a administração exógena de glicocorticoides, promove diminuição da neurogênese no hipocampo. No entanto, vários trabalhos indicam que apenas a inibição neurogênese no hipocampo (por irradiação ou administração de drogas antimitóticas) não promove alterações comportamentais relacionadas com a depressão, embora esse resultado pareça depender do modelo experimental empregado. Outros estudos indicam que a inibição da neurogênese aumenta a sensibilidade aos efeitos comportamentais induzidos pela exposição ao estresse crônico, podendo indicar que prejuízos nesse mecanismo possivelmente seria um fator de vulnerabilidade ao desenvolvimento da depressão.

Enquanto a exposição a estressores diminui a neurogênese no hipocampo, drogas antidepressivas e outras abordagens que parecem ter alguma ação antidepressiva, como o exercício físico e o eletrochoque, a aumentam. Além disso, ablação da neurogênese hipocampal ou deleção condicional de receptores TrkB nessa região impediram que a fluoxetina, a imipramina ou exercício físico aumentassem a neurogênese e produzissem efeitos comportamentais em determinados testes preditivos de efeito de antidepressivos. Essas evidências indicam que o aumento da neurogênese seria necessário para, pelo menos, alguns dos efeitos comportamentais de antidepressivos, também na dependência do modelo empregado. Mais recentemente, um estudo conduzido pelo grupo do pesquisador René Hen, utilizando técnicas de manipulação genética (DREADD, Capítulo 4), demonstrou que a estimulação dos novos neurônios hipocampais promove resiliência, sugerindo novamente um importante papel da neurogênese na mediação do efeito antidepressivo. Os novos neurônios gerados pela neurogênese, ao serem incorporados à zona granular do giro denteado do hipocampo, facilitariam a separação de padrões (*pattern separation*), importantes para a discriminação entre representações contextuais semelhantes. Sua diminuição, por exposição a estresse crônico, por exemplo, facilitaria a generalização de estímulos ambíguos em situações ameaçadoras, aumentando comportamentos defensivos. Além disso, os neurônios jovens poderiam interferir na atividade de células maduras do giro denteado, facilitando a aquisição de novas memórias e aumentando a flexibilidade cognitiva.

Não obstante tais evidências, o significado funcional dos novos neurônios e o envolvimento da neurogênese no desenvolvimento da depressão, bem como nas alterações de volume hipocampal e nos efeitos de drogas antidepressivas, ainda são controversos. Em humanos, apesar das dificuldades técnicas, um estudo confirmou a existência (embora menor do que em roedores) de neurogênese hipocampal, mas sem identificar diferenças entre controles e pacientes com depressão (boa parte dos pacientes, contudo, estava sob tratamento com antidepressivos).

Além da neurogênese, vários autores têm enfatizado o papel que o restabelecimento da plasticidade neuronal no hipocampo e no CPF, envolvendo aumento da arborização e das espinhas dendríticas, desempenharia no efeito dos antidepressivos (Figura 6.8). Nesse sentido, diversos estudos demonstraram que animais expostos a estressores incontroláveis ou tratados cronicamente com glicocorticoides apresentam redução da complexidade dendrítica e do número de sinapses funcionais de neurônios localizados no hipocampo e no CPF (principalmente na região ventromedial). O tratamento com fármacos antidepressivos atenua esses efeitos, indicando que esses mecanismos podem ser relevantes para o efeito comportamental dessas drogas e para a neurobiologia da depressão. Em humanos, a observação de que pacientes deprimidos apresentam redução nos níveis de marcadores sinápticos nessas regiões fortalece essa hipótese, embora ainda não haja demonstração de relação causal entre tais fatores.

Considerando que as neurotrofinas são cruciais para a regulação dos processos celulares e morfológicos descritos, tem-se proposto que os últimos seriam resultantes de prejuízos na sinalização mediada por aquelas no SNC, principalmente na do BDNF (ver Capítulo 4). De fato, inúmeras evidências experimentais indicam níveis reduzidos de BDNF e de seu receptor TrkB no hipocampo e no CPF de animais cronicamente estressados, o que é revertido por intervenções que promovem efeito antidepressivo (tratamento com fármacos antidepressivos, eletrochoque, estimulação cerebral profunda). A administração de BDNF nessas estruturas é suficiente para promover efeito antidepressivo em modelos animais. Reforçando a proposição de que o efeito antidepressivo seja dependente da sinalização BDNF-TrkB, o bloqueio genético ou farmacológico dessa via impede o aparecimento do efeito comportamental induzido por antidepressivos. Em humanos, níveis plasmáticos reduzidos de BDNF são consistentemen-

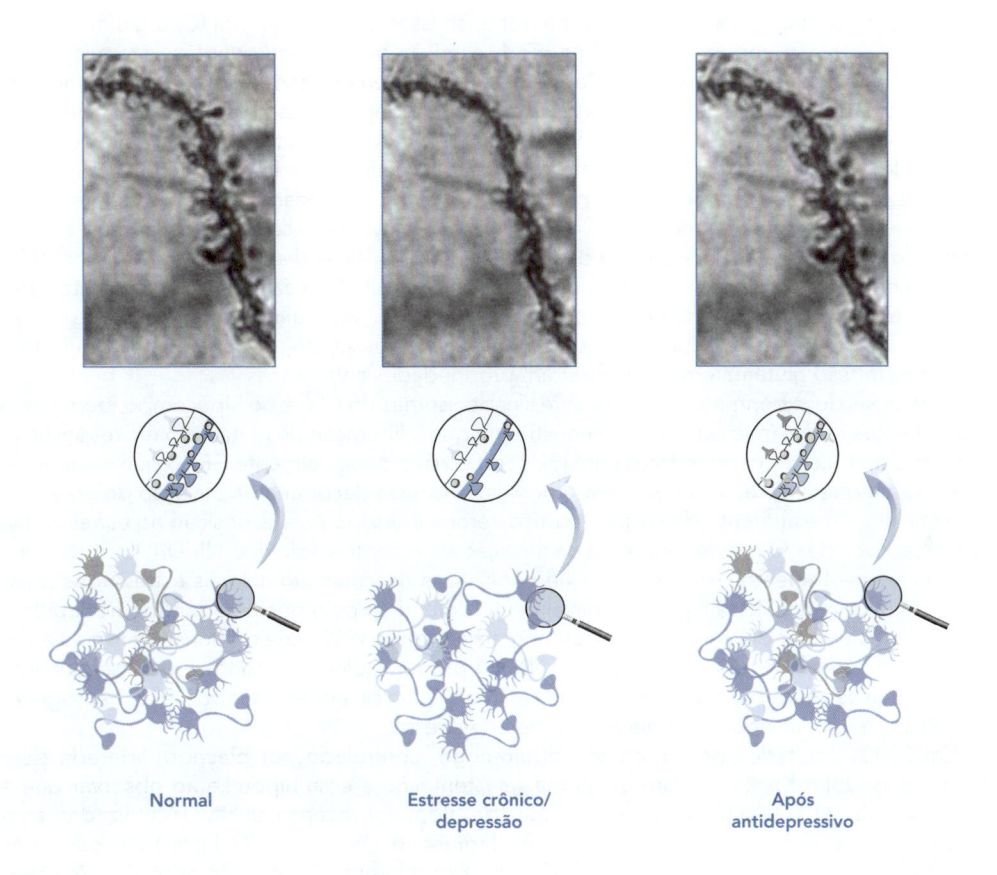

Normal

Estresse crônico/
depressão

Após
antidepressivo

Figura 6.8 | Remodelamento dendrítico por estresse e reversão por tratamento com antidepressivos.

te descritos em pacientes deprimidos, o que se acredita refletir alterações análogas àquelas encontradas no cérebro *post-mortem* de pacientes deprimidos.

No conjunto, esses achados resultaram em uma nova hipótese sobre a origem da depressão, chamada de remodelamento de redes neurais pelo pesquisador finlandês Eero Cástren. Ele propõe que alterações plásticas induzidas por estresse, incluindo diminuição de neurogênese e atrofia de processos e espinhas dendríticos, facilitariam o surgimento de quadros depressivos. Essas alterações seriam revertidas por drogas antidepressivas via aumento de fatores neurotróficos, como o BNDF. Como o efeito positivo do BNDF no remodelamento neuronal parece depender de atividade, os antidepressivos não causariam, por si sós, elevação do humor, mas, por aumentaram fatores tróficos, teriam um efeito permissivo dependente da influência de estímulos externos. Essa proposta conseguiria explicar os efeitos sinérgicos frequentemente observados com o uso combinado de abordagens farmacológicas e psicoterápicas no tratamento da depressão.

Hipótese glutamatérgica

Em adição ao fato de ser o principal neurotransmissor excitatório no SNC, o glutamato desempenha ainda um importante papel na modulação da plasticidade sináptica e regulação de respostas emocionais ao estresse (ver Capítulo 4). Porém, seu excesso tem sido relacionado com neurotoxicidade, prejuízos de neuroplasticidade e neurodegeneração. Vários estudos demonstraram que a exposição aguda de roedores a eventos aversivos inescapáveis promove aumento sustentado dos níveis de glutamato em estruturas como córtex pré-frontal e hipocampo. Além disso, a exposição ao estresse crônico parece favorecer a sensibilização aos efeitos do estresse agudo, induzindo a maior liberação de glutamato, o qual permanece elevado por mais tempo, indicando prejuízos na autorregulação dos níveis extrassinápticos desse neurotransmissor. Além disso, na depressão, parecer existir disfunção glial, com diminuição da recaptação de glutamato. Antidepressivos tradicionais aumentam a captação de glutamato, diminuem a função de receptores NMDA e aumentam a função mediada por receptores AMPA, e drogas que modificam a neurotransmissão glutamatérgica apresentam propriedades antidepressivas.

Evidências de experimentos *in vitro* com sinaptossomas do CPF e do hipocampo, bem como experimentos *in vivo* (microdiálise), demonstraram que a liberação de glutamato em resposta ao estresse é modulada por receptores para glicocorticoides (principalmente GR), o que resultou na sugestão de que o excesso de glutamato nessas estruturas decorreria da ativação do eixo HPA e do consequente aumento de cortisol/corticosterona induzido pela exposição ao estresse. Níveis excessivos de glutamato, por meio da ativação de receptores do tipo NMDA, contribuiriam para o desenvolvimento das alterações neuroplásticas descritas em animais estressados e em humanos deprimidos. Essa hipótese, inicialmente defendida pelo pesquisador Robert Sapolski, ganhou força a partir de evidências experimentais nos anos 1990, que demonstraram que a administração de antagonistas de receptores NMDA promove efeito comportamental semelhante ao de fármacos antidepressivos em modelos animais, além de impedir a redução da neurogênese e atrofia neuronal induzidas pela exposição ao estresse.

Em 2000, resultados de um estudo duplo-cego, controlado por placebo, liderado pelo pesquisador John Krystal, deram ainda mais sustentação a essa hipótese ao observar que a administração da ketamina, uma droga capaz de bloquear receptores NMDA utilizada como anestésico dissociativo, promoveu efeito antidepressivo rápido (em 72 horas) em pacientes deprimidos. Esses resultados foram reproduzidos por diferentes grupos de pesquisa. Revisões sistemáticas e metanálises desses estudos concluíram que a ketamina realmente induz efeitos antidepressivos rapidamente que podem perdurar por vários dias após administração única. Esses resultados levaram a agência de controle de medicamentos dos Estados Unidos – a Food and Drug Adminstration (FDA) – a aprovar, em 2019, o uso da ketamina para tratar depressão em pacientes que não respondem a antidepressivos convencionais.

A investigação sobre os mecanismos de ação envolvidos no efeito antidepressivo da ketamina vem mostrando que ela impede os efeitos neuroplásticos prejudiciais do estresse no CPF e no hipocampo, efeito que parece estar associado à sua capacidade de aumentar rapidamente os níveis de BDNF nessas estruturas (Figura 6.9). Evidências recentes indicam que o bloqueio de receptores NMDA em interneurônios GABAérgicos, particularmente no CPF, promoveria desinibição dos neurônios piramidais corticais e subsequente aumento da liberação de glutamato. Nessa condição, o glutamato ativaria receptores AMPA, uma vez que os receptores NMDA encontram-se bloqueados pela droga. De fato, os efeitos da ketamina, tanto comportamentais quanto moleculares, são bloqueados pelo pré-tratamento com antagonistas de receptores AMPA, e a administração de agonistas desses receptores promove efeitos semelhantes aos da ketamina, incluindo aumento da liberação de BDNF e sinaptogênese. Assim, tem-se proposto que a razão da ativação AMPA:NMDA pelo glutamato seria fundamental para manter a homeostase sináptica e que o desequilíbrio dessa sinalização estaria associado ao desenvolvimento de alterações neuroplásticas e neuroquímicas no CPF e no hipocampo associadas à depressão. Corroborando essa hipótese, há evidências experimentais de que o

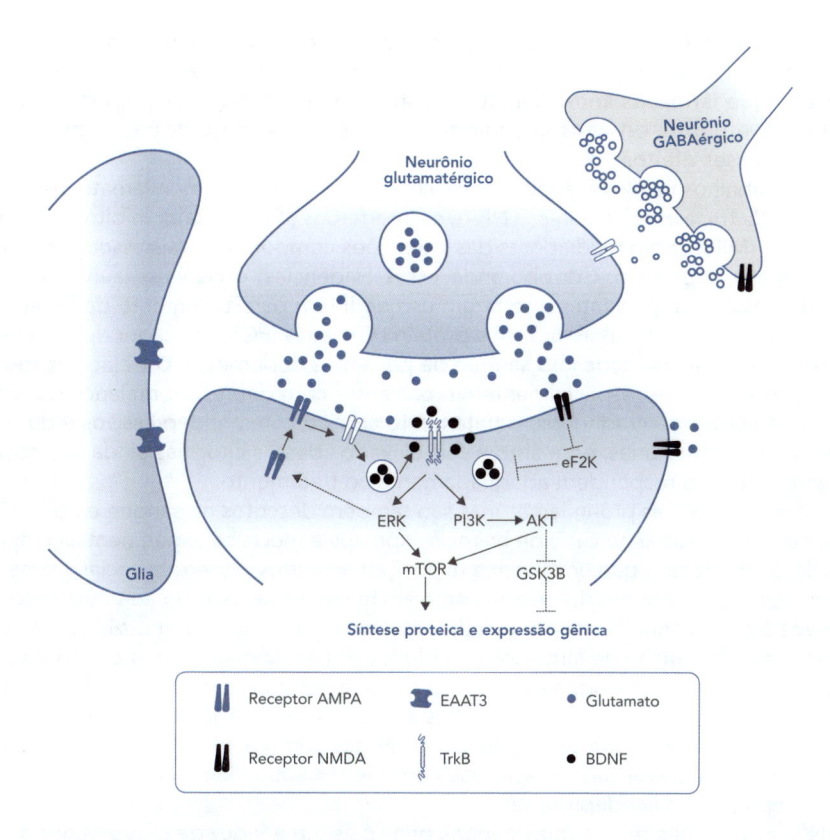

Figura 6.9 | Possíveis mecanismos envolvidos no efeito antidepressivo da ketamina (ver texto para explicações detalhadas).

AKT: proteína quinase B; BDNF: fator neurotrófico derivado do cérebro (*brain-derived neurotrophic factor*); EAAT: transportador tipo 3 de aminoácido excitatório (*excitatory amino acid transporter type 3*); eEF2: fator de alongamento eucariócito 2 (*eukaryotic elongation factor 2*); ERK: quinases reguladas por sinalização extra-celular (*extra-cellular signal-regulated kinases*); GSK3β: glicogênio sintase quinase 3β; mTOR: alvo mecanístico da rapamicina (*mechanistic target of rapamycin*); PI3K: fosfotidilinositol-3-quinase (*phosphatidylinositol 3-kinase*); TrKB: receptor de tropomiosina quinase B (*tropomyosin-related kinase B*).

tratamento crônico com antidepressivos promove aumento da sinalização mediada por AMPA e atenua a neurotransmissão mediada por NMDA no CPF e/ou no hipocampo, enquanto o estresse promove efeito contrário a esses.

Hipótese inflamatória e a microbiota

O pesquisador Raz Yirmiya, da Universidade Hebraica de Jerusalém, foi o primeiro a apontar a similaridade entre as alterações comportamentais apresentadas por animais de laboratório com processos inflamatórios sistêmicos e os sinais de depressão descritos no DSM-5. Ele também observou que o desafio imunológico induzido pela administração de LPS (lipopolisacarídeo presente na membrana externa das bactérias Gram-negativas) promove alterações comportamentais associadas ao estresse e à depressão, como redução de preferência por solução adocicada (anedonia). Esses dados vêm sendo amplamente reproduzidos, tendo sido demonstrado que os efeitos comportamentais induzidos pelo LPS podem permanecer além do período em que estariam associados ao comportamento doentio, bem como ser revertidos pelo tratamento com fármacos antidepressivos. Mais recentemente, tem-se demonstrado que fármacos anti-inflamatórios atenuam as alterações comportamentais induzidas pelo LPS e outros desafios imunológicos, sustentando a participação de mediadores inflamatórios nesses efeitos.

Inúmeros trabalhos vêm indicando o envolvimento de citocinas pró-inflamatórias, como a interleucina 1-β (IL-1β), a interleucina-6, TNF-α, os interferons (IFN) e o fator inibitório de migração de macrófagos (MIF), como mediadores das alterações comportamentais associadas a desafios imunológicos e à depressão. Corroborando essas evidências, observa-se aumento na prevalência de depressão em pacientes que fazem uso de IFN-α para tratamento de hepatite. Além disso, níveis elevados de IL-1β, IL-6, TNF e proteína C reativa (PCR, marcador de inflamação) estão frequentemente aumentados no sangue de pacientes deprimidos, correlacionando-se com a gravidade dos sintomas, especialmente em pacientes com depressão melancólica. Em geral, apesar dos resultados contraditórios, o tratamento crônico com antidepressivos reduz os níveis de citocinas pró-inflamatórias, enquanto níveis elevados dessas citocinas ainda são observados nos pacientes que não respondem adequadamente ao tratamento.

Aumentos de citocinas pró-inflamatórias são também descritos no sangue e no SNC (principalmente no hipocampo e no CPF) de animais expostos a modelos experimentais empregados para estudo da depressão que envolvem a exposição ao estresse (derrota social, estresse crônico variado, desamparo aprendido). Assim como em humanos, a resposta ao tratamento com antidepressivos é acompanhada de redução das alterações imunológicas induzidas pelo estresse. Além disso, a administração de fármacos que bloqueiam a resposta inflamatória (p. ex., inibidor de NFkB, inibidor de ciclo-oxigenase-2) induzida pelo estresse promove efeitos semelhantes aos dos fármacos antidepressivos em modelos animais. Ainda, vários estudos pré-clínicos e alguns estudos clínicos preliminares sugerem que drogas como a minociclina, um antibiótico de segunda geração da classe das tetraciclinas com efeitos anti-inflamatórios e neuroprotetores, apresenta propriedades antidepressivas.

No SNC, as citocinas teriam duas origens principais, uma induzida e outra constitutiva. Em relação à última, alguns neurônios parecem expressar níveis baixos dessas citocinas, as quais desempenhariam papel na neuroplasticidade. Isso foi verificado, por exemplo, com o TNF-α, o qual, após sua formação constitutiva em células da glia, aumenta o número de receptores AMPA de glutamato na membrana de neurônios adjacentes.

As citocinas formadas predominantemente pela via induzível geralmente produzem efeitos opostos daqueles observados quando de sua formação constitutiva. A IL-1β constitutiva, por exemplo, favorece a formação de memória dependente do hipocampo, enquanto sua formação pela via induzível tende a prejudicá-la. Citocinas formadas na periferia também influenciam o SNC por diferentes mecanismos, como a estimulação de células da glia e endoteliais a secretar IL-6, estimulação indireta, envolvendo vias aferentes do nervo vago, de vias noradrenérgicas ou por ação direta através do ingresso por áreas nas quais a barreira hematoencefálica é deficiente, resultando na formação de outros mediadores como prostaglandinas (Figura 6.10).

Essas citocinas podem antagonizar alguns dos efeitos de neurotrofinas e fatores de crescimento sobre a sobrevivência e a proliferação celular, possivelmente por induzirem, em um nível de vias de sinalização celular, a um estado de resistência a essas substâncias. Outro mecanismo proposto para explicar a relação entre essas citocinas e depressão seria uma hiper-regulação da **indolamina 2,3-dioxigenase (IDO)**, enzima que degrada o triptofano (Figura 6.11). Isso provocaria a diminuição dos níveis circulantes desse aminoácido e o aumento de quinurenina, o principal metabólito do triptofano. Além da diminuição da disponibilidade de triptofano para a síntese de serotonina, o aumento dos níveis de quinurenina pode promover tanto a formação de ácido quinolínico e radicais livres, facilitando aumento dos níveis de glutamato e processos neurodegenerativos, quanto do ácido quinurênico, que antagoniza receptores ionotrópicos de tido NMDA e nicotínicos de tipo α7 (Figura 6.11).

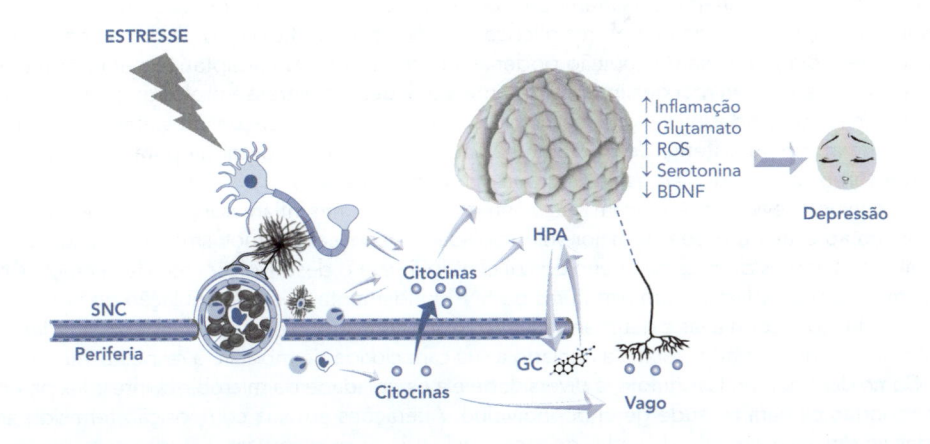

Figura 6.10 | Hipótese inflamatória da depressão. A exposição ao estresse pode promover o aumento de citocinas pró-inflamatórias, as quais afetariam o funcionamento do SNC por três possíveis vias: neural (nervo vago), celular (infiltração de monócitos/macrófagos) e humoral. Células residentes no SNC, como micróglias e até mesmo neurônios, também produziriam citocinas e favoreceriam o aparecimento de quadro inflamatório local que aumentaria a atividade do eixo HPA, contribuindo para o aumento dos níveis de glutamato e diminuindo a disponibilidade de serotonina.

BDNF: fator neurotrófico derivado de cérebro; GC: glicocorticoide; HPA: eixo hipotálamo-hipófise-adrenal; ROS: espécies reativas de oxigênio.

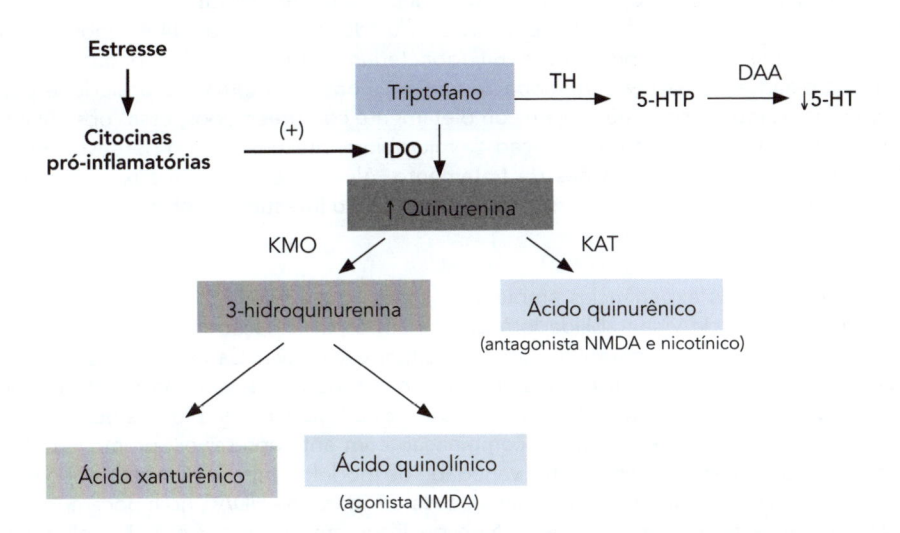

Figura 6.11 | Citocinas e a hiper-regulação da indolamina 2,3-dioxigenase (IDO).

DAA: descarboxilase de aminoácidos aromáticos; KMO: quinurenina-3 monoxigenase; KAT: quinurenina amino-transferase; TH: triptofano-hidroxilase.

As citocinas pró-inflamatórias também são potentes estimulantes do eixo HPA e podem diminuir a responsividade de receptores glicocorticoides, com participação de mecanismos epigenéticos (ver adiante). Essa diminuição poderia ser um mecanismo adaptativo para permitir que citocinas aumentem as reações imunes durante situações de estresse prolongado. No entanto, ela limitaria a capacidade dos glicocorticoides de reduzir essas reações, resultando em um estado inflamatório persistente de baixa intensidade, que poderia contribuir para o aparecimento de transtornos associados ao estresse crônico, como os afetivos.

Em conjunto, evidências indicam que o aumento de citocinas inflamatórias desencadeadas pela exposição ao estresse e/ou por maior vulnerabilidade genética (polimorfismos em genes que codificam mediadores do sistema imunológico) contribui para o desenvolvimento de alterações neuroquímicas e neuroplásticas em estruturas do SNC fundamentais para a regulação do humor e do afeto, de funções cognitivas e neuroendócrinas. Nesse contexto, o efeito de fármacos antidepressivos, pelo menos em parte, estaria associado à sua capacidade de modular a resposta imunológica.

Como discutido no Capítulo 4, a diversidade e a estabilidade da **microbiota** intestinal parecem ser importantes para a saúde geral do indivíduo. Alterações em sua composição têm sido associadas ao desenvolvimento de várias doenças, incluindo as psiquiátricas. Estudos com animais de laboratório e humanos têm demonstrado que a exposição prolongada ao estresse pode acarretar alterações significativas na composição da microbiota intestinal, com prevalência de microrganismos associados a aumento da resposta inflamatória. Isso pode aumentar a permeabilidade da barreira intestinal (*leaky gut*) e facilitar uma resposta pró-inflamatória sistêmica pela translocação de certos produtos bacterianos do intestino para a circulação. Tais alterações parecem ser importantes para neurobiologia da depressão. Um estudo recente conduzido pelo grupo liderado pelos pesquisadores John Cryan e Timothy Dinan verificou que o transplante de microbioma fecal de humanos deprimidos aumenta os fatores pró-inflamatórios e comportamentos associados à ansiedade e à depressão em roedores. Além disso, o tratamento com antidepressivos parece promover alterações na microbiota intestinal, enquanto certos antibióticos, como os betalactâmicos e as tetraciclinas, têm mostrado potencial antidepressivo em humanos e em modelos animais. Por sua vez, estudos epidemiológicos sugeriram que algumas classes de antibióticos, como as fluoroquinolonas, estariam associadas ao desenvolvimento de depressão e ansiedade.

Um estudo de revisão sistemática e metanálise, incluindo resultados de 34 estudos clínicos, indicou que a administração de probióticos (*Bifidobacterium longum*, *Bacillus coagulans* e *Lactobacillus*, combinados ou não com *Bifidobacterium*) melhora os sintomas de ansiedade e depressão. Embora os mecanismos não sejam completamente compreendidos, essas observações destacam a potencial associação da alteração da microbiota intestinal com o desenvolvimento da depressão e sugerem novas opções de tratamento. Além disso, podem auxiliar a melhor compreensão do papel fisiológico do assim denominado **eixo intestino-cérebro**.

Envolvimento de mecanismos epigenéticos

Considerando que as experiências ambientais, sobretudo a exposição ao estresse, constituem importante fator de vulnerabilidade à depressão, a participação dos mecanismos epigenéticos vem sendo intensamente estudada nos últimos anos (ver Capítulo 2). As primeiras evidências de que a acetilação de histonas tem um papel na depressão consistiram nas observações de que a administração sistêmica ou intracerebral de vários inibidores de acetilases de histonas (HDAC), isoladamente ou em combinação com antidepressivos, promoveu efeito semelhante ao dos antidepressivos em uma variedade de modelos animais. Corroborando esses dados, animais estressados apresentaram aumento da atividade de HDAC no hipocampo, com diminuição da acetilação em resíduos de lisina específicos em histonas 3 e 4. Tais alterações aparecem associadas à diminuição na expressão de genes importantes para neuroplasticidade e sinalização (p. ex., BDNF, receptor NMDA). Esses efeitos são atenuados por tratamento crônico com antidepressivos, sugerindo seu envolvimento na resposta comportamental a esses fármacos. Em humanos, observa-se alteração nos níveis de HDAC em leucócitos de pacientes deprimidos ou com transtorno bipolar, os quais retornam ao normal após a remissão dos sintomas.

A metilação de DNA constitui outra alteração epigenética muito estudada na neurobiologia da depressão. Vários trabalhos têm demonstrado aumento da metilação em regiões promotoras de genes como os do BDNF, TrkB e GR no hipocampo e no CPF de animais estressados, resultando na diminuição da expressão de seus transcritos nessas estruturas. Assim, é possível que a diminuição dos níveis de BDNF e os prejuízos na neuroplasticidade sejam secundários a alterações na metilação de DNA. Em humanos, aumentos da metilação de GR, com diminuição da expressão nos níveis desses receptores, foram descritos no hipocampo de vítimas de suicídio e que tinham história de estresse precoce, associando tais alterações à hiperatividade do eixo HPA observada nesses indivíduos. Níveis alterados na expressão das enzimas DNA metiltransferase (DNMT), responsáveis pela metilação de DNA, também já foram descritos em leucócitos de pacientes deprimidos, podendo ser normalizados pelo tratamento crônico com antidepressivos. Endossando tais estudos, uma recente revisão sistemática identificou alterações na metilação de genes envolvidos com a resposta do eixo HPA (receptor GR e FKBP5), transportador de serotonina (SLCA4) e BDNF em animais submetidos a modelos animais associados à depressão. Além disso, a inibição da metilação de DNA promoveu efeitos antidepressivos nesses modelos associados a alterações epigenéticas em genes relacionados com a resposta ao estresse.

Hipótese da vulnerabilidade cognitiva

Segundo tal proposta, eventos adversos ocorridos precocemente, durante o desenvolvimento, resultariam em uma atitude negativa e uma visão deformada sobre si mesmo, as quais seriam integradas e organizadas sob formas de **esquemas cognitivos** (vulnerabilidade cognitiva). Esses esquemas poderiam ser ativados por eventos adversos ocorridos mais tarde, ao longo da vida, ocasionando uma tendência ao processamento negativo de estímulos. Embora originalmente o modelo propusesse que os precipitantes de depressão seriam eventos graves, como perda de ente querido ou de emprego, estudos mais recentes indicam que mesmo eventos estressantes de moderada intensidade poderiam promover o quadro depressivo em pacientes vulneráveis.

Quando ativados, os esquemas cognitivos produziriam alterações em mecanismos de atenção, que seriam desviados para eventos negativos (**viés atencional**), interpretações mais negativas e sintomas depressivos leves (reatividade cognitiva). A continuidade desse processo, com ativação persistente do eixo HPA, resultaria na predominância da atividade límbica sobre a do córtex pré-frontal, e faria com que ele se tornasse rotineiro e resistente à mudança, com o surgimento de depressão clínica.

Alterações em monoaminas poderiam estar envolvidas nesses processos. Como comentado anteriormente, indivíduos com o alelo l/l do gene do transportador de serotonina têm maior reatividade da amígdala a estímulos negativos, e animais com supressão gênica de receptores 5-HT$_{1A}$ tendem a avaliar mais negativamente estímulos ambíguos. Estudos de tomografia de emissão de pósitrons empregando depleção de serotonina ou noradrenalina mostraram alterações na atividade dos circuitos neurais relacionados ao processamento de informações emocionais. Além disso, o uso de inibidores de recaptação de serotonina ou noradrenalina produz alterações positivas nesse mesmo processamento em voluntários sadios (ver adiante).

Modelos experimentais de transtornos afetivos

Os primeiros modelos animais de depressão basearam-se nos efeitos dos antidepressivos, por exemplo, a reversão da ptose palpebral causada pela reserpina, sem relação com eventuais mecanismos do desenvolvimento do quadro depressivo (Quadro 6.7).

No entanto, considerando a importância da exposição ao estresse como fator de vulnerabilidade para o desenvolvimento da depressão, a maioria dos modelos empregados na atualidade fundamenta-se na avaliação de alterações comportamentais induzidas pela exposição ao estresse incontrolável sensíveis ao tratamento com fármacos antidepressivos. Essa abordagem não é nova, tendo surgido com a proposta do modelo de **desamparo aprendido**, realizada por Martin Seligman e Bruce Overmier, em 1967, que mostraram que cães submetidos a uma série

Quadro 6.7	Principais modelos animais de depressão

Modelos que não pretendem simular o quadro depressivo (pouco utilizados atualmente)

- Reversão dos efeitos comportamentais induzidos pela reserpina;
- Potencialização dos efeitos comportamentais da anfetamina;
- Reversão da supressão de comportamento operante induzida por 5-hidróxi-triptofano;
- Facilitação da capacidade do animal de esperar recompensas maiores;
- Facilitação da adaptação a alterações de ciclos circadianos.

Modelos que envolvem a apresentação de estresses

- Desamparo aprendido;
- Estresse crônico variado;
- Estresse de derrota social.

Modelos de separação:

- Separação materna;
- Isolamento social.

Modelos biológicos

- Retirada do bulbo olfatório;
- Tratamento crônico com corticosterona ou ACTH;
- Manipulações genéticas (p. ex., diminuição na produção de BDNF);
- Administração de LPS.

Modelos de vulnerabilidade genética

- Animais transgênicos (p. ex., animais deficientes de BDNF ou SERT);
- Animais FRL e FSL (*flinders resistant line/flinders sensitive line*);
- Animais Wistar-Kyoto.

Testes comportamentais para avaliar efeitos do estresse e/ou de drogas antidepressivas

- Teste do nado forçado (desespero comportamental);
- Teste de suspensão pela cauda (desespero comportamental);
- Teste de preferência por sacarose (anedonia);
- Teste de supressão da alimentação induzida pela novidade (ansiedade).

de choques inescapáveis nas patas apresentavam déficit de aprendizado em uma situação nova, na qual os choques poderiam ser evitados. Achados semelhantes foram verificados em outras espécies, como ratos e camundongos, o que geralmente é associado ao sentimento de desamparo que acompanha a depressão. Embora a interpretação de que essa falha envolva aprendizado prévio da "inescapabilidade" da situação seja controversa, ela é revertida por tratamento crônico com antidepressivos, o que confere boa validade preditiva ao modelo. Em semelhança ao desamparo aprendido, o teste do nado forçado, inicialmente designado "desespero comportamental", envolve a exposição de um rato a uma situação inescapável de nado (treino). Depois de 24 horas, o animal é novamente colocado para nadar (teste), e a latência para ficar imóvel (apenas com pequenos movimentos que o impeçam de submergir) e/ou o tempo total de imobilidade são registrados. Em geral, tratamento subcrônico (3 doses no intervalo de 24 horas) com antidepressivos diminui o tempo total de imobilidade e aumenta a latência para o primeiro período de imobilização. Em camundongos, utiliza-se apenas uma sessão de nado, e o efeito dos antidepressivos pode ser observado após uma única administração antes do teste. A interpretação da imobilidade e sua relevância biológica para processos associados à depressão têm sido altamente questionadas, mas este segue ainda sendo um dos testes comportamentais mais empregados para investigar o potencial efeito antidepressivo de novas drogas, bem como os efeitos da exposição ao estresse crônico e de manipulações genéticas.

Nos últimos anos, o emprego de **exposição repetida** (em geral, 21 dias) **a estressores incontroláveis moderados** vem recebendo maior aceitação. Animais submetidos ao modelo, proposto pelo psicofarmacologista inglês Paul Willner, apresentam sinais de anedonia, expressa por diminuição da preferência por soluções adocicadas, além de alterações locomotoras e cognitivas, as quais são revertidas por tratamento crônico com antidepressivos. Além de apresentar boa validade de face e validade preditiva, esse modelo simula várias alterações neuroendócrinas e neuroplásticas encontradas em pacientes deprimidos.

Mais recentemente, tem sido proposta uma distinção entre situações experimentais que buscam simular o quadro depressivo (modelo) e situações experimentais que avaliam alguma alteração comportamental relacionada com um ou mais sintomas específicos (teste). Nesse contexto, os modelos poderiam simular quadros depressivos por: exposição ao estresse precoce (separação materna, redução de cuidados maternos); estresse na vida adulta (desamparo aprendido, estresse crônico incontrolável, estresse de derrota social); ou manipulações biológicas (tratamento crônico com corticosterona ou ACTH, bulbectomia olfatória, manipulações genéticas, desafio com LPS). Tais situações experimentais induziriam a alterações comportamentais relacionadas com sintomas encontrados na depressão, que poderiam ser avaliados em testes específicos, como: anedonia (medida do consumo de soluções adocicadas, limiar para autoestimulação), apatia (cuidados com o pelo, cuidados com o ninho), ansiedade (alimentação suprimida pela novidade), desespero (nado forçado, suspensão pela cauda) e irritabilidade ou agressividade (interação e combate social).

Apesar de diversos modelos animais utilizados para investigar o transtorno bipolar (Quadro 6.8), sua validade é restringida pelo ainda pouco conhecimento sobre os mecanismos neurobiológicos desse transtorno, principalmente aqueles responsáveis pelas variações recorrentes de humor.

Quadro 6.8	Principais modelos animais utilizados na pesquisa de transtornos bipolar

Modelos farmacológicos

- Administração única de fármacos

  - Hiperatividade de roedores induzida por anfetamina, metanfetamina, quinpirole, ouabaína ou 6-OH-dopamina

- Administração repetida de fármacos psicoestimulantes (anfetamina, metanfetamina, cocaína), ouabaína, morfina

- Administração combinada de fármacos

  - Anfetamina + clordiazepóxido

  - Morfina + betaendorfina

Modelos nutricionais

- Administração de homocisteína

- Administração de ácidos graxos poli-insaturados n-3

Modelos envolvendo alterações do meio ambiente

- Privação do sono

- Exposição à situação de dominância/submissão

- Choques elétricos nas patas

Modelos genéticos

- *Knockout* do gene *Clock*

- *Knockout* do gene de transportador de dopamina (DAT)

- *Knockout* do gene de glutamato 6 (GluR6)

- Transgênicos do gene *DISC1* (*disrupted in schizophrenia 1*)

- Deleção do gene *22q11*

- Transgênicos do gene *GR* (receptor de glicocorticoide)

- Transgênicos de GSK-3β

- *Knockout* do gene *WFS1*

- Transgênico do gene mutante *POLG* (polimerase gama)*

- Mutantes do gene circadiano *D-box binding protein* (*DBP*)

* Associado a disfunções mitocondriais.

Classificação dos medicamentos empregados no tratamento de transtornos afetivos

Tradicionalmente, esses medicamentos se classificam em:

- Antidepressivos tricíclicos: imipramina, desipramina, amitriptilina, nortriptilina, clomipramina, doxepina, protriptilina e trimipramina. Trata-se do grupo mais antigo de drogas, com estrutura tricíclica e efeitos farmacológicos semelhantes (Figura 6.12).

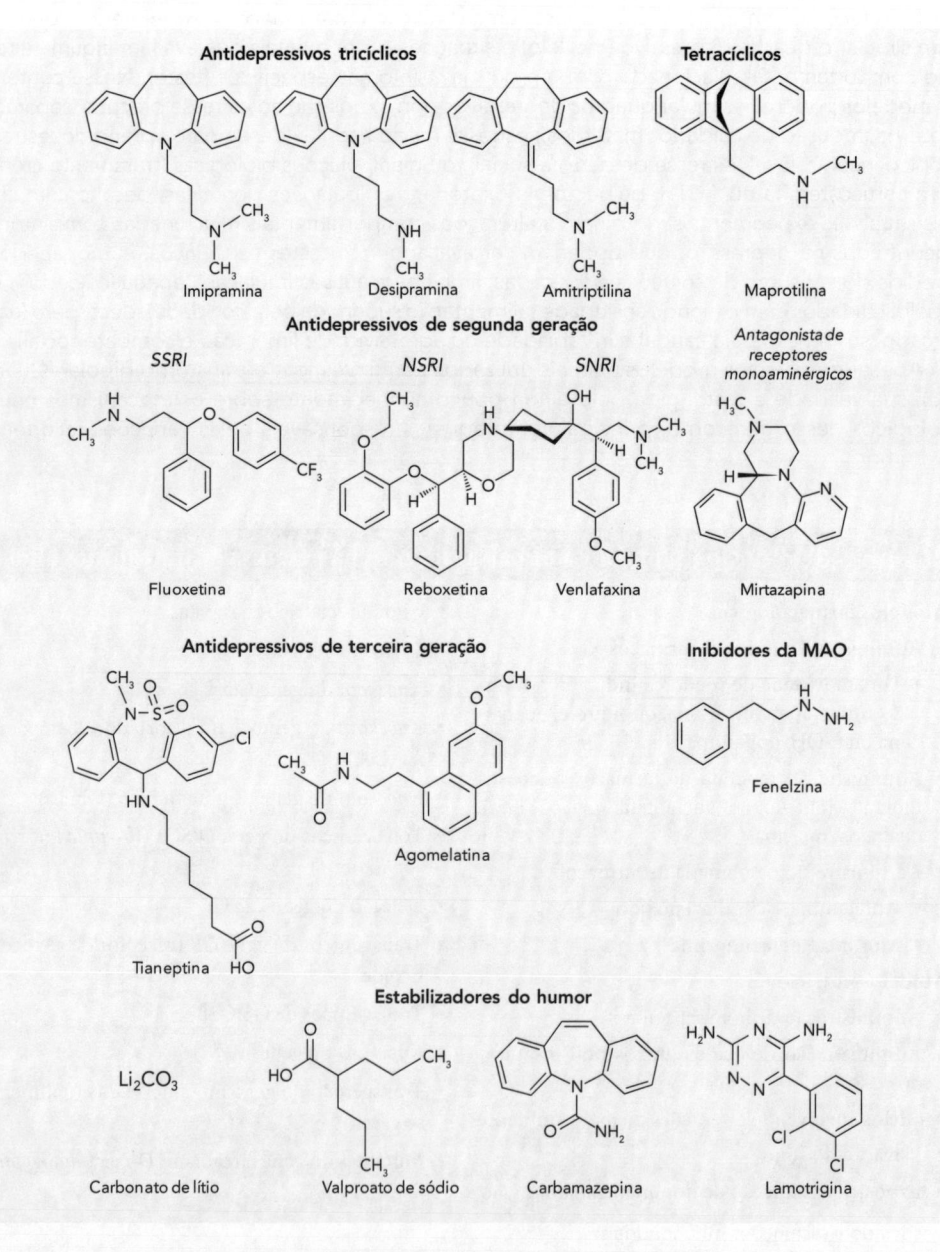

Figura 6.12 | Estrutura química de fármacos empregados em transtornos de humor.

SSRI: inibidores seletivos de recaptação de serotonina; NSRI: inibidores seletivos de recaptação de noradrenalina, SNRI: inibidores de recaptação de serotonina e noradrenalina.

- Antidepressivos de segunda geração (ou "atípicos"): grupo de drogas introduzidas mais recentemente na clínica, heterogêneo em termos de estrutura e efeitos farmacológicos. Incluem-se compostos como os inibidores seletivos de recaptação de serotonina ou **SSRI** (fluoxetina, fluvoxamina, citalopram, sertralina, paroxetina, escitalopram) ou noradrenalina (**NSRI**, maprotilina, reboxetina) ou ambas (**SNRI**, venlafaxina, duloxetina), a mianserina, trazodona, bupropiona, nefazodona, mirtazepina etc. Mais recentemente, foi introduzida a vilazodona, que, além de inibir seletivamente a recaptação de serotonina, atua como agonista de receptores de serotonina de tipo 5-HT$_{1A}$. A vortioxetina apresenta ação semelhante, mas também antagoniza receptores 5-HT$_3$, 5-HT$_{1D}$ e 5-HT$_7$, além de ser agonista parcial de receptores 5-HT$_{1B}$.

- Inibidores da monoamina oxidase (MAO): incluem fenelzina, tranilcipromina, clorgilina e moclobemida.

- "Estabilizadores" do humor: representados pelo lítio. Outras drogas empregadas com essa finalidade são os anticonvulsivantes carbamazepina, ácido valproico e lamotrigina. Alguns antipsicóticos atípicos (ver Capítulo 5) também vêm sendo utilizados.

Mais recentemente, novas classificações, voltadas mais para o mecanismo de ação, têm sido propostas (Quadro 6.9).

Quadro 6.9	Classificação dos antidepressivos de acordo com o mecanismo primário de ação
Inibidores de recaptação de monoaminas	• Trazodona (5-HT$_2$), nefazodona (5-HT$_2$);
• Imipramina, venlafaxina, duloxetina, milnacipram (não seletivos ou duais: 5HT e NA, SNRI);	• Inibidores da monoamina oxidase (IMAO);
• Desipramina, reboxetina (NA; NSRI);	• Fenelzina (irreversível);
• Clomipramina, paroxetina, fluoxetina, fluvoxamina, sertralina, citalopram, escitalopram (5HT: SSRI);	• Moclobemida (reversível).
• Nomifensina, bupropiona (DA);	**Outros**
• Vortioxetina, vilazodona (SSRI e agonistas 5-HT).	• Agomelatina (antagonista 5-HT$_{2C}$, agonista de melatonina);
Drogas antagonistas de receptores de monoaminas	• Tianeptina (modula glutamato?);
• Mianserina (alfa-1 e 2, 5-HT$_2$), mirtazepina (alfa-2, 5-HT$_{2e3}$);	• Brexanolona (modulador GABA neuroesteroide);
	• Ketamina (antagonista NMDA e agonista AMPA?).

Efeitos farmacológicos dos antidepressivos tricíclicos e de segunda geração

Em 1962, Jules Axelroad sugeriu que drogas como a imipramina tinham a capacidade de bloquear a recaptação neuronal de noradrenalina, observação que logo foi estendida para a recaptação de serotonina (Figuras 6.13 e 6.14). Essas drogas se ligam aos sítios específicos dos transportadores dessas monoaminas, bloqueando-os. Estudos empregando tomografia de emissão de pósitrons verificaram que as doses mínimas efetivas de drogas antidepressivas inibidoras de recaptação de serotonina produzem 80% de ocupação desses transportadores no cérebro humano.

A potência dos diferentes compostos tricíclicos e de alguns dos novos antidepressivos em exercer o bloqueio desses transportadores, no entanto, é bastante variável, como pode ser observado na Tabela 6.1. Compostos com amina secundária, como a desipramina e nortriptilina, têm maior potência para bloquear a recaptação neuronal de noradrenalina.

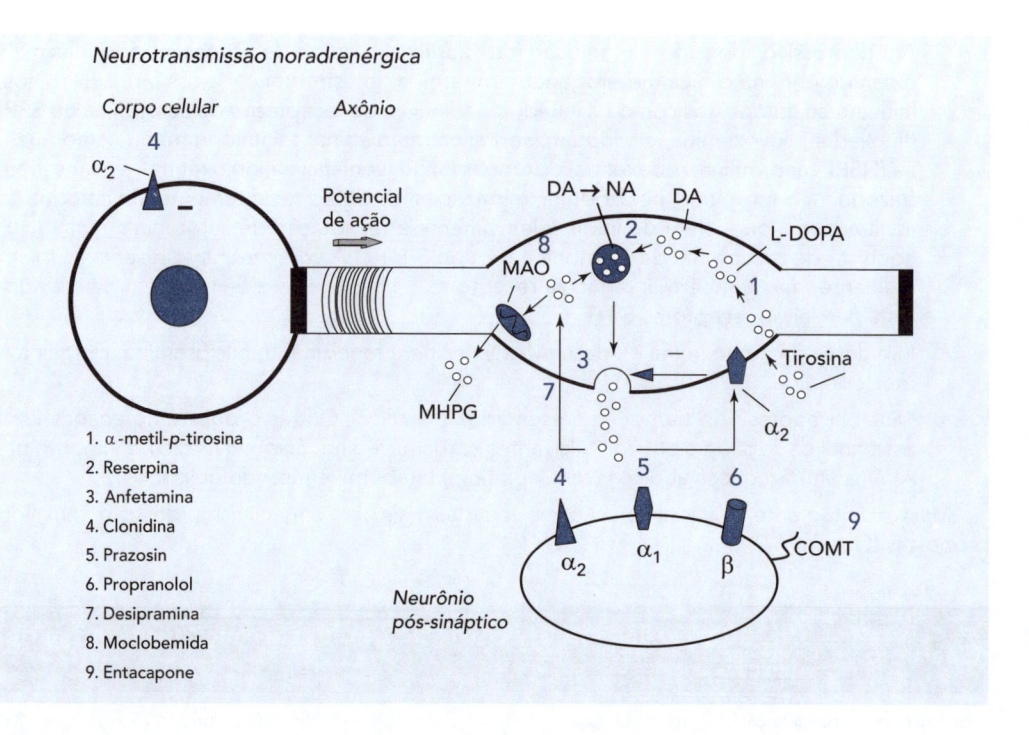

Figura 6.13 | Neurotransmissão noradrenérgica. A noradrenalina é uma catecolamina cuja síntese se inicia com a captação ativa do aminoácido l-tirosina. Esse aminoácido é transformado, pela ação da enzima tirosina hidroxilase, primeiro em L-DOPA e, posteriormente, pela ação da L-DOPA descarboxilase, em dopamina (DA). A dopamina é captada pelas vesículas sinápticas e, sob a ação da dopamina beta-hidroxilase, transformada em noradrenalina (NA). Quando do impulso nervoso, a NA é liberada por um processo de exocitose. Pós-sinapticamente, ela pode atuar em receptores chamados de alfa-1, alfa-2 e beta. Existem ainda receptores pré-sinápticos noradrenérgicos inibitórios, do tipo alfa-2, que estão localizados tanto nos terminais quanto nos corpos celulares. Todos esses receptores são ligados a proteínas G. O principal mecanismo da retirada da noradrenalina da fenda sináptica é o da recaptação pelo terminal nervoso. Sua degradação intraneuronal se dá pela enzima monoamina oxidase (MAO), sendo um de seus principais metabólitos o 3-metoxi-4-hidroxi-feniletileno glicol (MHPG). Outra enzima envolvida na degradação da NA é a catecol-oxi-metil-transferase (COMT). Embora a localização celular dessa enzima não seja ainda bem conhecida, alguns autores sugerem que seja predominantemente extracelular. Os números da figura ilustram o local de ação de diferentes fármacos que modificam a neurotransmissão noradrenérgica. São eles: 1. Alfa-metil-para-tirosina: inibidor competitivo da enzima tirosina hidroxilase, passo limitante na síntese de noradrenalina; 2. Reserpina: depleta catecolaminas por impedir a entrada da dopamina (ou da NA que foi recaptada) na vesícula sináptica. Com isso, essas aminas são degradadas pela MAO; 3. Anfetamina: promove liberação e impede a recaptação de catecolaminas; 4. Clonidina: agonista de adrenoceptores de tipo alfa-2; 5. Prazosin: antagonista de adrenoceptores de tipo alfa-1; 6. Propranolol: antagonista de adrenoceptores de tipo beta (1 e 2); 7. Desipramina: inibidor seletivo de recaptação de noradrenalina; 8. Moclobemida. Inibidor reversível da MAO; 9. Entacapone: inibidor da COMT.

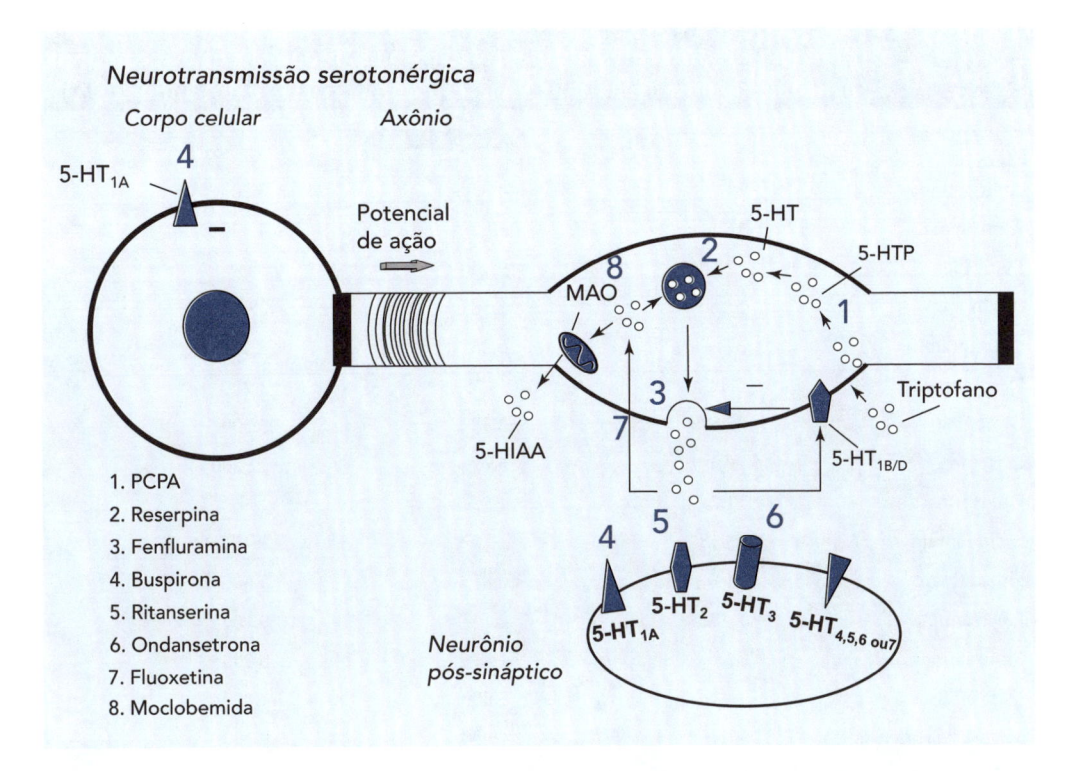

Figura 6.14 | Neurotransmissão serotonérgica. A serotonina, ou 5-hidróxi-triptamina (5-HT), é uma indolamina cuja síntese se inicia pela captação ativa do aminoácido triptofano. Ao sofrer a ação da enzima triptofano hidroxilase, ela é transformada em 5-hidróxi-triptofano e, quase imediatamente, transformada em 5-HT, pela ação de uma descarboxilase de aminoácidos. A 5-HT é captada pelas vesículas sinápticas. Quando do impulso nervoso, ela é liberada por um processo de exocitose. Pós-sinapticamente, pode atuar em receptores chamados de $5\text{-HT}_{1(A, B, D\ ou\ E)}$, $5\text{-HT}_{2(A, B\ ou\ C)}$, 5-HT_3, 5-HT_4, $5\text{-HT}_{5(A\ ou\ B)}$, 5-HT_6 ou 5-HT_7. Existem ainda receptores pré-sinápticos inibitórios localizados, os de tipo 5-HT_{1A}, nos corpos celulares, e os de tipos 5-HT_{1B} ou $_{1D}$ (dependendo da espécie), nos terminais nervosos dos neurônios serotonérgicos. Todos esses receptores, com exceção dos 5-HT_3 que estão ligados a canais iônicos, estão relacionados a proteínas G. O principal mecanismo de retirada da 5-HT da fenda sináptica é a recaptação pelo terminal nervoso. Sua degradação intracelular se dá pela enzima monoamina oxidase (MAO), sendo um de seus principais metabólitos o ácido 5-hidróxi-indol-acético (5HIAA). Os números da figura ilustram o local de ação de diferentes fármacos que modificam a neurotransmissão serotonérgica. São eles: 1. Para--cloro-fenil-alanina (PCPA): inibidor da enzima triptofano hidroxilase, passo limitante na síntese de 5-HT; 2. Reserpina: depleta 5-HT por impedir sua captação pelas vesículas sinápticas; com isso, ela é degradada pela MAO; 3. D-fenfluramina: promove liberação e impede a recaptação de 5-HT; 4. Buspirona: agonista parcial de receptores 5-HT_{1A}; 6. Ritanserina: antagonista de receptores $5\text{-HT}_{2(A\ e\ C)}$; 7. Fluoxetina: inibidor seletivo de recaptação de 5-HT; 8. Moclobemida: inibidor reversível da MAO.

Tabela 6.1	Potência de diferentes antidepressivos para bloquearem a recaptação neuronal de noradrenalina (NA), serotonina (5-HT) e dopamina (DA)		
Droga	Na	5-HT	DA
Amitriptilina	34,5	4,33	3.200
Amoxapina	16,1	58,5	4.350
Bupropiona	52.600	9.100	526
Citalopram	5.100	1,38	28.000
Clomipramina	37	0,28	2.200
Desipramina	0,83	17,5	3.200
Dotiepina	45,5	8,33	5.300
Doxepina	29,4	66,7	12.200
Duloxetina	11,2	1,55	—
Escitalopram	7.840	1,10	> 10.000
Fluoxetina	244	0,81	3.600
Fluvoxamina	1.300	2,22	9.100
Imipramina	37	1,41	8.300
Maprotilina	11,1	5.900	1.000
Mianserina	71,4	4.000	9.100
Milnacipram	83,3	9,10	71.400
Mirtazapina	4.760	100.000	100.000
Nefazodona	60	200	360
Nomifensina	15,6	1.000	55,6
Nortiptilina	4,35	18,5	1.140
Paroxetina	40	0,125	500
Reboxetina	7,14	58,8	11.500
Sertralina	417	0,293	25
Trazodona	8.300	160	7.140
Venlafaxina*	1.060	9,10	9.100
Vilazodona	56	0,1	37
Vortioxetina	113	1,6	> 1.000
Zimelidina	9.100	152	12.000

A potência está expressa pela constante de inibição (Ki) em nM. O Ki é calculado a partir da IC50 (concentração do fármaco que diminui a ligação do ligante marcado em 50%) pela fórmula Ki = IC50/(1 + ([L])/Kd), onde [L] é a concentração do ligante marcado. Portanto, quanto menor o Ki, maior a afinidade.

*A desvenlafaxina é um metabólito ativo da venlafaxina.

Em geral, os antidepressivos tricíclicos são significativamente menos potentes para bloquear a recaptação neuronal de dopamina, com exceção da nomifensina. Essa droga, no entanto, mostrou ter efeitos semelhantes aos de psicoestimulantes e foi retirada do mercado. A bupropiona também inibe a recaptação de dopamina e noradrenalina, mas de forma pouco potente. Suas propriedades antidepressivas podem envolver outros mecanismos, como aumento na liberação pré-sináptica desses dois neurotransmissores e inibição de suas captações vesiculares.

Além do bloqueio de recaptação de monoaminas, muitos compostos antidepressivos apresentam afinidade por diversos receptores, dos quais se destacam os muscarínicos, os alfa-adrenérgicos e os histamínicos. O bloqueio competitivo desses receptores é responsável por alguns dos efeitos colaterais dessas drogas (Tabelas 6.2 e 6.3). Em geral, os compostos de segunda geração apresentam menor afinidade por esses receptores e, em consequência, menor incidência de efeitos colaterais, como hipotensão postural, sedação e efeitos anticolinérgicos. No entanto, algumas exceções existem, por exemplo, a mianserina e a maprotilina, com alta afinidade por receptores histamínicos de tipo 1 (H1), e a trazodona, com elevada afinidade por adrenoceptores alfa-1 (α1).

Um efeito adverso compartilhado pelos antidepressivos consiste no surgimento, em alguns pacientes, de quadro hipomaníaco durante o tratamento, o que é referido, em inglês, como *switch process*.

Os antidepressivos tricíclicos são considerados drogas com índice terapêutico baixo. Doses 10 vezes maiores do que a dose média diária de imipramina podem ser fatais, já que em elevadas concentrações essas drogas passam a bloquear canais de sódio, interferindo na condução nervosa. Por isso, são capazes de provocar alterações cardíacas, depressão respiratória, agitação, delírio, alucinações, convulsões, coma e morte. Uma causa frequente de morte são as arritmias por diminuição da condução elétrica cardíaca. O bloqueio de receptores muscarínicos e alfa-1-drenérgicos também colabora para as complicações cardiovasculares em intoxicações. Por isso, deve-se evitar a prescrição única de grandes quantidades dessas drogas aos pacientes. Assim como outros antidepressivos, os tricíclicos diminuem o limiar convulsivo.

Cautela também deve ser observada quando da parada do tratamento, evitando-se a retirada súbita. Nessa situação, com aqueles antidepressivos com alta afinidade por receptores muscarínicos (Tabela 6.2), podem aparecer manifestações de exacerbação colinérgica, como náuseas, tontura, cefaleia, sudorese e salivação excessiva, em razão, provavelmente, do aumento de sensibilidade de receptores muscarínicos pelo bloqueio continuado. Outras manifestações de síndrome de retirada a antidepressivos, particularmente dos inibidores de recaptação de serotonina, incluem ansiedade, irritabilidade, agitação, disforia, insônia, fadiga, tremores, sudorese, parestesias, vertigem, náuseas e vômitos, confusão e diminuição da capacidade de concentração, sintomas bastante comuns, podendo afetar 30 a 60% dos pacientes, quando da parada abrupta do tratamento. É preciso salientar que a primeira revisão sistemática sobre o assunto foi publicada apenas em 2015. Assim, embora a capacidade de produzir síndrome de retirada dessas drogas já esteja reconhecida na literatura, sua extensão e, principalmente duração, permanecem controversas.

Os **antidepressivos de segunda geração** compõem, na realidade, um grupo heterogêneo de compostos em termos de estrutura química e efeitos farmacológicos. Um número significativo de ensaios clínicos controlados sugere que esses fármacos têm eficácia terapêutica similar à dos tricíclicos. No entanto, uma crítica levantada na literatura é a de que a maior parte desses estudos empregou pacientes com depressões moderadas. Sugeriu-se, com base em observações empíricas e, mais recentemente, em estudos de metanálise, que os tricíclicos seriam mais eficazes nos pacientes mais graves. Uma possível explicação seria a não seletividade dos compostos mais antigos. Nesse sentido, são interessantes observações que sugerem que novos compostos com atuação sobre ambas as neurotransmissões noradrenérgica e serotonérgica, como a venlafaxina, poderiam ser tão eficazes quanto os tricíclicos imipramina e amitriptilina. Um estudo de metanálise comparando a efetividade de SNRI (venlafaxina e duloxetina) *versus* SSRI encontrou uma diferença estatística favorável aos primeiros, no entanto, ele não analisou a resposta terapêutica (geralmente definida como diminuição em 50% dos sintomas), e sim a remissão clínica após 8 a 12 semanas de tratamento. A remissão é definida como escores dentro dos limites considerados normais em escalas de avaliação como as de Hamilton-17 ($\leq$ 7 a 8) ou MADRS ($\leq$ 10 a 12). Nesse caso, a diferença em favor dos SNRI foi de somente de 5,7%, considerada não clinicamente significativa pelos autores.

Tabela 6.2	Afinidade de diferentes antidepressivos por receptores muscarínicos, de histamina tipo 1 (H_1) e alfa-1 adrenérgicos (α_1)		
Droga	Muscarínicos[1]	H1[2]	α1[3]
Amitriptilina	17,9	1,10	27,0
Amoxapina	1.000	25	50
Atomoxetina	> 1.000	> 1.000	> 1.000
Bupropiona	40.000	6.700	4.550
Citalopram	1.800	380	1.550
Clomipramina	37	31	38,5
Desipramina	196	110	130
Doxepina	83,3	0,24	23,8
Duloxetina	3.000	2.300	8.300
Escitalopram	1.240	1.970	3.870
Fluoxetina	2.000	6.250	5.900
Fluvoxamina	24.000	> 100.000	7.700
Imipramina	90,9	11,0	90,9
Maprotilina	560	2,0	90,9
Mirtazapina	670	0,14	500
Nefazodona	11.000	21,3	25,6
Nortiptilina	149	10	58,8
Paroxetina	108	22.000	> 100.000
Reboxetina	6.700	312	11.900
Sertralina	625	24.000	370
Trazodona	> 100.000	345	35,7
Venlafaxina	> 100.000	> 100.000	> 100.000

A potência está expressa pela constante de inibição (Ki) em nM. O Ki é calculado a partir da IC50 pela fórmula Ki = IC50/(1 + ([L])/Kd) onde [L] é a concentração do ligante marcado. Portanto, quanto menor Ki maior a afinidade.

Consequências clínicas: [1]xerostomia (boca seca), visão borrada, retenção urinária, constipação, piora de glaucoma de ângulo fechado; [2]sedação, ganho de peso; [3]hipotensão postural, dificuldades de ejaculação.

Fonte: Extraída de O'Donnel et al., 2018.

Droga	Sedação	Hipotensão postural	Efeitos anticoli-nérgicos	Alterações na condução cardíaca	Efeitos gastrintestinais*	Distúrbios sexuais	Diminuição do limiar convulsivo	Outros
Amitriptilina	+++	+++	+++	+++	0/+	++	++	Ganho de peso (++)
Amoxapina	+	++	+	++	0/+	++	++	Efeitos extrapiramidais semelhantes a neurolépticos, ganho de peso (+)
Bupropiona	0	0	0	0	++	0	++++	Agitação (+++)
Citalopram	0	0	0/+	0	+++	+++	0	Agitação (0/+)
Clomipramina	++	++	+++	+++	+	+++	+++	Ganho de peso (++)
Desipramina	0/+	+	+	++	0/+	++	+	Agitação (+), ganho de peso (+)
Doxepina	+++	++	++	+++	0/+	++	++	Ganho de peso (++)
Duloxetina	0/+	0/+	0	0/+	0/+	0/+	0	Agitação (+), ganho de peso (0/+)
Escitalopram	0	0	0/+	0	+++	+++	0	Agitação (0/+)
Fluoxetina	0/+	0	0	0/+	+++	+++	0/+	Agitação (0/+)
Fluvoxamina	0/+	0	0	0	+++	+++	0	
Imipramina	++	++	++	+++	0/+	++	++	Agitação (0/+), ganho de peso (++)
Maprotilina	++	++	++	++	0/+	++	+++	Agitação (0/+), ganho de peso (+)
Mirtazapina	++++	0/+	0	0	0/+	0	0	Ganho de peso (0/+)
Nefazodona	+++	0	0	0/+	++	0/+	0	Ganho de peso (0/+), hepatotoxidade**
Nortiptilina	+	+	+	++	0/+	++	+	Ganho de peso (+)
Paroxetina	0/+	0	0/+	0	+++	+++	0	Agitação (+)
Sertralina	0/+	0	0	0	+++	+++	0	Agitação (+)
Trazodona	+++	0	0	0/+	++	+	0	Ganho de peso (+), Priapismo
Venlafaxina	0	0	0	0/+	+++	+++	0	Agitação (0/+)

* Incluem náuseas, vômitos, diarreia, azia e desconforto gastrintestinal com os inibidores de recaptação de serotonina. Com os antidepressivos tricíclicos, pode aparecer constipação, pelo efeito anticolinérgico; ** Evento raro que fez com que o fármaco fosse retirado do mercado em alguns países.

Distintas ações farmacológicas agudas dos antidepressivos de segunda geração têm sido relacionadas com sua eficácia terapêutica na depressão (ver Tabela 6.1). Entre eles, destaca--se, por seu amplo emprego, o grupo dos inibidores seletivos de recaptação de serotonina. Com relação a esse grupo, há alguns anos foi introduzido no mercado o escitalopram, que é o isômero ativo do citalopram e que se ligaria tanto no sítio principal de recaptação quanto no sítio alostérico. Alguns estudos sugerem que o isômero não ativo do citalopram interferiria na ligação do isômero ativo, o que poderia trazer vantagens em termos terapêuticos para o escitalopram. Verificou-se em voluntários, por exemplo, que a ocupância do sítio de recaptação de serotonina, em doses que produzem concentrações plasmáticas semelhantes de escitalopram e citalopram, é significativamente maior com a primeira droga. No entanto, poucas evidências existem até o momento de que estes efeitos se traduzem em vantagens terapêuticas significativas.

Embora geralmente mais bem toleradas, as drogas antidepressivas de segunda geração não são isentas de efeitos colaterais, como mostrado na Tabela 6.3. Entre eles, merece menção a disfunção sexual, um problema agora reconhecido como bastante comum, podendo atingir de 30 a 40% dos pacientes que utilizam SSRI. Além da diminuição da libido, o excesso de estimulação de receptores 5-TH$_2$ localizados na medula espinal pode contribuir para disfunção erétil, anorgasmia e retardo ejaculatório. Antidepressivos tricíclicos com elevada afinidade por receptores alfa-1 adrenérgicos podem também ocasionar ejaculação retrógrada.

Além da depressão, os antidepressivos apresentam efeitos terapêuticos em vários transtornos não afetivos, como diversos transtornos de ansiedade (ver Capítulo 7). Também existem relatos de efeitos positivos em condições como enurese, bulimia, alcoolismo, dor crônica, tensão pré-menstrual, fibromialgia etc.

Efeito da administração crônica de antidepressivos

Embora a inibição da recaptação (ou da metabolização) de monoaminas aconteça dentro de poucas horas após a administração do antidepressivo, os efeitos terapêuticos desses fármacos são observados apenas após administração continuada (4 a 6 semanas). No entanto, estudos mais recentes sugerem que os primeiros sinais de melhora já podem ser detectados ao final da primeira semana, embora a remissão dos sintomas necessite de um período mais prolongado de tratamento.

Os mecanismos responsáveis por essa latência têm sido intensamente pesquisados. Os trabalhos realizados nas últimas décadas mostraram que o uso crônico de antidepressivos promove modificações neuroquímicas e moleculares em diversos sistemas cerebrais, sendo os principais envolvidos até o momento descritos a seguir.

Sistema noradrenérgico

Com o surgimento das técnicas de ligante marcado na década de 1970, observou-se que o uso crônico de diferentes tratamentos antidepressivos provocava alterações na ligação a receptores noradrenérgicos. O achado mais importante consiste na diminuição do número de receptores beta-adrenérgicos, principalmente no córtex pré-frontal. Em alguns casos, embora o número desses receptores não seja modificado, a formação de AMPc resultante de sua estimulação está diminuída. Esse fenômeno ocorre também com tratamentos não farmacológicos que apresentam efeito antidepressivo, como o eletrochoque e a privação de sono REM.

Outro efeito bastante comum com o uso prolongado de drogas antidepressivas reside em uma diminuição (*down-regulation*) de adrenoceptores de tipo alfa-2, os quais, quando localizados no corpo celular ou nos terminais dos neurônios noradrenérgicos, funcionam como autorreceptores inibitórios, regulando a atividade neuronal e/ou a quantidade de noradrenalina liberada na fenda sináptica. A administração aguda de imipramina, por potencializar o efeito da noradrenalina nesses receptores, diminui a atividade elétrica dos neurônios do *locus coeruleus*. Isso funcionaria como um "freio" ao aumento da neurotransmissão noradrenérgica. Com o uso prolongado da droga, os receptores alfa-2 diminuem e surge tolerância à inibição da atividade neuronal noradrenérgica. Nessa situação, o bloqueio da recaptação neuronal de noradrenalina promoveria o aumento dessa neurotransmissão, compensando a diminuição causada por exposição crônica a estressores. Como isso promoveria efeitos antidepressivos, ainda não está claro. A noradrenalina poderia facilitar a via da adenosina-monofosfato cíclico (AMPc) e proteína quinase-A (PKA), resultando na fosforilação do CREB (*cyclic AMP response element binding*) e em aumento de fatores associados à neuroproteção e plasticidade neuronal (ver adiante). Mecanismo semelhante parece ocorrer em receptores alfa-2 pré-sinápticos localizados em neurônios serotoninérgicos, onde a diminuição da expressão e/ou a atividade desses receptores desinibiriam a liberação de serotonina, elevando sua concentração sináptica (ver adiante).

Sistema serotonérgico

Assim como em relação ao noradrenérgico, o uso prolongado de antidepressivos produz várias alterações no sistema serotonérgico. Estudos eletrofisiológicos sugerem que tratamentos prolongados com antidepressivos facilitam a neurotransmissão serotonérgica, embora isso ocorra por meio de diferentes mecanismos (Tabela 6.4).

Tabela 6.4	Efeito de tratamento prolongado com diferentes antidepressivos				
Tratamento	Responsividade do autorreceptor 5-HT$_{1A}$ localizado no corpo celular	Função do autorreceptor 5-HT$_{1B/D}$ localizado em terminais serotonérgicos	Função do autorreceptor α2 adrenérgico localizado em terminais serotonérgicos	Responsividade do receptor 5-HT$_{1A}$ pós-sináptico	Efeito geral na neurotransmissão serotonérgica
SSRIs	↓	↓	=	=	↑
Antidepressivos tricíclicos	= ou ↓	=	?	↑	↑
Agonistas 5-HT1A	↓	=	?	=	↑
Inibidores da MAO	↓	=	↓	= ou ↓	↑
Eletrochoque	=	=	=	↑	↑

↓ : diminuição, ↑: aumento, =: sem alteração.

Os neurônios serotonérgicos apresentam atividade espontânea e mecanismos de retroalimentação negativa que limitam sua atividade. O aumento da atividade neuronal promove o aumento local de liberação de serotonina por dendritos ou axônios colaterais, a qual, atuando em autorreceptores, inibiria os neurônios serotonérgicos. Os autorreceptores inibitórios localizados nos corpos celulares parecem ser, em sua maior parte de tipo 5-HT$_{1A}$. Drogas antidepressivas, por bloquearem a recaptação de serotonina, potencializariam o efeito da serotonina nesses receptores, o que limitaria aumentos expressivos da neurotransmissão serotonérgica no início do tratamento. A dessensibilização dos autorreceptores 5-HT$_{1A}$, que ocorre com o uso prolongado dessas drogas permitiria, então, um real aumento da neurotransmissão serotonérgica (Figura 6.15).

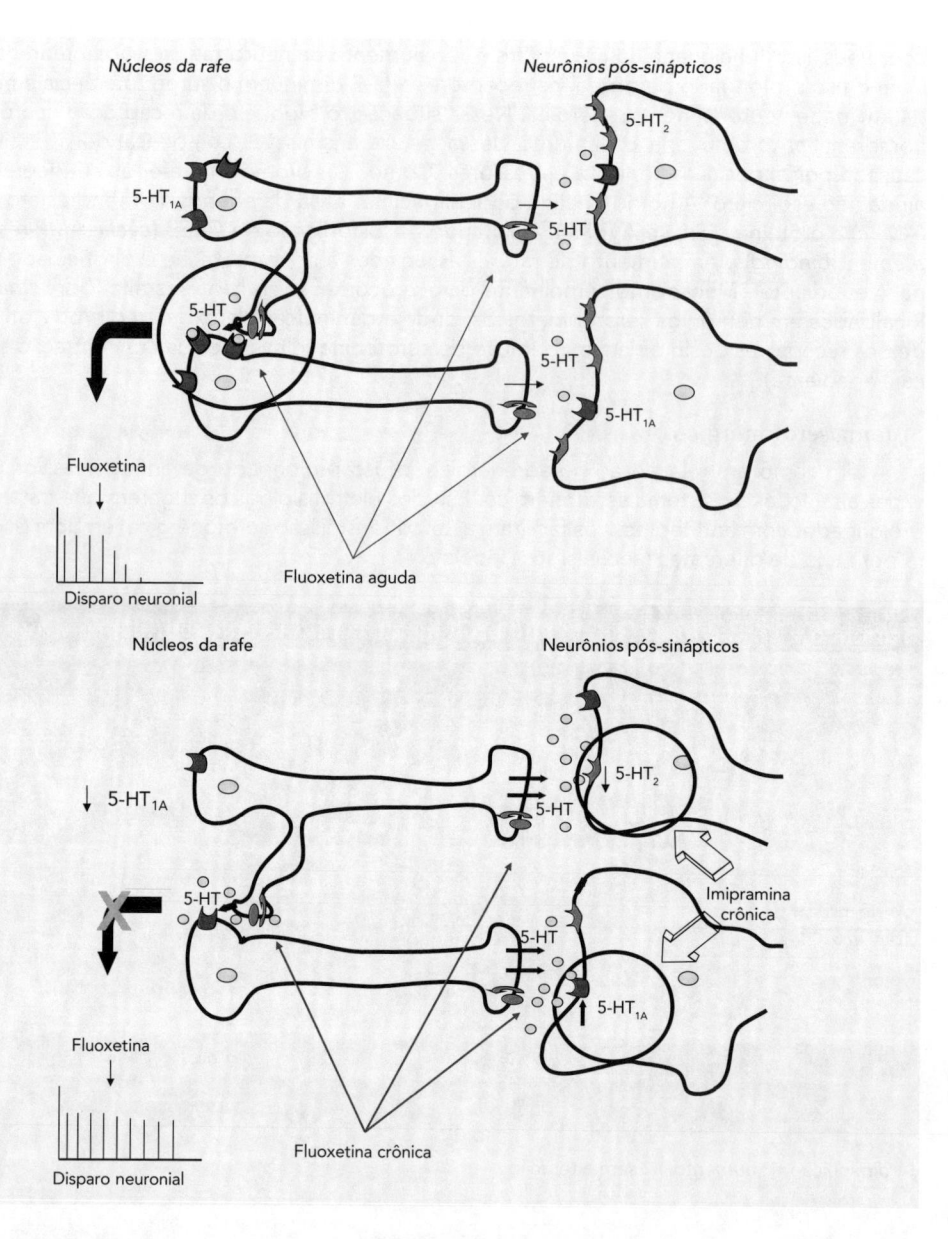

Figura 6.15 | Efeitos da administração aguda e crônica de fluoxetina na neurotransmissão serotonérgica. O aumento da serotonina em autorreceptores inibitórios impede uma maior facilitação da neurotransmissão serotonérgica pela droga. Com o uso prolongado, a diminuição dos autorreceptores serotonérgicos inibitórios faz com que o bloqueio da recaptação neuronal de serotonina provocado pela droga se torne mais eficaz para facilitar a neurotransmissão serotonérgica. Drogas como a imipramina também facilitariam essa neurotransmissão, mas por outro mecanismo. Com seu emprego prolongado, o efeito eletrofisiológico de hiperpolarização, mediado por receptores 5-HT_{1A} pós-sinápticos, é facilitado, havendo uma diminuição dos receptores pós-sinápticos de tipo 5-HT_2.

Autorreceptores pré-sinápticos de tipo $5HT_{1B/D}$ também estão presentes nos corpos celulares ou dendritos dos neurônios serotonérgicos, e, assim como os autorreceptores $5\text{-}HT_{1A}$, seriam dessensibilizados pelo tratamento crônico com antidepressivos (Tabela 6.4).

Estudos utilizando técnicas de ligantes marcados mostram alterações significativas em determinados receptores serotonérgicos. Como esperado, a partir dos resultados eletrofisiológicos, alguns antidepressivos causam diminuição de autorreceptores $5\text{-}HT_{1A}$. Outro achado comum consiste na diminuição de receptores $5\text{-}HT_2$, principalmente no córtex pré-frontal, efeito que tem sido relacionado, por alguns, à diminuição de ansiedade observada com o uso prolongado desses compostos (ver Capítulo 7). É interessante observar que o mais eficaz dos tratamentos antidepressivos, a eletroconvulsoterapia, não produz essa diminuição. Ao contrário, ocorre aumento do número desses receptores. Nesse aspecto, observou-se que sintomas de ansiedade predizem uma resposta pior a essa forma de terapia.

Apesar dessas evidências, estudos recentes têm questionado a diminuição de receptores $5\text{-}HT_{1A}$ como explicação unitária para a latência no aparecimento de efeitos terapêuticos de drogas como os inibidores seletivos de recaptação de serotonina. Por exemplo, o grupo do pesquisador René Hen da Universidade de Columbia, nos Estados Unidos, desenvolveu camundongos geneticamente modificados, capazes de apresentar supressão ou exacerbação condicionada da expressão de autorreceptores $5\text{-}HT_{1A}$ nos núcleos da rafe, sem alteração dos receptores pós--sinápticos. Embora esses animais não demonstrem alterações comportamentais aparentes, camundongos com elevada expressão de receptores $5\text{-}HT_{1A}$ autossômicos mostram um tônus serotonérgico diminuído, aumento de "desespero comportamental" no teste do nado forçado e resistência aos efeitos comportamentais dos antidepressivos. Já os animais com diminuição na densidade dos autorreceptores $5\text{-}HT_{1A}$ têm aumento basal da taxa de disparos dos neurônios do NDR e do tônus serotonérgico, apresentam menor incidência de "desespero comportamental" e são mais sensíveis aos efeitos da fluoxetina sobre o modelo de supressão de alimentação por novidade. Embora essas observações reforcem a proposta de que a neurotransmissão serotonérgica está relacionada à adaptação ao estresse e aos efeitos dos antidepressivos, a boa resposta à fluoxetina em animais que já apresentavam diminuição na expressão de receptores $5\text{-}HT_{1A}$ autossômicos sugere que sua dessensibilização não é suficiente para explicar a latência dos antidepressivos. Nesse mesmo sentido, outro estudo recente em camundongos verificou que, mesmo tendo ocorrido uma associação entre a dessensibilização de receptores autossômicos de tipo $5\text{-}HT_{1A}$ no NDR e os efeitos antidepressivos e ansiolíticos da fluoxetina, não houve correlação entre os níveis extracelulares basais de serotonina no hipocampo e os efeitos comportamentais da droga.

Diversos outros mecanismos têm sido propostos para explicar os efeitos dos inibidores de recaptação de serotonina após administração crônica. Entre eles, destaca-se a interferência em modificações neuroplásticas induzidas pela exposição ao estresse (ver "Hipótese neurotrófica" anteriormente citada), como a diminuição da neurogênese hipocampal adulta e o remodelamento dendrítico em regiões como CPF, hipocampo e amígdala. Com o uso prolongado dessas drogas, assim como com os inibidores seletivos de recaptação de noradrenalina, também ocorrem alterações em diversas vias de sinalização, com aumento na fosforilação do CREB (Figura 6.16). Embora os mecanismos pelos quais a serotonina produz esses efeitos ainda não sejam bem compreendidos, os efeitos mediados por receptores $5\text{-}HT_{1A}$ envolvem não apenas sua conhecida ação sobre proteínas Gi/o, mas também interações com cascatas de sinalização que utilizam a MAPK e, talvez, a Akt (Figura 6.16). A Akt é uma família ligada à das proteína-quinases serina-treonina específicas, que vem sendo reconhecida como um mediador crucial na ação de neurotrofinas e neurotransmissores. Quando ativa na sua forma fosforilada, ela facilita a sobrevivência celular e inibe a enzima GSK-3β, impedindo seu efeito inibitório sobre o CREB. O CREB fosforilado promoveria o aumento na expressão de fatores de neuroproteção e neuroplasticidade, como o BDNF (e seu receptor TrkB) e a Bcl-2 (Figura 6.16).

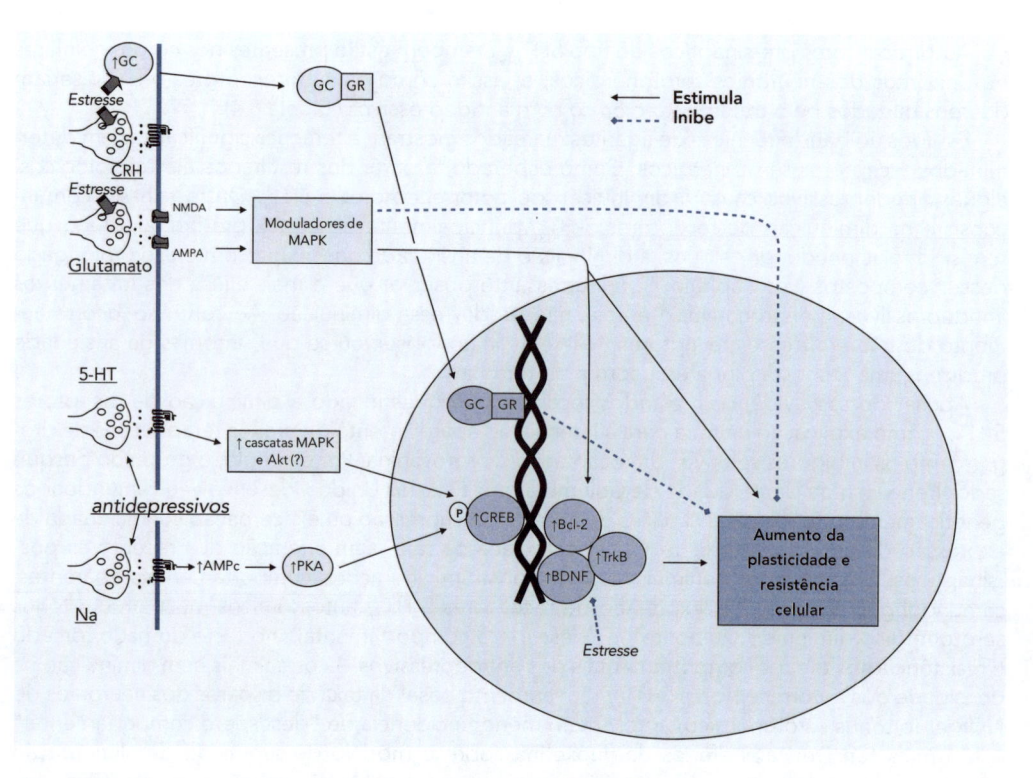

Figura 6.16 | Vias envolvidas no aumento ou na diminuição da neuroplasticidade e resistência celular.

PKA: proteína quinase-A; pCREB: CREB (*cyclic AMP response element binding*) fosforilado; MAPK: *mitogen- -activated protein kinases*; 5-HT: serotonina, Na: noradrenalina; GC: glicocorticoide; GR: receptor glicocorticoide, MR: receptor mineralocorticoide; Bcl-2: *B-cell lymphoma* 2; BDNF: fator neurotrófico derivado do cérebro; TrkB: receptor para o BDNF.

Fonte: Baseada em Mathew et al., 2008.

Além desses, como já discutido, outros efeitos observados com o uso prolongado de antidepressivos incluem a atenuação da neurotransmissões glutamatérgica e nitrérgica, diminuição de citocinas pró-inflamatórias e modificações em vias celulares de sinalização. Corroborando a hipótese cognitiva descrita anteriormente, o grupo de pesquisadores de Oxford liderados por Phil Cowen e Catherine Harmer verificou que o tratamento agudo com inibidores seletivos de recaptação de serotonina ou de noradrenalina em voluntários provoca um viés positivo no processamento emocional, o que vai na direção oposta ao observado em pacientes com depressão. Eles também potencializam, agudamente, o viés positivo induzido pelo processamento de informações associadas a recompensas.

Considerando esses diferentes aspectos, é possível que os efeitos terapêuticos dos antidepressivos dependam de diversos mecanismos, a partir de uma facilitação inicial da neurotransmissão mediada por monoaminas (Figura 6.17).

Relação noradrenalina-serotonina

A maior parte dos estudos sugere ausência de "especificidade" na resposta terapêutica a drogas antidepressivas, quer elas atuem preferencialmente sobre a noradrenalina ou serotonina.

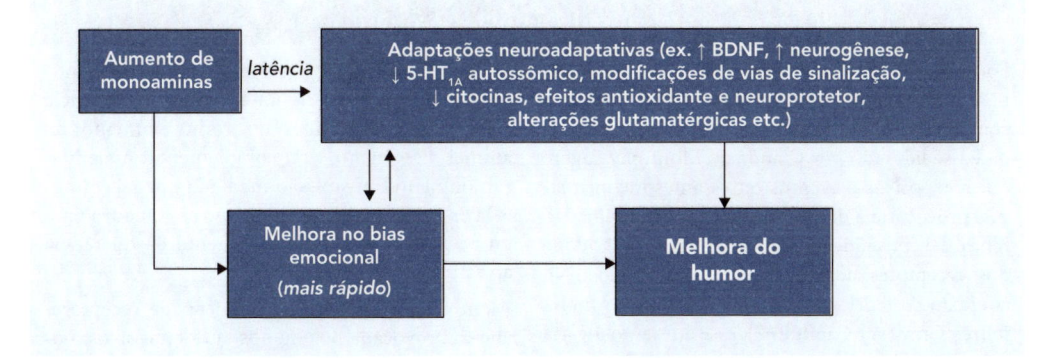

Figura 6.17 | Ao facilitarem a neurotransmissão mediada por monoaminas, os antidepressivos poderiam desencadear diversos efeitos farmacológicos, que seriam responsáveis pela melhora do paciente.

Existem, no entanto, algumas evidências contrárias a essa ideia. Nos estudos já citados, de Delgado e colaboradores, a recorrência de sintomas depressivos em pacientes submetidos a procedimentos que provocam a diminuição aguda da disponibilidade cerebral de serotonina ou noradrenalina dependeu do tratamento antidepressivo, isto é, se os pacientes estavam utilizando bloqueadores seletivos de serotonina ou noradrenalina, respectivamente. Além disso, outros autores têm sugerido que a aparente ausência de diferença entre drogas seletivas para noradrenalina e serotonina decorre do caráter multifacetado da depressão, e que cada grupo de compostos teria efeito preferencial sobre determinados sintomas. Isso poderia explicar os resultados de estudo recente mostrando a significativa variabilidade na resposta terapêutica a diferentes antidepressivos.

Em animais de laboratório, tem-se proposto que disfunções motoras, cognitivas e afetivas estejam na gênese do desamparo aprendido, e que drogas poderiam ter efeito benéfico no teste por modificações de qualquer um desses aspectos. Já do ponto de vista clínico, observou-se que alterações de metabólitos de noradrenalina no líquido cerebrorraquidiano de pacientes tratados com amitriptilina correlacionam-se com alterações de sintomas psicomotores, enquanto mudanças em metabólitos de serotonina correlacionam-se com melhora de sintomas de ansiedade e humor. Uma possível explicação para a aparente ausência de diferença entre as distintas classes de antidepressivos envolveria os próprios instrumentos psicométricos utilizados para a avaliação da resposta terapêutica a antidepressivos, como a escala de Hamilton, já que produziriam escores únicos a partir da avaliação de diferentes sintomas.

Inúmeras evidências indicam interação entre os sistemas noradrenérgicos e serotonérgicos (Quadro 6.10) – conexões anatômicas entre ambos foram bem descritas, e, neuroquimicamente, também parecem estar relacionados. Por exemplo, adrenoceptores do tipo alfa-2, localizados pré-sinapticamente, exercem controle inibitório tônico sobre a liberação de serotonina. Por sua vez, adrenoceptores pós-sinápticos, do tipo $\alpha 1$, estimulam neurônios serotonérgicos localizados nos núcleos da rafe, enquanto receptores 5-HT$_3$ facilitam a liberação de noradrenalina. Tais interações poderiam auxiliar na compreensão de algumas observações curiosas da literatura, como a necessidade de que as vias serotonérgicas estejam intactas para que ocorra a diminuição de beta-adrenoceptores após tratamento prolongado com antidepressivos. Também serviriam para explicar os efeitos de alguns antidepressivos, como a mirtazapina, uma droga que aumentaria as neurotransmissões noradrenérgica e serotonérgica por bloquear receptores $\alpha 2$ pré-sinápticos em neurônios noradrenérgicos e serotonérgicos. Além disso, o próprio aumento da liberação de noradrenalina favoreceria a liberação de serotonina, por atuar sobre receptores $\alpha 1$ localizados nos neurônios serotoninérgicos.

Quadro 6.10	Interações entre noradrenalina e serotonina

Foi proposto que o efeito terapêutico de pelo menos alguns antidepressivos resulte da interação com essas duas neurotransmissões. O grupo canadense liderado por Claude de Montigny sugere que a exposição a eventos estressantes incontroláveis provocaria a diminuição da noradrenalina cerebral e o consequente aumento da responsividade dos receptores adrenérgicos pós-sinápticos. No contexto da teoria proposta pelo psicólogo inglês Jeffrey Gray (ver Capítulo 7), esse aumento levaria a formação hipocampal a funcionar predominantemente no "modo controle" em respostas a estresses, o que acarretaria inibição comportamental. Além disso, a noradrenalina parece facilitar a consolidação de traços de memórias emocionais, resultando em uma consolidação excessiva de memórias aversivas. A diminuição do número e/ou da responsividade de receptores beta-adrenérgicos pós-sinápticos, observada com muitos antidepressivos, favoreceria uma menor interferência de eventos estressantes no comportamento do animal. Esse efeito seria complementar à facilitação da neurotransmissão mediada por receptores $5-HT_{1A}$ pós-sinápticos hipocampais (Quadro 6.6), que facilitariam o desenvolvimento da tolerância ao estresse (ver Figura 6.6).

Além disso, a própria diminuição de receptores alfa-2, provocada por muitos antidepressivos, poderia facilitar a neurotransmissão serotonérgica. Em transtornos depressivos, esses receptores poderiam fazer a sensibilidade aumentar, pela diminuição de noradrenalina produzida por estresse continuado. Finalmente, como visto, a facilitação da neurotransmissão mediada por noradrenalina e serotonina facilita a expressão de BDNF, que aumenta a neurogênese no hipocampo (Figura 6.16).

Sistema dopaminérgico

A exposição de animais a estresses incontroláveis resulta na inibição da liberação de dopamina no sistema mesolímbico e na diminuição de respostas a estímulos reforçadores. Funcionalmente, a região do núcleo *accumbens* parece se constituir em uma interface entre o sistema motor e o sistema límbico, tornando-se importante para os efeitos reforçadores da dopamina. Com exceção de alguns compostos, como a nomifensina, a maior parte dos antidepressivos não produz alterações agudas no sistema dopaminérgico. No entanto, com o uso prolongado, foram observados efeitos como a facilitação da liberação de dopamina e o aumento das respostas comportamentais à sua injeção direta no núcleo *accumbens*. Com base nisso, sugeriu-se que uma facilitação dopaminérgica pelo uso crônico de antidepressivos estaria envolvida na melhora dos sintomas de anedonia observada nesses pacientes.

Outros neurotransmissores: CRH, GABA, acetilcolina e endocanabinoides

Além das monoaminas e do glutamato, vários outros neurotransmissores têm sido associados à depressão e ao mecanismo do efeito de antidepressivos. Por exemplo, alterações no **CRH (hormônio liberador de corticotrofina**, Quadro 6.5) vêm sendo investigadas como uma das causas de desregulação do eixo HPA observada em muitos pacientes com depressão. O tratamento com antidepressivos parece regular a atividade do eixo HPA e, embora o mecanismo dessa regularização ainda não seja bem entendido, poderia envolver a participação de vias monoaminérgicas. Até o momento, no entanto, a eficácia de antagonistas de receptores de CRH para o tratamento da depressão e/ou ansiedade não foi ainda demonstrada.

O uso crônico de antidepressivos e o eletrochoque promovem o aumento de receptores $GABA_B$ no córtex frontal. Além disso, agonistas GABAérgicos, como o progabide e o fengabide, mostraram efeitos antidepressivos em modelos animais e em estudos clínicos iniciais. Finalmente, o benzodiazepínico alprazolam aparenta ter efeitos antidepressivos e, quando utilizado cronicamente, produz alterações, como a diminuição de receptores beta-adrenérgicos, semelhantes às observadas com outros antidepressivos. Corroborando o possível envolvimento da neurotransmissão mediada pelo GABA na depressão e/ou no efeito de tratamentos antidepressivos, recentemente foi liberada para o uso clínico a brexanolona, um modulador alostérico positivo de receptores GABAérgicos (ver adiante).

Um possível envolvimento da **acetilcolina** também foi sugerido, com base em evidências de que drogas que aumentam a neurotransmissão mediada por esse neurotransmissor podem exacerbar sintomas depressivos, enquanto a maioria dos antidepressivos tricíclicos bloqueia receptores colinérgicos de tipo muscarínico. No entanto, novos antidepressivos inibidores da MAO e o eletrochoque não apresentam esse efeito, apesar da eficácia clínica. Além disso, o emprego de anticolinérgicos no tratamento de pacientes depressivos não produziu resultados consistentes, ainda que um estudo realizado pelo Instituto Nacional de Saúde mental dos Estados Unidos tenha mostrado que a escopolamina, um antimuscarínico capaz de atravessar a barreira hematoencefálica, conseguiu produzir efeitos antidepressivos detectáveis, após 1 semana de tratamento com administração endovenosa.

O envolvimento dos **endocanabinoides** na regulação do humor e na fisiopatologia de transtornos afetivos e de ansiedade é apoiado por diversas evidências. Regiões cerebrais relacionadas com o controle do humor contêm elevada densidade de receptores CB1, e animais geneticamente modificados, que não expressam esse receptor, apresentam alterações comportamentais semelhantes às observadas após exposição a modelos de depressão e ansiedade. O rimonabanto, um antagonista de receptores CB1, que estava sendo empregado na clínica para tratamento de obesidade, facilitou o surgimento de sintomas de depressão e ansiedade (1 em 13 pacientes precisaram interromper o tratamento em razão do aparecimento desses sintomas), o que ocasionou sua retirada do mercado. Inibidores do metabolismo de endocanabinoides ou agonistas CB1 produziram efeitos do tipo antidepressivo em testes pré-clínicos, enquanto tratamentos eficazes contra a depressão, como drogas antidepressivas, privação de sono paradoxal e exercício físico, aumentam a expressão de receptores CB1 em regiões límbicas.

Farmacocinética dos antidepressivos

Pelo caráter continuado do tratamento e pela ausência de efeito terapêutico em dose única, as drogas antidepressivas são geralmente empregadas via oral. Muitos desses compostos apresentam metabolismo de primeira passagem, o que faz sua biodisponibilidade ficar em torno de 40 a 70% (Tabela 6.5). Todos eles sofrem biotransformação no fígado, que pode resultar, em alguns casos, em metabólitos ativos.

Existe variação individual na capacidade do fígado de metabolizar os antidepressivos, chegando até a 10 a 30 vezes com algumas drogas, o que pode contribuir para a variação do aparecimento de efeitos farmacológicos, tanto terapêuticos quanto adversos.

Em geral, os antidepressivos apresentam meia-vida longa (Tabela 6.5), o que permite a sua utilização em dose única diária, de preferência à noite para aqueles com efeito sedativo e pela manhã para os que apresentam efeito de aumentar o estado de alerta. No entanto, o emprego de dose única produz maior incidência de efeitos adversos, levando muitas vezes à necessidade de empregar doses diárias divididas. Isso é particularmente importante no início do tratamento com drogas do grupo dos tricíclicos. As doses iniciais, além disso, são menores e devem ser aumentadas até a obtenção dos efeitos desejados, ou até que o aparecimento de efeitos adversos exija sua redução.

Além dos efeitos próprios, drogas antidepressivas são capazes de produzir interações clinicamente significativas com outros fármacos (Tabela 6.6). Somando-se àquelas interações já bem conhecidas, os inibidores seletivos de recaptação de serotonina, como fluoxetina, citalopram, fluvoxamina, sertralina etc., podem inibir algumas isoenzimas do grupo da citocromo P450, motivo pelo qual apresentam o potencial de interação com diversas drogas.

Tabela 6.5	Biodisponibilidade, doses usuais e meia-vida plasmática de antidepressivos		
Agente	Biodisponibilidade via oral (%)	Doses usuais (mg/dia)	Meia-vida plasmática (h)
Amitriptilina	48	100-200	21
Amoxapina	> 60	200-300	8-10
Brexanolona	< 5	(f)	9
Bupropiona	40-60	200-300	11
Citalopram	80	20-40	33
Desipramina	73-92	100-200	21-23
Doxepina	30	100-200	18
Escitalopram	80	20-40	22
Duloxetina	50	80-100	12,1
Fenelzina	?	30-60	11,6(a)
Fluoxetina	> 80	20-40	53
Fluvoxamina	77	100-200	15
Imipramina	42	100-200	16
Ketamina	16-29%	(g)	2,5-3
Maprotilina	66-70	100-150	27-58
Mirtazapina	50	15-45	16,3
Moclobemida	60	300-600	1-2(b)
Nefazodona	20	200-400	2-4
Nortriptilina(d)	51	75-150	31
Paroxetina	(c)	20-40	17
Sertralina	> 44	100-150	23
Tranilcipromina	50	20-30	2,5(a)
Trazodona	81	150-200	5,9(e)
Venlafaxina	10-45	75-225	4,9
Vilazodona	72	10-40	25
Vortioxetina	75	10-20	66

(a) Como essas drogas inibem irreversivelmente a MAO, seus efeitos biológicos são mais prolongados do que seria previsto pela sua meia-vida; (b) Apesar da meia-vida curta, os efeitos podem persistir por até 16 h após o uso do medicamento; (c) Dose-dependente; (d) A nortriptilina tem verdadeira janela terapêutica, o que significa que doses maiores produzem respostas menores; (e) Forma o metabólito ativo m-cloro-fenil-piperazina (mcpp), agonista de receptores de serotonina; (f) Administrada em depressão pós-parto por via endovenosa contínua; (g) Usada em depressão resistente via administração endovenosa aguda.

Tabela 6.6	Possíveis interações de drogas antidepressivas
Droga	**Possível interação**
Álcool e outros depressores do sistema nervoso central	Têm seu efeito potencializado por antidepressivos
Anticolinérgicos	Efeito aditivo com antidepressivos tricíclicos
Barbituratos e outros anticonvulsivantes, cigarro	Aumento do metabolismo hepático de antidepressivos tricíclicos
Clonidina	Bloqueio do efeito anti-hipertensivo central da clonidina
Fenitoína, fenilbutazona, aspirina, aminopirina, escopolamina, fenotiazinas	Aumento da fração livre no plasma dos antidepressivos tricíclicos por competição com sítios na albumina
Fluoxetina e outros inibidores seletivos de recaptação de serotonina	Inibição de metabolismo hepático. Aumentam a concentração de diversos fármacos, incluindo antidepressivos tricíclicos, anticonvulsivantes e benzodiazepínicos
IMAO	Síndrome rara que inclui hiperpirexia, convulsões e coma. Também pode ocorrer uma "síndrome serotonérgica" (com agitação, tremor, sudorese entre outros sintomas) com o uso concomitante de bloqueadores de recaptação de serotonina ou triptofano
Neurolépticos, contraceptivos orais e metilfenidato	Inibição do metabolismo de antidepressivos tricíclicos
Noradrenalina	Podem potencializar seu efeito pelo bloqueio de sua recaptação
Tiramina e guanetidina	Os antidepressivos tricíclicos bloqueiam seus efeitos

Efeitos farmacológicos dos inibidores da MAO

A monoamina oxidase é uma enzima que transforma catecolaminas em seus respectivos aldeídos, localizada principalmente na membrana externa das mitocôndrias. Ela existe como duas isoformas, chamadas de **MAO-A** e **MAO-B**. A MAO-A, que desamina preferencialmente noradrenalina e serotonina, é inibida seletivamente pela clorgilina. Já a MAO-B tem preferência por β-feniletilamina e benzilamina, sendo inibida preferencialmente pela selegilina (ou deprenil). A dopamina, a tiramina e a triptamina são bons substratos para ambas as formas da enzima. Por sua localização, a MAO atua preferencialmente sobre o neurotransmissor que está "livre" no citoplasma, isto é, aquele que foi recaptado pelo terminal e que ainda não foi captado pelos grânulos, ou aquele que foi liberado pelos grânulos antes de passar pela membrana axonal. Esta última situação parece não ser de grande importância fisiológica.

Os primeiros compostos utilizados clinicamente atuavam como inibidores irreversíveis. Eles, ou seus produtos, formam ligações covalentes com o sítio ativo da enzima. A recuperação da atividade enzimática requer a síntese "*de novo*", e várias semanas poderão ser necessárias para a recuperação total da atividade da MAO após o término da droga. Seus principais representantes são os derivados da hidrazina, **fenelzina** e **isocarboxazida**, além da **pargilina** e da **tranilcipromina**, a última com estrutura semelhante à da anfetamina e alguns efeitos psicoestimulantes. Com exceção da pargilina, que tem alguma especificidade pela MAO-B, em doses baixas, todas as demais são inibidores não específicos. Outro inibidor, mais seletivo para a MAO-B, a selegilina (ou deprenil), apresenta baixa eficácia como antidepressivo.

Mais recentemente, surgiram os inibidores reversíveis da MAO-A, cujo protótipo é a **moclobemida**, um composto de ação curta, sendo a meia-vida de recuperação da enzima após seu uso de 16 a 20 horas. Além disso, em condições experimentais, a tiramina é capaz de deslocar a droga ou seu metabólito do sítio ativo da enzima (Quadro 6.11).

Quadro 6.11	Efeitos adversos dos inibidores da MAO

Alguns efeitos adversos dos inibidores da MAO de primeira geração são semelhantes aos dos antidepressivos tricíclicos, embora os mecanismos possam ser diferentes. Entre eles, há a precipitação de sintomas maníacos ou hipomaníacos em pacientes bipolares, hipotensão arterial e boca seca. Podem ser observados aumento da ingestão calórica, sobretudo de carboidratos, com consequente aumento de peso, transtornos sexuais, retenção hídrica e transtornos de sono, particularmente com a tranilcipromina.

Também podem inibir enzimas, como o citocromo P450, envolvidas na degradação de outras drogas. Com isso, conseguem prolongar os efeitos de barbituratos, etanol, opioides, aspirina, procaína, atropina, cocaína e outras drogas.

Um dos grandes problemas do emprego dos inibidores irreversíveis da MAO consiste na interação com aminas simpatomiméticas, particularmente a tiramina, uma substância que atua indiretamente, liberando a noradrenalina de seus terminais, e está presente em grandes quantidades em determinados alimentos, como queijos fortes, vinho tinto, algumas carnes (fígado, peixe defumado, linguiça seca), cerveja, ervilha em grão ou fava. Normalmente, a tiramina ingerida é degradada pela MAO, presente de forma abundante nas paredes intestinais e no fígado. No entanto, a inibição da enzima impede essa degradação, e a grande quantidade de tiramina que atinge a circulação sistêmica pode causar a **reação de "queijo e vinho"**, com ativação exagerada do sistema simpático, e provocar crises hipertensivas.

Como a tiramina é degradada preferencialmente pela MAO-A, a selegilina foi introduzida na esperança de evitar o surgimento de crises hipertensivas por interação com tiramina. Infelizmente, embora isso realmente ocorra nas doses em que ela apresenta seletividade pela MAO-B, observou-se pouca eficácia clínica antidepressiva. Os novos inibidores reversíveis da MAO, como a moclobemida, apresentam esse problema de forma atenuada. Por exemplo, no teste pressórico à tiramina, tem-se observado alteração de 8 a 16 vezes na quantidade dessa substância necessária para produzir aumento significativo de pressão arterial em sujeitos tratados com tranilcipromina. No entanto, naqueles tratados com a moclobemida, essa alteração é de 2 a 4 vezes.

A eficácia dos inibidores da MAO no tratamento de transtornos depressivos parece ser semelhante à dos outros antidepressivos. Embora seja crença comum de que essas drogas funcionariam melhor em pacientes com características "atípicas" (aumento de sono e peso corporal, sensibilidade aumentada à rejeição, maior reatividade do humor e perda de energia), estudos mais recentes têm questionado tal proposição, sugerindo que não há diferença na resposta de depressivos com características "típicas" ou "atípicas" a elas. A moclobemida tem mostrado efeito antidepressivo em estudos abertos e em ensaios clínicos. Além disso, estudos comparativos com antidepressivos clássicos sugerem eficácia semelhante, com perfil de efeitos adversos mais favorável.

O uso prolongado inibidores da MAO provoca alterações semelhantes às observadas com os demais antidepressivos (ver Tabela 6.4).

Novos antidepressivos

O fato de muitos pacientes com transtornos afetivos (cerca de 30% daqueles com depressão maior) apresentarem uma resposta clínica pobre aos fármacos atuais tem estimulado o desenvolvimento de novos medicamentos. No entanto, a maior parte dos novos fármacos ainda tem como alvo o sistema monoaminérgico. Entre as possíveis novas abordagens em teste, têm-se: agonista beta-adrenérgico, agonista dopaminérgico (pramipexole, um agonista D_2 que aumenta os níveis de Bcl-2 e apresentou efeito antidepressivo em ensaio clínico em depressão bipolar), antagonista GR, antagonistas de neurocistocinina, antagonista de CRH, agonista de receptores mitocondriais de benzodiazepínicos, antagonista da subunidade NR2B de receptores NMDA de glutamato, potencializadores de receptores AMPA de glutamato, análogo pentapeptídeo do fator inibidor de melanócito (MIF-I), inibidores da enzima fosfodiesterase, derivado da fenilalanina, antagonista da vasopressina IB e agonista de receptores de melatonina. Com relação a esta última abordagem, a agomelatina foi introduzida no mercado para o tratamento da depressão. Além de potente agonista dos receptores de melatonina de tipos 1 (MT-1, Ki = 0,1 nM) e 2 (MT-2, Ki = 0,12 nM), ela antagoniza receptores de serotonina do subtipo 5-HT_{2C} (Ki = 631 nM) e 5-HT_{2B} (Ki = 660 nM). Ainda não está claro qual dos dois mecanismos é responsável por seus prováveis efeitos antidepressivos.

Outra droga cujo mecanismo antidepressivo também poderia ser independente das monoaminas é a tianeptina. Inicialmente, acreditou-se que atuava por aumentar a captação de serotonina, um efeito aparentemente paradoxal se comparado ao observado com os antidepressivos tradicionais. Estudos mais recentes, no entanto, sugerem que, com o uso crônico, ela não altera o sistema serotonérgico. Embora o modo de ação da tianeptina ainda não esteja claro, ela parece exercer ação neuroprotetora aos efeitos deletérios do estresse (ver supracitado), por modular a neurotransmissão glutamatérgica, aumentando a captação de glutamato e facilitando a ação mediada por receptores AMPA.

Os efeitos antidepressivos agudos e prolongados da administração endovenosa da ketamina, já comentados, foram demonstrados em diversos ensaios clínicos que incluíram, inclusive, pacientes refratários à farmacoterapia convencional. Recentemente, foi aprovado nos Estados Unidos o emprego de um isômero dessa droga, a esketamina, para uso repetido sob forma de *spray* nasal.

Outro medicamento recentemente aprovado, nesse caso para a depressão pós-parto, foi a brexanolona, uma formulação para uso endovenoso do neuroesteroide alopregnanolona. Essa substância é um metabólito natural da progesterona e atua como um potente modulador alostérico positivo de receptores GABA-A. Com o parto, existe uma diminuição importante dos níveis séricos de progesterona, o que poderia prejudicar a neurotransmissão GABAérgica. Estudos clínicos mostraram que a administração endovenosa contínua da brexanolona por 60 h promoveu uma diminuição rápida e persistente, nos 30 dias subsequentes aos estudos, dos sintomas de depressão pós-parto.

Entre as novas abordagens, merecem ainda menção medicamentos relacionados com a hipótese inflamatória da depressão, conforme comentado. Resultados preliminares sugerem que tratamentos com anti-inflamatórios, como a minociclina, inibidores da COX-2 e drogas que bloqueiam a ação de citocinas, poderiam produzir efeitos antidepressivos.

Finalmente, outra alternativa terapêutica para o tratamento da depressão que vem sendo bastante investigada nos últimos anos, com resultados positivos, é a do emprego de psicodélicos (Capítulo 10).

Estabilizadores do humor

Estudos controlados sugerem que o lítio, o principal representante desse grupo, é eficaz no tratamento de episódicos maníacos e na prevenção da recorrência de crises maníacas ou depressivas em pacientes bipolares. Ainda, pode ser útil em pacientes refratários ao tratamento com antidepressivo, quando combinado com o último. Outras condições para as quais o tratamento com lítio foi preconizado incluem certas formas de esquizofrenia, alcoolismo, instabilidade emocional e agressividade. Boa parte dessas indicações, no entanto, não está embasada em um número significativo de estudos clínicos controlados.

Entre as alternativas ao uso do lítio, há drogas anticonvulsivantes, cujo uso baseia-se na suposição, feita por alguns autores, de que sintomas psiquiátricos poderiam ter origem em atividade anormal de regiões límbicas, envolvendo o fenômeno denominado "abrasamento" (*kindling*). Esse fenômeno foi originalmente descrito em relação à epilepsia e descreve o aumento de responsividade de determinada região cerebral a estimulações elétricas repetidas, de baixa frequência, as quais, com o tempo, acabam por ocasionar o aparecimento de convulsões. Assim como já discutido, em relação à depressão, não raramente ocorre aumento na frequência e na intensidade das crises de humor, à medida que vão se repetindo. Sugeriu-se que, de modo semelhante, a repetição de crises em pacientes bipolares induziu a alterações plásticas que facilitariam o surgimento de novas crises. Três anticonvulsivantes que atuam em crises epilépticas com origem no lobo temporal têm recebido maior atenção: **ácido valproico**, **carbamazepina** e **lamotrigina**. Estudos clínicos sugerem que esses fármacos são tão eficazes quando o lítio no tratamento da crise aguda de mania. Embora existam resultados contrários, é possível que também apresentem efeito na profilaxia de novas crises. Sua eficácia no tratamento da depressão unipolar ou bipolar não está bem estabelecida. Embora menos estudados, outros anticonvulsivantes, como gabapentina, topiramato, tiagabina, clonazepam e oxcarbazepina, também parecem ser úteis no tratamento do transtorno bipolar.

Antipsicóticos atípicos vêm sendo cada vez mais empregados no tratamento de pacientes bipolares. Vários deles, como olanzapina, quetiapina, risperidona, ziprazidona e aripiprazole, já foram aprovados para o tratamento da mania aguda, e a olanzapina já foi liberada para o tratamento de manutenção do transtorno bipolar I.

Sugeriu-se, ainda, que compostos como o verapamil (bloqueador de canais de cálcio) e ácidos graxos ômega-3 poderiam apresentar efeito terapêutico em transtornos afetivos, mas as evidências que apoiam essas proposições ainda são esparsas.

Efeitos farmacológicos e o mecanismo de ação do lítio

O lítio é um metal alcalino encontrado com relativa abundância na natureza, estando presente em concentrações mínimas no organismo, sem ter qualquer papel fisiológico conhecido.

Seus efeitos farmacológicos são inúmeros, e, embora centenas de trabalhos sejam publicadas por ano sobre o lítio, seu mecanismo de ação permanece, na maior parte, desconhecido (Quadro 6.12).

Quadro 6.12 Mecanismo de ação do lítio e de outros estabilizadores do humor

O grande número de efeitos farmacológicos desencadeados pelo lítio dificulta sobremaneira uma explicação aceitável para o efeito estabilizador do humor. Várias possibilidades têm sido aventadas, como alterações em vias monoaminérgicas.

Drogas que facilitam a neurotransmissão dopaminérgica podem produzir sintomas maníacos, e antipsicóticos apresentam efeitos terapêuticos em crises maníacas. O lítio bloqueia, em animais de laboratório, o desenvolvimento de sinais comportamentais de supersensibilidade de receptores dopaminérgicos. Como base nesse achado, sugeriu-se que o efeito antimaníaco do lítio poderia envolver uma atenuação da neurotransmissão dopaminérgica. A carbamazepina e o ácido valproico também poderiam diminuir a taxa de renovação da dopamina, por facilitarem a transmissão GABAérgica, efeito este, aliás, também compartilhado pelo lítio.

A administração crônica do lítio produz alterações nos sistemas serotonérgico e noradrenérgico, que lembram aquelas que acompanham o tratamento prolongado com drogas antidepressivas. Por meio de diferentes mecanismos, que incluem o aumento de captação do precursor da serotonina, o aminoácido triptofano, e a diminuição da atividade de receptores serotonérgicos pré-sinápticos inibitórios, o lítio aumenta a liberação de serotonina, particularmente no hipocampo. Ao mesmo tempo, diminui o número de receptores 5-HT$_2$ no mesmo local e aumenta a resposta pós-sináptica de receptores 5-HT$_{1A}$. Ainda, aumenta, em humanos, respostas neuroendócrinas a agonistas serotonérgicos. Em relação à noradrenalina, o lítio diminui a estimulação da adenilato ciclase mediada por receptores beta-adrenérgicos, tendendo a diminuir o número de receptores α_2.

(Continua)

| Quadro 6.12 | Mecanismo de ação do lítio e de outros estabilizadores do humor (*Continuação*) |

Embora os efeitos nessas monoaminas possam estar relacionados à sua ação sobre as crises de mania e depressão de pacientes bipolares, e, no caso da serotonina e da noradrenalina, na potencialização do efeito terapêutico em pacientes depressivos, não explicam a "estabilização" do humor, isto é, o efeito profilático de novas crises, quando do uso continuado em pacientes bipolares.

Várias alternativas têm sido propostas. O lítio altera a cinética e a distribuição de íons através de membranas celulares, dada a similaridade com outros cátions alcalinos, como sódio, potássio, cálcio e magnésio. Além disso, o lítio pode interagir com vários sistemas de segundo mensageiro, o que faria com que, em vez de modificar a atividade celular basal, ele reduzisse a responsividade neuronal a diversos neurotransmissores. As crises de mania e depressão em pacientes bipolares decorreriam, desse modo, de amplificações de respostas emocionais normais, por hiperresponsividade das vias de transdução de sinal. O lítio inibe o aumento de atividade da adenilato ciclase produzida por determinados neurotransmissores, acarretando diminuição da formação do AMPc. Isso ocorre por vários mecanismos, incluindo a inibição da ligação da calmodulina à unidade catalítica da enzima, e do acoplamento do receptor à proteína G, o que promove a ativação da adenilato ciclase. Embora a relação entre a diminuição da formação do AMPc e o efeito terapêutico do lítio ainda seja especulativa, o primeiro efeito parece ser responsável por alguns dos efeitos adversos da droga. Por exemplo, o hormônio antidiurético diminui a eliminação renal de água, por aumentar a permeabilidade dos túbulos coletores. Esse efeito, mediado por receptores específicos, envolve o aumento da formação de AMPc. A poliúria, observada com o tratamento por lítio, decorre da inibição desse efeito. Da mesma forma, o TSH parece estimular a função tireoidiana, por aumentar a formação do mesmo segundo mensageiro, o que poderia explicar o surgimento de hipotireoidismo, observado em alguns pacientes que utilizam o lítio.

Outro sistema de segundo mensageiro afetado pelo lítio é o que envolve o metabolismo de fosfoinositol. O lítio, em concentrações dentro daquelas consideradas terapêuticas, inibe a hidrólise de fosfatos inositóis intermediários, com consequente diminuição

da concentração cerebral de inositol. Esse efeito é compartilhado com o ácido valproico e, provavelmente, a carbamazepina, embora com mecanismos distintos. Assim como em relação ao AMPc, o lítio também interfere no sistema do fosfotidilinositol, por atenuar a mediação, através de proteínas G, da transmissão do sinal gerado a partir do receptor. De interesse particular, parece ser a interação com a proteína quinase C (PKC), envolvida na regulação da liberação de neurotransmissores, na mobilização do cálcio intracelular e na diminuição de receptores. O lítio e o ácido valproico, mas não a carbamazepina, inibem a via de sinalização decorrente da ativação da proteína quinase C (PKC), enquanto psicoestimulantes, como a anfetamina, produzem efeitos opostos. A inibição da PKC causa efeitos comportamentais em animais de laboratório semelhantes aos do lítio, como redução da hiperatividade e impulsividade. O tamoxifeno, um fármaco com propriedades antiestrógeno, que também é um potente inibidor de PKC, mostrou efeito estabilizador do humor como terapia adicional em pacientes bipolares de tipo I em crise aguda.

A necessidade de tratamento por dias ou semanas para o surgimento do efeito do lítio sugere o envolvimento de alterações genômicas. Vários estudos indicam que o lítio possa alterar a expressão gênica, tendo sido demonstrados efeitos na expressão de *c-fos*, um gene de resposta imediata, e outros, como os genes de certos neuropeptídeos (prodinorfina, preprotaquicinina e neuropeptídeo Y), receptores hormonais (glicocorticoide tipo II) e componentes de cascatas de segundos mensageiros.

Novas linhas de pesquisa sobre o mecanismo de ação dos estabilizadores do humor vêm focando os chamados **"nodos" cruciais**, vias de sinalização convergentes relacionadas com metabolismo energético, neuroplasticidade, neurogênese e sobrevivência neuronal. Um exemplo desses nodos seria a enzima glicogênio sintase quinase 3β (GSK-3β), que inibe a glicogênio sintetase, promove a resistência à insulina, facilita a apoptose e regula e é regulada por diversas vias de sinalização (p. ex., Wnt, PI3K, PKA, PKC) envolvidas com transtorno afetivo. Ela é dessensibilizada pelo tratamento crônico com antidepressivos, lítio e ácido valproico. O lítio inibe diretamente essa enzima, enquanto sua fosforilação

(Continua)

Quadro 6.12	**Mecanismo de ação do lítio e de outros estabilizadores do humor** (*Continuação*)

(a qual, no caso dessa enzima, a inibe) é regulada por drogas que aumentam a 5-HT. Inibidores de GSK-3β têm efeito antidepressivo e antimaníaco em modelos animais, enquanto sua superexpressão causa hiperlocomoção em roedores.

Outra área que tem recebido bastante atenção é a dos mecanismos relacionados com a capacidade de adaptação a diferentes insultos causados pelo meio. Essa capacidade, descrita em inglês como *resiliency* (resiliência), parece estar comprometida em transtornos afetivos, tendo sido foco de desenvolvimento de novas drogas. Entre os fatores de resiliência mais estudados, destacam-se o *B-cell Lymphoma 2* (Bcl-2), o *Bcl-2 associated athanogene* (BAG-1), a *51 kDa FK506-binding protein* (FKBP5) e os receptores de glicocorticoide (GR). Como já discutido, diversos estudos sugerem a existência de disfunção de GR em transtornos afetivos, a qual se correlaciona com a diminuição de *feedback* negativo sobre o eixo HPA, sensibilidade diminuída ao cortisol, prejuízo de mecanismos envolvidos na sobrevivência celular e diminuições de volume em certas áreas cerebrais. Fatores pró-inflamatórios, como a interleucina-1, podem atenuar a função dos receptores GR, a qual pode ser regulada por antidepressivos e por sinalizadores intracelulares, como o FKBP5, que modula a função GR via associação com a *heat-shock protein-70* (HPS-70). Apesar dessas evidências, ainda não está claro como fatores de resiliência e suscetibilidade às alterações celulares interagem com o sistema glicocorticoide. Estudos pré-clínicos sugerem que a exposição a estressores severos, por período prolongado, pode precipitar morte celular de neurônios hipocampais, além de haver evidências de que a hipersecreção de glicocorticoides é capaz de facilitar esse processo.

A via de sinalização envolvendo a ERK (*extra-cellular receptor coupled kinase*) e a MAPK (*mitogen-ac-tivated protein kinase*), envolvida na sobrevivência celular e neuroplasticidade (Figura 6.16), também tem sido incluída. Entre os efeitos produzidos pela ativação dessa via, está o aumento da expressão do Bcl-2 (*B-cell lymphoma-2*). A Bcl-2 é uma proteína-chave na regulação da apoptose, uma forma ativa de morte celular que depende da expressão gênica e se caracteriza por condensação nuclear, ruptura do DNA, fragmentação celular e fagocitose por células adjacentes. O Bcl-2 inibe a apoptose via interações com proteínas que modificam a função mitocondrial, regulando a permeabilidade de sua membrana externa, diminuindo a liberação de cálcio, citocromo C e o fator indutor da apoptose (AUF) de mitocôndrias, aumentando a captação mitocondrial de cálcio e sequestrando caspases (de *cysteine-aspartic-acid-proteases*, proteínas essenciais para o processo de apoptose). Animais *knockout* para Bcl-2 apresentam metabolismo oxidativo alterado, aumento de ansiedade, desenvolvimento de comportamento de desamparo e resposta alterada a psicoestimulantes, como a anfetamina. Além disso, o polimorfismo do gene de Bcl-2, que resulta em níveis diminuídos desse RNAm, está associado ao risco aumentado de transtorno bipolar. Tanto o lítio quanto o valproato aumentam a expressão de Bcl-2. Já o BAG-1 parece aumentar as propriedades antiapoptóticas do Bcl-2 e interagir com GR, atenuando seu transporte nuclear e sua função. Estudos empregando a técnica de RNA de interferência mostraram que o bloqueio da formação do BAG-1 impede o efeito do lítio sobre a atividade GR.

Finalmente, demonstrou-se que drogas estabilizadoras do humor são capazes de diminuir a cascata de sinalização envolvendo fosfolípides e o ácido araquidônico, com diminuição de Cox-2 e prostaglandina E2. O significado dessas alterações para explicar os efeitos terapêuticos, no entanto, ainda é desconhecido.

Além dos efeitos terapêuticos, até 75% dos pacientes tratados com lítio podem apresentar algum tipo de efeito adverso. Felizmente, a maior parte é de pequena gravidade, melhorando pela diminuição da dose ou pela mudança do esquema de administração. Entre os efeitos relacionados com a dose, os mais comuns são poliúria, polidipsia, ganho de peso, problemas cognitivos (dificuldade de concentração e memória), tremor, sedação, problemas de coordenação, distúrbios gastrointestinais (como náuseas, vômitos, diarreia etc.), perda de cabelos, leucocitose benigna, acne e edema. Também foram relatadas alterações eletrocardiográficas. Outro efeito do lítio, que pode ocorrer em 5 a 35% dos pacientes em uso crônico, é o hipotireoidismo.

Pacientes com níveis plasmáticos acima de 1,5 mEq/L podem apresentar sinais de intoxicação, que, em fases iniciais, incluem intenso tremor, náuseas e diarreia, visão borrada, vertigem, confusão mental e aumento de reflexos tendinosos profundos. Em níveis acima de 2,5 mEq/L, podem ocorrer convulsões, coma, arritmias cardíacas, dano neurológico permanente e, finalmente, morte.

Entre os efeitos adversos não relacionados com a dose estão a exacerbação da psoríase e uma forma de acne pustular. Existe ainda preocupação sobre possíveis danos renais com o uso crônico do lítio.

Farmacocinética do lítio

O lítio é uma droga com um índice terapêutico bastante reduzido (em torno de 2), o que resulta na necessidade de titulação individual da dosagem, com monitoramento do nível sérico.

A droga é, com frequência, apresentada para uso sob a forma de carbonato de lítio e rapidamente absorvida de modo quase completo pelo trato digestivo, com picos plasmáticos entre 1,5 e 2 h após a administração via oral. O lítio, na sua maior parte (95%), é excretado inalterado pelo rim, com meia-vida de eliminação de 24 h (podendo variar de 12 h em jovens até 36 h em idosos). Ele pode ser excretado no leite, mas geralmente sem produzir níveis séricos em lactentes suficientes para produzir efeitos comportamentais significativos. Fatores que diminuem a função renal, como idade e certas doenças, promovem significativa diminuição da excreção do lítio. Como o lítio compete com o sódio para ser reabsorvido nos túbulos renais, a deficiência de sódio induzida por diuréticos (Tabela 6.7), diarreia ou outras doenças do trato digestivo, acarretam maior reabsorção do lítio, com consequente aumento dos níveis plasmáticos. Os níveis séricos terapêuticos do lítio estão em torno de 0,6 a 1 mEq/L na prevenção de crises, mas concentrações maiores (1 a 1,5 mEq/L) são geralmente necessárias no tratamento da crise aguda de mania. Na Tabela 6.7, são apresentados outros fatores e drogas que podem interagir com o lítio.

Tabela 6.7	Drogas ou situações que podem interagir com o lítio
Fármaco ou situação	**Interação**
Anti-inflamatórios não esteroidais	Aumentam níveis séricos do lítio por diminuírem sua depuração (exceções: ácido acetilsalicílico e sulindac)
Aumento da filtração glomerular (em gestação, por exemplo)	Diminui níveis séricos do lítio por aumentar sua depuração
Aumento da reabsorção glomerular (p. ex., por desidratação, diminuição de ingestão de sódio ou perda extrarrenal de sódio)	Aumentam níveis séricos do lítio por diminuírem sua depuração
Bloqueadores neuromusculares	O lítio pode prolongar o bloqueio neuromuscular
Carbamazepina	Pode ocorrer efeito aditivo sobre a nefrotoxicidade
Diminuição da filtração glomerular (por insuficiência renal ou idade, por exemplo)	Aumentam níveis séricos do lítio por diminuírem sua depuração
Diuréticos tiazídicos	Aumentam níveis séricos do lítio por diminuírem sua depuração
Hiponatremia	Aumentam níveis séricos do lítio por diminuírem sua depuração
Inibidores da enzima conversora da angiotensina	Podem aumentar níveis séricos do lítio
Neurolépticos	O lítio pode piorar os sintomas extrapiramidais ou aumentar o risco de síndrome neuroléptica maligna
Teofilina	Diminui níveis séricos do lítio por aumentar sua depuração

Tratamento dos transtornos afetivos

Muitas vezes, a eficácia dos tratamentos antidepressivos é avaliada pela redução de 50% dos escores obtidos em escalas clínicas de avaliação de sintomas depressivos, como a escala de Hamilton. Utilizando esse critério, 50 a 70% dos pacientes apresentam melhora em ensaios clínicos, contra 30% daqueles que receberam placebo. Estudos recentes de metanálise sugerem que os benefícios do tratamento com antidepressivos em casos leves, ou mesmo moderados, de depressão são pequenos, porém aumentariam significativamente com a gravidade do transtorno. Assim, embora a abordagem psicoterápica isolada possa ser efetiva em casos menos graves, situações mais graves de depressão parecem ser claramente beneficiadas pelo uso de antidepressivos. Além disso, alguns trabalhos indicam que a combinação de farmacoterapia com psicoterapia apresenta efeito sinérgico.

Os antidepressivos de segunda geração, como os SSRI, substituíram os compostos tricíclicos como drogas de primeira escolha em casos leves ou moderados de depressão. Já os inibidores da MAO são, em geral, reservados para pacientes que não responderam aos antidepressivos convencionais de segunda geração e a um tricíclico, sozinho ou associado ao lítio, ou a doses baixas de hormônio tireoidiano.

Embora represente um dos tratamentos mais eficazes da depressão, a **eletroconvulsoterapia** (ECT) é geralmente reservada para casos com risco iminente de suicídio. Isso porque o aparecimento do efeito terapêutico se dá de maneira mais rápida do que com as drogas antidepressivas. A ECT também pode ser empregada em casos refratários ao tratamento farmacológico e em depressões com sintomas psicóticos com intensa inibição psicomotora e ideias delirantes. Outras abordagens terapêuticas não farmacológicas incluem a **estimulação magnética transcranial**, a **estimulação do nervo vago** (em casos resistentes), a **terapia com exposição luminosa** (em casos de transtorno afetivo sazonal) e a **privação de sono paradoxal** (PSD), embora a última produza efeitos antidepressivos de curta duração. Drogas antidepressivas também poderiam ser úteis em pacientes com distimia.

O *Hypericum perforatum* (erva-de-são-joão) tem sido empregado como produto "natural" no tratamento da depressão, com algumas evidências preliminares de que disponha de propriedades antidepressivas por inibir a recaptação de monoaminas. Seu papel na terapia da depressão, no entanto, ainda precisa ser estabelecido em ensaios clínicos de larga escala, que a comparem com antidepressivos estabelecidos.

O lítio, o ácido valproico ou a carbamazepina podem ser empregados no tratamento agudo da crise maníaca, bem como na prevenção da recorrência de crises tanto maníacas quanto depressivas. No entanto, em razão da demora para surgir o efeito terapêutico (de 3 a 5 dias com o ácido valproico e de 7 a 14 dias com o lítio) e a pouca aderência desses pacientes, a maior parte dos médicos não os emprega como tratamento isolado da mania aguda, associando-os a um antipsicótico atípico. Outra estratégia consiste em associar um benzodiazepínico para controlar a insônia e a hiperatividade do paciente, casos em que a lamotrigina não é indicada.

Com relação ao uso na profilaxia dos episódios bipolares, as evidências em relação à eficácia do lítio são bem superiores daquelas que apoiam seu emprego na mania aguda. Pelo menos 10 ensaios clínicos demonstraram que a taxa de recaída é 2 ou 3 vezes mais alta com o placebo, em comparação ao lítio. Além disso, trata-se do único estabilizador do humor com dados clínicos consistentes, mostrando redução do risco de suicídio. Alternativas ao uso profilático do lítio seriam alguns anticonvulsivantes já discutidos (ácido valproico, carbamazepina e lamotrigina) e determinados antipsicóticos atípicos. A duração do tratamento depende do quadro clínico e poderá ser permanente em casos mais graves (p. ex., episódios repetidos de crises maníacas). A retirada, quando indicada, deve ser gradual, visto que retiradas rápidas podem favorecer a recorrência do quadro.

O lítio também é empregado em episódios depressivos, e sua adição a antidepressivos convencionais pode se tornar útil em pacientes refratários ao tratamento, nos quais o lítio também reduz o risco de suicídio.

Os estudos controlados sobre o tratamento de episódios de depressão bipolar são em número limitado. Não existe uma opção clara de primeira escolha, o que exige possivelmente mais de uma droga, como antipsicóticos atípicos que interagem com receptores de serotonina e dopamina (Capítulo 5), como quetiapina, aripiprazol, ziprasidona e a olanzapina, que têm sido empregados, isolados ou em associação com SSRI. Os principias sintomas apresentados pelo paciente (ansiedade, potencial de suicídio e psicose) e a possibilidade de interações (Capítulo 1) também devem ser considerados na escolha terapêutica.

Principais conceitos

- Os transtornos afetivos são afecções comuns que podem se apresentar sob a forma de transtornos depressivos ou bipolares.

- A depressão maior se diferencia qualitativamente da "tristeza" comum, podendo até mesmo promover morte por suicídio.

- As drogas antidepressivas, que incluem os antidepressivos tricíclicos, de segunda geração e os inibidores da MAO, são eficazes no tratamento da depressão maior, sobretudo em casos mais graves. Todas elas apresentam latência, ou seja, precisam ser administradas por algumas semanas até o aparecimento do efeito terapêutico pleno.

- Os antidepressivos tricíclicos atuam inibindo a recaptação de noradrenalina e/ou serotonina. No entanto, têm afinidade por outros receptores (muscarínicos, alfa-adrenérgicos e histaminérgicos), bloqueando-os, o que resulta no aparecimento de vários efeitos colaterais.

- Os antidepressivos de segunda geração são, do ponto de vista estrutural e de mecanismo de ação, um grupo heterogêneo de drogas. Apresentam, em geral, afinidade menor pelos receptores bloqueados pelos tricíclicos, motivo pelo qual são frequentemente mais bem tolerados. Entre eles, os mais empregados são os inibidores seletivos de recaptação de serotonina.

- Os inibidores da MAO de primeira geração são inibidores irreversíveis da enzima e podem promover a interação potencialmente perigosa com alimentos que contêm grandes quantidades da amina simpatomimética indireta tiramina. Drogas mais recentes, como a moclobemida, antagonizam de forma reversível a MAO, com um potencial menor de interação com esses alimentos.

- O mecanismo do surgimento do efeito antidepressivo após o tratamento prolongado por essas drogas parece decorrer da facilitação das neurotransmissões mediadas por serotonina e/ou noradrenalina, embora ainda não esteja claro como tal ação farmacológica resulta no efeito terapêutico. Entre os mecanismos propostos, destacam-se aumento de fatores neurotróficos, alterações em vias de sinalização celular, diminuição de citocinas pró-inflamatórias e alterações no processamento de estímulos emocionais. Alterações de outros sistemas de neurotransmissão, como o dopaminérgico, o glutamatérgico, o nitrérgico, o endocanabinoide ou da mediada por neuropeptídeos, como o CRH, também podem estar envolvidas.

- O lítio é empregado no tratamento da crise maníaca e na prevenção de recorrência de crises maníacas e depressivas em pacientes bipolares. Embora muito investigado, o mecanismo do efeito terapêutico do lítio ainda é mal compreendido.

- O lítio apresenta índice terapêutico baixo, cuja administração deve ser controlada por monitoramento dos seus níveis séricos.

- Outras drogas empregadas no tratamento do transtorno bipolar são os anticonvulsivantes ácido valproico, carbamazepina e lamotrigina, e antipsicóticos atípicos, como olanzapina e quetiapina.

BIBLIOGRAFIA

American Psychiatric Association. Diagnostic and Statistical Manual of Mental Disorders Fifth Edition (DSM5). Washington, DC: American Psychiatric Publishing; 2013.

Baldessarini RJ. Drug therapy of depression and anxiety disorders. In: Brunton LL, Lazo JS, Parker KL (eds.). Goodman & Gilman's The Pharmacological Basis of Therapeutics. 11. ed. New York: McGraw-Hill; 2006. p. 429-59.

Beck AT. The evolution of the cognitive model of depression and its neurobiological correlates. Am J Psychiatry. 2008;165:969-77.

Bessa JM, Ferreira D, Melo I, Marques F, Cerqueira JJ, Palha JA, et al. The mood-improving actions of antidepressants do not depend on neurogenesis but are associated with neuronal remodeling. Molecular Psychiatry. 2009;14:764-73.

Blier P, Pineyro G, El Mansari M, Bergeron R, De Montigny C. Role of somatodendritic 5-HT autoreceptors in modulating 5-HT neurotransmission. Ann NY Acad Sci. 1998;861:204-16.

Castrén E. Is mood chemistry? Nature Rev. 2005;6:241-6.

Charney DS, Nestler EJ. Neurobiology of mental illness. 3. ed. Oxford: Oxford University Press; 2009.

Cipriani A, Furukawa TA, Salanti G, Chaimani A, Atkinson LZ, Ogawa Y, et al. Comparative efficacy and acceptability of 21 antidepressant drugs for the acute treatment of adults with major depressive disorder: a systematic review and network meta-analysis. Lancet. 2018;391(10128):1357-66.

Czéh B, Fuchs E, Wiborg O, Simon M. Animal models of major depression and their clinical implications. Progress in Neuro-Psychopharmacology and Biological Psychiatry. 2016;64:293-310.

Cohen BM. Evidence-based drug treatment of acute depression in bipolar disorder. JAMA Psychiatry. 2019;76:1314-5.

Delgado PL, Charney DS, Price LH, Aghajanian GK, Landis H, Heninger GR. Serotonin function and the mechanism of antidepressant action. Arch Gen Psychiatry. 1990;47:411-8.

Feldman RS, Meyer JS, Quenzer LF. Principles of Neuropsychopharmacology. Massachusetts: Sinauer Associates Inc.; 1997.

Fournier JC, DeRubeis RJ, Hollon SD, Dimidjian S, Amsterdam JD, Shelton RC, et al. Antidepressant drug effects and depression severity: a patient-level meta-analysis. JAMA. 2010;303(1):47-53.

Goddard AW, Ball SG, Martinez J, Robinson MJ, Yang CR, Russel JM, et al. Current perspectives on the roles of the central norepinephrine system in anxiety and depression. Depression and Anxiety. 2010;27(4):339-50.

Graeff FG, Guimarães FS, Andrade TGS, Deakin JFW. Role of 5-HT in stress, anxiety and depression. Pharmacology Biochemistry and Behavior. 1996;54:129-41.

Hengartner MP, Davies J, Read J, Antidepressant withdrawal – the tie is finally turning. Epidemiology and Psychiatric Sciences. 2019;29:e52.

Hunsberger JG, Austin DR, Chen G, Manji HK. Cellular mechanisms underlying affective resiliency: the role of glucocorticoid receptor and mitochondrially-mediated plasticity. Brain Research. 2009;1293:76-84.

Iversen LL, Iversen SD, Bloom FE, Roth RH. Introduction to Neuropsychopharmacology. Oxford: Oxford University Press; 2009.

Kato T, Kubota M, Kasahara T. Animal models of bipolar disorder. Neuroscience and Biobehavioral Reviews. 2007;31:832-42.

Liu RT, Walsh RFL, Sheehan AE. Prebiotics and probiotics for depression and anxiety: a systematic review and meta-analysis of controlled clinical trials. Neuroscience & Biobehavioral Reviews. 2019;102:13-239.

Maslej MM, Furukawa TA, Cipriani A, Andrews PW, Mulsant BH. Individual differences in response to antidepressants: A meta-analysis of placebo- controlled randomized clinical trials. JAMA Psychiatry. 2020;19:e194815.

Mathew SJ, Manji HK, Charney DS. Novel drugs and therapeutic targets for severe mood disorders. Neuropsychopharmacology. 2008;33:2080-92.

McEwen B. Allostasis and allostatic load: Implications for neuropsychopharmacology. Neuropsychopharmacol. 2000;22:108-24.

Meltzer-Brody S, Colquhoun H, Riesenberg R, Epperson CN, Deligiannidis KM, Rubinow DR, et al. Brexanolone injection in post-partum depression: two multicentre, double-blind, randomised, placebo-controlled, phase 3 trials. Lancet. 2018;392:1058-70.

Menke A. Is the HPA axis as target for depression outdated, or is there a new hope? Front Psychiatry. 2019;10:101.

Meyer JM. Pharmacotherapy of psychosis and mania. In: Brunton LL, Hilal-Dandan R, Knollmann BC (eds.). Goodman & Gilman's the pharmacological basis of therapeutics. 13. ed. New York: McGraw-Hill; 2018. p. 279-302.

Nader K, Balleine B. Ambiguity and anxiety: When a glass half full is empty. Nature Neuroscience. 2007;10:807-8.

Otte C, Gold S, Penninx B, Pariante CM, Etkin A, Fava M, et al. Major depressive disorder. Nat Rev Dis Primers. 2016;2:16065.

Pariante CM, Nesse RM, Nutt D, Wolpert L. Understanding depression: a translational approach. Owford: Oxford University Press; 2009.

Park C, Rosenblat JD, Brietzke E, Pan Z, Lee Y, Cao B, et al. Stress, epigenetics and depression: a systematic review. Neuroscience & Biobehavioral Reviews. 2019;102:139-52.

Planchez B, Surget A, Belzung C. Adult hippocampal neurogenesis and antidepressants effects. Curr Opin Pharmacol. 2020;50:88-95.

Planchez B, Surget A, Belzung C. Animal models of major depression: drawbacks and challenges. J Neural Transm. 2019;126:1383-408.

Popa D, Cerdan J, Repérant C, Guiard BP, Guilloux J-P, David DJ, Gardier AM. A longitudinal study of 5-HT outflow during chronic fluoxetine treatment using a new technique of chronic microdialysis in a highly emotional mouse strain. European Journal of Pharmacology. 2010;628:83-90.

Popoli M, Yan Z, McEwen B, Sanacora G. The stressed synapse: the impact of stress and glucocorticoids on glutamate transmission. Nat Rev Neurosci. 2012;13:22-37.

Post RM. Transduction of psychosocial stress into the neurobiology of recurrent affective disorder. Am J Psychiatry. 1992;149:999-1010.

Rao JS, Lee J-S, Rapoport SI, Bazinet RP. Mode of action of mood stabilizers: is the arachidonic acid cascade a common target? Molecular Psychiatry. 2008;13:585-96.

Richardson-Jones JW, Craige CP, Guiard BP, Stephen A, Metzger KL, Kung HF, et al. 5-HT1A autoreceptor levels determine vulnerability to stress and response to antidepressants. Neuron. 2009;65:40-52.

Rodrigues SM, LeDoux JE, Sapolsky RM. The influence of stress hormones on fear circuitry. Annu Rev Neurosci. 2009;32:289-313.

Schatzberg AF, Cole JO, DeBattista C. Manual de psicofarmacologia clínica. 6. ed. Porto Alegre: Atheneu; 2009.

Vialou V, Feng J, Robison AJ, Nestler EJ. Epigenetic mechanisms of depression and antidepressant action. Pharmacol Toxicol. 2013;53:59-87.

Young JW, Henry BL Geyer MA. Predicitive animal models of mania: hits, misses and future directions. British Journal of Pharmacology. 2011;164:1263-84.

Medicamentos Antiansiedade

- Frederico Guilherme Graeff
- Hélio Zangrossi Jr.

> *"Estou com medo das roupas da noite, dos vultos quietos, das sombras das cousas, que pulam, longas, com pés tão longos e de uma cousa fria, qualquer cousa grande, que lá do longe, não sei de onde, vem vindo para mim... Já está perto, já vem pesando, vem me apalpando, vem me apertando, vem de uma cova, e eu vou morrer..."*
>
> *(Guimarães Rosa)*

Os medicamentos atualmente utilizados para o tratamento dos transtornos de ansiedade pertencem à classe dos ansiolíticos e à dos antidepressivos, também usados para tratar transtornos do humor (Capítulo 6). O termo "ansiolítico" tem sentido figurado, pois literalmente significa "o que decompõe a ansiedade". Passou a ser largamente empregado a partir da década de 1970 para designar medicamentos usados para tratar a ansiedade patológica. Anteriormente, chamavam-se sedativos ou calmantes alguns brometos e barbitúricos de longa duração, que foram precursores dos atuais ansiolíticos benzodiazepínicos (BZD) (Quadro 7.1).

Para compreensão da ação dos medicamentos ansiolíticos, é necessário, em primeiro lugar, conceituar ansiedade.

Quadro 7.1	Precursores dos benzodiazepínicos

A droga ansiolítica mais antiga, e ainda a mais utilizada, é o álcool etílico ou etanol, componente essencial de numerosas bebidas de consumo popular, como vinho, cerveja e diferentes destilados. O perfil das ações farmacológicas do etanol é muito semelhante ao dos BZD. Porém, o uso do etanol se dá em contexto recreativo, raramente como medicamento.

O tratamento medicamentoso da ansiedade patológica iniciou-se no século XIX, com a introdução dos sais de bromo. Os brometos tinham efeito sedativo moderado, além de diversos efeitos colaterais e tóxicos, que caracterizavam a condição conhecida como bromismo. No início do século XX, foram descobertos os derivados da malonilureia, conhecidos como barbitúricos, compostos muito potentes, que, com o aumento da dose, causam sedação, hipnose, anestesia geral, coma e, finalmente, morte. Eles também apresentam importante atividade anticonvulsivante, o que resultou em seu uso no tratamento da epilepsia. Até o surgimento dos BZD, o fenobarbital foi largamente empregado no alívio das neuroses, como então se denominavam os transtornos de ansiedade, por terem longa meia-vida e relação relativamente alta entre a dose sedativa e a hipnótica. Em termos de eficácia, o fenobarbital nada fica a dever aos BZD, porém causa mais sonolência, tem maior potencial de determinar dependência (Capítulo 10) e, sobretudo, apresenta maior risco de suicídio ou de acidentes letais por sobredose.

Na década de 1950, houve uma tentativa malsucedida de substituir o fenobarbital por um derivado do propanodiol, o meprobamato, porém, além de menos eficaz, o composto apresentava toxicidade comparável à do fenobarbital. Como era muito mais caro, foi apelidado de fenobarbital dos ricos.

Ansiedade normal e patológica

A ansiedade é uma emoção semelhante ao medo. Porém, enquanto este é fruto de ameaça definida, na ansiedade a fonte de perigo é potencial. Alguns autores fazem distinção entre ansiedade e angústia, caracterizando a última como a sensação de opressão torácica.

A ansiedade manifesta-se em diferentes níveis, sendo o mais importante o afetivo, o qual, embora conhecido de todos, é difícil de descrever com palavras. A sensação mais característica é de estrangulamento ou constrição, sentido figurado das palavras "ansiedade" e "angústia". Essa sensação é desagradável e constitui-se em motivação negativa, isto é, no desejo de fazer alguma coisa para evitar, atenuar ou eliminar o estado de desprazer. A ansiedade e o medo inibem outros sistemas motivacionais, diminuindo o apetite, a libido e a dor (Capítulo 9). No plano cognitivo, a ansiedade manifesta-se por pensamentos de que algo ruim vai acontecer, um estado que se denomina preocupação, a qual, por sua vez, pode ser tão intensa que interfere na concentração e no desempenho de tarefas intelectuais. O nível de vigilância está aumentado, dificultando a conciliação do sono, que se torna agitado e entrecortado por períodos de despertar.

Além de manifestações psicológicas, a ansiedade e o medo produzem alterações fisiológicas, como a ativação do sistema simpático, o que produz aumento da frequência de batimentos e da força de contração do coração, sentida como palpitação. Há, ainda, tremores e sudorese, particularmente nas mãos. A respiração também é afetada, com sensação de falta de ar ou sufocação, acompanhada de hiperventilação ou parada respiratória. A divisão parassimpática do sistema neurovegetativo também pode estar ativada, determinando hipersecreção gástrica, aumento da motilidade intestinal e urgência para micção e defecação.

O medo e a ansiedade têm valor adaptativo, na medida em que levam o indivíduo a evitar dano físico ou prejuízo psicológico. Estudos clássicos, realizados no início do século passado, mostraram que há relação direta entre nível de ansiedade e eficiência do desempenho de tarefas intelectuais. Contudo, a partir de certa intensidade, o aumento da ansiedade não melhora o desempenho. Finalmente, quando a ansiedade atinge níveis muito altos, o desempenho fica prejudicado. Essa função é conhecida como *curva de Yerkes-Dodson*, que originalmente se referia ao nível de vigilância, mas que é muito didática para explicar o aspecto adaptativo e mal-adaptativo da ansiedade. É neste último sentido que certos estados de ansiedade são considerados transtornos psiquiátricos e, como tais, tornam-se objeto de tratamento psicológico e/ou farmacológico.

Classificação dos transtornos de ansiedade

Em 1880, o psiquiatra norte-americano George Miller chamou de neurastenia muitos dos atuais transtornos de ansiedade. Ainda no século XIX, as fobias passaram a ser consideradas uma condição médica. E, já no início do século XX, Sigmund Freud estabeleceu o conceito de neurose, que foi muito usado até 1980. Freud já distinguia a ansiedade crônica dos ataques de ansiedade, correspondendo ao que hoje se entende por transtorno de ansiedade generalizada e transtorno de pânico, respectivamente, além de ter notado a associação dos ataques de ansiedade com a agorafobia. Somente na década de 1960, quando Donald Klein evidenciou a resposta favorável dos ataques de pânico aos antidepressivos tricíclicos, a separação entre transtorno de ansiedade generalizada e transtorno de pânico começou a ganhar ampla aceitação, consolidada nas classificações da Associação Norte-Americana de Psiquiatria, a partir do DSM-III (1980) e na Classificação Internacional das Doenças, a partir do CID-9 (1977).

O DSM-IV-TR (2000) classificou os transtornos primários de ansiedade nos seguintes tipos:

- Transtorno de pânico (TP) sem agorafobia: ataques de pânico recorrentes e inesperados, provocando preocupação persistente. Entende-se por ataque de pânico um período definido, no qual surge subitamente um estado de apreensão intensa, medo ou terror, frequentemente associado a um sentimento de catástrofe iminente, medo de "ficar louco" ou de perder o controle. Durante tais ataques, apresentam-se sintomas somáticos, como palpitação, dor ou desconforto torácico e sensação de falta de ar ou asfixia (Quadro 7.2).

■ Transtorno de pânico com agorafobia: combinação de ataques de pânico e agorafobia. Define-se agorafobia como medo e consequente evitação de lugares ou situações em que a fuga é difícil ou embaraçosa, ou onde pode ser difícil conseguir ajuda, na eventualidade de um ataque de pânico.

■ Agorafobia sem ataques de pânico: presença de agorafobia e sintomas do tipo pânico, porém sem história de ataques de pânico inesperados.

■ Fobia específica: medo intenso provocado pela exposição a certos objetos ou situações, que passam a ser evitadas. Exemplos de estímulos ou condições fóbicas: altura – acrofobia; lugares fechados – claustrofobia; sangue ou ferimentos – eritrofobia (Quadro 7.3).

■ Fobia social: ansiedade clinicamente significativa provocada pela exposição a certos tipos de situação social ou de desempenho (p. ex., falar em público) onde se é observado, motivo pelo qual são evitados (Quadro 7.4). Tem sido cada vez mais usada a denominação transtorno de ansiedade social (TAS) para essa condição.

■ Transtorno obsessivo-compulsivo (TOC): caracteriza-se por obsessões, que são pensamentos recorrentes que causam ansiedade e desconforto acentuados, bem como por compulsões, comportamentos estereotipados ou rituais cujo desempenho alivia a ansiedade (Quadro 7.5).

■ Transtorno de estresse pós-traumático (TEPT): revivescência de acontecimento extremamente traumático (acidentes, agressões, calamidades), acompanhada de hipervigilância e evitação de estímulos associados ao trauma (Quadro 7.6).

Quadro 7.2 — Relatos de pacientes com transtorno de pânico

"Tudo começou 10 anos atrás. Estava sentado em uma reunião, que se dava em um hotel, e a coisa veio de repente, como que caída do céu. Senti que ia morrer."

"Para mim, o ataque de pânico é uma experiência violenta. É como se estivesse ficando louco. Ele me faz sentir extremamente descontrolado. Meu coração palpita muito forte, as coisas parecem irreais, e há sensação de catástrofe iminente."

"Entre os ataques, existe este temor e ansiedade de que aquilo vai acontecer de novo. Pode ser muito debilitante tentar escapar desses sentimentos de pânico."

Fonte: Traduzido da Publicação NIH (National Institute of Health, EUA), n. 94-3879.

Quadro 7.3 — Relato de paciente com fobia específica

"Morro de medo de voar, e nunca farei isto de novo. É uma sensação horrível quando a porta do avião fecha e eu me sinto preso em uma armadilha. Meu coração palpita, e correm rios de suor. Se alguém começa a conversar comigo, fico muito tenso e preocupado. Quando o avião inicia a decolagem, a sensação de que não posso sair intensifica-se. Imagino que estou perdendo o controle, enlouquecendo, subindo pelas paredes, mas naturalmente eu nunca faço nada. Não tenho medo que o avião caia ou que encontre turbulência. É só aquele sentimento de estar preso numa armadilha. Quando penso em mudar de emprego, pergunto-me: 'Será que vou ter de voar?'. Hoje em dia somente vou onde possa ir dirigindo automóvel, ou de trem. Meus amigos sempre argumentam que eu também não poderia saltar de um trem em alta velocidade e perguntam por que trens não me incomodam. Simplesmente digo que não se trata de um medo racional."

Fonte: Traduzido da Publicação NIH (National Institute of Health, EUA), n. 94-3879.

Quadro 7.4   Relatos de pacientes com transtorno de ansiedade social

"Não consigo comparecer a encontros ou festas. Por algum tempo nem conseguia ir à aula. Durante meu segundo ano no colégio tive de voltar para casa durante um semestre."

"Meu medo aparece em qualquer situação social. Começo a ficar ansioso antes de sair de casa, e a ansiedade vai aumentando conforme me aproximo da sala de aula, festa, ou seja lá o que for. Sinto enjoo no estômago – é quase como se estivesse doente. Meu coração palpita, minhas mãos ficam úmidas, e vem uma sensação de estar distante de mim mesmo e de todo mundo."

"Quando entro em salas cheias de gente, fico vermelho, e sinto que todo mundo está olhando para mim. Fico envergonhado de ficar sozinho num canto, mas não consigo pensar em nada que dizer. Sinto-me tão desajeitado que não aguento esperar a hora de ir embora."

Fonte: Traduzido da Publicação NIH (National Institute of Health, EUA), n. 94-3879.

Quadro 7.5   Relatos de pacientes com transtorno obsessivo-compulsivo

"Não podia fazer nada sem executar um ritual. Eles transcendiam qualquer aspecto de minha vida. Contar era importante para mim. Quando ajustava o despertador à noite, tinha que marcar um número que não fosse 'mau'. Se minha irmã tinha 33 anos e eu 24, não podia sintonizar os canais de televisão 33 ou 24. Lavava meu cabelo três vezes, em vez de uma, porque três era um número de sorte e um, não. Levava muito tempo para ler, porque tinha que contar as linhas de cada parágrafo. Se estivesse redigindo um trabalho escolar, não podia usar um número de palavras em uma linha que resultasse em um número mau. Sempre acreditava que meus pais iam morrer se não fizesse algo. Tinha medo de ferir meus pais, o que era completamente irracional. Não podia vestir nada que tivesse a palavra Boston, porque meus pais eram de Boston. Não podia escrever a palavra 'morte' porque acreditava que algo de ruim ia acontecer."

"Era difícil vestir-me pela manhã, porque eu tinha de obedecer a uma rotina; se me desviasse dela, tinha de me vestir novamente. Sabia que os rituais não faziam sentido, mas não conseguia superá-los, antes de fazer terapia."

Fonte: Traduzido da Publicação NIH (National Institute of Health, EUA), n.94-3879.

Quadro 7.6   Relato de paciente com transtorno de estresse pós-traumático

"Fui estuprada aos 25 anos de idade. Durante muito tempo falava do estupro num plano intelectual, como se tivesse acontecido com outra pessoa. Tinha plena consciência de que tinha acontecido comigo, porém não sentia nada. Como que me desviei do assunto por certo tempo. Então comecei a ter lembranças vívidas. Elas caíam sobre mim como um balde de água fria. Eu ficava apavorada. Subitamente estava revivendo o estupro. Todo momento era um sobressalto. Sentia que minha cabeça toda estava se movendo, sacudindo, mas isto não era real. Ficava ruborizada, ou com a boca muito seca, e minha respiração se alterava. Ficava como que suspensa no ar. Não sentia a almofada da poltrona onde estava sentada, ou que meu braço tocava o móvel. Estava como que flutuando numa bolha. Era aterrador. Ter uma revivescência pode ser esmagador. Você fica realmente abalada. O estupro aconteceu uma semana antes do Natal. Fico feito um bicho perto desta data, e não suporto a ansiedade e o medo que então chegam."

Fonte: Traduzido da Publicação NIH (National Institute of Health, EUA), n. 94-3879.

- Transtorno de estresse agudo: sintomas semelhantes aos do caso anterior, porém ocorrendo imediatamente após o trauma.

- Transtorno de ansiedade generalizada (TAG): ansiedade ou preocupação excessiva e persistente durante mais de 6 meses (Quadro 7.7).

Quadro 7.7	Relatos de pacientes com transtorno de ansiedade generalizada
"Sempre acreditei que era uma pessoa preocupada. Sentia-me sempre ligado em alguma coisa, e incapaz de me descontrair. Às vezes, (a ansiedade) vinha e ia embora, e às vezes era constante. Ela podia durar dias seguidos. Eu me preocupava com o que deveria preparar para o jantar festivo, ou com o presente que preciso comprar. Não podia deixar as coisas 'rolarem.'"	"Tinha terríveis problemas com o sono. Havia épocas em que acordava completamente alerta, de manhã cedo ou no meio da noite. Tinha dificuldade para concentrar a atenção, para ler um jornal ou um livro. Às vezes, sentia tontura. Meu coração acelerava e batia forte. E isso fazia com que ficasse ainda mais preocupado."

Fonte: Traduzido da Publicação NIH (National Institute of Health, EUA), n. 94-3879.

Na CID-10 (1990), os mesmos transtornos estão incluídos entre os transtornos neuróticos relacionados com o estresse e somatoformes, os quais englobam **transtornos de ansiedade, transtornos fóbico-ansiosos, transtorno obsessivo-compulsivo e neurastenia**. Nota-se que nessa classificação, o TOC é independente dos transtornos primários de ansiedade. O mesmo ocorre na mais recente classificação norte-americana – a DSM-5 (2014) –, no qual também o TEPT e o transtorno de estresse agudo não são mais considerados decorrentes primariamente da ansiedade. A justificativa é a de que a base neural dos transtornos primários de ansiedade está relacionada com comportamentos de defesa, enquanto o TOC envolve estruturas cerebrais que regulam comportamentos repetitivos, como os de autolimpeza. Já os transtornos de estresse dependem fundamentalmente de processos de aprendizagem e memória, distorcidos por experiências traumáticas. Na DSM-5, também figuram como transtornos de ansiedade o **transtorno de ansiedade de separação** e o **mutismo seletivo**. O primeiro quadro refere-se ao medo ou ansiedade impróprios e excessivos em relação ao estágio do desenvolvimento, envolvendo a separação daqueles com quem o indivíduo tem apego. Já o mutismo seletivo caracteriza-se por impossibilidade de falar em situações sociais nas quais falar é esperado (p. ex., na escola), ainda que o indivíduo fale normalmente em outras situações.

Substrato neural da ansiedade

Pelo fato de a ansiedade ser um tipo de emoção, não surpreende que as estruturas cerebrais implicadas na ansiedade pertençam ao **sistema límbico** (Capítulo 4 e Quadro 7.8).

O conhecimento atual das estruturas envolvidas na regulação da ansiedade baseia-se em evidências clínicas e experimentais, obtidas tanto em seres humanos quanto em animais de laboratório. O uso destes últimos justifica-se pela perspectiva evolutiva instituída por Charles Darwin, que, em seu livro *A expressão das emoções no homem e nos animais*, sugeriu que as manifestações emocionais se originaram em movimentos que indicam tendências da conduta a outros animais. Por exemplo, antes de um combate, um cão se ergue e mostra os dentes, sinais que são interpretados pelo contendor como prenúncio de agressão, fazendo com que ele se afaste. O valor adaptativo de tais comportamentos fez com que indivíduos com expressão emocional mais conspícua tenham sido favorecidos pela seleção natural. Com o tempo, os movimentos preparatórios foram gradualmente se afastando do padrão inicial, adquirindo, assim, função essencialmente comunicativa. No ser humano, Darwin salientou que as expressões faciais das cinco emoções básicas – alegria, medo, raiva, nojo e surpresa – eram semelhantes em diferentes culturas, além de aparecerem em indivíduos cegos, o que indicava uma natureza filogenética.

Quadro 7.8	Sistema límbico e emoções

Em 1878, Paul Broca, neurocirurgião francês que se tornou famoso pela localização das áreas corticais que regulam a fala, cunhou a expressão "sistema límbico" para designar o anel cortical que envolve o tronco cerebral, na face medial do cérebro. Esse conceito, essencialmente anatômico, ganhou conotação funcional com a proposta do neuroanatomista norte-americano James Papez, feita com base em evidências experimentais e clínicas, de que um circuito de estruturas cerebrais, que passou a ter seu nome, exercia papel fundamental na regulação das emoções.

A sugestão de Papez foi apoiada pela descrição da síndrome de Klüver-Bucy, que se caracteriza por hipersexualidade, inadequação sexual e alimentar, docilidade e tranquilidade. Essa caracterização baseou-se no trabalho dos neurofisiologistas norte-americanos Heinrich Klüver e Paul Bucy, que realizaram ablação bilateral do polo do lobo temporal em gatos e macacos. Os animais lesados tentavam copular frequentemente, inclusive com indivíduos do mesmo sexo e de outras espécies, ou mesmo com objetos inanimados. Também ingeriam substâncias não comestíveis, inclusive fezes, e eram muito mansos e tranquilos.

Com o tempo, novas estruturas foram incorporadas ao sistema límbico, que passou a ser encarado como a porção do sistema nervoso central que coordena o funcionamento das vísceras e as emoções. Assim, em 1949, o neurofisiologista norte-americano Paul MacLean acrescentou ao sistema límbico o hipotálamo, que controla a expressão neurovegetativa e hormonal dos estados emocionais. Em 1960, o neuroanatomista holandês Walle Nauta incorporou ao mesmo sistema áreas do mesencéfalo, como a matéria cinzenta periaquedutal e adjacências, que trocam densas conexões nervosas com as regiões telencefálicas já referidas.

Mais recentemente, outro anatomista holandês, Rudolph Neuwenhuys, deu conotação neuroquímica ao conceito de sistema límbico, ao destacar que o conjunto de estruturas nucleares que o constituem são ricas em neuropeptídeos, enquanto estruturas adjacentes contêm monoaminas, como noradrenalina, dopamina e serotonina. Os neurônios monoaminérgicos projetam-se difusamente para quase todas as estruturas límbicas, o que sugere um amplo papel regulador dessas aminas sobre as funções do sistema límbico.

Em razão dessas observações, Darwin propôs que as posturas e os movimentos usados para a expressão das emoções estão sujeitos às mesmas leis de hereditariedade que governam a transmissão das características somáticas ao longo das gerações. Tal perspectiva fundamentou a moderna disciplina denominada Etologia, que estuda a conduta dos animais do ponto de vista da Zoologia Comparada. Mais recentemente, a experimentação em laboratório associou-se à observação sistemática do comportamento, método característico da Etologia, constituindo a moderna análise etoexperimental do comportamento (Capítulo 3).

No que diz respeito ao medo e à ansiedade, a perspectiva evolutiva leva a pensar que tais emoções estão associadas às estratégias de defesa emitidas em resposta a perigos que os animais encontram em seu nicho ecológico, conceito este ilustrado pelo trabalho desenvolvido por Robert e Caroline Blanchard, no Havaí (Quadro 7.9).

Conhecendo-se o repertório de defesa de uma dada espécie, pode-se explorar o substrato neural subjacente a cada modalidade de defesa pelos métodos clássicos da Neurofisiologia – ablação, estimulação elétrica, estimulação química – ou pelos modernos métodos de análise de imagens funcionais do cérebro e de estimulação/inibição de populações neuronais específicas, por meio do uso de animais transgênicos e/ou de manipulações virais associadas, como a optogenética (Capítulo 4). As análises de imagens se dão por métodos moleculares, que exigem o sacrifício dos animais de estudo, por exemplo, a imunorreatividade da proteína *Fos*, um marcador indireto de ativação neuronal, ou de enzimas-chave para a síntese de determinados neurotransmissores, como a triptofano hidroxilase, para a serotonina, e a tirosina hidroxilase, para as catecolaminas. Podem também ser realizadas empregando-se técnicas que permitem visualizar a atividade cerebral do organismo intacto, como a tomografia de emissão de pósitrons (TEP), a tomografia de emissão de fótons singulares (TEFS) e a ressonância magnética nuclear funcional (Capítulo 4).

Quadro 7.9	Análise etoexperimental do comportamento de defesa à predação, no rato

A observação sistemática do comportamento do rato em confrontação com predadores resultou na caracterização de diferentes estratégias de defesa. Ratos que haviam fugido de uma arena devido à presença de um gato, refugiando-se em uma toca, voltavam a explorar a mesma arena, de modo muito cuidadoso, após a retirada do gato. Em geral, o macho dominante da colônia espia várias vezes através de uma das saídas da toca antes de entrar na arena, ficando com o corpo estirado e o ventre rente ao chão. Esses comportamentos visam a obter informação sobre o perigo, tendo sido denominados de **avaliação de risco**. Aos poucos, o animal vai se locomovendo com mais desenvoltura, e os demais membros da colônia passam a deixar o abrigo para explorar a arena. Comportamentos de avaliação de risco também ocorrem diante de eventos novos ou imprevistos. A novidade promove conflito entre a motivação de explorar o ambiente e o receio de possível perigo.

Outra situação experimental usada pelos Blanchard reside em um corredor oval cercado de paredes altas, no qual o rato reage com imobilidade tônica ou **congelamento** à aproximação de um predador, quando este se acha além de uma distância crítica. Ultrapassada esta última, o rato corre para o outro lado do corredor, executando uma **fuga**. Se for colocada uma barreira, impedindo a passagem pelo corredor, o rato se refugia em um canto. Caso o predador se aproxime ainda mais, ou chegue a fazer contato corporal com ele, o rato faz **ameaça**, assumindo uma postura ereta e emitindo guinchos. Finalmente, ataca violentamente. Este **ataque defensivo** tem características diferentes do ataque ofensivo, que ratos machos dominantes frequentemente realizam contra animais subordinados. No primeiro caso, o ataque se faz com saltos e mordidas dirigidos contra o focinho do oponente, um comportamento mais prevalente em ratos selvagens que em ratos de laboratório, cujo cruzamento dirigido (seleção artificial) promoveu o amansamento ou a domesticação. Já o **ataque ofensivo** é lateral e dirigido às costas do subordinado, que, para protegê-las, assume frequentemente postura ereta, boxeando o rato dominante com as patas dianteiras.

Os Blanchard sugeriram que a cada uma dessas estratégias de defesa corresponde uma emoção (ansiedade, medo ou pânico), cujo substrato neural é específico.

Na Tabela 7.1, há uma espécie de síntese dos conhecimentos atuais sobre as estruturas cerebrais envolvidas em diferentes tipos de emoções relacionadas à defesa.

Tabela 7.1	Principais estruturas cerebrais que regulam comportamentos de defesa e emoções associadas		
Tipo de ameaça	Potencial	Distante	Próxima
Estratégia comportamental	Avaliação de risco	Congelamento	Ameaça/luta e fuga
Estruturas neurais críticas	Amígdala/córtex frontal/ septo-hipocampo	Amígdala/matéria cinzenta periaquedutal ventral	Hipotálamo/periaquedutal dorsal
Emoção	Ansiedade	Medo	Raiva/pânico

Entre as estruturas mencionadas na Tabela 7.1, o sistema constituído pela amígdala, pelo hipotálamo e pela matéria cinzenta periaquedutal (MCP), denominado **sistema cerebral de defesa (SCD)**, é o mais bem conhecido (Quadro 7.10).

Quadro 7.10 — Sistema cerebral de defesa

Os trabalhos originais de Walter R. Hess, iniciados na década de 1930, na Suíça, mostraram que a estimulação elétrica do hipotálamo do gato provocava uma reação de defesa afetiva, semelhante àquela que o animal apresentava quando confrontado com um predador (p. ex., um cão). Os seguidores de Hess exploraram o cérebro de diversas espécies com estimulação elétrica, delimitando regiões nas quais a estimulação produzia reações de defesa. Esse conjunto de estruturas foi denominado sistema cerebral de defesa (Figura 7.1). Estudos subsequentes, utilizando estimulação do hipotálamo medial pela microinjeção local de aminoácidos excitatórios ou por optogenética, mostraram resultados semelhantes.

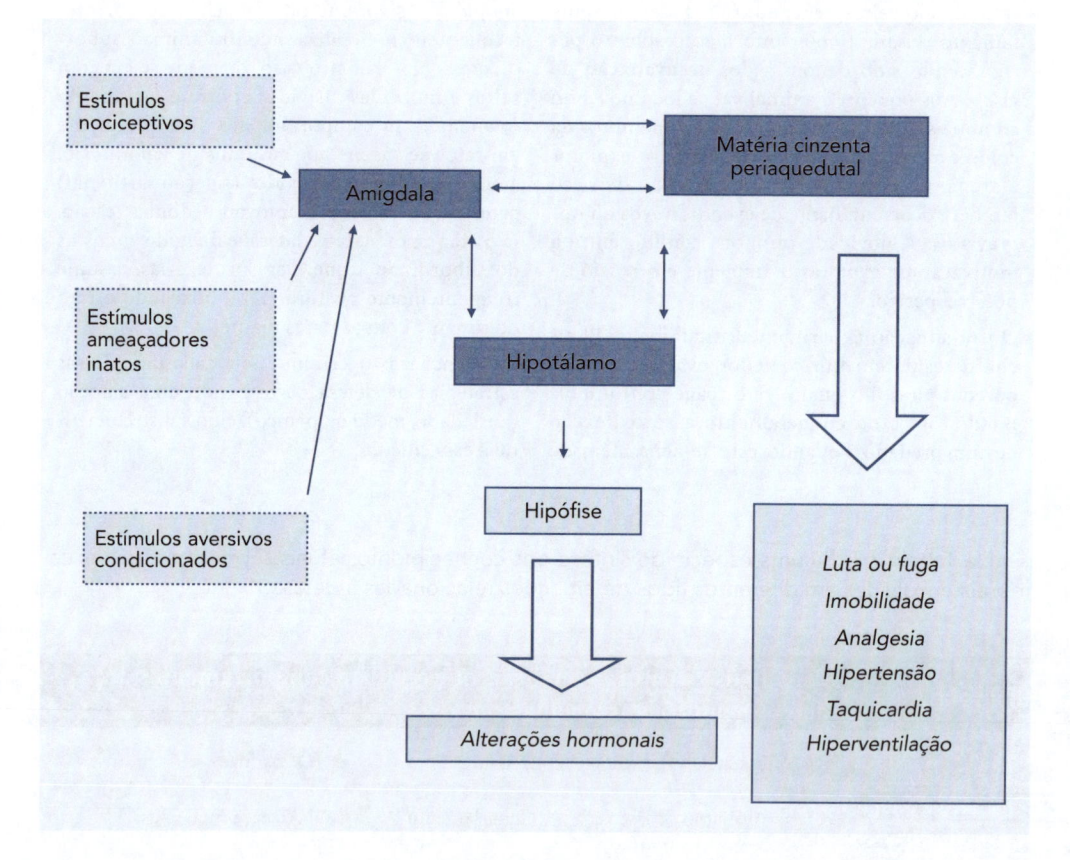

Figura 7.1 | Diagrama representando o sistema cerebral de defesa.

Outro sistema neural implicado na ansiedade é o **sistema de inibição comportamental** (SIC), descrito por Jeffrey A. Gray (Quadro 7.11).

Quadro 7.11	Sistema de inibição comportamental

Lesões do septo e/ou do hipocampo causam alterações comportamentais em ratos, medidas por bateria de testes de aprendizagem, que se assemelham às causadas pela administração de agentes ansiolíticos do tipo barbitúrico ou BZD. Tal evidência, somada a resultados de estudos eletrofisiológicos, levaram o psicólogo inglês Jeffrey Gray a sugerir que o sistema septo-hipocampal fosse o componente principal do chamado sistema de inibição comportamental, cuja ativação provocaria a ansiedade. O funcionamento do sistema septo-hipocampal seria facilitado pelas aferências noradrenérgicas e serotonérgicas provenientes do mesencéfalo. Drogas ansiolíticas reduziriam a ação facilitatória das vias monoaminérgicas (Figura 7.2). Robert e Caroline Blanchard propuseram que o sistema de inibição comportamental, como definido por Gray, poderia ser o mesmo que regula o comportamento de avaliação de risco, que caracteriza a estratégia de defesa contra perigos potenciais.

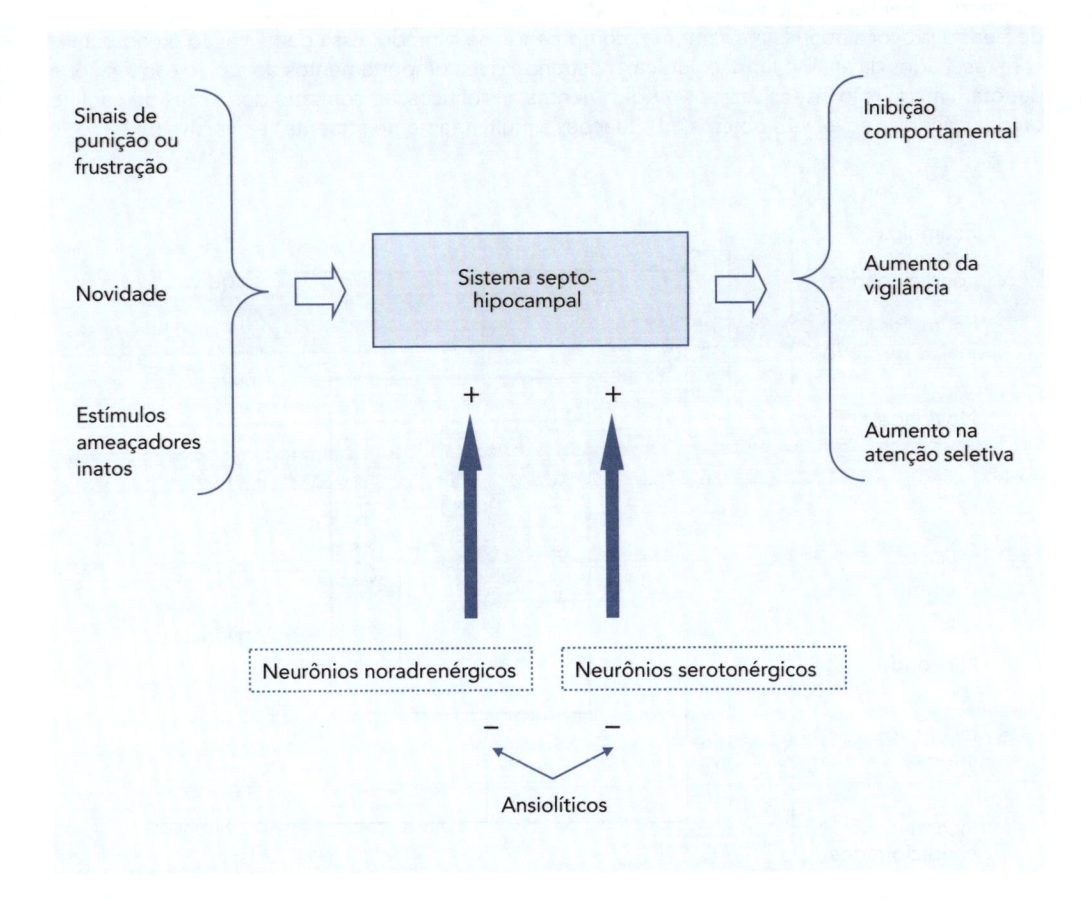

Figura 7.2 | Representação do sistema de inibição comportamental.

Na segunda edição do livro *Neuropsychology of anxiety*, publicada no ano 2000, Jeffrey Gray e Neil McNaughton buscaram sintetizar a evidência disponível sobre o SIC e o SCD em uma nova proposta teórica, que também contém um terceiro elemento, o **sistema comportamental de aproximação (SCA)**. O último seria encarregado de dirigir o animal a objetos que satisfazem a demandas biológicas, como alimento e sexo, cuja consumação é prazerosa. Anatomicamente, o SCA é identificado com o sistema dopaminérgico ascendente que inerva o núcleo *accumbens*, o qual desempenha papel importante na fisiopatogenia da esquizofrenia e na dependência psicológica a drogas (ver Capítulos 5 e 10). As contribuições mais importantes dessa concepção consistem em definir a ansiedade como a emoção resultante de um conflito, no caso o clássico conflito aproximação-esquiva, e atribuir ao septo-hipocampo o papel de detector de conflito entre o SCD e o SCA (Figura 7.3). Uma vez em ação, esse detector promove as mesmas manifestações atribuídas anteriormente ao SIC – inibição da atividade em curso, aumento da vigilância e direção da atenção para fontes potenciais de perigo. Porém, acrescenta-se ainda uma função, a de enviesar a tomada de decisão para a esquiva, resolvendo, assim, o impasse entre impulsos contrários, optando pela proteção do organismo de possível dano. Além disso, esse construto teórico permite uma clara distinção entre ansiedade e medo. Trata-se de ansiedade quando há tendência de aproximação ao estímulo perigoso, que se opõe à de esquiva, configurando a situação de conflito. Se o sinal de perigo provoca apenas afastamento, compreende-se o medo. Essa demarcação é compatível com resultados da análise farmacológica, mostrando que comportamentos de fuga e esquiva, que denotam medo, são insensíveis aos medicamentos ansiolíticos, ao contrário dos testes de conflito ou punição, que envolvem objetos ou situações simultaneamente atraentes e aversivas.

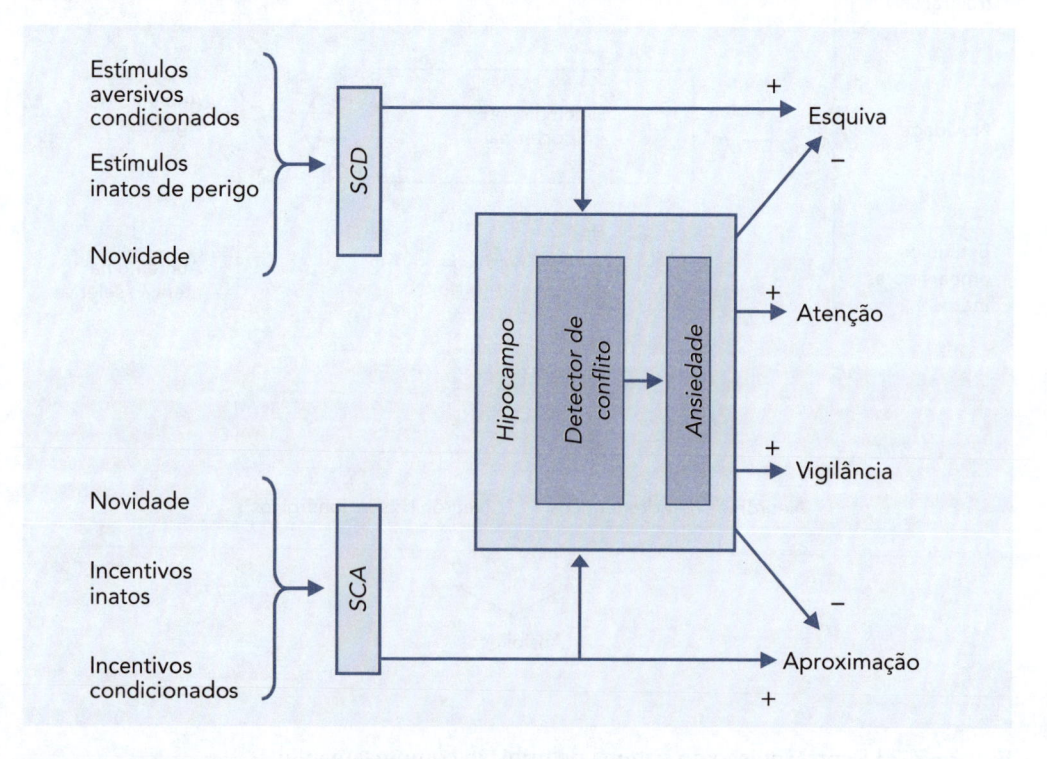

Figura 7.3 | Hipocampo como detector de conflito.
SCD: sistema cerebral de defesa; SCA: sistema cerebral de aproximação.

Em 2004, Neil McNaughton e Philip Corr atualizaram as concepções de Jeffrey Gray sobre a neuropsicologia da ansiedade, apresentando um novo modelo fundamentado em duas dimensões: a distância defensiva, como definida pelos Blanchard, e a direção defensiva. Como já discutido, esta última permite a distinção entre medo ou pânico, que correspondem ao afastamento do perigo, em contraposição à ansiedade, que se refere à aproximação da ameaça. Essas duas dimensões estão mapeadas no sistema nervoso central (SNC), de tal modo que as menores distâncias defensivas envolvem as porções caudais do encéfalo, com ênfase na MCP, enquanto as maiores envolvem níveis mais rostrais, como o córtex pré-frontal. A direção defensiva é representada por duas cadeias paralelas de estruturas que passam ao longo desses níveis. Em contraste com os modelos anteriores, tanto o medo/pânico quanto a ansiedade estão representados em todos os níveis encefálicos, embora predominem as participações das estruturas mais rostrais na ansiedade e a das mais caudais no medo e no pânico (Figura 7.4).

O modelo teórico de McNaughton e Corr tem sido testado experimentalmente em seres humanos, graças às técnicas de neuroimagem funcional. Entre os estudos, destaca-se o publicado por Dean Mobbs e colaboradores na revista *Science*, em 2007, no qual voluntários sadios escapavam de um predador virtual manipulando uma alavanca (*joy stick*). Os resultados mostraram que, à medida que o predador virtual se aproximava da presa, a atividade cerebral deslocava-se em sentido rostrocaudal, indo do córtex pré-frontal ventromedial para a MCP, especialmente quando a intensidade da ameaça era intensa. Além disso, utilizando a avaliação de estados subjetivos por meio de escalas psicométricas, verificou-se que a atividade na MCP, provocada pela iminência da ameaça, correlacionou-se positivamente com o grau subjetivo do medo e negativamente com o grau de confiança de poder escapar do perigo.

Até agora, foram consideradas estratégias de defesa contra predadores. Nos encontros agonísticos entre animais da mesma espécie, as mesmas categorias defensivas ocorrem, porém se agrega outra, a submissão, a qual tem por finalidade evitar ou, pelo menos, conter a luta entre coespecíficos. Nesse caso, um dos contendores adota posturas corporais que inibem o ataque do vencedor. Além de evitar graves ferimentos e mesmo a morte, a submissão serve para estabelecer a hierarquia entre os membros de espécies sociais. A submissão tem sido relacionada à ansiedade social do ser humano, que se expressa como timidez. Ruborizar-se e outros sinais de embaraço geralmente despertam simpatia, podendo ser adaptativos em situações nas quais se lidam com estranhos. Porém, a timidez excessiva pode se tornar prejudicial, configurando o TAS.

Já a abordagem evolutiva do TOC relaciona a compulsão com rotinas comportamentais de autolimpeza e de defesa territorial, que não são diretamente associadas à defesa. Resultados neurofisiológicos localizam o processamento neural de tais rotinas no corpo estriado dorsal. Coerentemente, estudos de neuroimagem funcional conduzidos por Lewis Baxter e colaboradores na Universidade da Califórnia, Estados Unidos, mostraram hiperativação do núcleo caudato, quando pacientes de TOC estavam sintomáticos. O tálamo e o córtex orbitofrontal também estavam hiperativos, aparentemente constituindo um circuito reverberante. Mais interessante é que a atividade dessas estruturas se normalizava com o tratamento, seja com medicamento antidepressivo, seja com psicoterapia cognitivo-comportamental.

As mencionadas técnicas que possibilitam a visualização de imagens funcionais do cérebro no ser humano sadio ou com transtornos de ansiedade têm contribuído para o conhecimento das bases neurais da ansiedade. Em particular, a neuroimagem vem salientando o papel desempenhado por estruturas corticais, como córtex pré-frontal e ínsula, na ansiedade humana (Quadro 7.12).

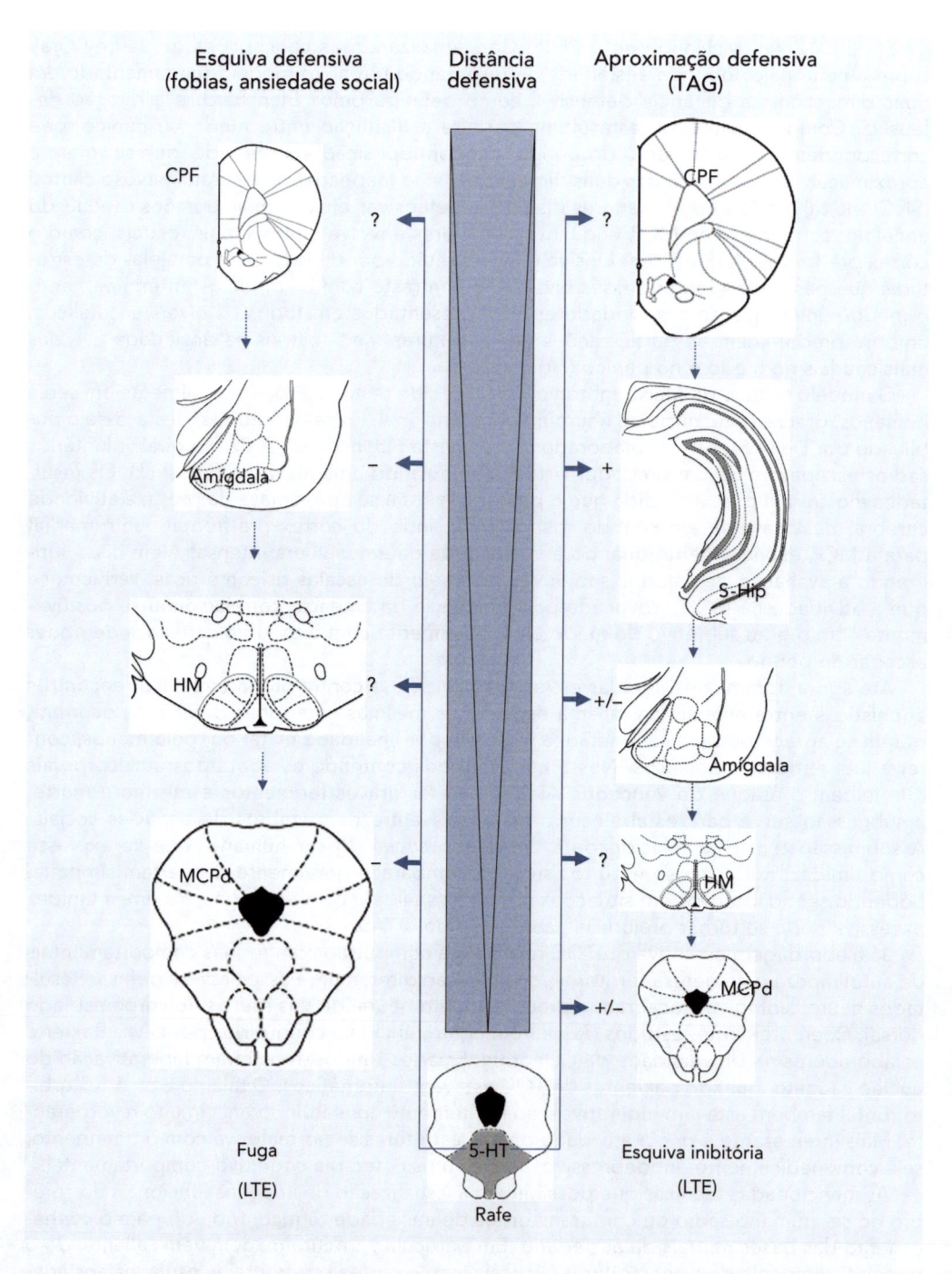

Figura 7.4 | Modelo de McNaughton e Corr.

TAG: transtorno de ansiedade generalizada; CPF: córtex pré-frontal; HM: hipotálamo medial; MCPd: matéria cinzenta periaquedutal dorsal; LTE: labirinto em T elevado; 5-HT: serotonina.

Fonte: Modificada de Guimarães et al. 2009; os diagramas anatômicos se baseiam nas ilustrações do Atlas de Paxinos e Watson, 2005.

Quadro 7.12	Estruturas corticais na ansiedade

Embora a abordagem evolutiva enfatize a continuidade filogenética da organização das estruturas cerebrais que processam as emoções, deve-se também reconhecer o que distingue o ser humano de outros animais. Em primeiro lugar, há as áreas corticais que constituem o substrato da linguagem, permitindo o desenvolvimento do pensamento simbólico e a construção da cultura e da civilização. Em segundo, verifica-se acentuado desenvolvimento do córtex pré-frontal (CPF). Ao longo dos cerca de 5 milhões de anos da evolução humana, o CPF aumentou seis vezes de tamanho, enquanto o encéfalo, como um todo, aumentou apenas três vezes. Atribui-se ao CPF a realização das chamadas funções executivas, que permitem, entre outras habilidades, escolher entre pensamentos em conflito, distinguir entre o bem e o mal, criar expectativas e prever as consequências futuras dos atos, trabalhar para alcançar objetivos planejados e controlar impulsos e emoções em conformidade com regras socialmente estabelecidas. Em suma, as características do funcionamento do CPF determinam o que se entende por personalidade humana.

No caso da ansiedade, é muito relevante o papel das configurações cerebrais típicas do cérebro humano, em especial do CPF. A ansiedade cotidiana do indivíduo raramente é causada por estímulos inatos de medo ou mesmo estímulos físicos que sinalizam perigo, mas sim por símbolos, cujo sentido é codificado culturalmente e processado cognitivamente. Além disso, todos os transtornos de ansiedade respondem de modo satisfatório à psicoterapia, que provavelmente mobiliza as funções executivas do CPF. Por exemplo, achados de neuroimagem funcional têm mostrado redução da ativação da amígdala por processos cognitivos, como interpretação e rotulação dos estímulos ameaçadores.

Muitos estudos de neuroimagem têm explorado o papel do CPF nos diferentes transtornos de ansiedade. Sintetizando esses achados, Rachel Berkowitz e seus colaboradores da Universidade de Columbia, em Nova Iorque, concluíram que transtornos que envolvem ruminação ansiosa, como o TAG e o TOC, são acompanhados por hiperativação do CPF medial. Em contraste, aqueles definidos por intenso medo e pânico, como TP, TAS e TEPT, caracterizam-se por hipoatividade do CPF. Como existem evidências em abundância indicando que o CPF medial exerce inibição sobre estruturas límbicas, como a amígdala e a ínsula, os mesmos autores concluíram que, nessas últimas condições, haveria uma deficiência de tal inibição. Além disso, propõem que a preocupação ansiosa seria uma manifestação exclusivamente humana de ansiedade, pois advém da capacidade de antever acontecimentos e prever as consequências das ações, que são funções do CPF.

Outra estrutura que vem sendo valorizada pelos estudos de neuroimagem é a ínsula. Segundo autores como Arthur Craig e Hugo Critchley, a ínsula posterior recebe informação interoceptiva das vísceras, e a ínsula anterior direita converte tal informação em sentimento corporal. Assim como a amígdala, a ínsula é ativada por estímulos aversivos, inclusive por faces humanas com expressão de medo e asco, ativação a qual é atenuada por medicamentos ansiolíticos e antidepressivos. Essas evidências indicam uma importante participação da ínsula no processamento da ansiedade. Um estudo realizado por Ricardo Uchida e colaboradores na Divisão de Psiquiatria da Faculdade de Medicina de Ribeirão Preto, USP, utilizando imagens de ressonância magnética, mostrou aumento do volume de matéria cinzenta na ínsula em pacientes diagnosticados com TP, quando comparados a controles sadios. Esse achado pode estar relacionado com a hipersensibilidade interoceptiva demonstrada pelos pacientes de pânico, que representa um importante papel na fisiopatogenia desse transtorno.

Modelos experimentais de ansiedade

Modelos animais de ansiedade

No início das pesquisas com ansiolíticos, foram utilizados modelos baseados na metodologia desenvolvida nos laboratórios de Psicologia Experimental, durante as décadas de 1950 e 1960, principalmente pelos pesquisadores que adotavam os métodos preconizados pela análise experimental do comportamento (Capítulo 3), os quais recorriam ao condicionamento clássico ou pavloviano e ao condicionamento instrumental ou operante. Entre os primeiros, há a chamada **resposta emocional condicionada**, também conhecida pela sigla inglesa CER, obtida, em ratos, pareando-se repetidamente um estímulo acústico ou visual com choque elétrico nas patas. Com isso, o estímulo, inicialmente neutro, passa a produzir um conjunto de alterações características, como "congelamento" (imobilidade, com tônus muscular aumentado), piloereção, olhos bem abertos (exoftalmia), respiração irregular, bater de dentes, defecação e micção. Pela dificuldade de quantificação, a CER tem sido pouco usada em estudos farmacológicos. Porém, sua combinação com um comportamento instrumental tornou-se o primeiro modelo de ansiedade experimental, proposto por Wiliam Estes e Burrhus Skinner. Esses pesquisadores sobrepuseram o condicionamento clássico aversivo a uma linha de base de pressão a uma alavanca, mantida pela apresentação de alimento a intervalos variáveis. O ritmo regular de repostas promovido por esse esquema de reforço é reduzido ou abolido pela apresentação intermitente do estímulo condicionado, seguido pelo choque nas patas. Pode-se, assim, quantificar a CER pelo grau de supressão do responder operante. Por isso, esse modelo é denominado **supressão condicionada**. A supressão condicionada prestou-se a vários estudos com drogas psicoativas, porém não chegou a se firmar como modelo animal de ansiedade, por causa de várias inconsistências. Por exemplo, o neuroléptico reserpina (Capítulo 5) reverte a supressão condicionada, o que representa falso-positivo. Logo, a supressão condicionada foi substituída pelos testes de conflito ou punição, que oferecem resultados mais consistentes (Quadro 7.13).

Quadro 7.13   Testes de conflito

O primeiro teste de conflito que recebeu aceitação generalizada foi elaborado pelos pesquisadores norte-americanos Irving Geller e Joseph Seifter. No teste de Geller-Seifter, ratos privados de alimento durante 24 horas são treinados a pressionar uma alavanca para obter leite açucarado, disponível, por tempo limitado, em comedouro retrátil. O animal está situado no interior de uma gaiola com o soalho constituído por barras metálicas ligadas a um gerador de choques elétricos. A sessão experimental contém dois períodos ou componentes, discriminados por um tom. Na ausência do tom, as pressões à alavanca são recompensadas a intervalos variáveis, de modo a gerar um ritmo regular de respostas. Na presença do tom, todas as respostas são recompensadas, porém também punidas com choque nas patas. Portanto, no componente punido, estabelece-se uma situação de conflito entre motivações opostas: de conseguir alimento e de evitar o choque. Como resultado, a frequência com que o animal pressiona a alavanca diminui. Em doses que não afetam o desempenho no componente não punido, isto é, doses que não produzem sedação, ansiolíticos BZD determinam acentuados aumentos na frequência de respostas punidas. Tal efeito não resulta da diminuição da dor causada pelo choque, pois analgésicos potentes, como a morfina, não desinibem o comportamento suprimido por punição. Também não decorre do efeito facilitador sobre a motricidade, pois psicoestimulantes, como a anfetamina, também são destituídos de efeito anticonflito. Tudo indica, portanto, que o efeito antipunição dos ansiolíticos se deve à diminuição do medo de receber o choque elétrico. Estudos quantitativos com BZD e análogos mostraram que há correlação positiva, altamente significativa, entre a dose que produz efeito anticonflito e a dose utilizada para tratar a ansiedade patológica. Assim, o valor preditivo desse teste é muito bom para essa categoria de ansiolíticos (Capítulo 3). Entretanto, tal qualidade não se estende aos ansiolíticos não BZD.

Buscando simplificar a aplicação de testes de conflito, outro pesquisador norte-americano, John Vogel, utilizou o comportamento de beber água como linha de base, suprimindo a ingestão do líquido por meio de choques elétricos aplicados na língua ou nas patas do rato. Eliminava, assim, a necessidade de treinamento prolongado e diminuía a duração da sessão experimental. Contudo, o perfil farmacológico do teste de Vogel é diferente daquele do teste de Geller-Seifter. Embora ambos sejam muito sensíveis aos BZD, somente o teste de Vogel acusa efeito ansiolítico com derivados das xantinas (cafeína, teofilina). Trata-se de resultado falso-positivo, uma vez que essas substâncias são ansiogênicas no homem.

Apesar das muitas virtudes, os testes de conflito passaram a ser criticados, na década de 1980, em grande parte pela introdução de ansiolíticos não BZD, cujos efeitos nem sempre são detectados por esse modelo. Assim, pareciam ser testes para BZD, e não verdadeiros modelos animais de ansiedade. Contra eles foi apontada, também, a artificialidade da situação experimental, bem como a interferência de fatores, como fome ou sede, aprendizagem e memória, além da dor, que tornavam a interpretação dos resultados muito difícil. O envolvimento de estimulação dolorosa é também preocupante, sob a óptica da bioética.

Para contornar essas dificuldades, desenvolveram-se modelos de ansiedade que utilizam comportamentos naturais da espécie, ou seja, baseados na Etologia (Capítulo 3). No caso da ansiedade, são medidos comportamentos de defesa a ameaças típicas da espécie. Como exemplos, é possível citar a resposta de defesa afetiva de macacos provocada pela aproximação da mão enluvada do experimentador, o comportamento do rato de ocultar um bastão eletrificado com serragem ou fragmentos de papel, a resposta de congelamento do rato provocada pela presença de um agressor vitorioso em luta anterior, a inibição da interação social determinada por iluminação intensa e/ou por ambiente novo, a exploração diferencial de compartimentos claros e escuros pelo rato ou camundongo, bem como a vocalização ultrassônica emitida por ratos recém-nascidos ao serem separados da mãe. O mais empregado desses modelos tem sido o chamado **labirinto em cruz elevado** (Quadro 7.14).

Quadro 7.14	Labirinto em cruz elevado

Esse modelo de ansiedade baseia-se na verificação de que ratos e outros roedores evitam locais abertos e elevados. Quando neles confinados, mostram sinais de medo, como congelamento, defecação e micção, bem como aumento do nível plasmático de cortisona, um hormônio de estresse. Baseando-se nessas evidências, a pesquisadora inglesa Sheila Handley criou o labirinto em cruz elevado, constituído por dois braços cercados por paredes, colocados perpendicularmente a dois braços abertos, estando o conjunto elevado em relação ao assoalho. O rato é colocado na região central, permitindo-se que o animal explore livremente o aparelho por 5 ou 10 minutos. Originalmente, mediam-se exclusivamente o número de entradas e o tempo de permanência nos braços abertos e fechados, respectivamente. A esses índices clássicos, alguns pesquisadores têm acrescentado outras medidas, como a exploração das extremidades dos braços abertos, além de itens comportamentais indicativos de avaliação de risco, como perscrutar os braços abertos, mantendo o corpo na extremidade central de um dos braços fechados.

Estudos iniciais de validação farmacológica, realizados por Sheila Handley e por outra pesquisadora inglesa, Sandra File, mostraram que várias drogas capazes de aliviar a ansiedade no homem, sobretudo BZD, aumentam significativamente o número ou a porcentagem de entradas nos braços abertos, bem como o tempo de permanência neles. Em contraste, o número de entradas nos braços fechados não é afetado. Tal resultado é interpretado como efeito ansiolítico seletivo, isto é, desacompanhado do efeito sedativo. Contudo, drogas que aumentam a ansiedade no homem, particularmente as que exercem ação inversa à dos ansiolíticos BZD, diminuem a exploração relativa dos braços abertos. Porém, nesse caso, frequentemente o número de entradas nos braços fechados está igualmente diminuído, possivelmente porque a ansiedade resulta em inibição comportamental generalizada, incluindo a locomoção. O modelo foi adaptado para o camundongo pelo pesquisador norte-americano Richard Lister.

O labirinto em cruz elevado é representativo da nova tendência de se basear modelos animais de psicopatologia em conhecimentos etológicos (Capítulo 3). Como vantagens em relação a modelos mais artificiais, como os testes de conflito (Quadro 7.13), podem ser enumeradas a ausência de privação alimentar, dor e treinamento prolongado. Haveria também maior validade teórica, pois o modelo fundamenta-se no repertório natural de defesa do rato. Outro aspecto reside na sensibilidade do modelo tanto a drogas ansiolíticas quanto ansiogênicas, cujo efeito é mais difícil de demonstrar nos testes de conflito. Entretanto, como nestes últimos, os resultados obtidos com agentes não BZD têm sido inconsistentes.

Um modelo de difícil classificação é o da **potencialização da resposta de sobressalto**, que se verifica em presença de estímulo condicionado aversivo. Sabe-se que, quando se está em local perigoso, qualquer ruído imprevisto produz sobressalto muito maior do que em lugar seguro. Com base nessa ideia, Michael Davis, da Universidade de Yale, Estados Unidos, desenvolveu um teste no rato, em que se mede a resposta de sobressalto produzida por som intenso, na presença e na ausência de um tom, anteriormente associado a choque nas patas. O aumento do sobressalto é tido como índice de ansiedade. Davis e colaboradores estudaram sistematicamente o efeito de numerosos ansiolíticos BZD e não BZD, de agentes ansiogênicos, além de compostos de outras classes farmacológicas – com poucas exceções, os resultados consolidam o teste como modelo de ansiedade. Além disso, descreveram em pormenores o substrato neural da resposta de sobres-salto e de sua potencialização (ansiedade). Finalmente, transpuseram o modelo para a espécie humana, podendo, assim, validar extrapolações dos resultados obtidos no rato.

Uma conclusão geral é a de que esses modelos produzem diferentes tipos de ansiedade, conceito este que provém da verificação de que tratamentos farmacológicos, bem como lesões de regiões do SNC implicadas na ansiedade, afetam de modo diferencial o comportamento dos animais em vários modelos de ansiedade. Por exemplo, o pesquisador canadense Dallas Treit e seus colaboradores mostraram que lesões do septo têm efeito ansiolítico no labirinto em cruz elevado, porém não afetam o comportamento de ocultar um bastão eletrificado. Ao contrário, lesões da amígdala atenuam este último comportamento, sem alterar a exploração do labirinto em cruz elevado.

A heterogeneidade da ansiedade gerada pelos modelos animais guarda paralelo com a mul-tiplicidade de transtornos nas modernas classificações da ansiedade patológica, como a DSM-5 e a CID-10. Por isso, a tendência atual consiste no desenvolvimento de modelos animais espe-cíficos para cada tipo de transtorno de ansiedade. Essa busca tem sido fundamentada em cons-trutos teóricos que abrangem tanto a fisiopatologia do transtorno quanto os comportamentos que pretendem representá-lo no modelo. Um exemplo desse tipo de modelo é o **labirinto em T elevado**, desenvolvido pelo autor (FGG), em colaboração com Milena Viana e Carlos Tomaz, no ano de 1993. Esse aparelho deriva do labirinto em cruz elevado, pela obstrução de um dos bra-ços fechados, sendo, assim, constituído por três braços, um dos quais é fechado e está disposto perpendicularmente aos dois braços abertos (Figura 7.5). Durante o teste, o animal desempenha duas tarefas consecutivas: esquiva inibitória e fuga de uma via. Quando colocado no final do braço fechado, o rato não pode enxergar os braços abertos, até ser capaz de estender a cabeça para fora das paredes do braço fechado. Como já dito, estar nos braços abertos é aversivo para ratos, já que eles têm medo inato de espaços abertos e elevados. Isso permite que os animais aprendam a se esquivar dos braços abertos quando repetidamente colocados no labirinto, ou seja, a cada tentativa, os animais levam mais tempo para sair do braço fechado. Após as sessões nas quais se avalia a esquiva inibitória, o mesmo animal é colocado na extremidade de um dos braços abertos, medindo-se, em seguida, o tempo gasto para a fuga, ou seja, para sair do braço aberto e entrar no fechado. As respostas de esquiva inibitória e de fuga têm sido relacionadas ao TAG e ao TP, respectivamente. Uma série de experimentos vem sendo realizada a fim de verificar o valor preditivo do labirinto em T elevado. Os resultados obtidos mostram que tanto o diazepam quanto a buspirona, eficazes no TAG, inibem a resposta de esquiva inibitória, sem afetar a resposta de fuga. Já a administração crônica de vários antidepressivos, utilizados para tratar o TP, inibe a resposta de fuga (Figura 7.6). Em sentido oposto, verificou-se que a droga an-siogênica mCPP facilita a resposta de esquiva inibitória, enquanto a droga panicogênica CCK-8s facilita a resposta de fuga. Tais resultados, entre outros, dão validade farmacológica ao modelo. A validade teórica baseia-se na hipótese de que a esquiva inibitória representa uma situação de conflito, evocando um estado emocional que seria homólogo à ansiedade antecipatória ou ge-neralizada. Enquanto isso, a fuga do braço aberto representa uma defesa a um perigo proximal, mobilizando as mesmas redes neurais que estariam envolvidas no ataque de pânico.

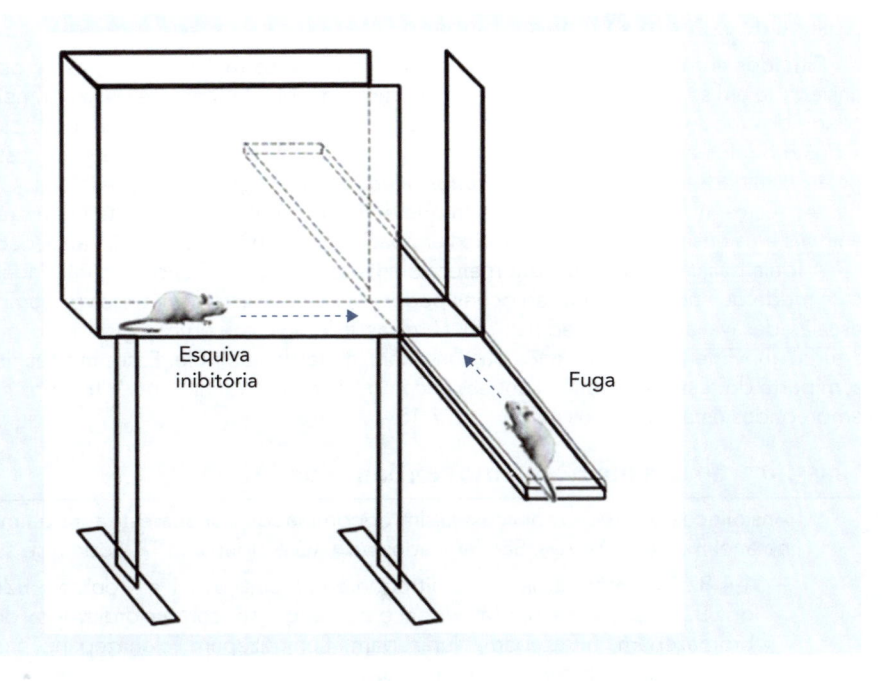

Figura 7.5 | Labirinto em T elevado.

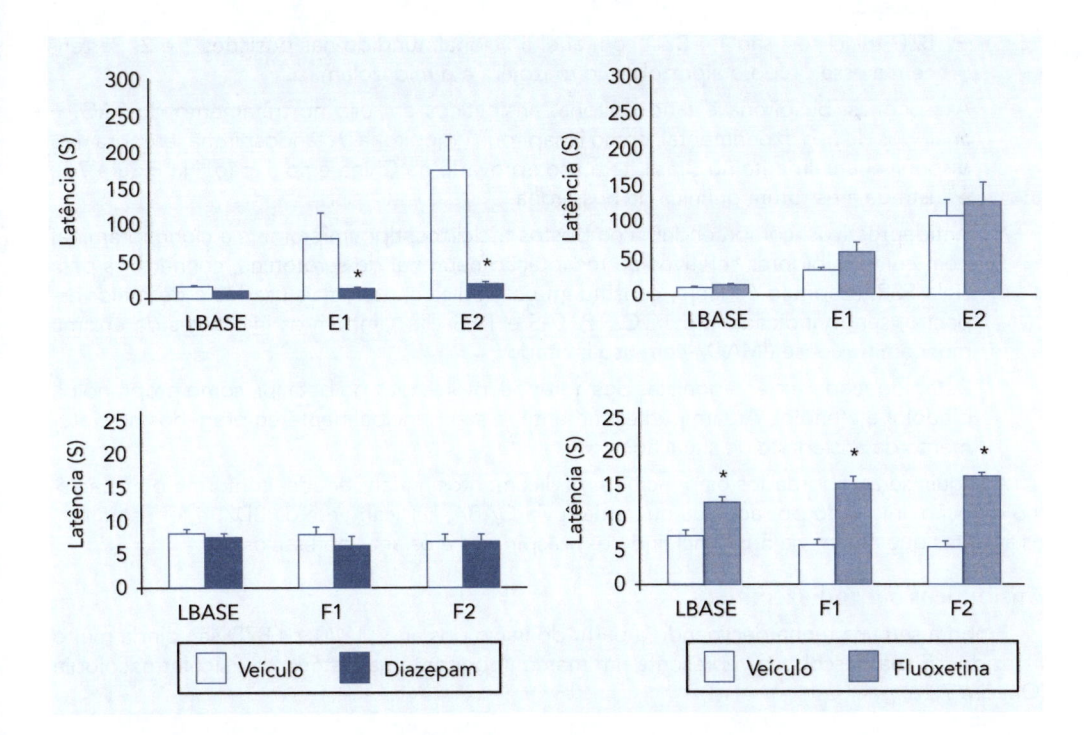

Figura 7.6 | Efeito ansiolítico do diazepam e antipânico da fluoxetina no labirinto em T elevado.

E1: esquiva 1; E2: esquiva 2; F1: fuga 1; F2: fuga 2.

Ansiedade experimental no ser humano

Situados entre os modelos animais de ansiedade e os testes clínicos, estão os modelos de ansiedade em seres humanos sadios, que participam voluntariamente da experimentação. A validade dos modelos de ansiedade experimental humana não está tão bem estabelecida quanto a dos modelos animais, entre outras razões pela maior complexidade e pelo custo financeiro, pela dificuldade de conseguir voluntários, além das limitações de ordem ética. Os defensores desses testes, no entanto, argumentam que eles representam uma ponte útil entre os modelos animais e os ensaios clínicos, realizados em pacientes com transtornos de ansiedade.

A ideia básica consiste em submeter voluntários sadios a situações controladas que provocam medo ou ansiedade. Tais emoções podem ser avaliadas por métodos psicométricos, como escalas de avaliação, ou medidas por técnicas fisiológicas, como registros do pulso, pressão arterial, movimentos respiratórios ou condutância elétrica da pele. Esses índices fisiológicos fazem parte do teste poligráfico conhecido como "detector de mentiras". Três dos modelos mais empregados estão descritos no Quadro 7.15.

Classificação dos medicamentos antiansiedade

- Ansiolíticos benzodiazepínicos: assim denominados por sua estrutura química, baseada no anel BZD (Figura 7.7). São indicados no TAG e alguns no TP. Podem se subdividir em:
  - 1,4 BZD: contêm átomos de nitrogênio nas posições 1 e 4 do anel BZD. A maioria dos BZD usados na clínica pertence a esse grupo, como clordiazepóxido, diazepam, bromazepam, nitrazepam, flurazepam, flunitrazepam, clonazepam, oxazepam, seu derivado clorado temazepam e lorazepam.
  - 1,5 BZD: contêm átomos de nitrogênio nas posições 1 e 5 do anel. Um exemplo é o clobazam.
  - BZD tricíclicos: são 1,4 BZD com anel adicional, fundido nas posições 1 e 2. Pertencem a esse grupo o alprazolam, o triazolam e o midazolam.
- Azaspironas: buspirona e tandospirona, ansiolíticos em uso no tratamento do TAG, e análogos de uso experimental, como ipsapirona e gepirona. A tandospirona, embora não disponível atualmente no Brasil, tem uso aprovado na China e no Japão. Na Figura 7.8, é ilustrada a estrutura química da buspirona.
- Antidepressivos: compreendem compostos tricíclicos, tipo imipramina e clorimipramina, bem como inibidores seletivos da recaptação neuronal de serotonina, conhecidos pela sigla SSRI (Capítulo 6). Hoje, constituem os medicamentos mais usados e de maior espectro, sendo indicados no TOC, TP, TAS e TAG. Há também os inibidores da enzima monoaminoxidase (IMAO), com uso limitado.
- Betabloqueadores: antagonistas dos adrenoceptores do tipo beta (β), como propranolol, pindolol e atenolol. Atuam perifericamente, e são principalmente empregados no tratamento da ansiedade de situação.

A seguir, serão abordados os principais medicamentos antiansiedade, conforme o mecanismo de ação, iniciando por aqueles que atuam via GABA, basicamente os BDZ, e, em seguida, os agentes que atuam via 5-HT, incluindo as azaspironas e os antidepressivos.

Ansiolíticos benzodiazepínicos

Embora seu uso tenha declinando a partir do início dos anos 1980, os BZD são ainda muito utilizados. E sua descoberta representa um marco importante na história da Psicofarmacologia (Quadro 7.16).

Quadro 7.15 — Modelos de ansiedade em voluntários sadios

Um dos primeiros modelos utilizados para induzir ansiedade em seres humanos foi o teste *Stroop color*, desenvolvido originalmente por J. Ridley Stroop para investigar funções cognitivas. Consiste em projetar palavras que significam cores cujas letras estão escritas em cor diferente (p. ex., a palavra "verde" em letras amarelas). Acredita-se que, ao ser solicitado que nomeie as cores visualizadas, ocorra a produção de um conflito desconfortável no voluntário. O grau de ansiedade é quantificado por meio de escalas de avaliação. Esse teste somente produz aumentos de ansiedade em voluntários com ansiedade-traço (de personalidade) elevada. Outro modelo muito usado denomina-se teste da simulação de falar em público. Após um período de habituação ao laboratório, o voluntário senta-se em frente a uma videocâmera. Solicita-se que ele prepare um discurso sobre dado tema, que será gravado em fita de vídeo. O voluntário vê a própria imagem em uma tela de televisão. Fazem-se medidas fisiológicas (pressão arterial, frequência cardíaca), e os voluntários preenchem escalas de avaliação em diferentes fases da sessão experimental: início, depois da habituação, antes da fala, durante a fala e após a fala. A simulação do falar em público produz aumento de ansiedade em todos os voluntários, independentemente do nível de ansiedade-traço.

O terceiro exemplo reside no teste da resposta condicionada de condutância da pele, um modelo baseado no condicionamento clássico (Capítulo 3). O voluntário tem fones de ouvido adaptados aos pavilhões auditivos para apresentação de estímulos acústicos, bem como eletrodos em dois dedos da mão direita para medida da condutância (inverso da resistência) elétrica da pele. Esta aumenta em resposta a emoções que ativam o sistema nervoso simpático, provocando sudorese. A apresentação dos estímulos e o registro da condutância da pele são realizados por meio de computador. Inicia-se a sessão experimental apresentando uma série de 10 tons neutros, a intervalos aleatórios. Verifica-se que o primeiro tom é seguido de grande aumento da condutância. Com a repetição, a resposta vai diminuindo até quase desaparecer, caracterizando o fenômeno da habituação. O 11º tom é seguido

da apresentação de um ruído "branco", de alta intensidade (estímulo incondicionado), produzindo sobressalto no voluntário. A resposta de condutância ao ruído aversivo é muito intensa. Após esse pareamento, é novamente apresentada a mesma série de tons, já tornados estímulos condicionados aversivos. Verifica-se que o tom volta a produzir grandes aumentos da condutância, que diminuem a cada apresentação, porém em velocidade bem menor que no período de habituação. Esse processo é denominado extinção (Capítulo 3).

Vários trabalhos publicados têm mostrado que drogas ansiolíticas e ansiogênicas afetam a ansiedade nesses modelos. Porém, o perfil farmacológico de determinado teste pode ser diferente do de outro, indicando que os vários modelos produzem diferentes tipos de ansiedade. Por exemplo, estudos realizados por John Deakin e colaboradores, na Inglaterra, mostraram que o antagonista 5-HT$_2$, ritanserina, diminuiu acentuadamente a intensidade da resposta de condutância da pele durante a extinção, sem afetar a habituação. Isso significa que a droga atenua o medo condicionado. Ao contrário, no teste de simulação de falar em público, a ritanserina aumentou a duração do medo de falar em público. Por sua universalidade e dificuldade de extinção, esse tipo de medo parece ser inato na espécie humana.

Apesar de terem sido originalmente desenvolvidos para o uso em voluntários sadios, esses testes vêm sendo aplicados a pacientes com transtornos de ansiedade, com resultados instigantes. Por exemplo, estudos realizados na Divisão de Psiquiatria da Faculdade de Medicina de Ribeirão Preto da Universidade de São Paulo (FMRP-USP) mostraram que pacientes com diagnóstico de TAS respondem bem mais do que os controles sadios ao teste da simulação de falar em público. Tal resultado era esperado, dado que falar em público representa a situação mais temida por tais pacientes. O que surpreendeu foi verificar que pacientes com diagnóstico de TP respondem bem menos que os indivíduos normais ao mesmo desafio. Estudos desse tipo podem ajudar a entender processos fisiopatogênicos dos transtornos de ansiedade.

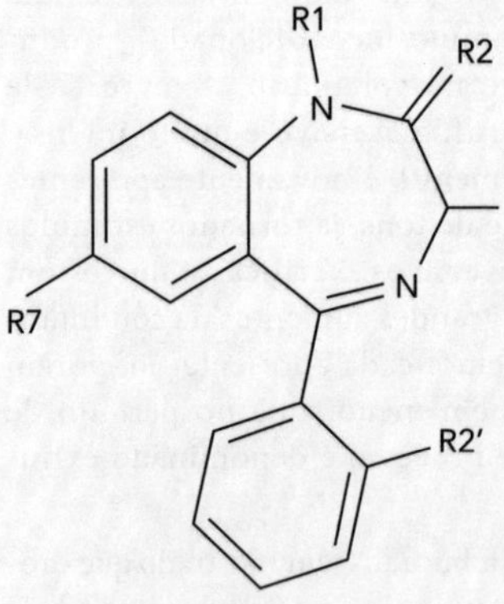

	R1	R2	R3	R7	R2′
Diazepam	-CH$_3$	=O	-H	-Cl	-H
Clorazepato	-H	=O	-COO⁻	-Cl	-H
Clordiazepóxido	-	-NHCH$_3$	-H	-Cl	-H
Oxazepam	-H	=O	-OH	-Cl	-H
Lorazepam	-H	=O	-OH	-Cl	-Cl
Alprazolam	Anel triazolo		-H	-Cl	-H
Triazolam	Anel triazolo		-H	-Cl	-Cl
Midazolam	Anel imidazo		-H	-Cl	-F
Flumazenil	Anel imidazo		-H	-F	= O em C5 e CH$_3$ em N4 (sem anel)

Figura 7.7 | Estrutura química de ansiolíticos benzodiazepínicos e do flumazenil.

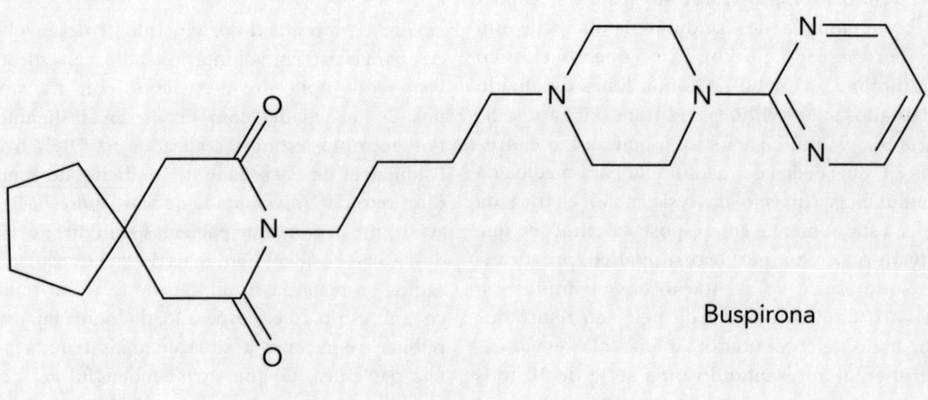

Buspirona

Figura 7.8 | Estrutura química da buspirona.

Quadro 7.16	Descoberta dos BZD

O clordiazepóxido, primeiro BZD a ser empregado na clínica, foi descoberto a partir de observações realizadas em animais experimentais. O químico farmacêutico Leo Sternbach havia sintetizado uma família de derivados 1,4-BZD nos laboratórios da Companhia Roche, em Basileia, Suíça. Durante a década de 1950, as propriedades farmacológicas desses compostos foram estudadas por Lowel Randall, na divisão da mesma companhia, em Nova Jersey, Estados Unidos. Sua atenção foi despertada pelos efeitos sedativos e anticonvulsivantes do clordiazepóxido em camundongos, bem como sobre o comportamento de macacos *Cynomolgus*, animais bravios que se tornavam dóceis sob o efeito da droga. Essa propriedade de diminuir a agressão defensiva (amansamento) é até hoje usada para permitir a manipulação de animais selvagens por veterinários, zoólogos e conservacionistas. Pouco tempo depois, foi testado o análogo diazepam, cinco vezes mais potente que o clordiazepóxido. As observações iniciais resultaram em estudos mais dirigidos para a verificação de efeitos ansiolíticos, inclusive com o emprego de testes de conflito (Quadro 7.13). Comprovadas as propriedades ansiolíticas dos BZD em animais de laboratório, os compostos foram ensaiados em pacientes ansiosos, revelando-se bastante eficazes.

Essa trajetória – do animal de laboratório para a clínica – constituiu-se em um avanço da Psicofarmacologia, dado que a descoberta dos antipsicóticos e dos antidepressivos partiu de observações acidentais em seres humanos (Capítulos 5 e 6).

Efeitos farmacológicos dos BZD

Como atuam pelo mesmo mecanismo de ação, os diversos derivados BZD têm os mesmos efeitos farmacológicos (Tabela 7.2). Contudo, diferenças estruturais e farmacocinéticas influenciam a potência, o tempo do início do efeito terapêutico e sua duração, o tipo e a incidência dos efeitos colaterais, bem como a magnitude dos sinais de retirada (Capítulo 10).

Tabela 7.2	Principais efeitos farmacológicos dos BZD e implicações clínicas
Efeito	**Implicação clínica**
Atenuação do comportamento defensivo	Alívio da ansiedade
Anticonflito	Alívio da ansiedade
Desinibição comportamental	Alívio da ansiedade Efeitos colaterais de descontrole (hostilidade, excitação paradoxal)
Sedativo-hipnótico	Tratamento da insônia Efeito colateral de sonolência
Potencialização de depressores do sistema nervoso central	Uso como pré-anestésico Risco do uso combinado com bebidas alcoólicas
Déficit psicomotor	Efeitos colaterais de incoordenação
Relaxamento parcial da musculatura esquelética	Tratamento de espasmos musculares
Anticonvulsivante	Tratamento de alguns tipos de epilepsia
Amnésia anterógrada	Efeito colateral de perda de memória

Como referido anteriormente, o amansamento de animais selvagens representou uma das primeiras evidências sugestivas das propriedades ansiolíticas do clordiazepóxido. Nesse sentido, deve-se recordar que o sistema cerebral de defesa, que elabora a agressão defensiva, compreende um dos principais substratos neurais da ansiedade. Também já foi destacado o valor preditivo dos testes de conflito ou punição, no que diz respeito à eficácia clínica dos ansiolíticos. A facilitação do comportamento punido causada pelos BZD em diversas espécies de animais de laboratório parece decorrer de dois fatores: diminuição da aversividade do estímulo punitivo e desinibição comportamental generalizada. Evidências experimentais colhidas pelos pesquisadores franceses Philippe Soubrié e Marie Helène Thiébot mostram que ratos tratados com BZD perdem a capacidade de esperar para conseguir recompensa mais valiosa, ou seja, tornam-se mais impulsivos. A perda de controle dos impulsos pode explicar efeitos colaterais indesejáveis, como agressividade e irritação, passíveis de ocorrer no decurso da terapia com BZD. Em particular no caso da agressão, experimentos etofarmacológicos realizados em gatos por Wolfgang Wuttke e colaboradores na década de 1960 mostraram que a agressão defensiva (motivada pelo medo) é atenuada pelos BZD. Ao contrário, a agressão ofensiva (inibida pelo medo) é facilitada. Como em outros casos, os efeitos dos BZD assemelham-se aos do álcool etílico, cuja ingestão sabidamente facilita a violência.

Os BZD diminuem a atividade motora e, em doses mais elevadas, induzem sono. Nas primeiras administrações, efeitos sedativos podem ser verificados com as mesmas doses que produzem efeitos anticonflito. Com o uso repetido, no entanto, o efeito sedativo desaparece gradualmente, tornando mais aparente o efeito anticonflito. Essa tolerância diferencial encontra paralelo na clínica, em que a sonolência diminui em poucos dias de tratamento continuado. Contudo, o efeito hipnótico dos BZD mais potentes é usado para o tratamento da insônia, caso no qual a tolerância rápida é inconveniente (Capítulo 8).

Ligada ao efeito sedativo-hipnótico está a capacidade dos BZD de aumentar o efeito de outros depressores do SNC, entre os quais anestésicos gerais e etanol. No laboratório, mede-se esse efeito pelo prolongamento do tempo de sono induzido em camundongos pela administração de um barbitúrico. Na clínica, essa propriedade dos BZD tem aplicação na pré-anestesia. Administrados antes da cirurgia, esses compostos não somente aliviam a ansiedade antecipatória, mas também permitem diminuir a dose de anestésico geral necessária para atingir o nível de depressão do SNC requerido pela intervenção. Isso traz vantagens, pois economiza anestésico, reduzindo a toxicidade associada às altas doses e facilitando a reversão do sono anestésico, sobretudo quando o efeito potencializador do BZD é removido pela administração de um antagonista de receptores BZD, como o flumazenil (ver "Modo de ação dos BZD").

Em contrapartida, a propriedade de amplificar efeitos de depressores do SNC tem graves inconvenientes. Como as bebidas alcoólicas são largamente consumidas, a associação de BZD resulta no aumento dos efeitos indesejáveis do etanol, como sedação, incoordenação motora, impulsividade e diminuição do tempo de reação e da atenção. Não é preciso dizer que se torna muito elevado o risco de conduzir veículos, operar máquinas perigosas ou mesmo subir e descer escadas. Também efeitos tóxicos, não só do etanol, como também de pílulas para dormir não BZD, estão aumentados. Desse contexto resulta o fato de os BZD estarem envolvidos em numerosos casos de intoxicação acidental ou de suicídio, a despeito de serem drogas seguras quando usados isoladamente.

Da mesma forma que o etanol, os BZD causam incoordenação motora. Nos animais de laboratório, constata-se, por exemplo, que o tempo de permanência de camundongos pendurados em um fio de arame diminui proporcionalmente à dose de BZD injetada. Pacientes tratados com doses ansiolíticas de BZD podem apresentar dificuldades de coordenação de movimentos finos. Também pode estar aumentado o tempo de reação. Tais efeitos acentuam o risco de acidentes de trânsito. Em doses mais elevadas, surgem alterações da marcha (ataxia), perda do equilíbrio e fala desarticulada.

Embora não produzam paralisia da musculatura estriada, como o fazem os agentes curarizantes, os BZD determinam relaxamento muscular parcial, por atuarem na medula espinal. Esse efeito pode ser estudado em laboratório, medindo-se o tônus muscular em filhotes de gato. Na clínica, o efeito miorrelaxante central dos BZD é utilizado para tratar espasmos musculares de várias naturezas – traumática, neurológica, infecciosa ou tóxica –, destacando-se o tratamento do tétano.

Em animais de laboratório, verifica-se que o pré-tratamento com BZD atenua convulsões produzidas por injeção de drogas, como o pentilenotetrazol. Na clínica, tal propriedade é utilizada para o tratamento da condição convulsiva persistente, denominada estado de mal epiléptico. Alguns BZD também são empregados no tratamento crônico de determinados tipos de epilepsia.

Em modelos experimentais de memória, verifica-se que a administração de BZD antes do treino prejudica a memória, efeito que leva o nome de amnésia anterógrada, pois afeta a informação assimilada após a administração da droga. Já a capacidade dos BZD de induzir amnésia retrógrada, isto é, trazer o esquecimento das informações adquiridas antes da droga ser administrada, é controversa, ainda que a maioria dos resultados seja negativa. Na clínica, efeitos amnésicos dos BZD verificam-se sobretudo com compostos potentes, administrados em altas doses, como hipnóticos ou na pré-anestesia, como o midazolam e o triazolam. Nesse caso, não há, em geral, maiores inconvenientes para o paciente. Porém, quando o tratamento ambulatorial requer doses relativamente altas de ansiolíticos, a perda da memória pode trazer prejuízos para o funcionamento profissional e social. Os idosos, já propensos à perda de memória, exigem cuidado especial.

Além da memória, outras funções cognitivas podem estar comprometidas, prejudicando o desempenho profissional. Nem sempre os pacientes têm consciência desse prejuízo. Entretanto, testes neuropsicológicos podem constatá-los com objetividade. Assim, verificou-se que pacientes que tomavam doses terapêuticas elevadas e por longo tempo tinham as habilidades visuoespaciais e atenção sustentada muito diminuídas.

Tão importante quanto a ocorrência dos efeitos citados é a ausência de outros, que seriam inconvenientes para o tratamento clínico. Assim, os BZD são praticamente destituídos de efeitos periféricos sobre os aparelhos cardiovascular, respiratório, digestivo, urinário, muscular e ósseo, além de não afetarem o sistema nervoso simpático e o parassimpático. Tal fato, aliado à baixa toxicidade e à comprovada eficácia terapêutica, fez dos BZD medicamentos largamente empregados na clínica, cujo uso é, entretanto, limitado pelo fato de poderem produzir dependência farmacológica.

Farmacocinética dos BZD

Uma vez que os compostos BZD apresentam os mesmos efeitos farmacológicos, seu uso clínico depende da potência e de propriedades farmacocinéticas, sobretudo da velocidade com que os diferentes compostos ou seus metabólitos são eliminados do organismo (Capítulo 1).

Em geral, os BZD são muito lipossolúveis, sendo absorvidos rápida e completamente do trato gastrintestinal. Também cruzam com facilidade a barreira hematoencefálica, penetrando velozmente o SNC. As vias metabólicas utilizadas pelos BZD são complexas (Figura 7.9). O principal processo de transformação reside na desmetilação no fígado. Muitos dos derivados metabólicos são compostos farmacologicamente ativos, podendo ser ministrados diretamente, como é o caso do temazepam e do oxazepam. Um metabólito importante é o desmetildiazepam, comum a vários BZD usados na clínica. O desmetildiazepam é farmacologicamente ativo e tem meia-vida de pelo menos 72 horas, bem maior que a do composto original (36 horas para o diazepam). Com administração continuada, o desmetildiazepam tende a se acumular no organismo em maior proporção do que seu precursor, sendo, assim, o principal responsável pelos efeitos farmacológicos. Portanto, os BZD que dão origem ao desmetildiazepam têm ação prolongada, sendo mais indicados para tratamentos de estados crônicos de ansiedade. Podem ser administrados somente uma vez ao dia. Já o oxazepam e o temazepam, com meia-vida de menos de 24 horas, precisam ser administrados várias vezes ao dia. Compostos ainda mais rapidamente eliminados, como o triazolam e o midazolam (meia-vida menor que 4 horas), são usados como hipnóticos, pois deixam poucos efeitos residuais após o despertar. Hipnóticos com meia-vida mais longa, como o nitrazepam e o flunitrazepam, deixam sonolência residual durante o dia seguinte, motivo pelo qual são pouco empregados atualmente.

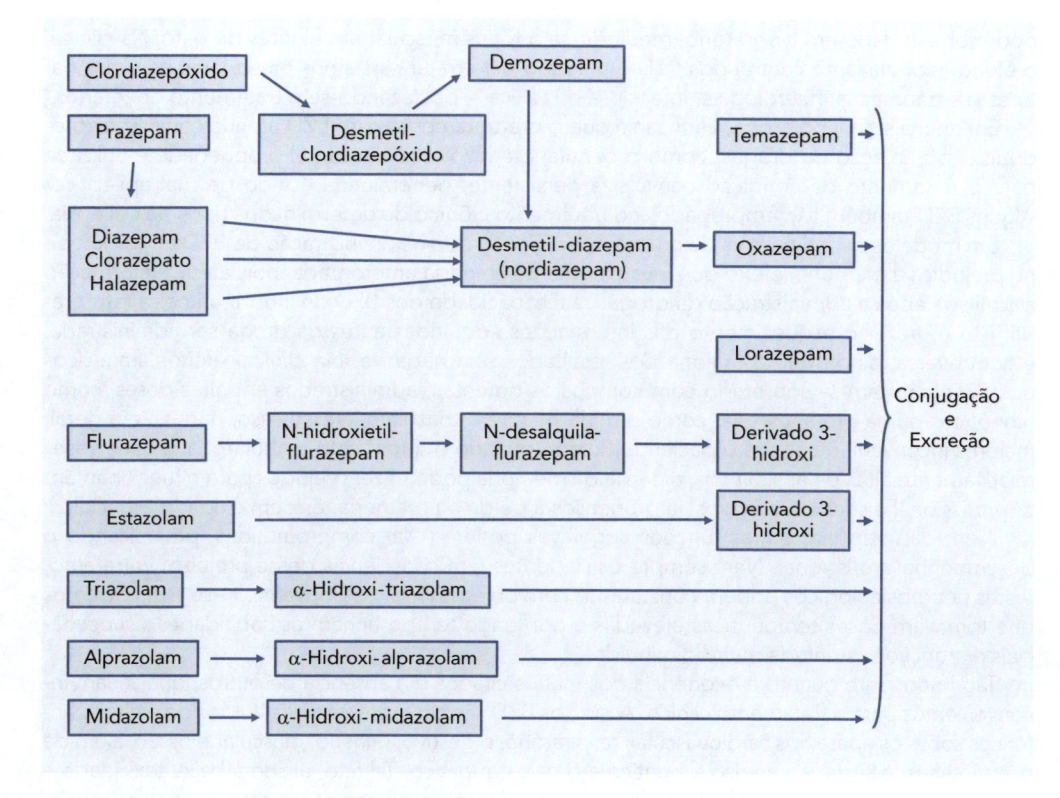

Figura 7.9 | Principais vias metabólicas de benzodiazepínicos.

Nos BZD de longa duração, mesmo com administração diária, a quantidade eliminada em 24 horas é, de início, menor que a quantidade ingerida, havendo acumulação do composto no organismo (Capítulo 1). Somente quando a concentração plasmática atinge o nível em que a fração eliminada em 24 horas é igual à dose diária, a concentração plasmática fica praticamente constante. No caso de compostos que produzem desmetildiazepam, esse período é de algumas semanas. Portanto, é necessário aguardar este prazo para que os efeitos terapêuticos se manifestem plenamente, antes de se modificar a dosagem. Outra consequência é que os níveis plasmáticos caem lentamente após a suspensão da medicação, fazendo com que compostos de longa duração causem menos sinais de retirada (Capítulo 10) do que os de meia-vida curta.

É importante salientar que o tempo necessário para o início do efeito (latência), bem como sua duração, após administração única, nada tem a ver com a meia-vida de eliminação, dependendo sobretudo da lipossolubilidade. Assim, o efeito de dose única de um BZD altamente lipossolúvel, como o diazepam, inicia-se bem mais rapidamente do que o de um composto moderadamente solúvel em gordura, como o oxazepam. A maior lipossolubilidade do diazepam em relação ao oxazepam faz com que o primeiro seja mais rapidamente absorvido no intestino e penetre mais rapidamente no SNC. Sua concentração no tecido nervoso logo atinge níveis bem maiores do que no plasma. Gradualmente, o diazepam sofre redistribuição no organismo, saindo do cérebro para os compartimentos menos irrigados pelo sangue, como musculatura estriada, vísceras, pele e ossos. Como a meia-vida de redistribuição do diazepam é de cerca de 1 hora, o efeito central termina bem antes de o diazepam e seus derivados ativos serem eliminados do organismo. Assim, no início do tratamento, antes que se verifique acumulação no organismo, é necessário ministrar várias doses de diazepam para tratar a ansiedade diurna. Já o efeito inicial de um composto moderadamente lipossolúvel pode durar mais, porque sua redistribuição pelos compartimentos do organismo é mais lenta.

Modo de ação dos BZD

Dois achados marcaram a descoberta do modo de ação dos BZD: o primeiro consistiu na identificação de sítios de ligação de BZD em neurônios do SNC, e o segundo na verificação de que ansiolíticos BZD facilitam a ação do neurotransmissor inibitório GABA.

A descoberta dos sítios de ligação de BZD deveu-se ao trabalho de dois pares de pesquisadores trabalhando de maneira independente: Claus Braestrup e Richard Squires, em Copenhagen, e Hans Möhler e Takashi Okada, na Basileia. Utilizando ensaios com ligantes marcados *in vitro* (Capítulo 1), esses pesquisadores verificaram a existência de sítios de ligação específicos e saturáveis, em frações de homogeneizado de tecido cerebral que continham membranas neuronais. Outros autores constataram alta correlação positiva entre a capacidade de diversos BZD de deslocar H^3-diazepam e a dose necessária para produzir efeitos farmacológicos *in vivo*, inclusive o efeito clínico ansiolítico. Isso indica que os referidos sítios de ligação veiculam os efeitos farmacológicos dos BZD, inclusive os terapêuticos.

Já a descoberta da interação dos BZD com o GABA deu-se a partir de trabalhos eletrofisiológicos, realizados em 1967 por Robert Schmidt e colaboradores, em Heildelberg. Trabalhando com preparação de medula espinal do gato, eles verificaram que potenciais retrógrados, registrados na raiz dorsal de nervos medulares, aumentavam pelo diazepam de modo dose-dependente. O efeito desaparecia após a depleção de GABA, conforme mostraram Willy Haefelly e colaboradores, na Basileia. Tais resultados indicam que os BZD modulam a transmissão GABAérgica, hipótese que foi posteriormente comprovada por inúmeros experimentos, tanto *in vivo* quanto *in vitro*. Em ensaios com ligante marcado, Erminio Costa e colaboradores verificaram que a curva de associação do GABA com o receptor $GABA_A$ (Quadro 7.17) acha-se deslocada para a esquerda na presença de BZD ansiolíticos, fenômeno este que ficou conhecido pela expressão inglesa *GABA shift*. Os referidos autores sugeriram que os BZD aumentam a afinidade do GABA pelo receptor. Estudos bioquímicos realizados pelo mesmo grupo de pesquisa mostraram que o sítio de ligação de BZD faz parte de um complexo macromolecular que inclui o receptor $GABA_A$ (Quadro 7.17), propondo, então, que a ação dos BZD se dá por meio de influências alostéricas que resultam em cooperação positiva. Ao se combinarem com o sítio de ligação, os BZD produziriam modificações na estrutura terciária das proteínas que compõem o receptor $GABA_A$, que facilitariam a combinação do GABA com o mesmo receptor, amplificando, assim, a resposta biológica (Figura 7.10).

São importantes as implicações teóricas e práticas do conceito de que ansiolíticos BZD atuam por meio da potencialização do GABA. No campo conceptual, pela primeira vez se descobriu um sítio de ação farmacológica que modula, em vez de mediar, o efeito de um neurotransmissor. Nos casos até então conhecidos, agonistas atuam diretamente sobre receptores de neurotransmissor, imitando seu efeito, com eficácia plena ou parcial. Os antagonistas, por sua vez, bloqueiam os mesmos receptores, sendo destituídos de efeitos farmacológicos quando administrados isoladamente (Capítulo 1). Já atuando por meio de sítio modulador, os agonistas somente são eficazes na medida em que o neurotransmissor esteja sendo liberado. Isso resulta em efeito dependente da demanda funcional, portanto mais adaptado às circunstâncias. Além disso, a existência de sítios modulatórios abriu lugar para um novo tipo de agente, o agonista inverso (Capítulo 1). Com efeito, logo foram achados ligantes BZD, que, no lugar de produzirem efeitos ansiolíticos, hipnóticos e anticonvulsivantes, aumentam a ansiedade, diminuem o sono e facilitam ou mesmo produzem convulsões. Esses compostos são denominados agonistas inversos, plenos ou parciais, conforme sua eficácia. Como exemplos de agonistas plenos, há o composto de estrutura BZD Ro 19-4603, sintetizado pela Companhia Roche, e as β-carbolinas β-CCM e DMCM.

Quadro 7.17 Neurotransmissão GABAérgica

O GABA é o principal neurotransmissor inibitório do SNC, sendo GABAérgicas 30 a 40% de todas as sinapses do SNC. O GABA atua rapidamente, pela abertura de canais iônicos. Essa ação pode se dar em nível pré ou pós-sináptico, produzindo efeitos inibitórios. O GABA distribui-se por muitas regiões do cérebro, fazendo parte de numerosos circuitos inibitórios, de alimentação retrógrada (*feedback*) ou anterógrada (*feed-forward*). Em consequência disso, regula inúmeras funções no SNC. A importância do GABA para o funcionamento cerebral é demonstrada pelo fato de antagonistas do GABA, como a bicuculina, figurarem entre os mais potentes convulsivantes. Os receptores de GABA subdividem-se em GABA$_A$, estimulados pelo muscimol e bloqueados pela bicuculina, e GABA$_B$, estimulados pelo baclofen e antagonizados pelo faclofen. Além desses, foi identificado outro receptor ionotrópico, denominado GABA$_C$. O receptor GABA$_A$ tem sido implicado na ansiedade porque sua função é afetada diretamente pelos BZD, os barbitúricos e o etanol. Evidências produzidas pelo grupo de Joseph Ledoux sugerem que receptores GABA$_C$ também poderiam afetar a ansiedade, modulando a atividade eletrofisiológica da amígdala lateral. Nesse caso, porém, apresentariam localização pré-sináptica e sua ativação inibiria a liberação de GABA por interneurônios nesse local, facilitando a aquisição e a consolidação de condicionamento aversivo. Tais achados, se confirmados, abrem a possibilidade de desenvolvimento de novas drogas que antagonizem esses receptores.

Estudos de biologia molecular têm mostrado que o complexo receptor GABA$_A$ é formado por cinco subunidades, que se unem para delimitar um canal de cloreto. A combinação do GABA com o sítio receptor determina abertura do canal de cloreto. Pelo gradiente de concentração, forma-se uma cor-rente de íons Cl⁻ dirigida para o interior da célula, hiperpolarizando a membrana. Isso dificulta sua despolarização por influências excitatórias, resultando em inibição do tipo pós-sináptica. Porém, em terminais nervosos onde sinapses GABAérgicas estabelecem contato com terminais nervosos, o GABA promove a saída de íons Cl⁻, portanto a despolarização da membrana. Nessas condições, o impulso nervoso libera uma menor quantidade de neurotransmissor excitatório (inibição pré-sináptica). O sítio de ligação de BZD modula o receptor GABA$_A$, aumentando (agonistas) ou diminuindo (agonistas inversos) a frequência de abertura dos canais de cloreto em resposta ao GABA. O sítio dos barbitúricos está situado no interior do canal, regulando o seu tempo de abertura. Em doses baixas, os barbitúricos aumentam a duração da abertura do canal de cloreto produzida pelo GABA. Entretanto, em doses altas, os barbitúricos abrem o canal independentemente do GABA, causando, assim, anestesia geral, coma ou até mesmo morte. Outros sítios de ligação conhecidos são: 1) o sítio da picrotoxina, cuja ativação por esse agente e convulsivantes análogos resulta na oclusão do canal de cloreto; 2) o sítio dos neuroesteroides, onde se liga, por exemplo, o anestésico geral alfaloxona. O anestésico propofol também interage com o complexo receptor GABA$_A$, embora seu sítio de ligação ainda seja controverso, com evidências de que poderia interagir em mais de um local. Além disso, o etanol e os anestésicos gerais facilitam a ação do GABA, porém não parecem atuar em sítios de ligação específica. É provável que esses agentes afetem o complexo molecular GABA$_A$ indiretamente, modificando propriedades físico-químicas da membrana celular, como fluidez, que afetam a conformação terciária das proteínas constituintes do receptor, inseridas na membrana (Figura 7.10).

Entre os agonistas inversos parciais, estão a β-carbolina FG 7142 e o BZD Ro 15-4513. O composto FG 7142 é particularmente importante, pois foi injetado em três voluntários sadios pelo pesquisador alemão Rainer Dorow, tendo provocado ansiedade tão intensa que o estudo precisou ser interrompido. Relataram-se também efeitos ansiogênicos da mesma droga em modelos animais de ansiedade. Nos ensaios *in vitro*, verificou-se que os agonistas inversos desviam para a direita a curva de associação do GABA, um *GABA shift* no sentido oposto ao determinado pelos agonistas. Deduz-se que os agonistas inversos produzem deformação alostérica que resulta em cooperação negativa, diminuindo a afinidade do GABA pelo receptor GABA$_A$.

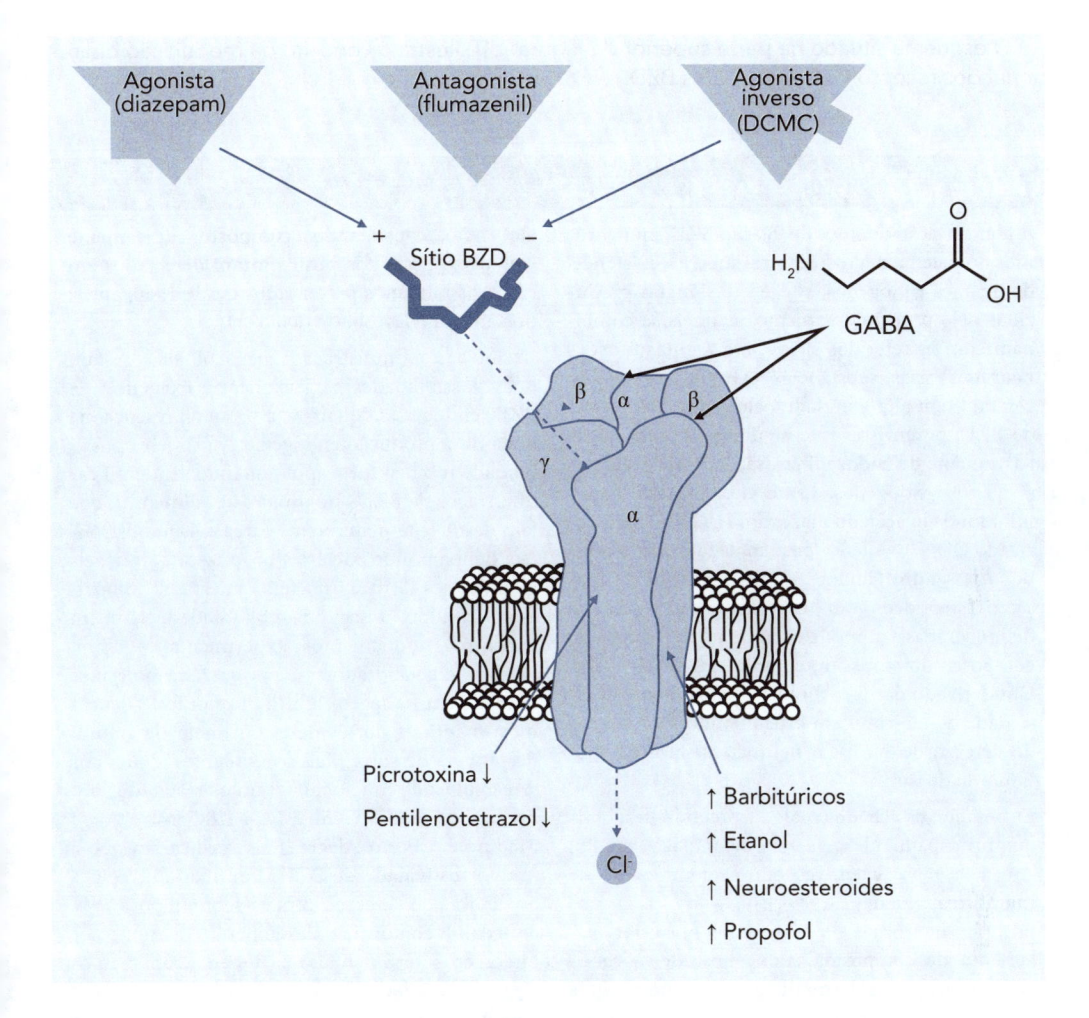

Figura 7.10 | Representação esquemática do complexo receptor BZD-GABA$_A$.

Finalmente, há ligantes de receptores BZD que não induzem *GABA shift*. O exemplo mais conhecido é o do flumazenil, cuja estrutura molecular é de natureza BZD. O pré-tratamento com flumazenil bloqueia tanto efeitos de agonistas quanto de antagonistas BZD; portanto, comporta-se como antagonista "puro". Em geral, o flumazenil não tem efeitos farmacológicos quando administrado isoladamente. Porém, em alguns testes o mesmo composto pode atuar como ansiolítico e, em outros, aumentar a ansiedade. Uma interpretação plausível desses resultados é a de que o flumazenil estaria bloqueando o efeito de ligantes endógenos, que seriam predominantemente ansiogênicos ou ansiolíticos, conforme o tipo de situação experimental (Quadro 7.18). Há evidências ainda de que a ação conflitante do flumazenil seja dependente da concentração. Em baixas concentrações, o flumazenil atua como modulador alostérico negativo fraco – em concentração de 1 mM, é um antagonista dos receptores expressos nos oócitos de *Xenopus*, e, em concentrações mais altas, atua como modulador alostérico positivo fraco.

O esquema situado na parte superior da Figura 7.10 ilustra o conceito da modulação bidirecional dos receptores $GABA_A$ pelos BZD.

Quadro 7.18 — BZD endógenos

A identificação de sítios de ligação BZD em neurônios do sistema nervoso central sugere a existência de ligantes endógenos, isto é, substâncias produzidas pelo próprio organismo, as quais se combinam com os referidos sítios para regular funções neurais. Várias substâncias extraídas do tecido cerebral têm alta afinidade pelos sítios de ligação de BZD, porém somente algumas, chamadas coletivamente de endozepinas, são sérias candidatas a ligantes endógenos. Entre elas, destacam-se o inibidor da ligação do diazepam H^3, DBI, e seu derivado ODN, de menor peso molecular, estudados por Alessandro Guidotti e colaboradores. Ambos são polipeptídeos com propriedades ansiogênicas, demonstradas em modelos animais de ansiedade, comportando-se, assim, como agonistas inversos. Um derivado das β-carbolinas que aumenta a ansiedade no labirinto em cruz elevado foi extraído do cérebro do boi pelo neurocientista argentino Eduardo de Robertis.

Entretanto, os achados mais surpreendentes, obtidos principalmente pelo neurocientista espanhol Angel de Blas, dizem respeito à identificação de imunorreatividade característica dos BZD nos próprios neurônios do SNC, com posterior isolamento de compostos endógenos identificados como oxazepam e desmetildiazepam, metabólitos do diazepam. Tais achados são particularmente intrigantes, se se considerar que os BZD eram, até então, considerados compostos unicamente sintéticos. Esses compostos foram detectados em cérebros humanos preservados desde 1940, antes, portanto, da descoberta dos BZD.

Excluída a administração farmacológica, restam duas possibilidades para explicar a existência de BZD endógenos, quais sejam: sua presença na dieta ou a produção endógena. A primeira possibilidade recebeu forte apoio quando se identificaram traços de BZD em numerosos alimentos, que iam desde leite materno até cereais. Demonstrou-se, também, que bactérias produzem apreciáveis quantidades de BZD no tubo intestinal de bovinos. Contudo, a segunda possibilidade também encontrou fundamentos experimentais. Assim, De Blas e colaboradores identificaram moléculas de BZD em linhagem híbrida tumoral de neurônios, mantidos por 3 meses em meio de cultura desprovida de soro. Mais estimulantes ainda, por seu significado funcional, foram os resultados obtidos por Cláudio Cunha, Ivan Izquierdo e Jorge Medina em Porto Alegre. Eles verificaram que a imunorreatividade de BZD diminuía em regiões específicas do cérebro do rato (septo, hipocampo, amígdala), conforme o desempenho de diferentes tarefas comportamentais relacionadas com memória e/ou ansiedade. Tais achados sugerem que BZD endógenos regulam a memória e a ansiedade, em condições fisiológicas.

Outra implicação teórica significativa do modelo de interação GABA-BZD é a de fornecer explicação plausível para a semelhança do perfil farmacológico de compostos com estrutura química tão diversa, como são barbitúricos, álcool etílico, anestésicos gerais e hormônios esteroides. Explica também a tolerância cruzada e as interações farmacológicas entre eles. De fato, tudo indica que a semelhança de efeitos se deve à propriedade comum de potencializar a ação do GABA, embora por diferentes mecanismos. Disso pode-se compreender interações sinérgicas (por adição ou potencialização) ou antagônicas que se verificam entre eles, como a potencialização do etanol por agonistas BZD e seu antagonismo por agonistas inversos, além de entender o motivo pelo qual a tolerância adquirida a uma dessas classes de drogas estende-se às demais, permitindo que qualquer delas seja substituída por outra, em caso de retirada. Finalmente, o fato de os BZD, ao contrário dos barbitúricos, não serem capazes de abrir canais de cloreto independentemente do GABA justifica a grande margem de segurança, quando comparados àqueles.

Entre as aplicações desse conhecimento, estão o uso dos BZD como pré-anestésico e o risco da combinação dos BZD com etanol e outros depressores, assinalados anteriormente. Soma-

-se ainda a necessidade de grandes concentrações de anestésicos gerais para atingir o plano cirúrgico em dependentes do álcool, BZD e barbitúricos, bem como o tratamento bem-sucedido da síndrome de retirada do etanol (*delirium tremens*) com BZD. Quanto ao sítio dos esteroides, parece ter importância para explicar diferenças de sensibilidade aos ansiolíticos que se verificam entre homens e mulheres, bem como durante o ciclo menstrual.

Não menos importante reside no fato de que tal modelo teórico do complexo receptor GABA$_A$ tem orientado pesquisas que visam a desenvolver novos ansiolíticos, destituídos dos principais inconvenientes dos BZD atualmente em uso. Estes últimos compreendem sonolência, potencialização do etanol, prejuízos cognitivos e psicomotores, tolerância, síndrome de retirada e dependência psicológica. Resultados experimentais em animais de laboratório mostram que agonistas parciais, como imidazenil, podem produzir efeito ansiolítico e anticonvulsivante, em doses muito menores do que aquelas que reduzem a atividade motora, determinam ataxia e potencializam depressores do SNC. O imidazenil foi mesmo capaz de antagonizar o déficit cognitivo produzido pelo diazepam, e sua administração crônica não promove o desenvolvimento de tolerância. Acredita-se que a dissociação entre efeitos terapêuticos e indesejáveis, alcançada com agonistas parciais BZD, decorra do fato de que o efeito anticonvulsivante e o ansiolítico não requerem eficácia plena, em termos de facilitação da abertura de canais de cloreto pelo GABA. Em contrapartida, uma potencialização completa seria necessária para a manifestação do efeito sedativo-hipnótico, miorrelaxante e amnéstico. Além disso, somente com o uso prolongado de agonistas plenos seriam desencadeados mecanismos compensatórios que contrabalançam seus efeitos. Dessa homeostase resultam sintomas de retirada, que se verificam com suspensão abrupta do uso ou administração de antagonista BZD (flumazenil). Por isso, não se verificam tolerância nem sinais de retirada com agonistas parciais.

Outro caminho que vem sendo seguido para o desenvolvimento de novos agentes terapêuticos reside na busca por agonistas dotados de afinidade seletiva para o sítio de ligação de BZD acoplado a receptores GABA$_A$ de composição estrutural específica. A clonagem das subunidades do complexo receptor GABA$_A$, designadas por letras do alfabeto grego (α, β e γ são as principais), revela a existência de pelo menos 19 isoformas. Isso abre a possibilidade de um grande número de combinações, com propriedades diversas. Por exemplo, o sítio de ligação de BZD está localizado na interface entre as subunidades α e γ (Figura 7.10). A presença de isoformas específicas da subunidade α em um subtipo de receptor é o principal determinante da sensibilidade do receptor GABA$_A$ aos BZD. Assim, a presença de subunidades α1, α2, α3 ou α5 nos receptores GABA$_A$ confere sensibilidade a BZD, enquanto receptores contendo subunidades α4 ou α6 são insensíveis a esses compostos. Estudos mais recentes sugerem a associação da subunidade α5 com efeitos amnésicos dos BZD, enquanto outros ressaltam a importância das subunidades α1 e/ou β para os efeitos sedativos-hipnóticos causados pelas mesmas drogas. Essa variabilidade de constituição pode constituir a base da afinidade diferencial a ligantes. Exemplo disso são as chamadas drogas Z, como o zolpidem e a zaleplona, compostos não benzodiazepínicos largamente utilizados no tratamento da insônia. Essas drogas têm afinidade preferencial para receptores GABA$_A$ contendo a subunidade α1, com pouca afinidade para as subunidades α2, α3 e α5, ao contrário do que se observa com drogas como o midazolam e diazepam. Cabe ressaltar, no entanto, que, como os BZD clássicos, o local de ligação das drogas Z se dá na junção das subunidades α e γ.

Na clínica, o zolpidem, por exemplo, causa efeito hipnótico de curta duração e apresenta vantagens sobre os hipnóticos não seletivos (triazolam), como menor efeito rebote (insônia matutina), poucos sinais de retirada e menores efeitos ansiolíticos e miorrelaxantes (ver Capítulo 8).

Local de ação dos BZD

Como descrito anteriormente, os BZD atuam facilitando a ação do neurotransmissor inibitório GABA, o qual, por sua vez, ocorre em praticamente todas as regiões do SNC, regulando uma grande variedade de funções. Não é de admirar, portanto, que os BZD clássicos exerçam uma ampla gama de efeitos farmacológicos. Nesse sentido, surge a questão de quais são os sistemas neuronais responsáveis pelos diferentes efeitos farmacológicos dessas drogas.

O estudo da distribuição do complexo receptor $GABA_A$/BZD no SNC dá uma primeira indicação de onde os BZD podem atuar, o que pode ser feito com H^3-flunitrazepam associado à luz ultravioleta, tornando irreversível sua ligação com o sítio BZD. Colocando filme fotográfico sobre cortes de tecido cerebral marcados com flunitrazepam radioativo, faz-se uma autorradiografia que revela a densidade de receptores BZD nas diferentes regiões do cérebro. Verificou-se, assim, que as maiores concentrações se encontram nas seguintes estruturas: córtex, principalmente camada IV; bulbo olfatório; colículo inferior e superior, amígdala; hipocampo; cerebelo; e núcleo *accumbens*. Pelo que se conhece das funções de cada uma dessas estruturas, pode-se supor que os efeitos atáxicos envolvam o cerebelo. No caso do efeito ansiolítico, que aqui interessa particularmente, as estruturas pertencentes ao sistema límbico são as candidatas mais prováveis.

Mais do que qualquer outra, o uso da técnica de microinjeção intracerebral tem contribuído para a localização do sítio da ação ansiolítica dos BZD. Desse modo, pode-se constatar que a injeção local de BZD nos corpos mamilares do hipotálamo e na amígdala tem efeito ansiolítico em ratos submetidos a testes de conflito. Em particular, os trabalhos de Jorgen Scheel-Krüger e colaboradores, na Dinamarca, mostraram que doses muito pequenas de midazolam facilitavam o comportamento punido no teste de Vogel, quando microinjetadas bilateralmente na região basolateral da amígdala. Resultados semelhantes foram obtidos por Helen Hodges e colaboradores, em Londres, com o teste de Geller-Seifter. Além disso, estes pesquisadores mostraram que a microinjeção bilateral de flumazenil na amígdala basolateral bloqueava o efeito ansiolítico da injeção sistêmica de clordiazepóxido, resultado que sugere fortemente que a amígdala basolateral constitui a sede principal do efeito ansiolítico de BZD administrados por via sistêmica, empregada na clínica. Na amígdala basolateral, acham-se as maiores concentrações de sítios de ligação BZD do complexo amidaloide. É interessante notar que a mesma região da amígdala foi implicada no efeito amnéstico dos BZD pelo pesquisador brasileiro Carlos Tomaz, trabalhando no laboratório de James McGaugh, na Califórnia.

Em nosso laboratório, Elisabeth Audi mostrou que a microinjeção de BZD na MCP dorsal eleva o limiar da corrente elétrica necessária para induzir comportamento de fuga no rato. Além disso, Alexandre Russo e colaboradores verificaram que o mesmo tratamento tinha efeito ansiolítico no labirinto em cruz elevado. Em face desses e de outros resultados, sugeriu-se que a MCP poderia ser a sede do efeito antipânico de BZD potentes, como o alprazolam. Isso porque essa estrutura comanda reações defensivas ao perigo iminente, como a luta e a fuga, tendo sido implicada no TP. Tal hipótese é apoiada por estudo realizado por Cíntia Bueno e colaboradores utilizando o labirinto em T elevado, no qual a microinjeção de midazolam, bem como do agonista $GABA_A$ muscimol e do agonista $GABA_B$ baclofen, na MCP dorsal prejudicou a fuga do braço aberto sem afetar a esquiva inibitória, indicando efeito antipânico seletivo. Por sua vez, o agonista inverso benzodiazepínico FG 7142 facilitou a fuga. Mais recentemente (2019), Alana Frias e colegas, trabalhando no laboratório de um dos autores (HZJ), observaram que o bloqueio de receptores $GABA_A$ ou do sítio de ligação de BZD na MCP dorsal, respectivamente pela bicuculina e flumazenil, abole o efeito antifuga observado após a administração aguda sistêmica do BZD com ação panicolítica alprazolam. Portanto, mecanismos GABAérgicos na MCP dorsal parecem ser importantes na regulação da defesa proximal e dos ataques de pânico.

Outros agentes que atuam via GABA

Além dos barbitúricos, que não são mais empregados no tratamento da ansiedade patológica, outros compostos que atuam sobre a neurotransmissão GABAérgica têm sido investigados quanto ao potencial efeito ansiolítico. Entre eles, pode-se citar a tiagabina, que inibe o mecanismo de transporte que capta o GABA, inativando-o, e, assim, aumentando, assim, as concentrações de GABA na fenda sináptica. Trata-se de uma droga principalmente usada para tratar epilepsias, embora ensaios clínicos tenham mostrado que, em baixas doses, pode ser benéfica no TAG. Outros ansiolíticos potenciais são o valproato e a gabapentina, que também inibem a recaptação do GABA, bem como o análogo do GABA, pregabalina, e o inibidor da GABA transaminase, vigabatrina.

Serotonina

Outra avenida utilizada para o desenvolvimento de medicamentos antiansiedade conduziu a compostos que interferem primariamente na neurotransmissão serotonérgica. Os conhecimentos básicos sobre essa neurotransmissão estão descritos no Capítulo 6, no qual o papel da 5-HT na depressão e na ação terapêutica dos antidepressivos é pormenorizadamente discutido. Aqui, será tratado especificamente do envolvimento da 5-HT na ansiedade (Quadro 7.19).

Quadro 7.19	Serotonina e ansiedade

As primeiras evidências experimentais implicando a serotonina (5-HT) na ansiedade foram coletadas em animais de laboratório submetidos ao teste de conflito. Utilizando o teste de Geller-Seifter, no rato, os pesquisadores norte-americanos R.C. Robichaud e K.L. Sledge relataram que a administração do inibidor da síntese de 5-HT PCPA liberava o comportamento de pressão à barra, suprimido por punição. Em 1970, este autor (FGG) e Ronald Schoenfeld, trabalhando no Departamento de Farmacologia da Escola de Medicina de Harvard, Estados Unidos, mostraram que dois antagonistas (não seletivos) de receptores da 5-HT, a metisergida e o ácido bromolisérgico (BOL), tinham efeito anticonflito em pombos, de magnitude comparável a dos BZD. Em direção oposta, o agonista serotonérgico α-metiltriptamina acentuava a supressão do responder punido. Em razão de tais evidências, sugere-se que a 5-HT intermediava os efeitos supressores da punição. Em seguida, Larry Stein e colaboradores, trabalhando na Companhia Wieth, em Filadélfia, verificaram que doses ansiolíticas de oxazepam reduziam a taxa de renovação (*turnover*) de 5-HT no mesencéfalo do rato, local onde se situam os núcleos da rafe, dos quais partem as vias serotonérgicas que inervam o cérebro anterior. Esses autores propuseram que os BZD reduzem a ansiedade por diminuírem a liberação de 5-HT nos circuitos cerebrais de punição. A hipótese de que a 5-HT tem ação ansiogênica recebeu considerável apoio experimental. Como exemplos, figuram os resultados obtidos por Susan Iversen e colaboradores, na Inglaterra, com a toxina 5,7-diidroxitriptamina (5,7-DHT), que destrói seletivamente neurônios serotonérgicos. Esses pesquisadores mostraram que a mi-

croinjeção de 5,7-DHT no mesencéfalo do rato determinava acentuada depleção de 5-HT no prosencéfalo, ao mesmo tempo que tinha efeito ansiolítico, avaliado em ratos submetidos a uma versão modificada do teste de Geller-Seifter.

O interesse pelo papel da 5-HT arrefeceu durante cerca de uma década, sobretudo a partir da descoberta de que os BZD afetavam primariamente a transmissão GABAérgica. Contudo, ressurgiu em meados da década de 1980, com o desenvolvimento das azaspironas ansiolíticas e dos antidepressivos do tipo SSRI. Estes últimos, contudo, parecem atuar intensificando a neurotransmissão serotonérgica (Capítulo 6). Isso levanta dúvidas sobre o papel exclusivamente ansiogênico da 5-HT. Com efeito, resultados obtidos na FMRP-USP, utilizando a estimulação elétrica da MCP dorsal, sugerem que a 5-HT inibe o substrato neural da aversão, indicando um papel antiansiedade do neurotransmissor. A Figura 7.11 ilustra um desses estudos, conduzido por Maria Tereza Schütz e colaboradores.

Para conciliar essas evidências contraditórias sobre o papel da 5-HT na ansiedade, Deakin e Graeff propuseram, em 1991, que a serotonina desempenha duplo papel na regulação da ansiedade e do medo – por um lado aumentaria a ansiedade condicionada atuando na amígdala e em outras estruturas prosencefálicas, como o hipocampo e o córtex pré-frontal; por outro, inibiria o medo incondicionado, atuando na MCP dorsal. A ansiedade condicionada estaria relacionada com o TAG, enquanto o medo incondicionado se referiria ao TP. Esse conceito foi incorporado ao modelo neuropsicológico de McNaughton e Corr, conforme mostrado na Figura 7.4.

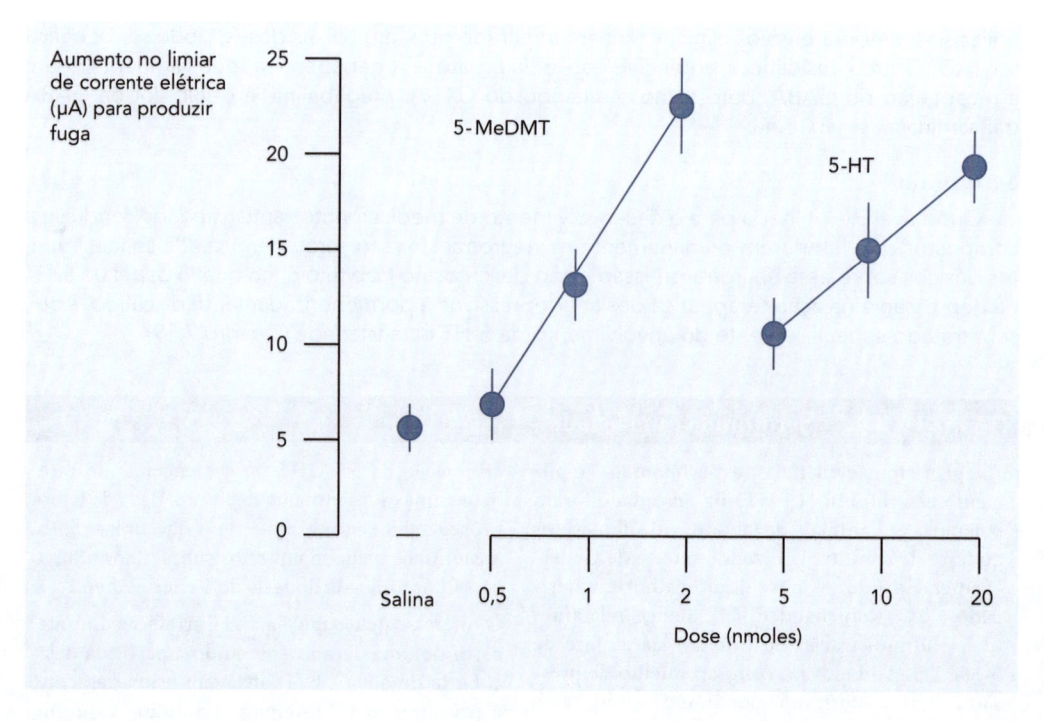

Figura 7.11 | Efeito antiaversivo da 5-HT e do análogo 5-metoxidimetiltriptamina (5-MeDMT), injetados na MCP dorsal.

A seguir, serão abordadas as principais classes de medicamentos antiansiedade que alteram funções da 5-HT.

Azaspironas

O derivado da azaspirodecanodiona mais estudado é a buspirona, primeiro composto do gênero a ser comercializado. Em animais de laboratório, a buspirona tem perfil ansiolítico, pois consegue atenuar a agressão defensiva em macacos, inibir a luta induzida por choques nas patas em pares de camundongos machos e desinibir o comportamento punido em pombos. Entretanto, ao contrário dos BZD, os resultados obtidos com a buspirona em testes de conflito no rato ou em macacos têm sido inconsistentes. Porém, mais importantes são as diferenças encontradas em preparações que denotam efeitos indesejáveis dos BZD. Assim, a buspirona não reduz a atividade motora de roedores, nem prolonga o sono induzido por barbitúricos. Também não causa relaxamento da musculatura estriada nem ataxia. Além disso, não demonstrou potencial de abuso, dado que a buspirona não é autoadministrada por macacos treinados a se injetarem com cocaína nem se verificaram sinais de retirada após interrupção do uso prolongado de buspirona, indicando ausência de dependência psicológica e fisiológica. Contudo, as propriedades anticonvulsivantes dos BZD estão ausentes na buspirona, como o fato de esta não ser capaz de reduzir as convulsões induzidas pelo pentilenotetrazol.

Diversos resultados de estudos clínicos, resumidos na Tabela 7.3, igualmente mostram que o perfil farmacológico da buspirona é diferente daquele dos BZD.

Tabela 7.3	**Diferenças entre os efeitos clínicos da buspirona e dos BZD clássicos**	
Efeito	**Buspirona**	**BZD**
Ansiolítico agudo	0[a]	+
Ansiolítico crônico	+	+
Antipânico	0	+[b]
Antidepressivo	+	0[c]
Potencialização dos SSRI no TOC	+	0
Sedação	0	+
Potencialização do etanol	0	+
Euforia e desinibição	0[d]	+
Alívio da síndrome de retirada dos BZD	0	+
Síndrome de retirada	0	+

+: presente; 0: ausente; [a] pode aumentar a ansiedade; [b] alprazolam; [c] o alprazolam pode ser exceção; [d] doses iniciais elevadas podem causar disforia.

Em contraste com a rápida instauração do efeito ansiolítico dos BZD, o da buspirona somente aparece após 1 a 2 semanas de uso continuado, ou seja, não pode ser usada para aliviar rapidamente estados de ansiedade intensa. Ao contrário, as doses iniciais devem ser baixas para evitar efeitos disfóricos, sendo aumentadas progressivamente. Em pacientes que nunca tomaram BZD, a resposta terapêutica ao uso crônico da buspirona é comparável à daqueles compostos. Tal foi o resultado do estudo duplo-cego realizado por Karl Rickels e Edward Schweizer, nos Estados Unidos, em pacientes com TAG, comparando buspirona com clorazepato, administrados durante 6 meses (Figura 7.12). Porém, quando o tratamento foi interrompido, houve recrudescimento da ansiedade apenas no grupo tratado com o clorazepato (síndrome de retirada). No acompanhamento (*follow-up*) de 40 meses, nenhum paciente tratado com buspirona estava tomando medicamento psicoativo, em contraste com 65% do grupo do clorazepato. Essa foi uma clara demonstração de que doses terapêuticas de BZD provocavam dependência fisiológica.

O estudo anterior justifica a indicação principal da buspirona, o TAG, em pacientes que nunca tomaram BZD. Se o paciente já estiver sendo tratado com BZD, a substituição é dificultada pelo fato de a buspirona não aliviar a síndrome de retirada dos BZD. Independentemente disso, estudos clínicos têm mostrado que a eficácia terapêutica da buspirona é menor em pacientes que já tomaram BZD, mesmo após a retirada cuidadosa destes últimos.

Consideradas as diferenças entre BZD e buspirona, pode-se questionar a classificação da última droga como ansiolítica, pois suas propriedades assemelham-se mais às dos antidepressivos. Com efeito, doses de buspirona maiores que as ansiolíticas têm efeito antidepressivo, demonstrado em estudos clínicos controlados. Além disso, os efeitos colaterais da buspirona – tontura, cefaleia e náuseas – são semelhantes aos dos SSRI. Ainda, potencializa o efeito dos SSRI sobre o TOC, embora seja ineficaz quando administrada isoladamente. Porém, há uma diferença importante, pois a buspirona tem se mostrado ineficaz no TP, ao contrário dos SSRI.

A buspirona tem alguns efeitos do tipo neuroléptico (Capítulo 5), como antagonismo das estereotipias induzidas pela apomorfina, elevação da prolactina no sangue, aumento da taxa de renovação de dopamina (DA) e dos disparos de neurônios dopaminérgicos. Contudo, não causa catalepsia, podendo mesmo antagonizar o efeito cataléptico dos neurolépticos. Ensaios

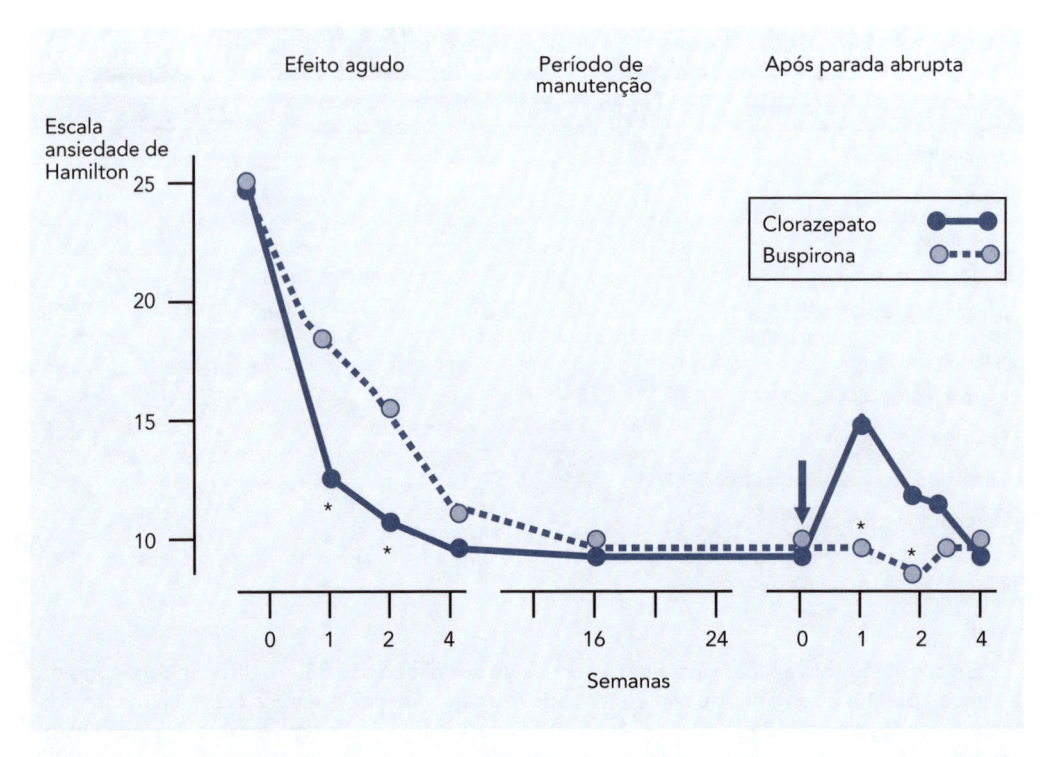

Figura 7.12 | Comparação entre o efeito da buspirona com o do ansiolítico BZD clorazepato em pacientes com TAG. Os asteriscos indicam diferenças significativas entre os tratamentos.

com ligantes marcados mostraram que a buspirona tem afinidade considerável por receptores D_2. Essas interações com a DA resultaram na sugestão de que o efeito ansiolítico da buspirona decorreria da ação sobre a neurotransmissão dopaminérgica. Entretanto, logo se verificou que os análogos ipsapirona e gepirona eram destituídos de ações sobre a DA e, no entanto, tinham efeitos ansiolíticos semelhantes aos da buspirona.

Foi então que Jörg Traber e colaboradores, na Alemanha, verificaram que as azaspironas ansiolíticas tinham em comum marcada afinidade por receptores 5-HT_{1A}. Como discutido no Capítulo 6, tais receptores concentram-se principalmente nos núcleos da rafe e no hipocampo. Os da rafe localizam-se no corpo celular e em dendritos de neurônios serotonérgicos, atuando como autorreceptores inibitórios. Assim, sua estimulação reduz a frequência dos disparos desses neurônios e, consequentemente, diminui a quantidade de 5-HT liberada no espaço extracelular nos territórios inervados por suas fibras. Já no hipocampo, os receptores 5-HT_{1A} são pós-sinápticos, e sua estimulação tem efeito inibitório sobre a atividade elétrica do neurônio efetuador. Estudos farmacológicos mostraram que a buspirona e análogos atuam como agonistas plenos nos receptores autossômicos da rafe, porém como agonistas parciais nos receptores pós-sinápticos do hipocampo.

Como o sistema septo-hipocampal foi implicado por Jeffrey Gray na ansiedade, surgiu uma hipótese atribuindo o efeito ansiolítico da buspirona à atuação da droga sobre o sistema serotonérgico que inerva o septo-hipocampo, proveniente sobretudo do núcleo mediano da rafe. De acordo com Gray, a 5-HT favorece o processamento de informações no sistema septo-hipocampal, aumentando a inibição comportamental e, por conseguinte, a ansiedade. Assim, admite-se que a buspirona deva reduzir a função serotonérgica, tanto estimulando autorreceptores dos neurônios da rafe quanto antagonizando a ação da 5-HT nos receptores pós-sinápticos do hipocampo, onde sua eficácia é menor que a do neurotransmissor. Os resultados experimentais têm sido contraditórios. Conforme o tipo de teste empregado, os efeitos ansiolíticos da buspirona (dose única) podem ou não ser abolidos pelo pré-tratamento com 5,7-DHT. Assim, em alguns casos o efeito ansiolítico parece depender da integridade dos neurônios serotonérgicos; em outros não, sendo o local de ação pós-sináptico.

A hipótese da ação pré-sináptica foi abalada pelos resultados de estudos eletrofisiológicos conduzidos por Claude de Montigny e colaboradores, no Canadá, que revelaram que uma dose de gepirona que, inicialmente, abolia os disparos dos neurônios da rafe perdia seu efeito ao longo de 15 dias de administração repetida. Havia, portanto, dissensibilização dos autorreceptores 5-HT$_{1A}$. Assim, a hipótese pré-sináptica da ação ansiolítica das azaspironas poderia apenas explicar os efeitos agudos obtidos em certos modelos animais de ansiedade, não sendo estendida aos efeitos terapêuticos, que surgem somente após 1 ou 2 semanas de uso continuado, quando os autorreceptores já devem estar dessensibilizados. O efeito sobre os receptores autossômicos estaria mais relacionado com os efeitos disfóricos, que ocorrem às primeiras administrações da droga. Há aqui mais uma semelhança com os SSRI, pois estes também determinam piora inicial quando usados no tratamento do TP (ver adiante).

Considerando a hipótese pós-sináptica, há relatos que mostram efeitos ansiolíticos no labirinto em cruz elevado, após microinjeção intra-hipocampal de buspirona. Entretanto, as doses empregadas têm sido altas, o que coloca em dúvida a localização da ação. Mais convincentes são as evidências a favor de os receptores 5-HT$_{1A}$ mediarem efeitos antidepressivos das azaspironas, uma questão que foi tratada no Capítulo 6. Outra possibilidade interessante é a da participação dos receptores de serotonina do tipo 2 (2A e ou 2C). Embora as azaspironas não se liguem diretamente a esses receptores, vários estudos evidenciam interação entre receptores 5-HT$_{1A}$ e 5-HT$_2$. Particularmente interessantes são os resultados obtidos com o ligante 5-HT$_2$, quetanserina, mostrando que o tratamento por algumas semanas com agonistas 5-HT$_{1A}$ reduz o número dos receptores tipo 2 no córtex frontal do rato. Levando em conta que esse tipo de receptor, especialmente o subtipo 2C, tem sido implicado na ansiedade e que o decurso temporal da dissensibilização de tais receptores coincide com o surgimento do efeito terapêutico, Deakin e Graeff sugeriram que o efeito ansiolítico das azaspironas seria decorrente da sub-regulação dos receptores 5-HT$_2$ situados em estruturas prosencefálicas.

Quanto à ausência de efeito sedativo e prejuízos cognitivos, a hipótese mais provável é a que se refere à ação das azaspironas sobre os neurônios noradrenérgicos do *locus coeruleus*, cujos axônios ascendem ao cérebro anterior seguindo o feixe noradrenérgico dorsal. Ao contrário dos BZD, que determinam diminuição no ritmo de disparos de tais neurônios, estudos eletrofisiológicos revelaram que a buspirona apresenta efeito oposto, ativando neurônios noradrenérgicos do *locus coeruleus*. Embora muitas funções tenham sido atribuídas ao feixe noradrenérgico dorsal, inclusive a de regular a ansiedade, a hipótese mais aceita é a que postula para ele o papel de aumentar a vigilância e a atenção seletiva. Segundo essa perspectiva, os efeitos dos BZD de induzir sonolência e déficit psicomotor seriam decorrentes da depressão dessa via noradrenérgica. Já a buspirona ativa a mesma via, o que explicaria seus efeitos de provocar insônia e de antagonizar o etanol.

Antidepressivos

Como o próprio nome indica, esses agentes foram introduzidos em terapêutica para o tratamento da depressão maior, tendo sido abordados no Capítulo 6. Entretanto, gradualmente seu espectro de utilização foi se ampliando, sendo atualmente os mais usados para tratar transtornos de ansiedade.

A história iniciou-se em 1962, quando o psiquiatra britânico William Sargant relatou redução de ataques de pânico em pacientes tratados cronicamente com IMAO. Contudo, esses agentes são pouco utilizados em virtude do risco de crises hipertensivas desencadeadas por alimentos contendo tiramina (reação do queijo e vinho, Capítulo 6), bem como pelas interações perigosas com outras classes de antidepressivos.

Por isso, tiveram maior impacto na comunidade científica e médica as observações relatadas 2 anos depois pelo colega norte-americano Donald Klein com o composto tricíclico imipramina, mostrando sua utilidade no tratamento do TP. Klein resolveu medicar pacientes que apresentavam ataques de pânico com imipramina, inspirado em observações etológicas realizadas em filhotes de macacos separados da mãe. Esses animais apresentam uma primeira fase de grande agitação, lembrando um estado de pânico, seguida de apatia extrema, semelhante à depressão. Admitindo um mesmo substrato para as duas fases, Klein resolveu testar o antidepressivo tricíclico imipramina no TP. Nas primeiras semanas, muitos pacientes relataram maior ansiedade. Entretanto, a enfermagem notou que os medicados acorriam menos à enfermaria por ataques de ansiedade aguda. A partir da terceira semana, os pacientes começaram a apresentar redução significativa da frequência e intensidade dos ataques de pânico, uma melhora que se acentuou nas semanas seguintes.

Muitos estudos clínicos controlados comprovaram a eficácia clínica dos antidepressivos tricíclicos para tratar o TP. Em particular a clorimipramina, que inibe seletivamente a recaptação de 5-HT e atua em doses bem menores que as empregadas no tratamento da depressão maior, conforme resultados obtidos por Valentim Gentil e colaboradores na Faculdade de Medicina da Universidade de São Paulo. Tais resultados chamaram a atenção para a 5-HT, resultando em estudos com os inibidores seletivos da recaptação da serotonina, conhecidos como SSRI, entre os quais figuram a fluoxetina, a sertralina, a paroxetina, a fluvoxamina, o citalopram e o escitalopram. Os SSRI apresentam efeito antipânico demonstrado em muitos estudos controlados, além de terem efeitos colaterais bem menos acentuados que os agentes tricíclicos, tornando-se, assim, os agentes terapêuticos de primeira escolha para o tratamento do TP. Particularmente interessante do ponto de vista teórico foi o estudo comparativo entre o SSRI fluvoxamina e um inibidor seletivo da recaptação da noradrenalina (NA), a maprotilina, realizado na Holanda pela equipe liderada por Herman Westenberg. Embora ambos os medicamentos tenham sido equivalentes no que tange à ação antidepressiva, somente a fluvoxamina foi eficaz no TP. Esse achado abalou seriamente a hipótese noradrenérgica do TP, então dominante, bem como salientou o papel da 5-HT na resposta terapêutica.

Em 1966, Thomas Insel e colaboradores, nos Estados Unidos, relataram melhora acentuada dos sintomas obsessivo-compulsivos em pacientes tratados com clorimipramina. A resposta terapêutica é ainda mais tardia que nos casos da depressão e do TP, exigindo de 6 a 8 semanas para instalar-se. Outros tricíclicos, como a imipramina, são ineficazes, sugerindo que, nesse caso, a participação da NA seja contraproducente. Embora a clorimipramina compreenda um SSRI, seu metabólito, a desmetilclorimipramina, inibe predominantemente a recaptação da NA. Isso levou ao uso dos SSRI, e vários estudos controlados comprovaram a eficácia dos SSRI no tratamento do TOC.

Os achados de Klein com a imipramina foram decisivos para a caracterização do TP e do TAG como entidades nosológicas distintas, pois forneciam critérios de demarcação farmacológicos entre esses transtornos: o TAG respondia ao tratamento com BZD, porém era resistente aos antidepressivos, enquanto o TP respondia a antidepressivos, mas era resistente a BZD. Contudo, achados ulteriores foram tornando menos nítida essa distinção. Como já relatado, BZD potentes, como o alprazolam e o clonazepam, administrados cronicamente, em altas doses são empregados com sucesso no tratamento do TP. É certo, porém, que doses moderadas de BZD, eficazes no TAG, são inúteis para tratar o TP, de modo que, com essa qualificação, a distinção perdura. Porém, estudos comparativos entre tricíclicos e BZD, o mais conhecido dos quais o realizado por Richard Kahn e colaboradores nos Estados Unidos, mostraram que, após a sexta semana de uso continuado, os antidepressivos são tão eficazes quanto os BZD para tratar o TAG. Os SSRI também se mostraram eficazes e, lembrando a propensão dos BZD para induzir dependência farmacológica quando empregados por mais de 6 semanas, passaram a constituir a medicação de primeira escolha para o tratamento da ansiedade crônica.

Saliente-se que, embora os critérios originais de demarcação farmacológica entre TP e TAG não sejam inteiramente válidos, outras características biológicas, como a hereditariedade diferente e o desencadeamento do pânico por lactato, CO_2 e exercício somente em pacientes de pânico, justificam a distinção entre TP e TAG vigente nas modernas classificações psiquiátricas.

Embora os antidepressivos sejam indicados para todos os transtornos de ansiedade, com exceção das fobias específicas, há diferenças sutis na resposta farmacológica entre eles, que sugerem substratos neurais específicos para cada transtorno. Assim, o TAG e o TP melhoram com SSRI, bem como com medicamentos que também inibem a recaptação de NA, sejam agentes tricíclicos, como a imipramina, sejam os novos inibidores duais 5-HT/NA, como a venlafaxina e a duloxetina (ver adiante). Contudo, inibidores seletivos da recaptação de NA, como a maprotilina e a roboxetina, são pouco eficazes. Portanto, nesses dois transtornos de ansiedade a 5-HT parece ter papel mais significativo que a NA na ação terapêutica dos antidepressivos. É preciso lembrar, ainda, que a depressão maior responde igualmente a todos os tipos de inibidores da recaptação de aminas (ver Capítulo 6). Já o TOC é ainda mais seletivo, porque responde favoravelmente aos SSRI e à clorimipramina, mas piora com agentes que inibem predominantemente a recaptação da NA. Além disso, a latência para o surgimento da resposta terapêutica é maior, sendo de 6 a 8 semanas no TOC, contra 3 a 4 nos transtornos de ansiedade e na depressão. Essa resposta relativamente seletiva aos antidepressivos pode refletir diferenças no envolvimento de diferentes subtipos de receptores e vias serotonérgicas em cada tipo de transtorno, como será discutido a seguir.

Modo de ação dos antidepressivos

Como visto no Capítulo 6, a inibição da recaptação neuronal de 5-HT induz à acumulação da amina na região dos corpos celulares dos neurônios serotonérgicos da rafe. Como resultado, há intensa estimulação dos receptores autossômicos 5-HT$_{1A}$, inibindo, assim, os disparos dos neurônios e, consequentemente, reduzindo a liberação de 5-HT dos terminais nervosos. Essa redução tende a compensar o efeito da inibição de recaptação de 5-HT, impedindo um aumento da estimulação dos receptores pós-sinápticos. Os trabalhos de Claude de Montigny e colaboradores mostraram que a administração continuada dos SSRI promove dessensibilização dos receptores 5-HT$_{1A}$ autossômicos, fazendo com que, progressivamente, aumente a quantidade de 5-HT liberada pelas fibras serotonérgicas. Como a recaptação da amina continua inibida, as ações da 5-HT se intensificam, provocando a hiperestimulação dos receptores pós-sinápticos 5-HT$_{1A}$ no hipocampo, o que melhoraria a depressão.

Para alguns, o mecanismo da ação ansiolítica seria o mesmo já descrito. Com efeito, o papel dos receptores 5-HT$_{1A}$ na ansiedade tem sido salientado por estudos de genética molecular. Por exemplo, camundongos desprovidos do receptor 5-HT$_{1A}$, pela técnica conhecida como *knockout*, comportam-se como mais ansiosos em diversos testes experimentais. Por sua vez, tal como discutido em relação à buspirona, os SSRI, os antidepressivos tricíclicos e mesmo dos IMAO, todos promovem sub-regulação dos receptores 5-HT$_{2A}$ e 5-HT$_{2C}$ pós-sinápticos. Portanto, possivelmente essa ação, que as azaspironas e os antidepressivos têm em comum, seja responsável pelo efeito ansiolítico desses agentes. Há evidências experimentais indicando que a estimulação dos receptores 5-HT$_{2C}$ aumenta a ansiedade, medida em diversos modelos animais de ansiedade. Além disso, sabe-se que o agonista preferencial 5-HT$_{2C}$, conhecido pela sigla mCPP, provoca intensa ansiedade em seres humanos. Assim, pode-se admitir que a sub-regulação do receptor 5-HT$_{2C}$ seja crítica para o efeito ansiolítico dos antidepressivos e das azaspironas. Em consonância, trabalhos experimentais realizados em Ribeirão Preto por Maria Adrielle Vicente, no laboratório de Hélio Zangrossi Jr., mostraram que o bloqueio de receptores 5-HT$_{2C}$ na amígdala basolateral cancela o efeito ansiogênico decorrente da administração sistêmica aguda de imipramina e fluoxetina em ratos, indicando ser este o local dos efeitos pró-aversivos causados por esses compostos no começo do tratamento. Observou-se ainda que, após 21 dias de administração continuada dessas drogas, quando se observam efeitos ansiolíticos em diferentes modelos experimentais de ansiedade, ocorria a dessensibilização funcional dos receptores 5-HT$_{2C}$. De maneira importante, também verificou-se que, após a administração crônica de imipramina e fluoxetina, os receptores 5-HT$_{1A}$ da amígdala basolateral, cuja estimulação por agonistas específicos resulta em efeitos ansiolíticos, estavam sensibilizados, ou seja, para que se observe o efeito ansiolítico de antidepressivos, e possivelmente da buspirona, parece ser necessária a ocorrência de um *shift* na ação da 5-HT sobre dois de seus receptores na amígdala, fazendo as ações sobre os receptores 5-HT$_{1A}$ se sobrepujarem àquelas sobre os 5-HT$_{2C}$.

Estudos de neuroimagem funcional vêm mostrando que a administração repetida de antidepressivos por pelo menos 21 dias atenua a ativação da amígdala e da ínsula determinada por estímulos aversivos, inclusive a percepção de faces humanas com expressão de medo. A administração aguda de ansiolíticos BZD tem o mesmo efeito. Assim, acredita-se que a ação ansiolítica desses medicamentos se deva à modulação do processamento cerebral das emoções, atenuando a percepção de ameaça.

Já o efeito de reduzir ataques de pânico pode ser mediado através da MCP dorsal. Resultados coletados por nosso grupo de pesquisa, bem como pelo de Charles Marsden, na Inglaterra, em ratos estimulados elétrica ou quimicamente na MCP dorsal, indicam que a estimulação de receptores 5-HT$_{2A}$ ou 5-HT$_{1A}$ nessa região inibe a resposta eliciada de fuga. Como já discutido, a MCP dorsal constitui a estrutura crítica para a integração de estratégias de defesa proximal, que lembram o ataque de pânico. Assim, Deakin e Graeff sugeriram que a ação antipânico dos antidepressivos pode ser mediada pelo aumento da eficácia da neurotransmissão serotonérgica na MCP dorsal. Corroborando tal ideia, resultados obtidos no laboratório de Hélio Zangrossi Jr. com modelos animais de pânico, como a fuga do braço aberto do labirinto em T elevado e fuga determinada pela estimulação elétrica da MCP dorsal, demonstraram que o tratamento por 21 dias com diversos antidepressivos sensibiliza receptores 5-HT$_{1A}$ e 5-HT$_{2A}$ situados na MCP dorsal à ação antipânico da 5-HT e outros agonistas diretos desses receptores. Mais interessante, o tratamento por 21 dias com o BZD alprazolam teve o mesmo efeito. Por sua vez, o mesmo tratamento com buspirona, que não melhora o TP, não afetou a sensibilidade dos receptores de 5-HT na MCP dorsal. Tais resultados sugerem que o efeito antipânico dos antidepressivos depende da hipersensibilização de receptores 5-HT$_{1A}$ e 5-HT$_{2A}$ na MCP dorsal.

Quanto ao sistema neuronal envolvido na inibição da defesa proximal integrada na MCP dorsal, resultados esclarecedores foram obtidos por Anantha Shekhar e seus colaboradores, na Escola de Medicina da Universidade de Indiana, Estados Unidos. Esses pesquisadores tornaram ratos suscetíveis ao ácido láctico pela infusão contínua no hipotálamo medial de um inibidor da síntese de GABA. Como essa vulnerabilidade também ocorre no paciente de pânico, tal técnica qualifica-se como modelo animal do TP. Explorando o sistema serotonérgico nesses animais, em colaboração com Cristopher Lowry, eles verificaram ainda que os ratos suscetíveis não eram capazes de ativar, em resposta à injeção de lactato, determinado grupo de neurônios, que está situado na parte lateral do núcleo dorsal da rafe, em contraste aos ratos normais. O mencionado grupo neuronal envia projeções, tanto para a MCP dorsal quanto para núcleos do bulbo e da ponte, que regulam funções neurovegetativas. Assim, os mencionados autores postularam que os ratos suscetíveis ao lactato eram desprovidos da função inibidora da 5-HT que contém as respostas comportamentais (na MCP dorsal) e neurovegetativas (na região bulbopontina) desencadeadas pelo lactato. Essa proposta vai ao encontro da mencionada sugestão de Deakin e Graeff, de que pacientes de pânico carecem de um freio serotonérgico, atuando na MCP dorsal, que restringe a emissão de reações a ameaças proximais e, por extensão, inibe ataques de pânico.

No TOC, os receptores do tipo 5-HT$_{1D}$ parecem ser os mais importantes. Tais receptores têm localização pré-sináptica nas varicosidades dos terminais serotonérgicos, onde o neurotransmissor é sintetizado, armazenado e liberado pelo estímulo nervoso. Sua estimulação reduz a liberação de 5-HT no espaço extracelular. Ensaios clínicos mostraram que a sumatriptana, um agente que estimula tais receptores, agrava os sintomas do TOC. Ao contrário, os antidepressivos, dados cronicamente, dessensibilizam os mesmos receptores, aumentando, assim, a concentração extracelular de 5-HT. De modo coerente, estudos com microdiálise, realizados em cobaias, revelaram que os níveis extracelulares de 5-HT no córtex orbitofrontal estavam aumentados, após 8 semanas de tratamento continuado com um SSRI. É preciso lembrar que esse é o prazo necessário para que se instale o efeito terapêutico desses medicamentos no TOC, além do fato de que o córtex orbitofrontal faz parte do circuito neuronal que também envolve o tálamo e o núcleo caudato. Recorda-se também que Baxter e colaboradores mostraram que esse circuito está hiperfuncionante em pacientes compulsivos, normalizando-se nos pacientes que respondem ao tratamento, tanto por SSRI quanto por terapia cognitivo-comportamental. Conclui-se que o efeito anti-TOC dos antidepressivos pode ser mediado pela intensificação da ação inibitória da 5-HT no córtex orbitofrontal, interrompendo, assim, a reverberação do circuito neuronal subjacente ao comportamento compulsivo.

Pouco se sabe ainda sobre o modo de ação dos antidepressivos no TEPT e no TAS – ambos respondem aos SSRI, as drogas de escolha para seu tratamento, porém a eficácia terapêutica costuma ser menor que no TP. Tal como este último, nem o TEPT nem o TAS respondem a ansiolíticos. De tal modo, é provável que o TP, o TEPT e o TAS compartilhem o mesmo estado emocional, diferentemente daquele verificado no TAG.

Uma prova experimental usada para aferir a participação da 5-HT na mediação da resposta terapêutica aos SSRI reside na depleção aguda de 5-HT, determinada pela privação da ingestão do aminoácido triptofano, precursor da síntese de 5-HT, somada à ingestão de bebida destituída de triptofano, porém contendo alta concentração dos demais aminoácidos essenciais. Esse tratamento resulta na redução acentuada, embora temporária, da concentração de 5-HT no SNC. Da mesma forma que inicialmente verificado na depressão (Capítulo 6), esse procedimento piora as manifestações clínicas de pacientes de TP, TEPT e TAS que haviam melhorado pelo tratamento com SSRI. Contudo, tal recaída não ocorre no TOC e no TAG. Portanto, a ação dos antidepressivos sobre os primeiros transtornos depende da disponibilidade de 5-HT nas sinapses, ao contrário do TOC e do TAG, nos quais o efeito terapêutico poderia depender de mudanças plásticas de receptores pós-sinápticos de 5-HT. A maioria dos estudos sobre depleção de 5-HT nos transtornos de ansiedade tem sido conduzida com a participação do psiquiatra britânico David Nutt.

A Tabela 7.4 resume os mecanismos de ação discutidos.

Tabela 7.4	Modo de ação de drogas que atuam no sistema serotonérgico sobre a ansiedade			
Classe farmacológica	**Estrutura neural**	**Receptor**	**Ação**	**Efeito**
Azaspironas (buspirona)	Amígdala/córtex frontal	5-HT$_{2C}$	Sub-regulação	Ansiolítico
Antidepressivos (tricíclicos, IMAO, SSRI)	Amígdala/córtex frontal	5-HT$_{2C}$	Sub-regulação	Ansiolítico
Antidepressivos (tricíclicos, SSRI)	Amígdala/córtex frontal	5-HT$_{1A}$	Superregulação	Ansiolítico
Agonistas (mCPP, TFMPP)	Amígdala/córtex frontal	5-HT$_{2C}$	Estimulação	Ansiogênico
Antidepressivos (tricíclicos, IMAO, SSRI)	Matéria cinzenta periaquedutal	5-HT$_{2A}$ 5-HT$_{1A}$	Super-regulação	Antipânico
SSRI	Córtex orbitofrontal	5-HT$_{1D}$	Sub-regulação	Anti-TOC

Drogas que atuam em outros neurotransmissores

Por muito tempo, postulou-se que a **noradrenalina** (NA) constituía a principal substância neurotransmissora envolvida na ansiedade. Sabe-se que diversas situações estressantes ativam sistemas noradrenérgicos centrais, assim como estimulam o sistema nervoso simpático periférico, cujas fibras pós-ganglionares liberam NA, promovendo muitas das alterações neurovegetativas características da ansiedade, como taquicardia, aumento da pressão arterial e tremores musculares. Acreditava-se que a ativação da via noradrenérgica do feixe dorsal, originário do *locus coeruleus*, aumentasse a ansiedade, facilitando o processamento de informação no sistema septo-hipocampal. O efeito ansiolítico dos BZD era atribuído, pelo menos em parte, à depressão da atividade dos neurônios desse núcleo. Como visto anteriormente, o fato de a buspirona ativar a via noradrenérgica do feixe dorsal constituiu-se em uma contundente objeção a essa teoria. Hoje, predomina o conceito de que tal sistema noradrenérgico está principalmente relacionado à vigilância e à atenção seletiva, e não à ansiedade propriamente dita.

Os únicos compostos usados na terapia dos transtornos de ansiedade que atuam diretamente sobre NA são os betabloqueadores, cujo composto-padrão é o propranolol. Esses agentes são usados sobretudo para tratar a modalidade da ansiedade social conhecida como ansiedade de desempenho ou situacional, uma ansiedade exagerada em situações de teste, como exames, apresentações públicas e torneios desportivos. Ao sentirem palpitações, tremores, sudorese palmar e outras manifestações periféricas da ansiedade, certas pessoas julgam que estão perdendo o controle, o que provoca muita ansiedade. Os betabloqueadores aliviam tais sensações, sem produzir qualquer déficit cognitivo. Um estudo controlado, realizado com músicos da Orquestra Filarmônica de Nova Iorque, mostrou que tanto o diazepam quanto o propranolol melhoravam a sensação subjetiva de ansiedade, avaliada pelos próprios músicos. Contudo, o desempenho da orquestra, avaliado por críticos musicais, foi considerado melhor que o placebo com o propranolol, porém pior com o diazepam. Embora muitos betabloqueadores penetrem no SNC e tenham efeitos centrais, os efeitos benéficos na ansiedade de desempenho parecem ser periféricos, uma vez que compostos que não cruzam a barreira hematoencefálica são igualmente eficazes. Assim, postula-se que o efeito ansiolítico decorra da atenuação e de manifestações simpáticas resultadas do bloqueio de beta-adrenoceptores periféricos.

Apesar dessas restrições, o interesse no papel da NA na ansiedade foi renovado pela introdução de agentes antidepressivos que inibem simultaneamente a recaptação da serotonina e da NA, como a venlafaxina e a duloxetina. Essa classe de drogas é identificada pela sigla SNRI, derivada da sua denominação em inglês, e, assim como os SSRI, tem se mostrado eficaz no tratamento do TAG, TAS, TP e TEPT, apresentando boa tolerância. Há evidências preliminares de sua eficácia no TOC, inclusive em casos resistentes aos SSRI.

Outra catecolamina, a **dopamina**, também já foi considerada, como mencionado na análise do mecanismo de ação da buspirona. Antipsicóticos de primeira geração (ver Capítulo 5), em baixas doses, já foram empregados para o tratamento do TAG, embora represente uma prática muito restrita, dado os acentuados efeitos colaterais desses medicamentos. Entretanto, recentemente antipsicóticos de segunda geração, mais inócuos, têm sido empregados para tratamento do TAG, seja isoladamente, seja para intensificar o efeito dos antidepressivos.

Antagonistas do **ácido glutâmico** já foram desenvolvidos como potenciais ansiolíticos, porém não demonstraram vantagem em relação ao BZD, sem chegar a ser empregados na clínica. Porém, outra perspectiva tem se aberto quanto ao uso de agentes que atuam sobre o glutamato, qual seja a de coadjuvantes da terapia cognitivo-comportamental do TEPT, que se baseia na extinção (ver Capítulo 3) das memórias traumáticas. Como o glutamato participa desses processo, agentes que facilitam a ação do neurotransmissor, como o antibiótico D-cicloserina, têm sido empregados para acelerar a extinção. Inibidores da liberação do glutamato, largamente usados como anticonvulsivantes, como a lamotrigina e o riluzole, também vêm sendo usados, experimentalmente, para atenuar sintomas do TEPT, do TAG e do TEPT.

Outros neurotransmissores ou neuromoduladores importantes para o desenvolvimento de novos agentes antiansiedade são o **CRH** (ver Capítulo 6), as **neurocininas** e os **canabinoides** endógenos. O CRH é particularmente interessante, pois sua injeção intraventricular determina efeitos ansiogênicos e depressivos em modelos animais. O neurocientista norte-americano Michael Davis tem advogado a tese de que o CRH medeia a ansiedade sustentada no núcleo do leito da estria terminal, que se contrapõe às respostas fásicas, integradas na amígdala. Se essa hipótese for confirmada, o CRH pode ter papel muito significativo no TAG, abrindo novas possibilidades terapêuticas. A **orexina** compreende outro neuropeptídio que foi implicado no pânico por Shekhar e colaboradores, estando presente em neurônios do hipotálamo dorsomedial, ativados no modelo de pânico desenvolvido em seu laboratório, conforme já descrito. A orexina exerce outras funções além da estimulação do apetite, a qual inspirou seu nome. Assim, verificou-se que aumenta a vigilância (Capítulo 8) e mobiliza o sistema nervoso neurovegetativo. Se essa hipótese for confirmada, o desenvolvimento de antagonistas da orexina pode se tornar um novo caminho para o tratamento farmacológico do TP.

Tratamento

A ansiedade patológica costuma ser tratada por métodos farmacológicos, comportamentais e psicoterapêuticos, isoladamente ou em combinação (Tabela 7.5).

Tabela 7.5	Tratamento dos transtornos de ansiedade
Diagnóstico (DSM-IV-TR e DSM-V)	**Terapia**
Transtorno de pânico sem agorafobia	Antidepressivos tricíclicos
	SSRI
	SNRI
	Alprazolam
	Terapia cognitivo-comportamental
Transtorno de pânico com agorafobia	Idem, ênfase na exposição
Transtorno de ansiedade generalizada	Benzodiazepinas
	SSRI
	SNRI
	Antidepressivos tricíclicos
	Buspirona
	Manuseio da ansiedade (psicoterapia cognitiva, dinâmica, relaxamento etc.)
Fobias específicas	Exposição
Transtorno de ansiedade social	SSRI
	SNRI
Ansiedade de desempenho	Terapia comportamental (*biofeedback*)
	Betabloqueadores
Transtorno obsessivo-compulsivo	SSRI
	SNRI
	Terapia comportamental (exposição + prevenção de resposta)
Transtorno de estresse agudo	BZD
Transtorno de estresse pós-traumático	SSRI
	SNRI
	Terapia cognitivo-comportamental

Principais conceitos

- A ansiedade, o medo e o pânico são emoções ligadas a estratégias de defesa moldadas pela seleção natural. Já o TOC envolve circuitos que regulam rotinas comportamentais, como a autolimpeza, e o TEPT, mecanismos relacionados com a aprendizagem.

- Os transtornos de ansiedade compreendem disfunções dos sistemas de defesa e se diferenciam quanto às manifestações clínicas, ao decurso e à resposta terapêutica.

- Os BZD são ansiolíticos típicos indicados no TAG, porém por tempo limitado, pois induzem à dependência farmacológica.

- Os BZD atuam facilitando a neurotransmissão mediada pelo GABA.

- Os antidepressivos, sobretudo os SSRI, são empregados para tratar os transtornos de ansiedade, bem como o TOC e o TPET, mas são ineficazes nas fobias específicas.

- Os antidepressivos atuam primariamente sobre a neurotransmissão mediada pela serotonina (5-HT), intensificando seu funcionamento quando administrados cronicamente.

- Os transtornos de ansiedade são tratados com métodos farmacológicos, comportamentais e psicológicos, que podem ser aplicados isolada ou associadamente.

BIBLIOGRAFIA

Hetem LAB, Graeff FG (eds.). Transtornos de ansiedade. São Paulo: Atheneu; 2010.

McNaughton N, Corr PJ. A two-dimensional neuropsychology of defense: fear/anxiety and defensive distance. Neurosci Biobehav Rev. 2004;28:285-305.

Schanzer B, Rivas-Grajales AM, Khan A, Mathew SJ. Novel investigational therapeutics for generalized anxiety disorder (GAD). Expert Opin Investig Drugs. 2019;28(11):1003-12.

Stahl SM. Anxiety disorders and anxiolytics. In: Stahl's Essential Psychopharmacology. Cambrigde: Cambrigde University Press; 2013. p. 388-419.

Zangrossi H Jr, Del-Ben CM, Graeff FG, Guimarães FS. Serotonin in panic and anxiety disorders. In: Muller CP, Cunningham KA (eds.). Handbook of the behavioral neurobiology of serotonin. New York: Academic Press; 2020. p. 611-33.

Zangrossi H Jr, Graeff FG. Anxiety: Animal models. In: Stolerman IP (ed.). Encyclopedia of psychopharmacology. Berlim: Springer-Verlag; 2010.

Zangrossi H Jr, Graeff FG. Serotonin in anxiety and panic: Contributions of the elevated T-maze. Neurosci Biobehav Rev. 2014;46(3):397-406.

Medicamentos que Interferem no Sono e na Vigília

■ Francisco Silveira Guimarães

*"O sono ainda não refrescou meus olhos
E já a luz da aurora nascente
Entra pela janela do meu quarto.
Meu espírito perplexo ainda se atormenta
Assaltado pela dúvida,
Recriando os espectros da noite"*
(Eduard Mörike)

O sono é um estado de reduzida responsividade a estímulos ambientais, geralmente reversível de forma rápida, associado a imobilidade e a movimentos estereotipados. Ao longo da História, diferentes interpretações têm sido dadas a esse fenômeno. Hipócrates acreditava que o sono era causado pelo deslocamento do sangue em direção a regiões profundas do organismo, já que observou resfriamento dos membros inferiores de pessoas enquanto dormiam. Aristóteles propôs que a causa do sono consistia na ingestão de alimentos, os quais produziriam gases que seriam levados pelas veias e se acumulariam no cérebro. Já Paracelsus, no século XVI, sugeriu que a função do sono era eliminar o cansaço produzido pelo trabalho durante o dia.

Bases fisiológicas do sono

Neste século, até quase o final da década de 1950, predominou a ideia do sono como um estado passivo, decorrente da diminuição da estimulação sensorial. Por essa época, o acúmulo de evidências experimentais resultou em uma mudança radical quanto a essa visão (Quadros 8.1 e 8.2). Então, o sono passou a ser encarado como processo ativo do sistema nervoso central, caracterizado pela sucessão cíclica de diversas alterações psicofisiológicas.

Vias que promovem o estado de vigília e o sono

O exame *post-mortem* de pacientes portadores do que foi denominado na época (início do século XX) de doença do sono, hoje conhecida como encefalite letárgica, permitiu ao neurologista austríaco Constantin F. Von Economo determinar várias áreas relacionadas ao ciclo sono-vigília, localizadas na junção entre o tronco cerebral e o prosencéfalo. As vias que promovem a vigília (Figura 8.1) originam-se no tronco cerebral e ascendem por uma via dorsal que se projeta ao tálamo e em uma via ventral, bem maior, que inerva o hipotálamo, o prosencéfalo medial e o córtex cerebral.

Quadro 8.1   Fisiologia do sono

A partir do século XIX, as bases fisiológicas do sono começaram a ser mais bem compreendidas. A invenção do eletroencefalógrafo por Hans Berger, em 1929, possibilitou observar modificações da atividade elétrica cortical durante o sono. Na década seguinte, Frédéric Bremer investigou alterações produzidas por duas secções diferentes do tronco cerebral do gato, o *cerveau isolé* – transecção em nível intercolicular, logo abaixo do terceiro par craniano – e o *encéphale isolé* – transecção no nível da junção bulbo-medula espinal. Observou que, na segunda situação, o animal apresenta o ciclo sono-vigília normal, enquanto no *cerveau isolé* o ciclo desaparecia. Isso indica que uma influência tônica, originada no tronco cerebral, é necessária para a manutenção do ciclo sono-vigília.

Em 1949, experimentos clássicos realizados por Giuseppe Moruzzi, do Instituto de Fisiologia da Universidade de Pisa e Horace W. Magoun, da Universidade da Califórnia, mudaram a visão do sono como estado passivo, devido à diminuição reversível da entrada sensorial. Trabalhando com o *encéphale isolé*, verificaram que a estimulação da formação reticular medial, do tegumento pontino e mesencefálico ou do hipotálamo dorsal e subtálamo produzia um estado eletroencefalográfico de vigília. Sugeriram, então, que o sono produzido pela secção no nível colicular não era devido à desaferenciação, mas sim à eliminação de um sistema reticular ativador ascendente (SRAA). A existência de tal sistema foi confirmada por experimentos posteriores, realizados por Donald B. Lindsley e colaboradores, que demonstraram que lesões mediais do mesencéfalo, preservando as projeções sensoriais ascendentes localizadas lateralmente, produzem padrão de atividade elétrica cortical ou eletroencefalograma (EEG) compatível com o sono. Em contrapartida, lesões laterais que poupam a SRAA não interferiam no ciclo sono-vigília.

Outros estudos mostraram que a estimulação elétrica de diversas estruturas, como partes do tálamo, área pré-óptica, banda diagonal de Broca e núcleo do trato solitário, produz sincronização do EEG. Corroboraram, assim, a visão do sono como estado ativo do sistema nervoso central, sugerindo que a formação reticular tem funções tanto de aumentar a vigilância quanto de produzir e manter o sono.

Posteriormente, com a descoberta do sono de movimentos oculares rápidos (MOR ou REM, em inglês), a hipótese do sono como estado uniforme, oposto à vigília, foi abandonada. Em seu lugar, surgiu a ideia do sono como estado ativo dual, com mecanismos de regulação específicos para o sono de ondas lentas e para o sono MOR. Além disso, nas últimas décadas a proposta inicial de existência de um sistema reticular ascendente indiferenciado foi desacreditada. Reconheceu-se que o estado de vigília depende da influência de sistemas neuroquímicos distintos, incluindo aqueles mediados por serotonina, noradrenalina, acetilcolina e orexina (hipocretina). O sono seria ativado pelo "relógio" circadiano e pelo acúmulo progressivo, durante o período de vigília, do fator hipnogênico adenosina.

Estudos com lesões ou estimulação específica sugerem que, embora o estado de vigília normal necessite do funcionamento de ambas as vias, é provável que a via talâmica seria mais relevante para o estado de consciência, ao permitir a sinalização tálamo-cortical adequada (pacientes com lesões talâmicas muitas vezes encontram-se vigilantes, mas em estado vegetativo, irresponsivos à estimulação externa), enquanto a via ventral seria essencial para o estado de vigília. Além disso, sugeriu-se que distintas vias poderiam ser, pelo menos parcialmente, responsáveis por diferentes aspectos na vigília. Enquanto as projeções ascendentes monoaminérgicas mediariam um aumento de estado de alerta a estímulos ambientais (coerente com seu envolvimento em sistemas de defesa, ver Capítulo 7), projeções hipotalâmicas facilitariam a vigilância relacionada com a atenção, motivação e planejamento. Um balanço adequado entre essas vias permitiria o foco da atenção em uma tarefa enquanto o indivíduo permanece alerta aos estímulos ambientais.

Quadro 8.2	Neurobiologia do sono de movimentos oculares rápidos (MOR)

Em 1953, Eugene Aserinsky e Nathaniel Kleitman descobriram a existência de períodos de ativação cerebral espontânea durante o sono, nos quais ocorre dessincronização do EEG, acompanhada de movimentos oculares rápidos e de aumento da frequência cardíaca e respiratória. Caso os sujeitos fossem acordados nesse período, relatavam sonhos mais vívidos e bizarros do que em outros estágios do sono.

A descoberta da existência do **sono MOR** (ou REM, do inglês *rapid eye movements*) e a verificação de sua ocorrência nos mamíferos em geral resultaram em modificações da proposta inicial de Moruzzi e Magoun sobre o sistema reticular ascendente. Estudos empregando lesões do sistema nervoso central (SNC) realizados por Michel Jouvet e colaboradores, em Lyon, na França, demonstraram que o tronco cerebral contém sistemas neuronais envolvidos na ocorrência periódica de sono MOR. O núcleo pontinho sublateral dorsal (SLD) desempenharia um papel essencial na regulação do sono MOR. Projeções glutamatérgicas oriundas dessa região inibem o tônus muscular. Os centros que geram o sono MOR consistem em grupos de células colinérgicas localizadas nos núcleos *tegmentalis* laterodorsal e pedúnculo-pontino, que também promoveriam o sono MOR e favoreceriam o padrão de ativação eletroencefalográfica observada nessa fase.

Considerando as similaridades entre o estado de vigília e o sono MOR (atividade cortical dessincronizada, metabolismo cortical elevado e atividade mental complexa), o que impediria a transição entre esses dois estados? Grupos celulares localizados na ponte, entre eles os neurônios noradrenérgicos do *locus coeruleus* e os serotoninérgicos do núcleo dorsal da rafe têm sido associados a isso. Além deles, a substância cinzenta periaquedutal ventrolateral e o adjacente tegmento pontinho lateral são importantes. A atividade dessas regiões é aumentada durante a vigília e o sono não MOR. Durante o sono MOR, neurônios GABAérgicos localizados nesses locais inibiriam o SLD e grupos celulares próximos localizados na formação reticular pontina e bulbar. Lesões desses núcleos impedem o sono MOR sem alterar o sono não MOR. Os neurônios colinérgicos localizados nessas regiões promovem ativação cortical por liberarem acetilcolina no tálamo e em neurônicos colinérgicos e glutamatérgicos localizados no prosencéfalo basal, os quais ativarão o sistema límbico e o córtex. Diferentemente do estado de vigília, no entanto, outros grupos neuronais que também promovem essa ativação, como os noradrenérgicos, histaminérgicos, orexinérgicos e serotoninérgicos, são inibidos durante o sono MOR. Além desses, alguns neurônios na parte dorsal da ponte inibem o tônus muscular, enquanto células da formação reticular pontina medial despolarizam de forma paradoxal e são responsáveis por desencadear os movimentos oculares rápidos e abalos musculares que ocorrem nesse estágio.

Neurônios dessas vias apresentam aumento de atividade durante a vigília (e, em alguns casos, durante a fase de sono de movimentos oculares rápidos, ou MOR) e ficam inativos durante a fase de sono não MOR. A ativação dessas vias libera em regiões extensas do cérebro neurotransmissores, como acetilcolina, orexina (hipocretina), histamina, noradrenalina, serotonina e glutamato, que produzem ativação do EEG por fecharem canais de potássio localizados em membranas celulares de neurônios corticais e talâmicos. Com isso, essas células ficam parcialmente despolarizadas e mais facilmente excitáveis.

Uma das regiões hipotalâmicas que parece ser crucial para a mudança do estado de vigília para o de sono é o núcleo pré-óptico ventrolateral (VLPO). Os trabalhos pioneiros de Von Economo verificaram que essa área estava lesada em pacientes que apresentavam insônia prolongada. O VLPO e outros grupos neuroniais espalhados pelo hipotálamo anterior e pelo tronco cerebral enviam projeções contendo os neurotransmissores GABA e a galamina para as regiões que promovem a vigília, inibindo sua atividade. Esses neurônios ficam ativos durante o sono e reduzem sua atividade durante a vigília. Agonistas de receptores A_{2A} de adenosina aumentam a atividade de neurônios localizados no VLPO, favorecendo o sono. Essa região é inibida por neurotransmissores, como a serotonina e a noradrenalina, oriundos das vias que promovem o estado de vigília, além de receber aferências indiretas do núcleo supraquiasmático (NSQ), que regula os processos circadianos e controla muitas dessas vias.

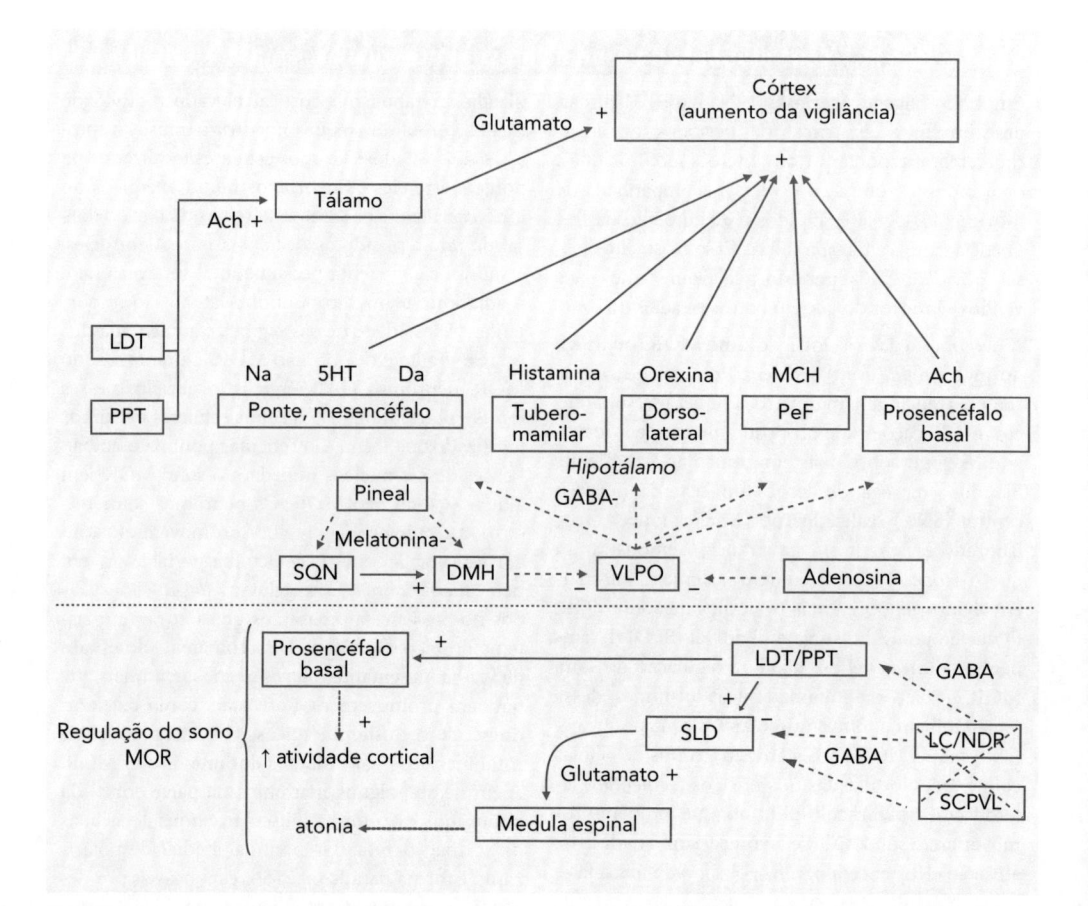

Figura 8.1 | Principais vias e neurotransmissores envolvidos na regulação do estado de vigília e sono MOR.

Ach: acetilcolina; Da: dopamina; DLH: hipotálamo dorsolateral; DMH: hipotálamo dorsomedial; LC: *locus coeruleus*; LTD: núcleo tegmental laterodorsal; MCH: hormônio concentrador de melanina; Na: noradrenalina; NDR: núcleo dorsal da rafe; PeF: região perifornical; PPT: núcleo tegmental pedúnculo-pontino; SLD: núcleo sublateral dorsal; SCPVL: substância cinzenta periaquedutal ventrolateral; SQN: núcleo supraquiasmático; TMN: núcleo tuberomamilar; VLPO: núcleo pré-óptico ventrolateral do hipotálamo.

Ritmicidade e alterações na expressão gênica

Assim como ocorre em muitos fenômenos biológicos, o **ciclo de sono-vigília** apresenta ritmicidade – no caso de cerca de 24 horas –, sendo, por isso, denominada circadiana.

Essa ritmicidade envolve expressão gênica diferencial no sistema nervoso central (SNC) durante os estados de vigília e sono. Em geral, aqueles mais expressos durante os estados de vigília estão relacionados com a regulação de estados de elevada demanda de energia, transmissão sináptica excitatória, transcrição gênica, potencialização de longo prazo (LTP) e proteção a estresse celular. Uma das causas dessa expressão diferenciada nesse estágio parece ser a maior liberação de noradrenalina, que facilita a tomada de decisões e aprendizado. Já durante o sono, existe aumento na expressão de genes relacionados com a consolidação sináptica e depressão de longo prazo (LTD), manutenção e tráfico nas membranas celulares, bem como ao favorecimento de síntese proteica.

No entanto, sujeitos privados de contato com o ciclo dia-noite por longo período mostram duração do ciclo um pouco maior do que 24 horas, evidenciando a importância dos estímulos externos na regulação do ciclo de sono-vigília. Dois processos distintos, porém relacionados, parecem controlar esse ciclo: o circadiano e o homeostático (Quadro 8.3)

Quadro 8.3	Processos regulatórios do sono

1. Controle circadiano (processo C)

A estrutura-chave desse controle é o núcleo supraquiasmático (NSQ) do hipotálamo, o qual recebe projeções, via grupos específicos de neurônios localizados no corpo geniculado lateral, de células especiais da retina que contêm um pigmento chamado de melanopsina. Os cerca de 20.000 neurônios localizados nessa região apresentam um relógio molecular com padrão de atividade oscilatória e ciclo aproximado de 24 horas. Essa atividade é inata, autossustentada, independente de cansaço e quantidade de sono, e, embora não tenha função visual, varia diretamente com a intensidade da iluminação e, em menor escala, temperatura ambiente. O NSQ, em animais diurnos como o homem, ativa centros promotores de vigília, enquanto inibe os de sono. Lesões do NSQ determinam perda do ritmo circadiano de várias atividades dos animais, incluindo sono, alimentação, locomoção, temperatura, ciclo estral, atividade da enzima N-acetiltransferase da pineal e secreção de corticosterona pelas adrenais. Além disso, o NSQ é capaz de manter ritmicidade de sua atividade quando desconectado do restante do hipotálamo. Estudos de fluxo sanguíneo cerebral em animais de laboratório, pela captação do composto marcado radiativamente 6-deóxi-glicose, mostraram variação circadiana na atividade metabólica do NSQ, relacionada a períodos de claro-escuro. Na realidade, a ocorrência desses períodos encurta o ciclo (que seria de 24,3 horas) mantendo-o em 24 horas. Luz intensa ao final da tarde provocará atrasos nesse relógio biológico, enquanto sua ocorrência no período inicial da manhã é necessária para sincronizá-lo. O impulso para dormir do relógio circadiano se inicia lentamente ao redor das 23 horas e aumenta gradualmente para atingir seu máximo por volta das 4 horas da manhã.

Esses relógios biológicos existem em diferentes espécies e são regulados por alguns genes comuns, cujos mecanismos geralmente envolvem a produção de proteínas regulatórias, que inibem esses próprios genes em um ritmo cíclico de 24 horas. Polimorfismos desses genes foram associados a problemas de sono, relacionados a transtornos do ritmo circadiano.

Alguns transtornos psiquiátricos têm sido relacionados a perturbações de ritmos biológicos. Pacientes com depressão frequentemente apresentam problemas de sono, que incluem alteração da duração total de sono, aumento da latência para o primeiro episódio de sono MOR e dificuldade na continuidade do sono. Além disso, foi reconhecida uma forma de depressão, o transtorno afetivo sazonal (ver Capítulo 6), que se caracteriza pela recorrência dos sintomas durante os meses de inverno. Nesses pacientes, a exposição a fontes luminosas de alta intensidade tem efeito antidepressivo. No entanto, embora essa estimulação suprima a secreção de melatonina, os mecanismos pelos quais ela melhora a sintomatologia depressiva permanecem obscuros.

Outra estrutura importante na regulação de ciclos biológicos parece ser a glândula pineal. Em praticamente todos os vertebrados, essa estrutura produz e libera na circulação o hormônio melatonina de forma rítmica, acompanhando o ciclo claro-escuro. Em humanos, essa produção aumenta durante a fase escura, devido aos efeitos de projeções noradrenérgicas do sistema nervoso simpático. Atuando em receptores beta-adrenérgicos, a noradrenalina ativa o gene da enzima necessária à síntese de melatonina. A atividade noradrenérgica aferente à glândula pineal é suprimida por projeções do NSQ, fazendo com que os níveis de melatonina durante o dia sejam muito baixos. Receptores de melatonina estão amplamente distribuídos no sistema nervoso central, podendo auxiliar a regular e corrigir ritmos circadianos alterados, como o *jet-lag*.

2. Controle homeostático (processo S)

O impulso homeostático ou de recuperação aumenta em função do tempo em que o sujeito está

(Continua)

Quadro 8.3 Processos regulatórios do sono (*Continuação*)

acordado, desde o último período de sono, atingindo seu máximo em geral 16 horas após este período e diminuindo durante o sono. Períodos mais curtos de sono promovem aumento do processo S no dia seguinte, com aceleração do tempo para dormir ou aumento da duração e da profundidade do sono. Em algumas culturas nas quais um padrão bifásico de sono é comum, como aquelas ao redor do Mediterrâneo, a propensão circadiana de sono no início da tarde (entre 14 e 16 horas) satisfaz parcialmente ao processo S e retarda a necessidade de sono até 1 ou 2 horas da manhã. Propõe-se que o processo S decorra de acúmulo de substâncias promotoras de sono durante o período de vigília. A principal candidata é a adenosina, que poderia promover o sono por ativar neurônios do VLPO, via receptores A_{2A}, e inibir áreas localizadas no prosencéfalo basal, promotoras do estado de vigília, via receptores A_1. Este último mecanismo vem sendo contestado por resultados recentes, mostrando que camundongos *knockout* para receptores A_1 não apresentam déficits de sono. Outros possíveis mediadores dos efeitos de privação de sono seriam a interleucina 1β, a prostaglandina 2α e o óxido nítrico.

É importante lembrar que aumentos do estado de alerta e vigilância relacionados com atividades mentais (p. ex., estudar), emocionais (p. ex., assistir a um filme perturbador, ter uma discussão, ansiedade) ou físicas podem superar esses dois processos regulatórios e ser uma importante causa de insônia. Atividade sexual parece ser uma exceção, talvez porque alguns dos hormônios e neurotransmissores liberados durante o ato sexual, como a oxitocina, possam promover o sono.

Sono normal e suas funções

A partir de diversas características psicofisiológicas, o sono de um indivíduo normal pode ser dividido em estágios (Tabela 8.1 e Figura 8.2). No EEG, a passagem do estado de vigília para sonolência (N1, antigo estágio 1), sono superficial (N2, antigo estágio 2) e sono profundo (N3, antigos estágios 3 e 4) é acompanhada da mudança progressiva de um padrão de ondas de alta frequência e baixa voltagem para outro, de ondas de alta voltagem e baixa frequência, chamado **sono de ondas lentas**. Essa progressão leva em torno de 30 a 45 minutos, seguida da reversão desses estágios, com duração semelhante. Quando o sono retorna ao estágio N1, aparece, como visto, outra forma de sono, chamada de sono paradoxal ou de movimentos oculares rápidos (MOR ou REM). Em geral, o primeiro período de sono MOR ocorre cerca de 70 minutos depois do início do sono. Nesse estágio, o EEG é semelhante ao do estado de vigília, com ondas de baixa amplitude e alta frequência. Além dos movimentos oculares rápidos, há perda do tônus muscular e ativação dos músculos do ouvido médio. Os sonhos que podem ser recordados ocorrem nesse estágio e, em geral, apresentam conteúdo emocional e, muitas vezes, bizarro. Durante o sono MOR, o limiar para despertar por estimulação externa é elevado. Porém, a maior parte dos indivíduos acorda espontaneamente nessa fase do sono. Esse tipo de sono se dá em todos os mamíferos e mesmo pássaros apresentam curtos episódios de sono MOR.

O ciclo descrito repete-se 4 ou 5 vezes ao longo de uma noite normal de sono, com diminuição gradual do tempo de sono profundo (estágio N3) e aumento do tempo de sono MOR. No entanto, é importante salientar que a necessidade de sono e a latência para iniciar o sono sofrem grandes flutuações individuais. Além disso, a idade constitui um fator importante: o tempo total de sono e os períodos de sono MOR e profundo são maiores em crianças e adultos jovens do que em indivíduos idosos. Recém-nascidos passam 2/3 do tempo dormindo, sendo metade desse período em sono MOR. Tal porcentagem decai rapidamente, e, aos 10 anos, a porcentagem de sono MOR do adulto (20%) é atingida. Já no idoso, o sono é geralmente entrecortado por vários períodos despertos.

Tabela 8.1		Estágios de vigília e sono		
Estágio	**(%) do total**	**EEG**	**Comportamento**	**Efeitos da privação**
Vigília		Ondas alfa (8-14 Hz) e beta (15-35 Hz)	Estado de alerta Aumentado na insônia	
N1	3-6	Ondas alfa, beta e teta (4-7 Hz)	Estado de sonolência. Podem aparecer episódios muito curtos de alucinações, chamados de "hipnogógicas" Aumentado na insônia	Impede o aparecimento de outros estágios
N2	40-52	Ondas teta, fusos de sono (aglomerados de ondas com 12-14 Hz, com duração de 0,5 segundo), e complexos K (onda negativa de alta amplitude seguida por onda positiva)	Sono leve, de fácil despertar	Impede o aparecimento de outros estágios
N3	15-27	Ondas teta, delta (1-3 Hz), fusos e complexos K	Sono profundo com predominância de ondas lentas (delta) Podem ocorrer terror noturno e sonambulismo	Rebote, ideação suicida e terror diurno
Sono MOR	23-34	Frequências mistas, semelhantemente ao estado de vigília, sem fusos ou complexos K, ondas PGO*	Sono profundo, com relaxamento muscular intenso e movimentos oculares rápidos; sonhos vívidos e emocionais**	Rebote, ansiedade, dificuldade de concentração, irritabilidade, aumento do apetite, hipersexualidade

* As ondas PGO são detectadas em vários animais pelo registro em estruturas encefálicas profundas em relação com a superfície craniana. Elas se originam na ponte e são transmitidas ao núcleo talâmico geniculado lateral e, daí, ao córtex occipital (visual). Sua existência em seres humanos, embora controversa, é provável. Ainda, indicam ativação pontina durante o sono MOR.

** Um achado importante associado aos sonhos nessa fase corresponde à responsividade reduzida a estímulos externos, acompanhada de alucinações vívidas, especialmente visuais. Correlatos funcionais obtidos com técnicas de neuroimagem mostram atividade reduzida no córtex visual primário e aumentada em áreas visuais superiores. Além disso, existe uma diminuição da atividade do córtex pré-frontal dorsolateral e do cíngulo posterior durante o sono MOR. Assim, durante essa fase ocorreria uma exclusão específica de sistemas executivos, que normalmente participam da análise e da integração de informações neurais, o que seria responsável pelo caráter bizarro e ilusório dos sonhos. Contudo, áreas límbicas e paralímbicas, como a amígdala, córtex cingulado anterior, ínsula e córtex orbitofrontal medial, estão ativadas e seriam responsáveis pelo conteúdo emocional dos sonhos.

Apesar do progresso na caracterização do sono, suas funções são ainda objeto de controvérsia. Quaisquer que sejam, no entanto, devem ser importantes, visto estarem presentes em todos os animais conhecidos, incluindo invertebrados, como moscas e abelhas. Mesmo aqueles que necessitam de vigilância constante enquanto nadando ou voando, como golfinhos e pássaros migratórios, apresentam sono uni-hemisférico alternado.

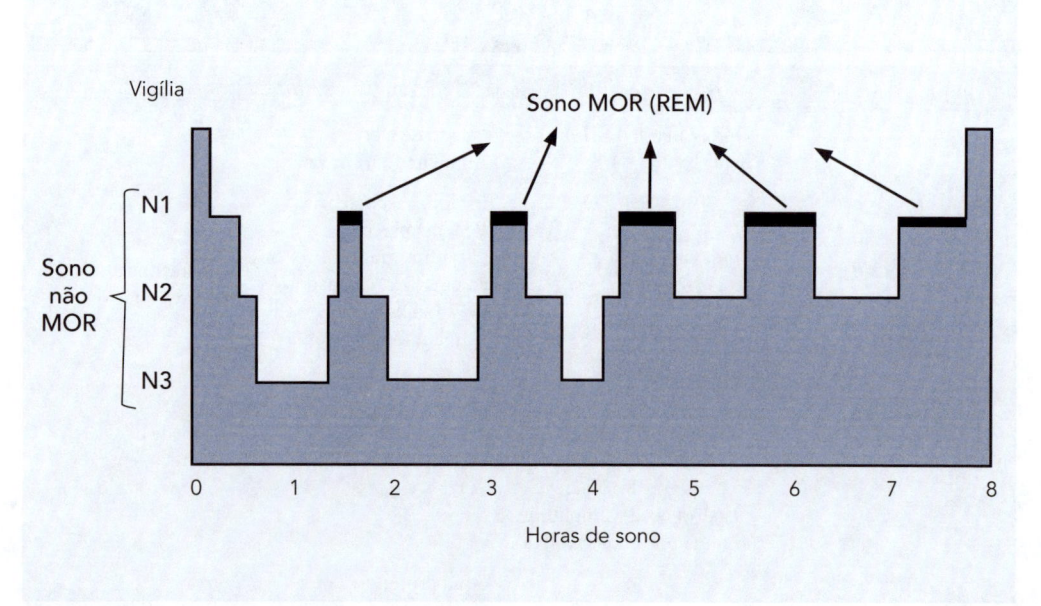

Figura 8.2 | Estágios do sono.
Fonte: Baseada em Feldman et al., 1997.

Embora existam várias propostas para explicar a existência do sono, elas podem ser agrupadas em dois grupos, que envolvem seu papel na memória ou na recuperação cerebral. O aprendizado de tarefas declarativas e não declarativas é facilitado pelo sono, cujo mecanismo não é claro. A desconecção sensorial observada durante o sono poderia favorecer a atividade de consolidação de memórias anteriormente adquiridas. Além disso, o sono permitiria a reativação dos circuitos neurais previamente ativados durante o aprendizado, fortalecendo-os. Alguns estudos de imagem cerebral apoiam essa hipótese. Não se sabe, no entanto, se o sono favoreceria a consolidação de novas ou a manutenção de velhas memórias. Além disso, o papel do sono MOR, que no passado havia sido mais relacionado a esse processo, não está claro. Algumas drogas antidepressivas que diminuem essa fase do sono não parecem interferir na memória.

Com relação à possível função restauradora, ela parece ser particularmente importante para o SNC, já que em humanos, por exemplo, a diminuição geral do metabolismo durante o sono, quando comparada ao de um período semelhante de repouso na vigília, equivale à energia contida em uma fatia de pão.

Uma hipótese conciliadora vem sugerindo que a função principal do sono seria o controle homeostático da atividade sináptica. Durante a vigília, essa atividade aumentaria com o fortalecimento e o surgimento de novas sinapses, ao custo do aumento de consumo de energia, visto que 70% desta no SNC depende da atividade sináptica. O sono representaria uma oportunidade para controlar esse processo, produzindo uma depressão sináptica generalizada. Isso facilitaria o aprendizado no dia seguinte, por controlar a ocupação de espaços e os gastos excessivos de energia, e, ao mesmo tempo, beneficiaria o aprendizado por eliminar sinapses fracas, aumentando a eficiência do sistema.

Não obstante a divergência sobre sua função, é certo que a privação de sono pode promover importantes alterações comportamentais e fisiológicas (ver Tabela 8.1).

Neuroquímica do sono

Além da melatonina (Quadro 8.2), diversos neurotransmissores e neuromoduladores estão envolvidos na regulação do ciclo sono vigília (Figura 8.1). Entre eles, merecem especial destaque os descritos a seguir.

Acetilcolina

As células colinérgicas pontinas e do prosencéfalo basal apresentam atividade aumentada durante a vigília e sono MOR, além de silenciarem durante o sono não MOR. Tanto por suas projeções diretas quanto indiretas, produzem uma aferência excitatória para todo o córtex. Drogas com propriedades anticolinérgicas, como os antidepressivos tricíclicos, podem produzir sedação e ondas lentas no EEG. Agonistas colinérgicos, como a nicotina, geralmente favorecem a vigilância.

Histamina

Neurônios histaminérgicos, localizados no núcleo tuberomamilar do hipotálamo posterior, recebem projeções excitatórias colinérgicas e se projetam amplamente para o córtex, o tálamo e outras regiões que promovem a vigília. Sua atividade é aumentada durante o estado de alerta e diminuída durante o sono MOR e não MOR. Drogas com propriedades anti-histamínicas, como alguns antidepressivos tricíclicos e antipsicóticos, produzem sedação.

Glutamato

Parece atuar via receptores metabotrópicos influenciando a excitabilidade de outros neurônios. No entanto, o padrão de atividade das células glutamatérgicas envolvidas com o ciclo sono-vigília ainda não está bem caracterizado.

Noradrenalina

Os neurônios noradrenérgicos do *locus coeruleus* apresentam atividade aumentada durante a vigília e diminuída durante o sono não MOR, silenciando no sono MOR. Esses neurônios são considerados essenciais para o aumento de vigilância necessária para responder a estímulos salientes ou estressores. A noradrenalina não parece ser responsável direta pela ativação cortical, mas sim por aumentar a respostas de neurônios do córtex a outros estímulos. Além disso, sua liberação durante o estado de vigília é essencial para a expressão de genes como os do *pCREB*, *Arc* e *BDNF*, envolvidos com potencialização de longa duração e possivelmente aprendizado. O silenciamento dos neurônios noradrenérgicos durante o sono MOR, por prejudicar esses processos, impediria o aprendizado inadequado decorrente das experiências bizarras dos sonhos.

Serotonina

As primeiras evidências do envolvimento da serotonina no controle do ciclo sono-vigília surgiram nas décadas de 1960 e 1970, quando o grupo francês liderado por Jouvet mostrou que a inibição da síntese da serotonina (5-HT) ou a destruição dos neurônios serotonérgicos produziam insônia. O papel da serotonina nesse controle, no entanto, parece ser complexa, e ainda não foi completamente entendido. Assim como os neurônios noradrenérgicos, as células serotoninérgicas dos núcleos dorsal e mediano da rafe estão ativas durante a vigília, diminuem sua atividade durante o sono não MOR e silenciam durante o sono MOR. Diversos estudos mais recentes indicam que os neurônios serotoninérgicos promovem a vigília e suprimem o sono MOR, o que poderia explicar queixas de insônia após o início do tratamento com antidepressivos inibidores da recaptação de serotonina, bem como o efeito supressor do sono MOR apresentado por esses fármacos.

Dopamina

Diferentemente de outras monoaminas, os neurônios dopaminérgicos da substância *nigra* e da área tegmental dorsal não parecem alterar sua atividade em função do estado de sono--vigília. Estudos mais recentes utilizando abordagem optogenética (ver Capítulo 4), no entanto, sugerem que os neurônios dopaminérgicos da área tegmental dorsal promovem a vigília, particularmente em condições de elevada motivação. Corroborando essa sugestão, drogas que facilitam a atividade sináptica da dopamina, como psicoestimulantes, produzem ativação cortical e facilitam o estado de alerta (ver adiante).

Orexina (hipocretina)

Esse neuropeptídeo é produzido em neurônios do hipotálamo dorsolateral, que enviam projeções excitatórias a todos os componentes do sistema de vigilância. Ativam receptores chamados de orexina-A e B (ou hiporetina-1 e 2). Sua liberação está aumentada durante a vigília e diminuída no sono MOR e não MOR, parecendo ser particularmente importante para a manutenção de períodos prolongados de vigília. Além de orexina, neurônios orexinérgicos produzem glutamato e dinorfina. Perda seletiva ou disfunção desses neurônios no hipotálamo lateral estão envolvidas na fisiopatologia da narcolepsia.

GABA

Como principal neurotransmissor inibitório, o GABA pode diminuir a excitabilidade neuronal em todas as áreas do SNC. Como consequência, a facilitação da neurotransmissão GABAérgica causa sedação e induz o sono (além de outros efeitos, como relaxamento, ataxia e amnésia anterógrada), enquanto sua inibição provoca o aumento do estado de alerta, além de causar ansiedade, insônia, reatividade aumentada e mesmo convulsões.

Transtornos do sono

De acordo com o DSM-V (Capítulo VI), os transtornos dividem-se em transtornos primários e aqueles relacionados com outros transtornos mentais, condição médica, ou induzidos por drogas.

Os transtornos primários do sono subdividem-se em dissonias, caracterizadas por anormalidades na quantidade, qualidade ou aparecimento temporal do sono, e parassonias, definidas por comportamentos ou eventos fisiológicos anormais associados com o sono ou alguma de suas fases (Quadro 8.4).

A **insônia**, uma das queixas mais comuns em consultórios, principalmente em idosos, é apresentada por 15 a 30% da população que procura atendimento médico pelas mais diversas causas, no decorrer de 1 ano. Pode ser definida como a crença de que não se está dormindo adequadamente. Entre as reclamações mais frequentes, estão a dificuldade de conciliar o sono e o despertar frequente durante a noite, além de queixas de que o sono, embora normal em duração, não é restaurador, ou seja, o sentimento de que não se descansou suficientemente durante o sono, ou que este foi superficial e de má qualidade. A insônia primária está geralmente associada com hipervigilância noturna, condicionamento negativo para dormir e preocupação acentuada com a dificuldade para dormir.

As **hipersonias** se caracterizam por sonolência excessiva durante o dia e podem ser causadas por vários fatores, como drogas, sono insuficiente, depressão e transtornos neurológicos. Também podem decorrer de transtornos primários do sono, incluindo a narcolepsia, a apneia obstrutiva do sono, a hipersonia recorrente ou idiopática e o transtorno do ritmo circadiano. A **narcolepsia** se caracteriza por ataques súbitos de sono durante o dia, perda do tônus muscular (cataplexia), alucinações nas fases iniciais (hipnagógicas) ou finais (hipnopômpicas) do sono, e sono noturno fragmentado. Ela envolve a invasão de elementos do sono MOR no estado de vigília e decorre de alterações em mecanismos centrais do controle do sono, possivelmente por deficiência na neurotransmissão mediada por orexina.

| Quadro 8.4 | **Principais transtornos primários do sono-vigília de acordo com o DSM-5** |

1.1. Insônia: queixas envolvendo dificuldades de iniciar ou manter o sono, ou de acordar precocemente sem conseguir retornar ao sono, que causam prejuízos funcionais ao paciente, e que ocorrem pelo menos 3 vezes por semana durante 3 meses.

1.2. Hipersonolência primária: sonolência excessiva que ocorre pelo menos 3 vezes por semana durante 3 meses, não secundária a outra alteração do sono ou doença, e que produza perturbação ou sofrimento considerável.

1.3. Narcolepsia: ataques irresistíveis de sono, com eventual perda de tônus muscular específico (cataplexia); visualização de imagens de sonhos (hipnagógicas) imediatamente antes de dormir ou após acordar, paralisia no momento de dormir ou acordar. Esses ataques, que aparecem geralmente 2 a 6 vezes por dia, devem ocorrer, para o diagnóstico, pelo menos 3 vezes por semana durante 3 meses.

1.4. Associados a transtornos respiratórios: por exemplo, apneia do sono ou hipoventilação alveolar central.

1.5. Associados a transtornos de ritmo circadiano: decorrentes de descompasso entre o ritmo circadiano do sujeito e as demandas externas.

1.6. Parassonias: transtornos caracterizados por eventos comportamentais, experienciais ou fisiológicos anormais que ocorrem em associação com o sono.

1.6.1. Transtornos associados ao sono não MOR. Caracterizados pela ocorrência de episódios incompletos de despertar, em geral de curta duração (1 a 10 minutos) mas que podem perdurar por até 1 hora.

- **Transtorno de deambulação durante o sono:** episódios de sonambulismo, durante os quais existem dificuldade de acordar o sujeito e esquecimento dos atos realizados.

- **Transtorno de terror noturno:** recorrência de episódios em que o indivíduo acorda sentindo medo intenso, geralmente após grito de pânico, mas sem se lembrar de sonhos que poderiam causar o episódio.

1.6.2. Transtorno de pesadelos: caracterizados por ocorrência repetida de pesadelos que levam o indivíduo a acordar.

1.6.3. Transtornos associados ao sono MOR: caracterizados por episódios repetidos de despertar associados com vocalização e comportamentos motores complexos.

1.6.4. Síndrome das "pernas inquietas" (*restless legs*): transtorno no qual o sujeito sente uma necessidade involuntária de movimentar as pernas.

1.7. Induzidos pelo uso de medicamentos ou drogas de abuso.

Entre as **parassonias** que ocorrem durante sono de ondas lentas, destacam-se o terror noturno e o sonambulismo. O terror noturno é comum em crianças, com pelo menos 30 a 40% delas apresentando pelo menos um episódio durante esse período, geralmente desaparecendo na idade adulta. Os episódios se iniciam com um grito seguido por confusão, e, algumas vezes, comportamentos associados com medo e fuga. Ocorrem durante o estágio de ondas lentas e podem envolver uma inabilidade de manutenção desse estágio, o que permitiria a emergência de estímulos ameaçadores oriundos de regiões subcorticais límbicas. O terror noturno é frequentemente tratado com drogas benzodiazepínicas de longa duração, como o clonazepam. Os episódios de sonambulismo têm prevalência ao longo da vida em torno de 15 a 20%. O tratamento farmacológico é similar ao do terror noturno, porém menos empregado. Merece menção também o bruxismo, de causa desconhecida, mas exacerbado durante períodos de maior estresse. Em geral, não perturba o sono do paciente, embora possa levar à erosão dentária e a dores na região mandibular, ou a cefaleia ao acordar.

As parassonias mais comuns que ocorrem durante o sono MOR incluem os pesadelos, a paralisia do sono (acordar com sensação de medo e de incapacidade de se mover) e o transtorno comportamental associado ao sono MOR. O último envolve episódios súbitos de gritos com movimentos violentos, embora o paciente não esteja consciente. Costuma ocorrer em homens após os 50 anos e pode ser piorado por antidepressivos.

Drogas hipnóticas e sedativas

Entende-se por efeito sedativo a diminuição da atividade motora e a diminuição do nível de vigilância, útil para aliviar estados de excitação excessiva. Efeito hipnótico é o de induzir e manter o sono por certa duração, seja em indivíduo normal em ausência de privação, seja em paciente com insônia. A sedação e a hipnose fazem parte de um contínuo de depressão do SNC, que evolui para anestesia geral, estado de coma no qual já há comprometimento das funções neurovegetativas, e, finalmente, morte por insuficiência respiratória e circulatória. Porém, nem todas as drogas são capazes de induzir esta sequência de eventos. Por exemplo, drogas benzodiazepínicas, com propriedades hipnótico-sedativas utilizadas na clínica, não produzem estado de anestesia geral, muito menos coma e morte, quando administradas isoladamente.

Embora a primeira abordagem de tratamento preconizado para a insônia seja a terapia comportamental cognitiva específica, a maior parte dos pacientes opta pelo tratamento medicamentoso. Os hipnóticos estão entre as drogas mais utilizadas no mundo. Ao longo de 1 ano, 5 a 10% da população recebe prescrição de hipnótico, números estes particularmente expressivos em pacientes idosos, já que 16% deles fizeram uso desse tipo de medicamento durante o ano que precedeu a pesquisa. Além disso, 73% o fazem regularmente, e 25% tomam continuamente há mais de 10 anos. Isso provavelmente reflete dependência em vez de indicação terapêutica.

Embora compostos com propriedades hipnóticas, como etanol, cânhamo, derivados do ópio etc., sejam conhecidos desde tempos imemoriais, o primeiro fármaco a ser introduzido na terapêutica especificamente como hipnótico foi o brometo, em meados do século XIX, seguido de outros, como hidrato de cloral, uretana, paraldeído e sulfonal. No início do século XX, foram introduzidos os barbituratos. Embora alguns outros compostos, como meprobamato e glutetimida, tenham surgido após os barbituratos, estes permaneceram como a principal terapia farmacológica da insônia até a década de 1960. Tanto o meprobamato quanto os barbitúricos são hipnóticos eficazes, ainda que apresentem desvantagens, que incluem a produção de dependência física, tolerância e depressão respiratória, com eventual morte em decorrência de superdosagem. Não é surpresa, portanto, que a descoberta e a introdução na prática clínica dos **compostos benzodiazepínicos** (BZD) (ver Capítulo 7) e de drogas que atuam de forma semelhante a estes, como o zolpidem, zopiclona e zaleplona, tenham resultado na potencial eliminação daqueles fármacos no tratamento da insônia. Mais recentemente, novos compostos, como o agonista melatoninérgico ramelteona, foram introduzidos na prática médica.

Avaliação do efeito sedativo-hipnótico de drogas

Diversos testes clínicos e em animais de laboratório são empregados para detectar o efeito sedativo de drogas, alguns dos quais estão resumidos na Tabela 8.2. Quanto ao efeito hipnótico, o método mais usado é a polissonografia, realizada geralmente em laboratórios sofisticados e que utiliza o registro concomitante do EEG, parâmetros fisiológicos (p. ex., frequência cardíaca e respiratória, atividade muscular) e movimentos dos globos oculares para caracterizar as diferentes fases do sono.

Hipnóticos benzodiazepínicos

Compostos hipnóticos ideais deveriam reproduzir a fisiologia normal do sono, sem efeitos adversos. Embora nenhuma droga existente atinja tal objetivo, os hipnóticos BZD representaram um avanço em relação aos agentes que os precederam, sendo mais eficazes e seguros que os barbituratos e o meprobamato, além de produzirem menos tolerância e dependência física.

Tabela 8.2	Métodos mais utilizados para avaliação do efeito sedativo de drogas

Em animais de laboratório

1. Diminuição da atividade locomotora

2. Potencialização da sedação induzida por barbiturato ou etanol

3. Prejuízo de desempenho no teste da prancha-inclinada

4. Prejuízo de desempenho no teste do rota-rod (tempo que um roedor leva para cair de um cilindro giratório)

5. Passividade

6. Diminuição de respostas a estímulos, como manipulação

Em seres humanos

1. Escalas de avaliação

2. Testes psicomotores, como teste de substituição dígito-símbolo, teste da cópia de símbolos etc.

3. Limiar crítico de fusão para estímulos luminosos (*critical flicker fusion*). Teste no qual é medida a frequência de apresentação de estímulo luminoso intermitente que promove a sensação de estímulo contínuo

4. Actigrafia: método que monitora a intensidade e a duração de movimentos por períodos de dias ou semanas durante a vida normal do sujeito. Envolve o uso de pulseira contendo monitor que produz impulsos elétricos em resposta a movimentos. Mais bem empregada em conjunto com o diário, no qual o sujeito registra os períodos de sono e vigília

5. Polissonografia: monitora diversas variáveis, que incluem EEG, eletro-oculograma (para registrar movimentos oculares), eletromiograma e outras, como eletrocardiograma, registro de variáveis ventilatórias e movimentos, produzindo informações sobre as alterações fisiológicas que ocorrem durante o sono

6. Teste de latência de sono múltiplo: método padronizado para avaliar objetivamente a propensão ao sono de um indivíduo durante o período diurno. Geralmente realizado em vários momentos durante o dia, consiste em solicitar ao sujeito que procure dormir enquanto seu EEG está sendo monitorado continuadamente durante 20 minutos. Particularmente útil para o diagnóstico de narcolepsia, visto que esses pacientes tendem a entrar no sono MOR logo após adormecerem. Também empregado para detectar efeitos residuais ao longo do dia de drogas sedativas

7. Registro de vídeo do sono: em geral realizado em conjunto com a polissonografia

Efeitos dos benzodiazepínicos sobre o sono

Embora determinados BZD sejam comercializados como hipnóticos, e outros apresentados como ansiolíticos, quase todos dispõem de propriedades farmacológicas semelhantes. A exceção parecem ser alguns BZD utilizados como anticonvulsivantes, como o clonazepam e clobazam. Portanto, além de sedativos, os BZD são ansiolíticos e podem produzir relaxamento muscular, amnésia anterógrada, prejuízo no desempenho psicomotor e dependência fisiológica e psicológica. O mecanismo de ação mais aceito para explicar a maior parte desses efeitos é a potencialização, no nível do receptor GABA$_A$, do efeito do neurotransmissor GABA (ver Capítulo 7).

Ainda, os diversos BZD compartilham efeitos semelhantes sobre o sono, já que diminuem a latência de sono, reduzindo, portanto, o tempo no estágio 0 e, frequentemente, também no N1. Também diminuem o tempo despendido no sono profundo (estágio N3) e no sono MOR, embora possam aumentar a frequência de episódios dessa fase do sono. Apesar dos dois últimos efeitos, o tempo total de sono é aumentado pelo aumento da fase N2 (Tabela 8.3 e Figura 8.3).

Tabela 8.3	Efeitos e mecanismos de drogas empregadas no tratamento de insônia	
Mecanismos	**Efeitos no sono**	**Drogas**
↑ da função dos receptores GABA$_A$ (modulação alostérica)	↓ da latência ↑ do tempo total de sono (depende da meia-vida do composto) ↓ do número de vezes que acorda durante a noite	Benzodiazepínicos Hipnóticos "Z"
Antagonismo dos receptores 5-HT$_2$	↑ do tempo total de sono (depende da meia-vida do composto) ↓ do número de vezes que acorda durante a noite	Trazodona, mirtazapina, olanzapina, quetiapina
Antagonismo dos receptores H$_1$	↑ do tempo total de sono (depende da meia-vida do composto) ↓ do número de vezes que acorda durante a noite	Prometazina
Agonista de receptores da melatonina	↓ da latência	Ramelteona

Fonte: Modificada de Wilson e Nutt, 2009.

Diferentemente do que ocorre muitas vezes com o uso de barbituratos ou álcool etílico, o sono produzido pelos BZD em geral produz sensação repousante. Cabe lembrar que tanto os barbituratos quanto o álcool etílico promovem alterações mais acentuadas na arquitetura do sono, com maior diminuição de sono MOR.

Embora a eficácia dos BZD como agentes indutores do sono na primeira ou na segunda semana de uso seja amplamente documentada, dúvidas persistem sobre o efeito do uso prolongado desses compostos. Isso porque pode se desenvolver **tolerância** ao efeito sedativo-hipnótico, em alguns casos com apenas 1 semana de uso continuado. Além disso, pode surgir **rebote**, ou seja, reaparecimento da insônia, algumas vezes grave, quando da parada do fármaco, particularmente se for abrupta (Figura 8.4).

Existem ainda raros relatos de reações paradoxais, incluindo ansiedade, reações hipomaníacas, sintomas psicóticos, paranoia e ideação suicida, além de comportamentos bizarros de desinibição como aumento de hostilidade e raiva.

Outros efeitos adversos relacionados ao uso de hipnóticos BZD envolvem sonolência durante o dia, prejuízo no desempenho intelectual e psicomotor, disartria, ataxia, depressão do humor e amnésia anterógrada, os quais estão descritos com detalhes no Capítulo 7.

Relatos sobre prejuízos da memória e ansiedade durante o dia parecem ser mais frequentes com hipnóticos de curta ação, como o triazolam e o midazolam. Cabe lembrar que pacientes idosos são mais suscetíveis, tanto por razões farmacocinéticas (principalmente menor volume de distribuição) quanto farmacodinâmicas (maior sensibilidade). Recomenda-se redução das doses usuais de hipnóticos para esses pacientes.

Farmacocinética dos hipnóticos benzodiazepínicos

Como os BZD não parecem divergir em relação à sua eficácia como hipnóticos, a escolha entre os diversos compostos disponíveis baseia-se, do ponto de vista farmacológico, em características farmacocinéticas. Nesse aspecto, o hipnótico ideal teria rápido início de efeito, produziria sono sustentado durante a noite e não provocaria sonolência residual na manhã seguinte. A primeira propriedade é determinada pela velocidade de absorção após ingestão oral, enquanto a segunda está relacionada com a meia-vida de eliminação da droga e a produção de metabólitos intermediários ativos. Em uso agudo, no entanto, outro parâmetro farmacocinético, a distribuição da droga nos diferentes compartimentos do organismo, é importante para a determinação do início e da duração da ação dessas drogas.

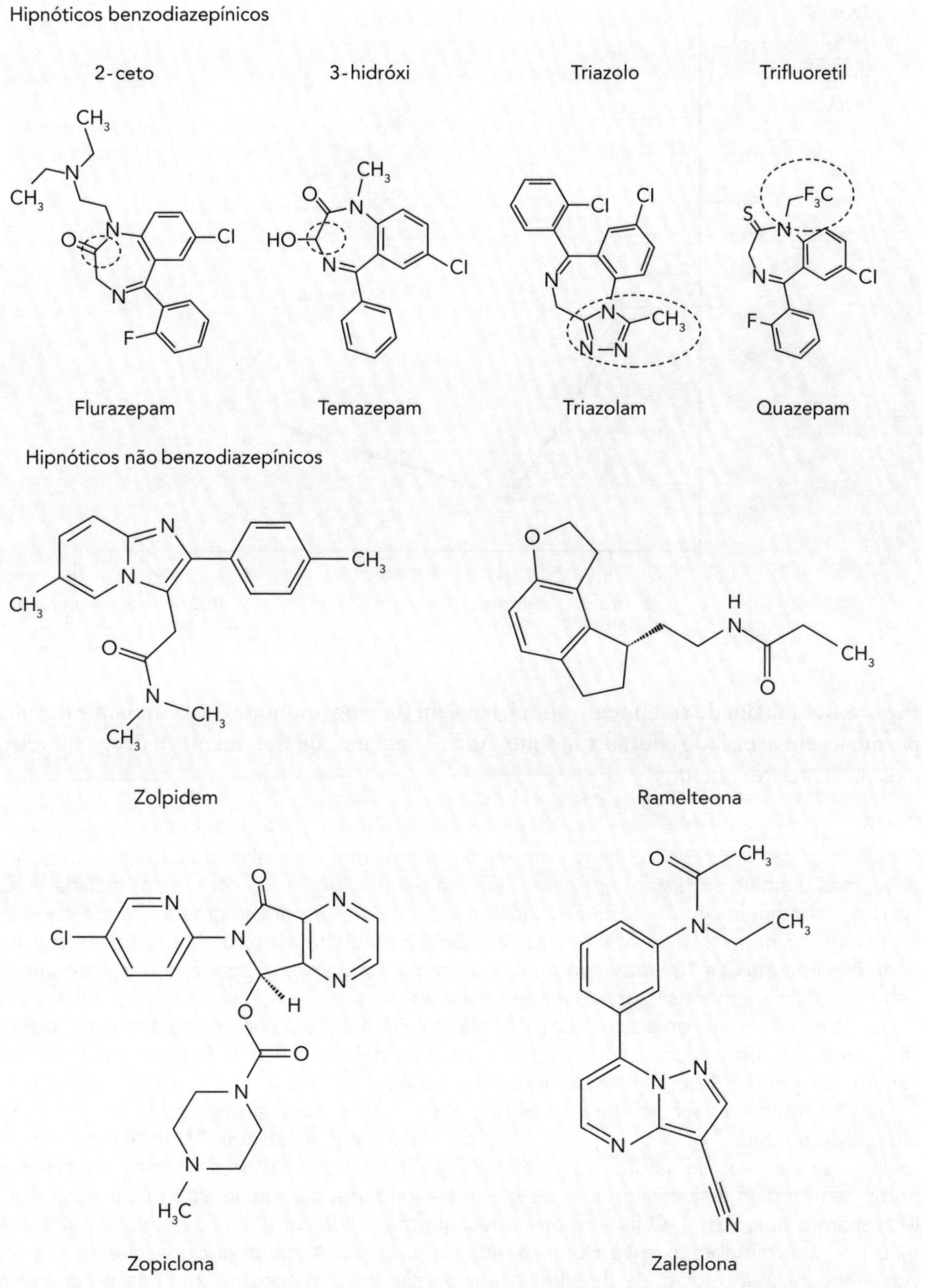

Hipnóticos benzodiazepínicos

2-ceto   3-hidróxi   Triazolo   Trifluoretil

Flurazepam   Temazepam   Triazolam   Quazepam

Hipnóticos não benzodiazepínicos

Zolpidem   Ramelteona

Zopiclona   Zaleplona

Figura 8.3 | Estrutura química de benzodiazepínicos com ligações 2-ceto (diazepam), 3-hidróxi (temazepam), trifluoretil (quazepam) e com núcleo triazolo acoplado (triazolam), e de hipnóticos não benzodiazepínicos.

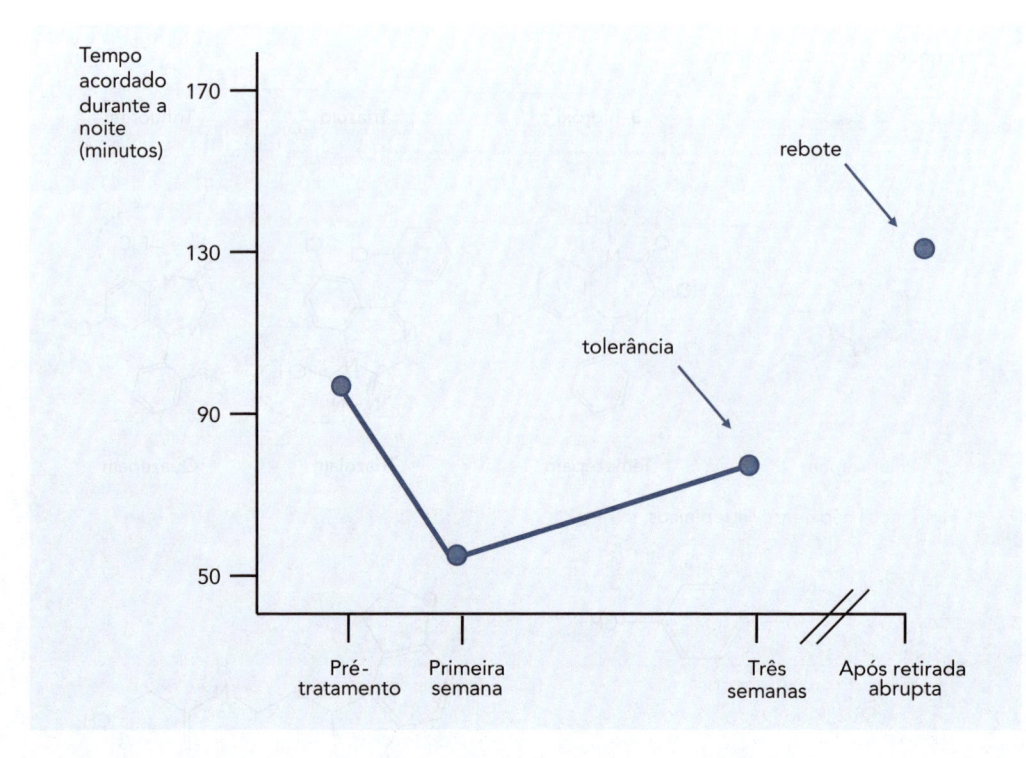

Figura 8.4 | Efeito do tratamento com triazolam (0,5 mg por noite) no tempo que os sujeitos permanecem acordados durante a noite. Após 3 semanas de tratamento, a droga foi retirada e os pacientes reavaliados.

Compostos muito lipossolúveis, como o diazepam, atingem mais rapidamente o sistema nervoso, mas também se distribuem para o compartimento periférico com maior facilidade. Com isso, apresentam início rápido e duração curta do efeito, embora sua meia-vida de eliminação seja longa (43 horas, sem levar em consideração o metabólito ativo). Já o lorazepam, cuja meia--vida é mais curta (8 a 10 horas), pode apresentar efeito mais prolongado que o diazepam após uso agudo, pois é menos lipossolúvel que o último.

Cabe lembrar que compostos com absorção mais lenta, como o temazepam ou o lorazepam, são contraindicados em pacientes cuja queixa principal é a dificuldade para conciliar o sono, exceto se ingeridos 1 hora antes do horário de dormir.

Em função da duração do efeito, os hipnóticos BZD podem ser divididos em: 1) de efeito ultracurto, utilizados geralmente em indução anestésica (midazolam); 2) de efeito curto, com meia-vida de menos de 6 horas (triazolam); 3) de efeito intermediário, com meia-vida de 6 a 24 horas (temazepam, estazolam); e 4) de efeito prolongado, com meia-vida maior que 24 horas (diazepam e quazepam). O flurazepam apresenta meia-vida curta 2,3 horas, mas é biotransformado em um metabólito ativo de meia-vida prolongada. A estrutura do BZD está associada, com frequência, à velocidade de eliminação. Geralmente, compostos com ligação cetônica na posição 2 (2-ceto BZD), como diazepam, flurazepam e nitrazepam, são biotransformados em metabólitos ativos e têm meia-vida longa. Já aqueles com hidroxilas na posição 3 (3-hidróxi BZD), como oxazepam, temazepam e lorazepam, bem como aqueles com radical triazolo (triazolam, alprazolam) são conjugados diretamente, dispondo de meia-vida mais curta (ver Figura 7.9 e Figura 8.2).

A latência para o início do efeito de alguns dos principais hipnóticos BZD e não BZD, bem como sua duração, podem ser vistas na Tabela 8.4.

Tabela 8.4	Características farmacocinéticas de algumas das principais drogas utilizadas no tratamento da insônia			
Hipnótico	**Início do efeito após administração oral (horas)**	**Metabólicos ativos**	**Duração do efeito (horas)**	**Dose hipnótica usual no adulto (mg)**
Benzodiazepínicos				
Estazolam	1-2	Não	6-10	1-2
Flurazepam	1-2	Sim	10-20	15-30
Quazepam	1-2	Sim	10-20	7,5-15
Temazepam	1-2	Não	6-10	15-30
Triazolam	0,25-0,5	Não	2-5	0,125-0,25
Não benzodiazepínicos				
Eszopiclona	0,5-1	Não	5-8	2-3
Zaleplona	0,25-0,5	Não	2-4	5-10
Zolpidem	0,25-0,5	Não	3-8	5-10
Agonista da melatonina (ramelteona)	0,25-0,5	Sim	6-8	8

Observação: com exceção da ramelteona, as doses em idosos são geralmente menores.

Drogas com curta duração de ação, como o triazolam, evitariam efeitos residuais durante o dia seguinte ao uso. Já a incidência desses efeitos, que incluem prejuízo de memória, quedas, sonolência excessiva e acidentes mais frequentes, é maior com o uso prolongado de compostos com meia-vida longa, como flurazepam e quazepam. Essas drogas, no entanto, teriam a vantagem de promover alívio da ansiedade durante o dia, além de diminuir a incidência da insônia rebote, quando da interrupção do tratamento prolongado. Outro problema do uso de hipnóticos de duração de efeito curto como o triazolam consiste na ocorrência de insônia matinal em alguns pacientes.

Novos compostos: zolpidem, zopiclona, eszopiclona e zaleplona

O zolpidem, a zopiclona, a eszopiclona e a zaleplona, também chamados de **hipnóticos Z** (*Z hypnotics*), são drogas de uso mais recente que, embora não sejam BZD do ponto de vista estrutural, também exercem seus efeitos pela modulação da neurotransmissão GABAérgica. No entanto, são menos efetivos como anticonvulsivantes e relaxantes musculares, possivelmente por interagirem de forma preferencial com o sítio de ligação a benzodiazepínicos associado à subunidade $\alpha 1$ do receptor $GABA_A$.

O zolpidem é um derivado imidazopiridínico (ver Figura 8.3) que interfere menos na arquitetura do sono do que os hipnóticos BZD, aumentando a duração do estágio N2, e interferindo menos no sono MOR ou no de ondas lentas. Como tem meia-vida curta (2 horas), prejudica pouco a memória ou a capacidade psicomotora na manhã seguinte ao uso. Entre os efeitos adversos descritos, incluem-se tontura, sonolência, dor de cabeça e transtornos gastrintestinais. A incidência de insônia de rebote e dependência parece ser menor do que os benzodiazepínicos.

Assim como eles, produz pouca depressão ventilatória em concentrações tóxicas, exceto se combinado com outros depressores do SNC, como o álcool etílico.

A zopiclona e seu isômero ativo S(+), eszopiclona, são derivados da ciclopirrolona. A eszopiclona pode ser utilizada no tratamento crônico da insônia, visto que não parece produzir dependência ou insônia de rebote. Apresenta meia-vida plasmática de 6 horas e é útil tanto para diminuir a latência quanto para a manutenção do sono.

A zaleplona é uma pirazolopirimidina com meia-vida bastante curta (1 hora), o que permite que seja utilizada durante a noite, até 4 horas antes da hora antecipada de acordar.

Melatonina e agonistas de seus receptores

Evidências esparsas de que a administração de melatonina causa sonolência em humanos existem desde a década de 1970. No entanto, tem meia-vida bastante curta (em torno de 1 hora), enquanto os níveis de melatonina endógena permanecem elevados durante a noite. Essa diferença poderia explicar os resultados nem sempre conclusivos em relação à eficácia da melatonina como hipnótico. Estudos mais recentes em pacientes com insônia primária mostraram melhoras na qualidade, com diminuição na latência e aumento do tempo total de sono, embora de modo menos eficiente em comparação a hipnóticos estabelecidos.

Outra abordagem consiste no uso de agonistas de receptores MT-1 e MT-2 da melatonina, como a ramelteona e a tasimelteona. Essas drogas parecem capazes de diminuir a latência do sono e aumentar o tempo total do sono de sujeitos normais com insônia transitória e de pacientes com insônia crônica primária. Elas são bem toleradas, com incidência de efeitos adversos similar aos produzidos pela melatonina (sonolência: 5%, fadiga: 4%, náuseas: 3%). Não parecem apresentar potencial de abuso ou produzir insônia de rebote. A agomelatina, um antidepressivo agonista de receptores de melatonina e antagonista de receptores $5HT_{2A/2C}$, também poderia ser utilizada no tratamento da insônia.

Outros compostos empregados como hipnóticos

Álcool etílico

Embora não seja uma droga de uso médico, o álcool etílico também é empregado como hipnótico. Ele auxilia no início do sono em pessoas não dependentes e aumenta o sono de ondas lentas na primeira metade da noite, diminuindo-o na segunda metade, o que faz com que a qualidade do sono piore nesse período. No entanto, cerca de 60% dos pacientes dependentes do álcool sofrem de insônia, com dificuldade de dormir e acordar frequente, sobretudo durante a fase do sono MOR. A ocorrência de insônia nesses pacientes prediz maior risco de recorrência nas tentativas de abstinência (cerca de duas vezes maior), padrão de fragmentação do sono que pode persistir por várias semanas após a interrupção da ingestão de álcool.

Os mecanismos de ação do álcool não estão totalmente esclarecidos. Evidências experimentais sugerem que parte de seus efeitos decorra da potencialização da neurotransmissão GABAérgica, bem como do antagonismo da neurotransmissão mediada por receptores NMDA do glutamato.

Anti-histamínicos

Os anti-histamínicos sedativos, que incluem difenidramina, clorfenidramina, hidroxizina, prometazina etc., têm a vantagem de não induzir dependência física. Eles produzem sonolência e, como apresentam tempo de meia-vida longa (9 a 10 horas), podem prejudicar o desempenho psicomotor no dia seguinte. Estudos com a difenidramina e a prometazina sugerem que esses compostos diminuem o sono MOR. Além disso, o desenvolvimento de tolerância já foi demonstrado após um dia de uso da difenidramina. A doxepina é um antidepressivo tricíclico que, em doses baixas (3 a 6 mg), atua como um potente e seletivo antagonista H_1. Ele foi aprovado nos

Estados Unidos para o tratamento de insônia, particularmente para pacientes com problemas no terço final da noite.

Antidepressivos

Alguns antidepressivos apresentam efeitos sedativos, por sua capacidade de bloquear receptores H_1 e muscarínicos, podendo prejudicar o desempenho de tarefas diárias, como a direção de automóveis. Com a continuidade do tratamento (1 a 2 semanas), tais efeitos tendem a apresentar tolerância.

Os antidepressivos, além disso, podem produzir alterações importantes na arquitetura normal do sono, particularmente na fase MOR. Inibidores seletivos de recaptação de serotonina reduzem o tempo total do sono MOR e aumentam a latência de aparecimento do primeiro episódio do sono MOR. Esse efeito provavelmente decorre da estimulação dos receptores 5-HT$_2$ localizados em regiões do tronco cerebral regulatórias do sono, onde inibiriam o início do sono MOR. Os efeitos subjetivos são variáveis. Alguns pacientes se queixam de aumento da frequência de sonhos vívidos no início do tratamento, efeito que talvez reflita o retardo no aparecimento do sono MOR, com a coincidência do último período com o despertar.

Antipsicóticos

De modo semelhante aos antidepressivos tricíclicos, alguns antipsicóticos (p. ex., a levomepromazina) são sedativos por serem potentes antagonistas H_1. No entanto, em virtude da interação dessas drogas com múltiplos receptores, seus efeitos sobre o sono são muitas vezes variáveis. O antipsicótico atípico olanzapina aumenta o sono total e o de ondas lentas, retardando o aparecimento do sono MOR. Em pacientes esquizofrênicos, tanto antipsicóticos típicos (haloperidol, flupentixol) quanto atípicos (clozapina, risperidona e olanzapina) tendem a melhorar a qualidade do sono.

Antagonistas dos receptores 5-HT$_2$

Enquanto inibidores seletivos da receptação de serotonina prejudicam o sono no início do tratamento, provavelmente por estimulação de receptores 5-HT$_2$, antagonistas desses receptores aumentam o tempo de sono de ondas lentas e melhoram a qualidade do sono. Entre eles, foram estudadas drogas mais seletivas, como a ritanserina e a cetanserina, e outras menos específicas, como os antidepressivos mianserina e trazodona. Estudos clínicos sugerem que a última droga possa produzir melhoras subjetivas na qualidade de sono em pacientes com insônia primária. Como essas drogas não parecem causar amnésia, ataxia, rebote ou abuso, novos antagonistas 5-HT$_2$ poderão ser úteis no tratamento da insônia.

Antagonistas da orexina

Como já visto, a orexina regula o ciclo sono-vigília por interagir com neurônios monoaminérgicos e colinérgicos. Ainda, promove o comportamento alimentar, principalmente por facilitar o estado de vigília. O suvorexant, um antagonista de receptores de orexina A e B, diminui a latência e pode aumentar a duração do sono, porém é capaz de produzir sonolência no dia seguinte e piorar quadros de depressão e de ideação suicida. Não existem evidências, no entanto, de que possa causar sintomas associados à narcolepsia. No momento, os efeitos hipnóticos de outros antagonistas de orexina, como lemborexant, estão sob investigação clínica.

Pregabalina

Primariamente um anticonvulsivante que atua provavelmente por ligar-se à subunidade □2γ de canais de cálcio, a pregabalina diminui a latência de sono e aumenta o tempo de sono de ondas lentas (N3). Parecer ser efetiva para o tratamento de insônia em pacientes com ansiedade generalizada, transtorno para o qual também teria efeitos positivos.

Antagonistas seletivos de adrenoceptores α_1

O prazosin é um antagonista seletivo α_1 empregado no tratamento da hipertensão arterial. Ele está sendo utilizado também para o tratamento de pesadelos e manutenção de sono em pacientes com transtorno de estresse pós-traumático. Porém, podem surgir efeitos adversos, como tonturas e hipotensão postural.

Tratamento da insônia

Do ponto de vista terapêutico, o psicofarmacologista inglês Malcon Lader divide a insônia em quatro grupos:

1. Insônia secundária à condição física (dor, prurido, dispneia, hipertireoidismo etc.) ou ao uso de drogas (psicoestimulantes, inibidores da MAO etc.).
2. Insônia secundária a transtorno psiquiátrico (ansiedade, depressão, esquizofrenia, crise maníaca etc.).
3. Insônia transitória: ocorre em pacientes sem problemas de sono em consequência de estresse ou alteração do ritmo diuturno, como após viagens aéreas intercontinentais.
4. Insônia crônica sem causa definida.

Nos dois primeiros casos, a terapia deve objetivar a causa primária do transtorno. Já a insônia crônica representa um problema terapêutico, visto que as drogas hipnóticas produzem tolerância após algumas semanas de uso continuado, embora determinados pacientes respondam ao uso crônico dessas drogas. Assim, a insônia transitória constitui-se a única indicação bem comprovada de hipnóticos.

O fator mais importante a ser abordado no tratamento da insônia crônica consiste na ansiedade sobre a dificuldade de dormir e suas possíveis consequências para a saúde do indivíduo. Fatores associativos pavlovianos parecem ter papel importante, e o próprio quarto pode, por esse mecanismo, passar a sinalizar a dificuldade de dormir e agravar o problema.

Aspectos importantes no manejo da insônia são a educação do paciente sobre situações e comportamentos prejudiciais ao sono (controle de estímulo) e de como estabilizar o ciclo sono-vigília (controle temporal). Constituem instruções úteis: 1) ir para a cama quando se sentir sonolento; 2) usar o quarto de dormir somente para dormir e atividade sexual, evitando atividades como comer, assistir televisão ou trabalhar; 3) sair do quarto se não dormir em 15 ou 20 minutos, só retornando quando estiver sonolento; e 4) manter a regularidade nos períodos de sono e vigília. Tudo isso objetiva restabelecer a associação entre o local de dormir e o sono.

Além disso, deve-se cuidar de outros fatores que influenciam o sono, como restrição de drogas que prejudicam o sono (bebidas alcoólicas e que contêm cafeína), realizar exercícios físicos durante o dia (mas não ao entardecer ou à noite), utilizar dietas regulares e controlar a luminosidade, os ruídos e a temperatura. Finalmente, abordagens mais especializadas, incluindo terapias de relaxamento, restrição de sono e tratamentos cognitivo-comportamentais, podem ser empregadas. A eficácia de algumas delas no manejo da insônia crônica já foi demonstrada por trabalhos clínicos controlados.

Com relação à farmacoterapia, os princípios básicos que devem regê-la são: 1) uso da menor dose efetiva; 2) administração intermitente (2 a 4 vezes por semana); 3) uso por períodos curtos, menores que 3 a 4 semanas; 4) descontinuação gradual da medicação; e 5) ficar alerta quanto à insônia de rebote quando da suspensão da medicação. Drogas com meia-vida de eliminação curta são geralmente preferidas para diminuir a sonolência durante o dia.

Drogas que promovem a vigília

Sonolência excessiva durante o dia representa uma importante queixa, capaz de atingir até 20% da população adulta mundial. Tratamentos não farmacológicos são preferíveis, mas muitos pacientes podem vir a utilizar fármacos com o objetivo de combater esse sintoma. Embora úteis no combate das consequências da privação parcial de sono, os fármacos não são adequados para combater os efeitos que surgem quando tal privação é intensa e sustentada.

Diversas drogas conseguem aumentar o estado de vigília por diferentes mecanismos. De comum prejudicam o sono, e seu emprego clínico deve ser feito com cuidado para não interferir no sono normal. Ainda, muitas dessas drogas são empregadas com a finalidade de aumentar processos cognitivos, as chamadas *smart drugs* ou **nootrópicos**. Nos Estados Unidos, em 2008, a prevalência de uso desses compostos na população entre 21 a 25 anos foi de 12,5%, utilizados por 8 a 34% dos estudantes universitários. No entanto, estudos controlados mostraram resultados inconsistentes, sobretudo de drogas simpatomiméticas como as anfetaminas, utilizadas em sujeitos saudáveis com objetivos pró-cognitivos. Além disso, nem sempre o aumento da vigilância e da cognição ocorrem paralelamente. Por exemplo, doses elevadas de anfetamina causam hipervigilância, mas prejudicam funções executivas, incluindo julgamento e planejamento.

Os principais representantes dessas drogas são descritos a seguir (Figura 8.5).

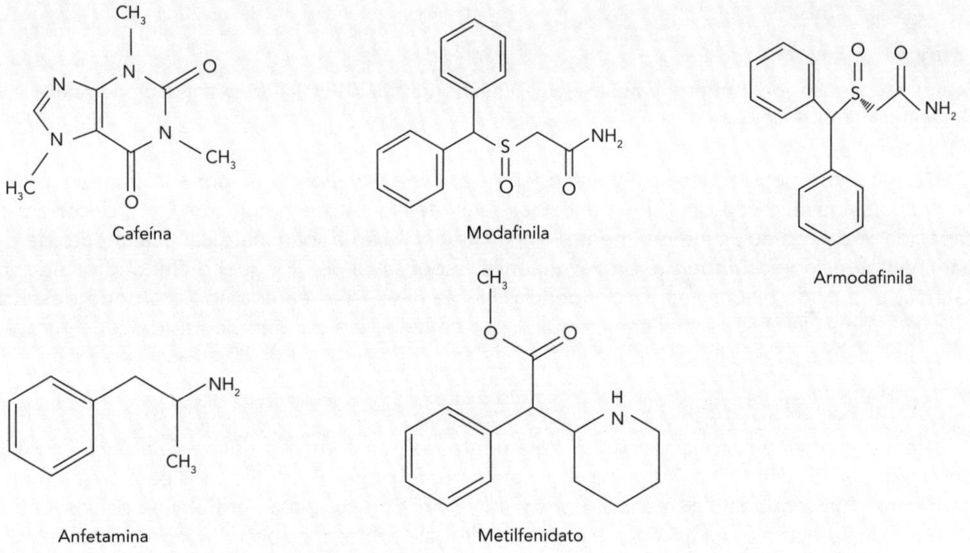

Figura 8.5 | Drogas que promovem a vigília.

Cafeína

Trata-se do produto psicoativo mais consumido do mundo, por mais de 90% da população, incluindo crianças, regularmente via café, chá ou refrigerantes. Sua concentração nessas diferentes bebidas é bastante variável (Tabela 8.5).

A cafeína tem uma pequena capacidade de aumentar as habilidades cognitivas, estimular o comportamento motor e melhorar o desempenho em tarefas repetitivas. Quando utilizada na dose de 150 mg antes de dormir (o equivalente a 1 ou 2 xícaras de café), aumenta a latência do sono e a facilidade de acordar durante a noite, podendo alterar a arquitetura do sono, retardando o aparecimento do pico do sono de ondas lentas. Em doses superiores a 200 mg, pode aumentar a vigilância e o desempenho cognitivo prejudicados pela sonolência. Nessas doses (200 a 600 mg), parece ter eficácia semelhante à da modafinila (ver adiante) para manter o estado de vigília. Doses acima de 4 mg/kg promovem a estimulação muscular, vagal e de centros vasomotores e respiratórios, causando náuseas e diarreia, sudorese, taquicardia, taquipneia, tremor, câimbras e ansiedade. A dose letal é de mais de 10 g.

Tabela 8.5	Concentrações típicas de cafeína em diferentes bebidas
Bebida	**Concentração (mg/mL)**
Café expresso	2,1
Café coado	0,71
Chá-preto	0,31
"Energizantes"	0,30
Chimarrão	0,13
Coca-Cola® *diet*	0,12
Coca-Cola® normal	0,09
Refrigerante de guaraná	0,006

Fonte: Modificada de <https://www.nexojornal.com.br/grafico/2018/08/10/A-quantidade-de-cafe%C3%ADDna-em-diferentes-bebidas>.

Com o uso repetido, desenvolve-se tolerância a esses efeitos. Atua por antagonizar, de maneira não seletiva, receptores de adenosina. Seus efeitos psicoestimulantes leves decorrem da capacidade de estimular, indiretamente, a neurotransmissão dopaminérgica. O aumento de dopamina no núcleo *accumbens* é provavelmente responsável pelo pequeno efeito reforçador da cafeína, que pode resultar em dependência. Nesse caso, sua retirada abrupta pode desencadear síndrome de abstinência, caracterizada por cefaleia, fadiga, dificuldade de concentração, irritabilidade e diminuição do humor.

Anfetaminas e similares

Além de serem empregadas para o tratamento do transtorno de déficit de atenção com hiperatividade (TDAH), a D-anfetamina e o metilfenidato podem ser utilizados para o tratamento da narcolepsia e outras hipersonias. Podem também ter uso militar, em alguns países, com o objetivo de aumentar o estado de alerta. Estas drogas reduzem o sono de ondas lentas e MOR, bem como aumentam a frequência com que indivíduos acordam durante a noite. Aumentam a vigilância e podem exercer um pequeno efeito cognitivo positivo em adultos, principalmente durante períodos de fadiga. Nesses casos, possibilitam que sujeitos continuem a realizar tarefas que demandam esforço cognitivo por mais tempo. Com a retirada, aparecem sonolência marcada e aumento de sono MOR. Os efeitos cognitivos dessas drogas parecem depender da facilitação da neurotransmissão mediada por dopamina e noradrenalina (por bloqueio da recaptação e facilitação da liberação) em áreas como o córtex pré-frontal, melhorando o processamento de informações por aumentar a relação "sinal-ruído". Esses efeitos parecem ser, pelo menos em parte, distintos daqueles exercidos em regiões subcorticais responsáveis por suas propriedades reforçadoras (ver Capítulo 10). Apesar de apresentarem mecanismos semelhantes, existem algumas diferenças farmacodinâmicas entre a anfetamina e o metilfenidato capazes de explicar o motivo pelo qual o último é mais bem tolerado. A anfetamina, além de interferir nos transportadores de dopamina e noradrenalina, liga-se ao transportador vesicular intracelular de monoaminas, potencializando ainda mais a liberação de catecolaminas em comparação ao metilfenidato. O isômero dextro (D-anfetamina) preferencialmente aumenta a liberação de dopamina em comparação à L-anfetamina.

A incidência de efeitos adversos dessas drogas varia de 0 a 73%, incluindo sinais de ativação simpática (taquicardia, hipertensão), anorexia, vômito, insônia, irritação, ansiedade, discinesias orofaciais e cefaleia. Com o uso prolongado, pode-se desenvolver tolerância. Existe também o risco do desenvolvimento de dependência, maior com o uso de doses elevadas e por vias que promovam uma absorção rápida. A metanfetamina, por ser mais lipossolúvel e, em consequência, penetrar mais rapidamente no SNC e ser mais potente, tem maior potencial de produzir dependência.

Uma preocupação adicional do uso prolongado da anfetamina e do metilfenidato em crianças com TDAH refere-se à interferência no crescimento pela anorexia e por diminuição de sono de ondas lentas, o que resulta em liberação diminuída do hormônio do crescimento. Esses déficits podem ser prevenidos por períodos de "férias" dos medicamentos. "Tics" motores também podem ocorrer com o emprego dessas drogas em crianças.

Outro fármaco utilizado para tratamento do TDAH é a lisdexanfetamina, um pró-droga (ver Capítulo 1) que, após a administração via oral, é clivada a lisina e dextroanfetamina (substância ativa). Isso faz com que ocorra uma latência maior para o início do efeito, resultando em menor potencial de abuso (ver Capítulo 3).

Nesse grupo, pode ainda ser incluída a atomoxetina, um inibidor específico da recaptação de noradrenalina que vem sendo utilizado primariamente no tratamento do TDAH. Seu efeito de promover a vigília é modesto.

Modafinila

Esta droga e seu isômero R, armodafinila, são empregados no tratamento da sonolência diurna excessiva, associada à narcolepsia e em transtornos ventilatórios relacionados ao sono (apneia do sono). Ainda, essa medicação é utilizada nos transtornos do sono relacionados a ciclos invertidos de trabalho. Embora estudos clínicos indiquem eficácia similar ao metilfenidato no tratamento do transtorno de déficit de atenção, a modafinila não foi licenciada para este uso devido ao surgimento de alguns casos de síndrome de Stevens-Johnson (uma reação alérgica de pele rara, porém grave e potencialmente fatal).

Tem pouco efeito sobre a arquitetura normal do sono, nas doses empregadas contra a narcolepsia. Em voluntários, pode melhorar o desempenho em alguns testes psicológicos que avaliam funções cognitivas, como memória de trabalho visual, reconhecimento visual, planejamento e controle executivo inibitório. No entanto, faltam estudos sobre o impacto cognitivo da administração repetida dessa droga. Em altas doses, usadas, por exemplo, em situações militares, a modafinila impede o sono. Voluntários sadios tratados com essa droga podem ficar períodos relativamente longos (24 a 48 horas) acordados sem efeitos adversos importantes. Após a suspensão do uso, os efeitos sobre o sono de ondas lentas e MOR são semelhantes aos de outros procedimentos que causam privação de sono. No entanto, a indução de eventual efeito "rebote" sobre o sono após o uso prolongado ainda não foi devidamente investigada.

Os efeitos pró-cognitivos e de aumentar a vigilância, junto com seu aparente baixo (mas não inexistente) potencial de abuso, fizeram a modafinila ser bastante utilizada sem prescrição médica. Seu mecanismo de ação ainda é controverso, e interações com sistemas que facilitam a vigília, como orexinérgico, histaminérgico, alfa-adrenérgico, glutamatérgico e dopaminérgico, foram sugeridas. In vitro, a modafinila bloqueia a recaptação de dopamina e seu efeito é abolido em animais knockout para o transportador deste neurotransmissor.

Antagonistas/agonistas inversos de receptores H₃

Receptores de histamina de tipo H_3 atuam como autorreceptores inibitórios no sistema nervoso central. Antagonistas ou agonistas inversos desses receptores aumentam a liberação de histamina no hipotálamo e córtex, promovendo o estado de vigília. Um destes compostos, o pitolisant, vem sendo utilizado na Europa no tratamento da narcolepsia.

GHB (γ-hidróxi-butirato)

Embora apresente propriedades hipnóticas, o oxibato de sódio, o sal do GHB, vem sendo utilizado para o tratamento da narcolepsia. Quando administrado ao entardecer e mais uma vez durante a noite, ele reduz a sonolência diurna e os ataques de cataplexia. Embora a diminuição da sonolência ocorra com as primeiras doses, o efeito anticataplexia demora de 1 a 2 semanas após o início do tratamento. O GHB interfere na arquitetura do sono, diminuindo a alternância entre os diferentes estágios do sono e a porcentagem do estágio N1. Ele aumenta a porcentagem do estágio N3 e a eficiência do sono, além de diminuir a latência do sono MOR. Por produzir efeitos positivos no humor e libido, aumentar o sono de ondas lentas e a liberação do hormônio de crescimento, é bastante abusado por atletas. Além disso, por causar desinibição comportamental, euforia e amnésia, e ser facilmente diluído em água (sendo inodora e sem gosto característico), pode ser empregada como facilitador de abuso sexual. Seu mecanismo de ação ainda não é completamente entendido. Poderia atuar como um agonista de receptores metabotrópicos de tipo $GABA_B$, mas existem evidências de que também interage com um receptor próprio, ainda não devidamente caracterizado.

Principais conceitos

- O sono é um estado ativo do sistema nervoso central caracterizado pela passagem cíclica por diferentes estágios.

- Os dois estágios principais do sono, MOR e não MOR, diferenciam-se fundamentalmente quanto às suas características.

- O sono não MOR subdivide-se, quanto à profundidade, em três estágios distintos, caracterizados por progressiva lentificação e aumento de amplitude das ondas eletroencefalográficas.

- O sono MOR se caracteriza por padrão eletroencefalográfico semelhante ao do estado de vigília e por movimentos oculares rápidos. A maior parte dos sonhos recordados ocorre nesse período.

- A insônia, isto é, a crença de que não se está dormindo adequadamente, é uma das queixas mais comuns em consultórios médicos. Ela pode ter várias causas, incluindo transtornos clínicos e/ou psiquiátricos e situações agudas de estresse.

- As drogas benzodiazepínicas (BZD), pela maior eficácia e menor incidência de efeitos adversos graves, substituíram com vantagem drogas mais antigas, como barbituratos e meprobamato.

- Os BZD, no entanto, não são hipnóticos ideais. Eles modificam a arquitetura do sono, diminuindo a duração do estágio N3, e também do sono MOR, bem como podem produzir tolerância aos efeitos hipnóticos e insônia de rebote, quando da retirada súbita. Por isso, não se recomenda seu uso continuado por mais de 2 semanas.

- Zolpidem, zopiclona e zaleplona, também chamados de hipnóticos Z (*Z hypnotics*), são drogas de uso mais recente que, embora não apresentem uma estrutura química de BZD, também exercem seus efeitos pela modulação do receptor $GABA_A$.

- A zopiclona interage com um sítio distinto do complexo receptor $GABA_A$, enquanto o zolpidem e a zaleplona interagem seletivamente com o sítio BZD de receptor $GABA_A$, que contém a subunidade $\alpha 1$.

- Os hipnóticos "Z" parecem alterar pouco a arquitetura normal do sono, com menor potencial de produzir tolerância e insônia de rebote em relação aos BZD.

- Recentemente, surgiram novas abordagens farmacológicas para o tratamento da insônia, como o uso de agonistas de receptores de melatonina e antagonistas da orexina.

- Drogas como a cafeína, derivados anfetamínicos e a modafinila diminuem o sono e promovem o estado de vigília. Algumas delas podem ser empregadas terapeuticamente em transtornos do sono, como a narcolepsia.

BIBLIOGRAFIA

American Psychiatric Association. Diagnostic and Statistical Manual of Mental Disorders – DSM-5. Washington D.C.: New School Library; 2013.

Bazalakova M, Benca RM. Wake-promoting medications: Efficacy and adverse effects. In: Kryger M, Roth T, Dement WC (eds.). Principles and practice of sleep medicine. 6. ed. New York: Elsevier; 2017. p. 462-79.

Feldman RS, Meyer JS, Quenzer LF. Principles of neuropsychopharmacology. Sunderland, Massachusetts: Sinauer Associates Inc.; 1997.

Guimarães FS. Hipnóticos e ansiolíticos. In: Fuchs FD, Wanmacher L (eds.). Farmacologia clínica. Fundamentos da terapêutica racional. 4. ed. Rio de Janeiro: Guanabara Koogan; 2010.

Krystal AD. New developments in insomnia medications of revelance to mental health disorders. Psychiatry Clinics of North America. 2015;38:843-60.

Kupfer DJ, Reynolds III CF. Management of insomnia. New Engl J Med. 1997;336:341-6.

LIversen LL, Iversen SD, Bloom FE, Roth RH. Introduction to neuropsychopharmacology. Oxford: Oxford University Press; 2009.

Luppi P-H, Fort, P. Neuroanatomical and neurochemical bases of vigilance states. In: Landolt HP, Dijk DJ (eds.). Sleep-wake neurobiology and pharmacology. Handbook of experimental pharmacology. v. 253. Berlin: Springer; 2018. p. 35-58.

Mihic SJ, Mayfield J, Harris RA. Hypnotics and sedatives. In: Brunton LL, Hilal-Dandan R, Knollmann BC, Parker KL (eds.). Goodman & Gilman's The Pharmacological Basis of Therapeutics. 13. ed. New York: McGraw-Hill; 2018. p. 339-54.

Monti JM, Monti D. Pharmacological treatment of chronic insomnia. CNS Drugs. 1995;4:182-94.

Murillo-Rodriguez E, Veras AB, Rocha NB, Budde H, Machado S. Na overviw of the clinical uses, Pharmacology, and safety of modafinil. ACS Chemical Neuroscience. 2018;9:151-8.

Scammell TE, Arrigoni E, Lipton JO. Neural circuitry of walkefulness and sleep. Neuron. 2017;93:747-65.

Takenoshita S, Nishino S. Pharmacological management of excessive daytime sleepnes. Sleep Medicine Clinics. 2017;12:461-78.

Tononi G, Cirelli C. The neurobiology of Sleep. In: Charney DS, Nestler EJ (eds.). Neurobiology of mental illness. 3. ed. Oxford: Oxford University Press; 2009. p. 1370-86.

Wilson S, Nutt DJ. Management of insomnia: treatments and mechanisms. Brit J Psychiatry. 2007;191:195-7.

Medicamentos Analgésicos de Ação Central

■ Wiliam Alves do Prado

"Para o ser humano a dor é um senhor mais terrível que a própria morte."
(Albert Schweitzer, 1931)

Evolução do conceito de dor

Compreender a dor é uma preocupação antiga do ser humano. O homem primitivo associava a dor à lesão tecidual acidental, mas a interpretava como decorrente da entrada de fluidos mágicos ou de espíritos demoníacos no interior do corpo. Orações, sacrifícios aos deuses, uso de amuletos e talismãs, práticas de exorcismo ou mesmo a sangria para retirada dos fluidos maus eram então preconizados para o controle da dor. Sucos de ervas naturais, como papoula, mandrágora, haxixe e meimendro, foram frequentemente utilizados para o controle da dor.

Aristóteles interpretou a dor como uma experiência oposta ao prazer, em geral desagradável e sentida pelo coração como qualidade ou paixão da alma. A ideia do coração como centro das sensações perdurou por 23 séculos e recebeu apoio de importantes pensadores. Em contrapartida, não foi menor o número daqueles que defenderam a ideia do cérebro como centro das sensações. Estudos anatômicos e fisiológicos realizados por Descartes evidenciaram a existência de nervos capazes de receber informações sensoriais desde a periferia e levá-las até o cérebro. Para o autor, vias nervosas específicas conduziriam a dor até o cérebro.

Uma visão simplificada do histórico da dor evidencia que, até a Idade Média, enfatizou-se o aspecto emocional da dor em detrimento do aspecto sensorial. Desde então, passou-se a reconhecer a dor como sensação de alerta e proteção do organismo contra o dano físico. Até bem recentemente, a ligação entre lesão e dor era tão óbvia que se estabeleceu a noção de que dor era sempre resultado de dano físico e sua intensidade proporcional ao grau de lesão tecidual. Diversas evidências, no entanto, contrapõem-se a essa concepção.

A sensibilidade à dor varia muito entre diferentes grupos socioculturais: enquanto os membros de alguns suportam dores intensas estoicamente, os de outros reagem de modo exagerado a lesões insignificantes. Um mesmo indivíduo poderá reagir mais ou menos intensamente ao mesmo estímulo nocivo, dependendo do estado emocional ou das circunstâncias em que ocorre a lesão. Exemplo clássico é o dos soldados que, embora seriamente feridos durante o combate, relatam pouca ou nenhuma dor por um longo período após o ferimento. Diversos autores têm enfatizado a possibilidade de se obter analgesia pela exposição de animais de laboratório a diferentes tipos de estímulos ambientais estressantes, condição interpretada como fazendo parte dos mecanismos de defesa ao perigo. Também chamam a atenção indivíduos que, participando de cerimônias de cunho místico-religiosas, suportam estímulos nitidamente lesivos aparentemente sem sentir dor. Nos casos de dores persistentes, como a causada pelo câncer, é bastante frequente a ocorrência simultânea de depressão psicológica, sendo reconhecida a utilidade do tratamento psicológico no controle de diversas modalidades de dor crônica.

Em face dessas evidências, a dor não pode ser entendida como um simples fenômeno sensitivo. Reconhece-se hoje que a dor apresenta dois componentes: o **perceptivo-discriminativo**, que permite identificar o estímulo como doloroso e localizar o local em que a lesão ocorreu, e a **reação à dor**, a qual compreende uma ampla variedade de comportamentos, indo desde a simples retirada reflexa do segmento lesado até complexas respostas emocionais, que, além de comportamentos inatos próprios de cada espécie, envolvem aprendizagem e memória. Finalmente, há exemplos de dor sem lesão aparente, como a dor lombar crônica, ou de lesão sem dor, como os casos de analgesia congênita em que o indivíduo não sente dor, mesmo em face de estímulos nitidamente lesivos. Esses casos são também exemplos da importância da dor para o alerta do indivíduo a estímulos lesivos, pois, via de regra, os portadores de analgesia congênita morrem precocemente de doenças ou traumas em que a dor é o principal sintoma. Em função da complexidade do fenômeno da dor, diversos estudiosos reuniram-se, a pedido da Associação Internacional para o Estudo da Dor, para defini-la. Chegaram, então, à seguinte definição: **a dor é experiência sensorial e emocional desagradável, associada com dano tecidual potencial ou de fato ou, ainda, descrita em termos que sugerem tal dano.** Em 2016, Amanda de Williams e Kenneth Craig propuseram que **dor é uma experiência angustiante associada a uma lesão tecidual atual ou potencial com componentes sensoriais, emocionais, cognitivos e sociais**, definição em que se destaca a interação entre fatores sensoriais, emocionais, cognitivos e sociais na formação da experiência de dor.

É inegável que a dor provocada por estímulo lesivo tem a função de alertar o indivíduo e, assim, diminuir o dano. Em alguns casos, no entanto, a dor persiste por um tempo excessivamente longo e passa a representar sofrimento desnecessário, muitas vezes prejudicial ao organismo. O primeiro caso corresponde à **dor aguda** e o segundo, à **dor crônica**. Para alguns autores, a dor crônica significa doença (**dor patológica**) e não tem o caráter protetor da dor aguda (**dor fisiológica**). A dor crônica pode ser **nociceptiva** (resultante de ativação de nociceptores) ou **neurogênica** (resultante de disfunção do sistema nervoso, ocorrendo na ausência de estimulação do nociceptor).

Dor é, pois, reconhecida como tendo dimensões sensorial (localização e intensidade) e afetiva (ser desagradável). Embora haja quem considere que essas dimensões possam ser seletiva e intencionalmente separadas pelo uso de manipulações cognitivas, não há evidências de que tal separação seja possível.

Comparada à lenta evolução dos conhecimentos sobre dor observada até meados do século XX, o crescimento deste campo nos últimos 50 anos pode ser considerado revolucionário. Contribuíram para isso, de modo decisivo, a descoberta de: 1) novos métodos de traceamento de vias nervosas que permitiram mapear as vias que conduzem informação nociceptiva; 2) mecanismos centrais capazes de controlar a dor; 3) opioides endógenos; 4) receptores para opioides e sua distribuição no sistema nervoso; e 5) mecanismos periféricos de geração e manutenção da dor.

Evolução da terapêutica analgésica

O tratamento da dor tem sido motivo de preocupação e de numerosos estudos. Até bem recentemente, o achado de drogas analgésicas dependeu mais da experiência popular. Somente nos últimos 50 anos foi possível determinar seus mecanismos de ação e, consequentemente, desenvolver novos medicamentos analgésicos, entre os quais os **opioides** assumem particular importância (ver Quadro 9.1).

Além dos opioides, outro grupo de drogas largamente utilizadas no controle da dor é o dos **analgésicos anti-inflamatórios não esteroides**, o qual inclui o ácido acetilsalicílico, introduzido como analgésico em 1899 com o nome de aspirina. Considerado analgésico fraco quando comparado aos opioides, esse medicamento é particularmente eficaz no controle da dor inflamatória. Seu mecanismo de ação, descoberto somente em 1971 por John Vane e colaboradores, depende da inibição da ciclo-oxigenase, enzima responsável pela síntese de prostaglandinas, substâncias capazes de tornar terminais nervosos periféricos mais sensíveis a estímulos nocivos (**hiperalgesia**) ou não nocivos (**alodínia**).

Quadro 9.1	Medicamentos opioides

O ópio (do grego, *opium* = suco) é extraído da papoula (*Papaver somniferum*), sendo conhecido desde os sumérios (4000 a.C.) e largamente empregado como analgésico por vários povos da Antiguidade. O papiro de Ebers (1550 a.C.), por exemplo, inclui na farmacopeia egípcia diversas prescrições para o uso do ópio, uma delas sendo o tratamento de cefaleia. Entre os árabes, o ópio foi usado no controle de disenterias. Com a mesma finalidade, até bem pouco tempo esteve disponível, no Brasil, a tintura alcoólica do ópio, denominada elixir paregórico. A primeira referência aceita sobre o uso do ópio como analgésico foi encontrada em escritos de Teofrastus (século III a.C.). Entre os romanos, foi indicado como analgésico por Galeno, no século II a.C. Avicena, famoso médico árabe, faleceu em 1037 vítima de uma dose excessiva de ópio. Na Idade Média, Paracelsus popularizou o uso do ópio como analgésico. Na época, era comum o uso de esponja-do-mar saturada com solução contendo ópio, hioscina, mandrágora e outras ervas para o controle da dor. Além de analgesia, no entanto, o uso da esponja produzia sono profundo, que frequentemente evoluía para óbito.

Em 1806, o químico alemão Sertürner isolou do ópio um alcaloide o qual denominou **morfina**, palavra derivada de Morfeu, "deus do sonho". Posteriormente, foram isolados do ópio outros alcaloides, como codeína (até hoje prescrita como antitussígeno e como analgésico, a despeito de ser bem menos potente que a morfina), tebaína (que pode ser industrialmente convertida em agonistas como a oxicodona, a buprenorfina e a nalbufina, ou antagonistas como naloxona e naltrexona), e papaverina (com ação antiespasmódica). Em virtude de sua origem, esses alcaloides foram denominados **opiáceos**. A partir deles, foram sintetizadas diversas substâncias que, por terem ações farmacológicas semelhantes às do ópio, foram denominadas **opioides**. Em meados do século XIX, o uso de opiáceos puros já substituía amplamente o ópio como terapêutica analgésica. No início do século XX, o uso da morfina estendeu-se aos Estados Unidos, onde, com o surgimento da seringa e da agulha hipodérmica, passou também a ser usada por via parenteral, muitas vezes de forma irrestrita. Tal fato, somado à grande imigração de orientais consumidores de ópio, revelou outros efeitos da morfina, particularmente o de determinar dependência, discutido no Capítulo 10. Ao longo de todo esse tempo, tornou-se evidente que os opiáceos, além de **analgésicos** e **inibidores da motilidade intestinal**, com **ação antitussígena**, induzem **sono**, **náuseas e vômitos**, **depressão respiratória**, **prurido**, **retenção urinária**, **aumento da pressão no ducto biliar**, e causam diversos efeitos psicológicos, principalmente **euforia** e **dependência**. Até hoje, o medo dos efeitos colaterais da morfina e análogos é justificativa tanto para o restrito controle de seu uso quanto para seu emprego inadequado no manejo da dor crônica.

Também antigo é o uso de drogas denominadas **anestésicos locais**, capazes de bloquear a condução do potencial de ação ao longo de fibras nervosas. A cocaína (Capítulo 10), introduzida em 1884, foi a primeira droga deste grupo a ter tal propriedade demonstrada. Caracteristicamente, os anestésicos locais bloqueiam a condução nervosa de maneira indistinta, afetando tanto nervos sensitivos quanto nervos motores.

Em razão da evolução da cirurgia, também foi grande a busca de alternativas farmacológicas capazes de permitir a realização de operações sem que o indivíduo sentisse dor. O primeiro agente descrito com tal propriedade foi o óxido nitroso, em 1796. Seguiu-se, 20 anos mais tarde, a descoberta do éter e, em 1847, a do clorofórmio. Caracteristicamente, a analgesia produzida por esses agentes, chamados de **anestésicos gerais**, é acompanhada de perda total da consciência.

Analgésicos opioides

Diversos compostos com propriedades farmacológicas semelhantes às do ópio foram obtidos a partir dos opiáceos (Figura 9.1). Eles se diferenciam entre si principalmente pela potência e pela duração do efeito analgésico (Tabela 9.1), e têm como propriedade principal atenuar a dor de maneira eficaz, sem afetar outros tipos de sensibilidade ou produzir perda de consciência.

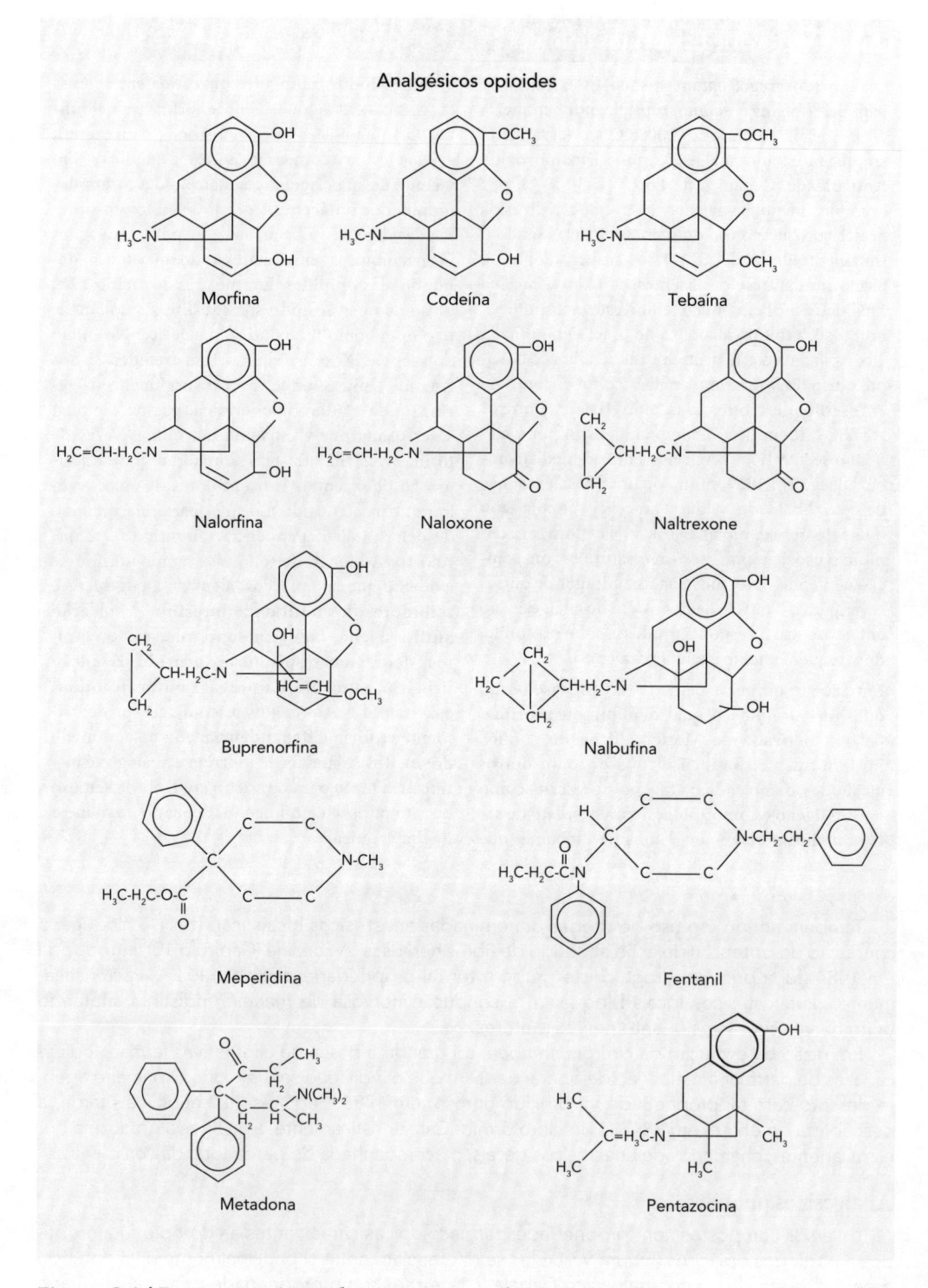

Figura 9.1 | Estrutura química dos principais analgésicos opioides.

Tabela 9.1	Duração do efeito analgésico de opioides e seus antagonistas disponíveis para uso clínico no Brasil		
Opioide	Via	Dose (mg)	Duração (horas)
Morfina	IM/SC	10	4-5
	VO	60	4-7
Codeína	IM	130	4-6
	VO	200	4-6
Metadona	IM/SC	10	12
	VO	20	
Meperidina	IM/SC	75	3-5
	VO	300	4-6
Oxicodona	VO	30	4-5
Fentanil	IM	0,1	1-2
Sufentanil	IT	1,5-5 µg	4-6
Tramadol	VO	50-100	4-6
Buprenorfina	IM	0,4	4-5
	SL	0,4-0,8	5-6
Pentazocina	IM/SC	30-60	4-6
	VO	180	4-6
Nalbufina	IM	10	4-6
Naloxona	IM/IV	0,4-0,8	1-2

IM: intramuscular; SC: subcutânea; VO: via oral; IT: intratecal; SL: sublingual; IV: intravenosa.

A existência de tantos compostos com perfil farmacológico semelhante resultou principalmente da busca de analgésicos capazes de manter a eficácia no tratamento da dor com menos efeitos indesejáveis. Infelizmente, a potência analgésica dos compostos desse grupo é, via de regra, diretamente proporcional à dos demais efeitos farmacológicos, inclusive os indesejáveis. Todavia, a descoberta de novos compostos foi de extrema valia para entender como atuam os analgésicos opioides. A nalorfina, por exemplo, obtida a partir da morfina, foi utilizada no início dos anos 1950 como antagonista opiáceo e indicada para reverter quadros de envenenamento por dose excessiva de morfina. Contudo, logo se demonstrou que o uso de altas doses de nalorfina controlava a dor pós-operatória em pacientes que não haviam recebido morfina previamente. Tal uso para a nalorfina somente não se generalizou porque, além de analgesia, produz ansiedade e disforia. Não obstante, a partir desse achado desenvolveram-se não só compostos puramente antagonistas opioides (p. ex., naloxona e naltrexona), como também agentes semelhantes à nalorfina, com propriedades mistas agonista/antagonista (p. ex., pentazocina, butorfanol e buprenorfina). Em 1977, William Martin propôs a existência de múltiplas classes de receptores para os opioides, o que foi posteriormente comprovado com estudos de ligação e com a clonagem de pelo menos cinco tipos de receptores para opioides, nomeados com as letras gregas μ, δ, κ, σ e ϵ, dos quais os três primeiros mereceram maior atenção.

Ativação de receptores μ, δ e κ-opioides estimula proteínas $G\alpha_{i/o}$ promovendo inibição da adenililciclase, reduzindo a formação de adenosina monofosfato cíclico (AMPc), bem como inibe canais de Ca^{2+} dependentes de voltagem, do tipo N e P/Q, reduzindo a liberação de neurotransmissores pelas terminações nervosas. Além disso, a interação de agonistas opioides com receptores opioides fecha canais de K^+ dependentes de Ca^{2+}, o que resulta em hiperpolarização da membrana celular de neurônios. Por sua vez, a mesma interação ativa a fosfolipase C, resultando em aumento da concentração intracelular de Ca^{2+}.

De modo geral, as drogas utilizadas clinicamente são ativas em mais de um tipo de receptor (Tabela 9.2), e a distribuição de receptores opioides no sistema nervoso central guarda estreita relação com os efeitos farmacológicos dos analgésicos opioides (Tabela 9.3). Diversos agonistas e antagonistas opioides com elevada seletividade pelos diferentes tipos de receptores estão hoje disponíveis como armas farmacológicas eficazes para o estudo das ações opioides. O uso dessas drogas em modelos animais permitiu estabelecer qual tipo de receptor está envolvido em cada um dos diferentes efeitos de opioides (Tabela 9.4). No Quadro 9.2, é descrita a farmocinética dos opioides.

Tabela 9.2	Seletividade de opioides por diferentes tipos de receptores		
	Tipos de receptores		
	μ	δ	κ
Met-encefalina	++	+++	
Leu-encefalina	++	+++	
β-endorfina	+++	+++	
Dinorfina A	++		+++
Dinorfina B	+	+	+++
Codeína	+	+	+
Morfina	+++	+	++
Fentanil	+++		
Meperidina	++	+	+
Metadona	+++		
Nalbufina	– –		++
Sufentanil	+++	+	+
Buprenorfina	P		– –
Nalorfina	– – –		++
Pentazocina	P		+
Naloxona	– – –	–	– –

(+) atividade agonista; (–) atividade antagonista; (P) agonista parcial.

Opioides endógenos

Estabelecida a existência de receptores para opioides, a próxima questão consistiu em saber o motivo pelo qual o organismo teria receptores para substâncias que não produz. A resposta para tal pergunta resultou na descoberta das **endorfinas**, das **encefalinas** e das **dinorfinas**, genericamente denominadas **opioides endógenos** (Tabela 9.5). Em 1995, foi encontrada a **nociceptina-orfanina FQ** (OFQ), um heptadecapeptídeo que atua como ligante endógeno do receptor NOP, anteriormente receptor tipo opioide-1 (ORL-1), por Catherine Mollereau e colegas. Esses opioides fazem parte de um sistema opioide endógeno, composto por cerca de 30 peptídeos opioides diferentes, expressos por vários tipos de células amplamente distribuídas por todo o organismo, inclusive no sistema nervoso (central e periférico), nas células do sistema imune, na medula adrenal e nas gônadas (ver Tabela 9.3). Essa ampla distribuição confere ao sistema opioide endógeno funções que vão muito além da modulação da percepção de estímulos nociceptivos.

Tabela 9.3	Localização e possíveis funções de receptores opioides no sistema nervoso central	
Localização	**Receptores**	**Efeito**
Lâminas I, II e V da medula espinal	μ, δ, κ	Controle da passagem do estímulo nociceptivo do neurônio aferente primário para a célula espinal → **analgesia**
Lâminas I, II e V no núcleo do trigêmeo	μ, δ, κ	Idem para a célula do núcleo do trigêmeo → **analgesia**
Centro respiratório	μ	↓ a responsividade de células do tronco cerebral ao CO_2, ↓ **a frequência respiratória** ou mesmo **apneia**
Centro da tosse	?	Deprimem o reflexo da tosse → **efeito antitussígeno**
Área postrema	μ	Promovem **náuseas** e **vômitos**
Núcleo geniculado lateral	μ	**Miose**
Núcleo *accumbens*, habênula e amígdala	μ, δ	**Euforia** Emoções
Hipotálamo	μ, δ	Alterações endócrinas que tendem a desaparecer com o uso crônico do mesmo opioide: ↓ GnRH e CRF → ↓ LH, FSH, ACTH e β-endorfina; ↑ prolactina Regulação da função cardíaca e respiratória
Hipocampo	δ	Reduz inibição GABAérgica → excitação de neurônios → convulsão Memória contextual

Tabela 9.4	Tipos de receptores e efeitos farmacológicos de opioides		
	μ	**δ**	**κ**
Analgesia espinal	+ (μ1)	+	+ (κ3)
Analgesia supraespinal	+ (μ2)	+ (δ2)	+ (κ1)
Depressão respiratória	+ (μ2)	++	+
Miose	+		+
Euforia	+		+
Sedação	+		+
Dependência física	+	+	
Constipação intestinal	+ (μ2)		+
Disforia			+
Retenção urinária			
Prurido	+ (μ1)	+	
Náuseas e vômitos	+ (μ1)	+	

Quadro 9.2 | Farmacocinética dos opioides

Em geral, os opioides são bem absorvidos pelo trato gastrintestinal, estando disponíveis para uso oral e parenteral, e atravessam sem dificuldades a barreira hematoencefálica. Em sua maioria, são metabolizados no fígado em uma ou duas fases. A primeira fase envolve enzimas do citocromo P450, enquanto a segunda envolve conjugação do opioide com ácido glucurônico, sulfato, glicina ou glutationa. A morfina sofre apenas conjugação com ácido glucurônico, resultando em produtos ativos e inativos. Um deles, a morfina-6-glucuronídeo, tem ações farmacológicas indistintas da morfina e parece ser o principal responsável pelo efeito analgésico do opiáceo em pacientes tratados cronicamente com morfina, via oral. Outro metabólito, a morfina-3-glucuronídeo, exibe atividade antagonista opioide. O metabolismo de codeína, hidrocodona, oxicodona, metadona e fentanil envolve apenas a fase 1. A meperidina, largamente utilizada como analgésico pós-operatório, também é metabolizada no fígado. Um dos produtos de degradação desse opioide é a normeperidina, que causa excitação central caracterizada por tremores, abalos musculares e convulsões, o que restringe seu uso em tratamentos crônicos.

Tabela 9.5 | Opioides endógenos

Nomenclatura	Estrutura química
[Leu⁵]-Encefalina	**Tyr-Gly-Gly-Phe-Leu**
[Met⁵]-Encefalina	**Tyr-Gly-Gly-Phe-Met**
α-Neoendorfina	**Tyr-Gly-Gly-Phe-Leu**-Arg-Arg-Ile-Arg-Pro-Lys-Leu-Lys-Trp-Asp-Asn-Gln
β-Neoendorfina	**Tyr-Gly-Gly-Phe-Leu**- Arg-Arg-Gln-Phe-Lys-Val-Val-Thr
β₂-Neoendorfina	**Tyr-Gly-Gly-Phe-Met**-Thr-Ser-Glu-Lys-Ser-Gln-Thr-Pro-Leu-Val-Thr-Leu-Phe-Lys-Asn-Ala-Tyr-Lys-Lys-Gly-Glu
Dinorfina A	**Tyr-Gly-Gly-Phe-Leu**-Arg-Arg-Ile-Arg-Pro-Lys-Leu-Lys-Trp-Asp-Asn-Gln
Dinorfina B	**Tyr-Gly-Gly-Phe-Leu**-Arg-Arg-Gln-Phe-Lys-Val-Val-Thr
Nociceptina/orfanina FQ	Phe-**Gly-Gly-Phe**-Thr-Gly-Ala-Arg-Lys-Ser-Ala-Arg-Lys-Leu-Ala-Asn-Gln

As encefalinas, endorfinas e dinorfinas derivam de distintos precursores polipeptídicos, denominados pró-encefalinas, pró-ópio-melanocortina (POMC) e pró-dinorfina, respectivamente (Figura 9.2), que não estão confinados ao sistema nervoso central.

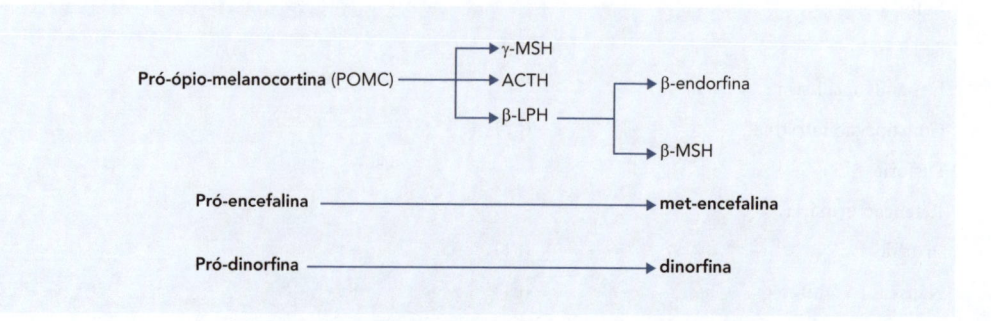

Figura 9.2 | Precursores dos opioides endógenos.

MSH: hormônio estimulante de melanócitos; ACTH: adrenocorticotropina; LPH: lipotropina.

Vias de condução da nocicepção

A dor depende da geração, da condução e da transmissão de sinais elétricos ao longo de complexas vias nervosas. Estímulos capazes de produzir dor são denominados **estímulos nociceptivos**, e têm natureza física (calor, frio, pressão) ou química (substâncias irritantes, venenos de animais) variada. Para que o sinal elétrico nervoso possa se iniciar, é necessário que estímulos nociceptivos ativem receptores fisiológicos da dor, chamados de **nociceptores**, que estão amplamente distribuídos na pele, nas mucosas, nas vísceras, nos músculos, no periósteo e nas articulações. Os nociceptores são terminais de fibras nervosas de neurônios cujos corpos celulares se encontram no gânglio da raiz dorsal dos nervos espinais ou nos gânglios sensoriais dos nervos cranianos V, VII, IX e X. Esses neurônios, denominados **neurônios aferentes primários**, são células pseudounipolares que, além do ramo periférico, apresentam um ramo central que adentra o corno dorsal da medula espinal pela raiz dorsal. As fibras do neurônio aferente primário variam quanto ao grau de mielinização e à velocidade de condução de estímulos. São reconhecidas as fibras do tipo Aδ, mielinizadas, mais grossas e rápidas condutoras de sinais nociceptivos, e fibras do tipo C, amielínicas, mais finas e de condução mais lenta. Cerca de 75% das fibras Aδ e porcentagem variável das fibras C respondem a estímulos nocivos de baixa intensidade. As demais somente são ativadas por estímulos intensos e nitidamente lesivos. Na periferia, os nociceptores são classificados em **mecanonociceptores**, ativados apenas por estímulos mecânicos intensos, **nociceptores polimodais**, que respondem a qualquer tipo de estímulo nocivo, **nociceptores mecanotérmicos**, que respondem tanto a estímulos térmicos moderados quando a estímulos mecânicos intensos, e os **nociceptores para o frio**, ativados por estímulos nocivos de baixa temperatura.

Já no interior da matéria cinzenta da medula espinal, o ramo central do neurônio aferente primário contrai sinapse com **neurônios de segunda ordem** (Figura 9.3). Usando critérios citoarquitetônicos, Bror Rexed dividiu a matéria cinzenta espinal em 10 lâminas ou camadas, das quais as lâminas I a VI compõem o corno dorsal da medula espinal. Os corpos celulares dos neurônios de segunda ordem são encontrados principalmente nas lâminas I (camada ou zona marginal), II (substância gelatinosa) e V (camada profunda). De modo geral, as fibras finas do aferente primário terminam nas camadas mais superficiais, e as grossas terminam na camada profunda. Os aferentes primários que conduzem informações nociceptivas viscerais são fibras simpáticas Aδ e C, que apresentam terminações espinais semelhantes às descritas.

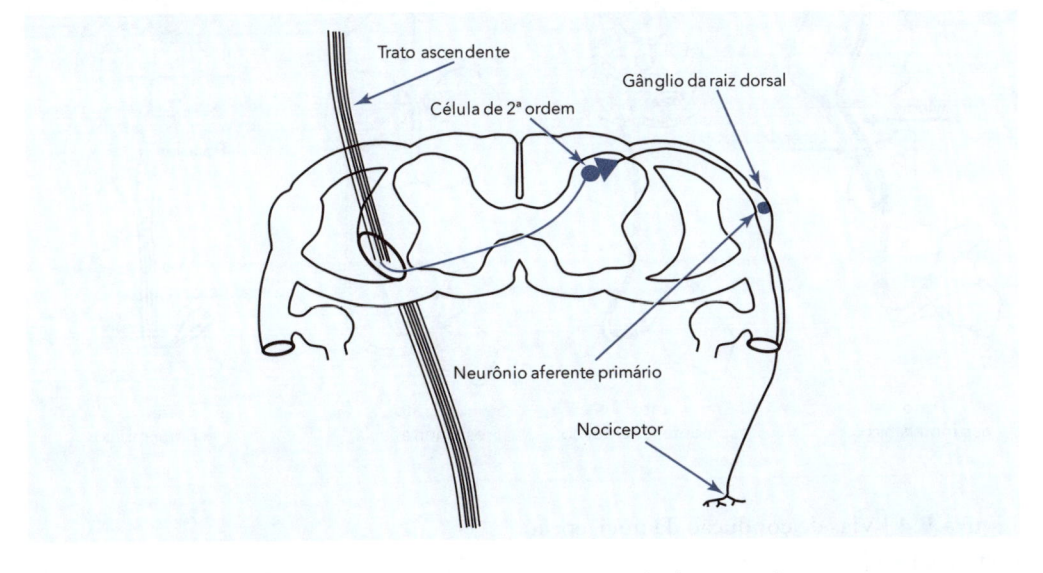

Figura 9.3 | Representação esquemática da via de entrada de estímulos nociceptivos.

As células de segunda ordem também são diferenciáveis em termos de nocicepção. A maioria das células nociceptivas das lâminas I e II, denominadas **células de alto limiar** ou **nociceptivas específicas**, respondem apenas a estímulos nociceptivos de alta intensidade. Já a maioria das células da lâmina V responde tanto a estímulos nocivos de variada intensidade quanto a estímulos táteis ou de pressão, motivo pelo qual levam o nome de **células polimodais, multirreceptivas** ou de **faixa dinâmica ampla**. Os axônios das células de segunda ordem passam para o fascículo espinal ventrolateral (anterolateral, no caso do homem), contralateral à entrada do aferente primário correspondente. Alguns axônios, no entanto, passam para o fascículo ventrolateral ipsilateral. O conjunto dessas fibras compõe tratos ascendentes, que se dirigem diretamente ao tálamo ou chegam ao tálamo após estabelecerem sinapses em estações intermediárias (Figura 9.4). Estão descritos:

- **Trato espinotalâmico**, que conduz informações nociceptivas desde células das lâminas I e V do corno dorsal da medula espinal até núcleos do tálamo. Esse trato percorre o quadrante anterolateral da medula espinal, constituindo o componente lateral que termina no tálamo lateral, e o componente medial que termina no tálamo medial. Os axônios das células nociceptivas talâmicas dirigem-se finalmente ao córtex sensório-motor.

- **Trato espinorreticular**, que se projeta à formação reticular e é importante para a ativação de núcleos bulbares envolvidos no controle descendente da nocicepção.

- **Trato espinomesencefálico**, com projeções espinais à matéria cinzenta periaquedutal e ao colículo superior, estando envolvido no controle da homeostase e na ativação do sistema de defesa.

- **Via de neurônios pós-sinápticos da coluna dorsal** (integradas pelos núcleos grácil e cuneado), que conduz informações nociceptivas viscerais e somáticas profundas.

- **Tratos espinolímbicos**, com projeções para áreas relacionadas ao medo e à memória da dor, e com eventos comportamentais e autonômicos que acompanham a resposta a estímulos nocivos; estes tratos se dirigem diretamente ao hipotálamo (**trato espino-hipotalâmico**) ou à amígdala (**trato espinoamigdalar**) ou, ainda, utilizam o núcleo parabraquial como estação intermediária (**trato espino-ponto-amigdalar**).

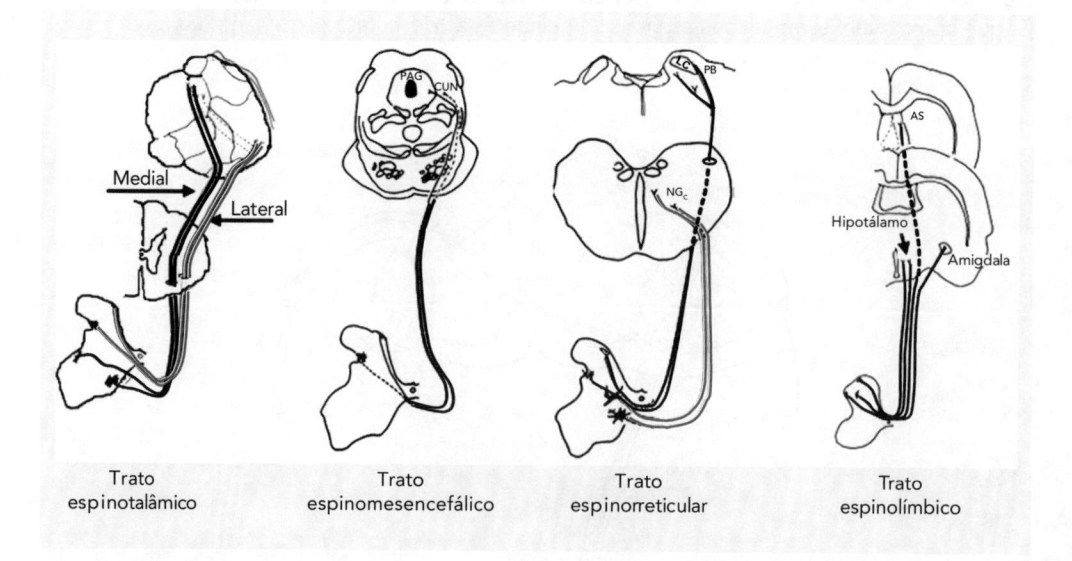

| Trato espinotalâmico | Trato espinomesencefálico | Trato espinorreticular | Trato espinolímbico |

Figura 9.4 | Vias de condução da nocicepção.
Fonte: Modificada de Willis e Westlund, 1997.

Mediadores do aferente primário

A passagem de impulsos nociceptivos do aferente primário para o neurônio de segunda ordem depende da liberação local de neurotransmissores excitatórios. Em 1975, Tomas Hökfelt e colaboradores demonstraram a existência da **substância P** em terminais medulares de neurônios aferentes primários. Esse polipeptídeo de 11 aminoácidos já era conhecido desde a década de 1930, quando Gabriel von Euler e John Gaddum o identificaram em extratos de intestino e tecido nervoso. Estudos de imunofluorescência também demonstraram presença de substância P nos terminais periféricos do mesmo neurônio. O mais interessante é que a imunofluorescência medular para substância P desaparece quando se secciona a raiz dorsal, achado indicativo de que o polipeptídeo é sintetizado no gânglio da raiz dorsal. Outros achados importantes da literatura corroboraram a ideia da participação da substância P como um neurotransmissor do aferente primário. Terminações nervosas encefalinérgicas e grande concentração de receptores opioides foram encontradas na substância gelatinosa. A secção da raiz dorsal resulta no desaparecimento de receptores opioides, mas não altera a imunofluorescência medular para encefalinas. Tais observações indicam a existência de neurônios encefalinérgicos intrínsecos à medula espinal, e a presença de receptores opioides em terminações espinais do aferente primário.

Diversos outros neurotransmissores do neurônio aferente primário foram sendo gradualmente identificados (Tabela 9.6), demonstrados nas diversas lâminas do corno dorsal da medula espinal. Esses neurotransmissores são sintetizados em células do gânglio da raiz dorsal e transportados ao longo de microtúbulos dos axônios central e periférico. Importante é salientar que, além do aferente primário, a medula espinal apresenta neurônios intrínsecos que também liberam substância P. Finalmente, as vesículas sinápticas podem conter um ou mais desses neurotransmissores. Entretanto, não se conhece o exato papel que eles exercem, uma vez que foram demonstradas ação tanto inibitória quanto estimulante sobre células nociceptivas do corno dorsal da medula espinal, na maioria dos casos estudados. De todos os neurotransmissores encontrados no aferente primário, têm merecido maior atenção o **glutamato**, a **substância P**, o **CGRP** (*calcitonin gene-related peptide*) e a **neurocinina A**, que podem ser simultaneamente liberados (coliberados) por estímulos nociceptivos.

Tabela 9.6	Neurotransmissores encontrados no neurônio aferente primário
Substância P (+)	Neurotensina
Glutamato (+)	Bombesina
Peptídeos opioides (–)	Neuromedinas B e C
Hormônio liberador de tireotropina	Somatostatina (–)
Neurocinina A (+)	Neuropeptídeo Y
CGRP (*calcitonin gene-related peptide*) (+)	Proctolina
CCK (colecistocinina) (+)	Peptídeo YY
Galanina (–)	Peptídeo natriurético atrial
Peptídeo intestinal vasoativo (VIP) (+)	Peptídeo natriurético cerebral
Prostaglandinas	ATP
Óxido nítrico	Fatores de crescimento

(+) Ação preferencialmente estimulante e (–) inibitória sobre células medulares, quando estabelecido na literatura.

Outras moléculas importantes para os neurônios sensoriais são os fatores de crescimento, dos quais tem destaque o fator de crescimento de nervo (*nerve growth factor* ou NGF), cuja produção é elevada em tecidos inflamados. O NGF estimula a síntese de, pelo menos, substância P e CGRP. A substância P ativa macrófagos a liberar IL-1, que, por sua vez, estimula fibroblastos e células de Schwann a produzirem NGF, criando-se, assim, uma importante alça de retroalimentação positiva que tende a prolongar fenômenos inflamatórios e nociceptivos periféricos.

Mecanismos centrais de controle da dor

Em 1954, Karl-Erik Hagbarth e David Kerr demonstraram que a estimulação elétrica da formação reticular, do cerebelo ou do córtex cerebral abole respostas evocadas em células da medula espinal ventrolateral. Esse achado indicava que certas áreas do cérebro controlam a neurotransmissão na medula espinal (Quadro 9.3).

Quadro 9.3	Analgesia por estimulação central

Em 1958, Ronald Melzack e colaboradores descreveram que a lesão de discreta porção da formação reticular adjacente à **matéria cinzenta periaquedutal** (MCPA) facilitava a entrada de impulsos dolorosos, determinando hiperalgesia, além de permitir que estímulos não nocivos fossem interpretados como dolorosos, fenômeno este denominado hiperestesia. Tal resultado era indicativo de que a área lesada exercia controle tônico (contínuo) sobre a entrada de sinais nociceptivos. Onze anos mais tarde, David Reynolds demonstrou que a estimulação elétrica da MCPA produzia potente analgesia em ratos, suficiente para permitir cirurgia sem uso de agente anestésico. Os achados de Reynolds foram posteriormente confirmados em diferentes espécies animais, inclusive no ser humano, ficando amplamente estabelecido que a estimulação elétrica da MCPA promove analgesia que perdura por tempo maior que o da estimulação. Na maioria dos estudos, a analgesia por estimulação elétrica foi demonstrada em modelos de dor que avaliam alterações do limiar de respostas reflexas a estímulos nocivos. Como reflexos flexores são intensificados pela seção da medula espinal, aventou-se a hipótese de que a resposta a estímulos nocivos estava sob controle de um sistema neural descendente. Essa interpretação foi reforçada pela demonstração de que a estimulação elétrica da MCPA inibe a resposta de células multirreceptivas do corno dorsal da medula espinal a estímulos nocivos, mas não a estímulos inócuos aplicados na periferia. Estudos de tracejamento então realizados não encontraram projeções diretas da MCPA à medula espinal. Entretanto, foi demonstrada via descendente desde a MCPA até o **núcleo magno da rafe** (NMR), estrutura ventromedial do tronco cerebral

rica em serotonina, da qual descendem projeções à medula espinal, percorrendo o funículo dorsolateral. Estudos posteriores confirmaram que a estimulação elétrica do NMR também produz analgesia e inibe seletivamente a resposta de células multirreceptivas do corno dorsal da medula espinal a estímulos nocivos. A lesão do funículo dorsolateral abole os efeitos da estimulação elétrica tanto da MCPA quanto do NMR. No entanto, a lesão do NMR reduz, mas não abole os efeitos da estimulação da MCPA, o que indica que a analgesia por estimulação dessa região depende da ativação de mais de uma via descendente. Pelo funículo dorsolateral, também trafegam fibras descendentes com origem em outras estruturas do tronco cerebral. Nesse sentido, observou-se que a estimulação de estruturas ricas em noradrenalina e também localizadas no tronco cerebral, como *locus coeruleus*, núcleos **gigantocelular (*pars* α)** e **magnocelular** (correspondente ao **núcleo paragigantocelular** do rato), também produz analgesia e inibe a entrada de impulsos nociceptivos na medula espinal. Progressivamente, demonstrou-se que a estimulação elétrica de outras estruturas cerebrais, entre as quais o núcleo rubro, o complexo habenular, os núcleos central e medial da amígdala, o núcleo pretectal anterior e a região parabraquial da ponte, também causava analgesia. Tais estruturas, via de regra, não apresentam conexões diretas com a medula espinal, além de utilizarem a MCPA ou núcleos do tronco cerebral como estações intermediárias. Entretanto, vias descendentes que chegam à medula espinal não são exclusivamente inibitórias. Pelo menos uma delas, com origem no núcleo gigantocelular (*pars* α), libera serotonina, que exerce efeito facilitatório, via receptor $5-HT_3$, em neurônios nociceptivos espinais.

Não está de todo esclarecido como os mecanismos centrais de controle da dor são ativados fisiologicamente. Métodos de medida de consumo de glicose marcada ou de expressão celular de *c-fos* (ver Capítulo 2) demonstraram que algumas das estruturas supraespinais envolvidas no controle central da dor são ativadas por estímulos dolorosos aplicados em um ponto qualquer da periferia. É de se imaginar, portanto, que o próprio estímulo nocivo, ao invadir essas estruturas, ative sistemas descendentes reguladores da dor. De fato, pelo menos em modelos de dor aguda, a lesão do funículo dorsolateral, por onde trafega a imensa maioria dessas vias, intensifica significativamente o quadro de hiperalgesia. Achado interessante a esse respeito é a observação de que tanto a analgesia por acupuntura quanto a produzida por placebo é plenamente antagonizada por naloxona e inibida pela seção do funículo dorsolateral, fato indicativo de que tais procedimentos, de modo ainda não conhecido, ativam mecanismos centrais de controle da dor. Em modelos de dor persistente ou neuropática, a lesão do funículo dorsolateral também intensifica a dor na fase inicial do quadro álgico (1 a 3 dias após a lesão). Todavia, na fase de manutenção do quadro (5 dias em diante após a lesão), a lesão do funículo dorsolateral progressivamente reduz a dor, fato indicativo de que, nesta fase, o sistema descendente tem efeito excitatório sobre a transmissão espinal do estímulo nociceptivo.

A estimulação elétrica dos núcleos reticulares gigantocelular e paragigantocelular, do *locus coeruleus* ou do núcleo parabraquial pontino aumenta a liberação medular de **noradrenalina**, enquanto a estimulação do NMR aumenta a liberação de **serotonina**. A analgesia por estimulação do NMR é abolida pela prévia administração intraespinal de antagonistas serotonérgicos, enquanto a analgesia por estimulação dos demais núcleos do tronco cerebral é inibida por antagonistas alfa-adrenérgicos. Drogas que reduzem a disponibilidade de serotonina ou de noradrenalina reduzem o efeito analgésico da estimulação da MCPA. Contudo, a administração sistêmica de naloxona previne a analgesia por estimulação da MCPA, NMR ou dos demais núcleos do tronco cerebral. Esses dados indicam que serotonina, noradrenalina e opioides endógenos exercem papel regulador sobre a entrada de impulsos nociceptivos na medula espinal (ver Quadro 9.4 e Figura 9.5).

Mecanismos gerais de geração e manutenção da dor

A dor, tanto fisiológica quanto fisiopatológica, tem três características espaçotemporais:

- A área sensível, onde o estímulo nocivo é aplicado (sítio receptivo), frequentemente se amplia à medida que a intensidade da dor aumenta. Tal fenômeno, denominado **radiação**, ocorre mesmo quando o estímulo lesivo é pontual. Pelo menos em parte, a radiação depende do modo como a atividade elétrica gerada pelo estímulo, via circuitos próprio-espinais, dispersa-se ao longo de segmentos medulares, a partir do dermátomo correspondente ao sítio receptivo.

- A dor frequentemente persiste após o término do estímulo lesivo.

- Estímulos nocivos repetitivos e de intensidade fixa evocam lenta somação temporal, que produz progressivo aumento da sensação de dor.

Além dos processos centrais, diversos mecanismos periféricos contribuem para a promoção desses fenômenos. Como parte da resposta inflamatória à lesão tecidual, tem-se inicialmente a **hiperalgesia primária**, que se expande gradualmente para áreas vizinhas ao tecido inflamado, caracterizando a chamada **hiperalgesia secundária**. Esse quadro de hiperexcitabilidade e extensão do campo receptivo é acompanhado por expansão da área medular que recebe informações nociceptivas da periferia. Desse modo, a hiperalgesia primária e a secundária são mediadas por alterações que ocorrem tanto na periferia (**hiperalgesia periférica**, ver Quadro 9.5) quanto na medula espinal (**hiperalgesia espinal**, ver Quadro 9.6), sem excluir outros possíveis mecanismos centrais.

Quadro 9.4	Mediadores químicos das vias descendentes de controle da dor

A administração de noradrenalina ou morfina por micro-iontoforese ou via intratecal inibe a resposta de células nociceptivas do corno dorsal da medula espinal a estímulos nocivos periféricos. Efeito analgésico também é obtido quando se administra, via intratecal, serotonina ou inibidores de sua captação. Todavia, a aplicação de serotonina por micro-iontoforese estimula células nociceptivas do corno dorsal da medula espinal, indicando que o efeito analgésico desse neurotransmissor não depende da ação direta sobre a célula. A descoberta de neurônios encefalinérgicos espinais resultou na hipótese de que fibras descendentes serotoninérgicas ativariam neurônios encefalinérgicos, que, por sua vez, inibiriam a passagem de impulsos nociceptivos do aferente primário para a célula de segunda ordem, por meio da liberação espinal de encefalina. Outra possibilidade consiste na ativação por serotonina de neurônios GABAérgicos intrínsecos espinais, que, por sua vez, inibiriam a passagem de estímulos nociceptivos ativando receptores GABA-B. A noradrenalina liberada por terminais adrenérgicos pode inibir a passagem de impulsos nociceptivos por atuar, via receptores α_2, diretamente sobre células de segunda ordem ou, indiretamente, estimulando neurônios colinérgicos ou GABAérgicos intrínsecos da medula espinal. Neste caso, a acetilcolina (via receptores muscarínicos) e o GABA (via receptores GABA-A) atuam como inibidores da neurotransmissão nociceptiva espinal. Essas descobertas logo propiciaram o uso intraespinal ou epidural de opioides ou agonistas adrenérgicos (particularmente a clonidina) e, mais recentemente, da neostigmina no controle de alguns casos de dor crônica, sobretudo na dor do câncer. Além disso, a utilidade clínica de algumas drogas antidepressivas (p. ex., amitriptilina) no controle de casos de dor neuropática tem sido imputada à propriedade de algumas delas em inibir a recaptação de serotonina e noradrenalina. Nesses casos, portanto, os antidepressivos atuariam como potencializadores das vias descendentes de controle da dor. Tramadol e Tapentadol, medicamentos analgésicos disponibilizados mais recentemente, têm propriedade agonista opioide associada à propriedade inibidora da recaptação de noradrenalina e serotonina.

Neurônios espinais intrínsecos GABAérgicos foram também identificados em camadas superficiais do corno dorsal, havendo fortes evidências de que exercem importante papel na modulação da passagem de estímulos nociceptivos pela medula espinal. Nesse caso, neurônios espinais intrínsecos GABAérgicos são estimulados por vias descendentes tanto noradrenérgicas quanto serotoninérgicas. O baclofen, agonista GABA-B, tem sido utilizado no controle de alguns tipos de dor crônica.

Mecanismos de ação dos analgésicos opioides

A interação de agonistas opioides com receptores μ, δ ou κ fecha canais de cálcio voltagem-dependentes e reduz a entrada de cálcio para o interior de terminais nervosos, diminuindo a liberação de neurotransmissores. Além disso, a ativação desses receptores abre canais de K^+ produzindo hiperpolarização da membrana celular. De fato, agonistas μ ou δ reduzem a liberação de substância P pelos terminais centrais do aferente primário que adentram a lâmina I do corno dorsal da medula espinal. Efeito semelhante é obtido com agonistas κ que, no entanto, são eficazes apenas nas sinapses das lâminas II e V. Os três tipos de agonistas são eficazes em atenuar a resposta de células nociceptivas espinais ao glutamato. Assim, o efeito farmacológico dos opioides pode resultar de ação pré-sináptica da droga, reduzindo a liberação de neurotransmissores e/ou de ação pós-sináptica, reduzindo a excitabilidade de corpos celulares. Ao que indicam os achados até aqui descritos, os efeitos farmacológicos dos opioides dependem da interação da droga com receptores específicos distribuídos por todo o organismo (ver Tabela 9.3). Amplo mapeamento do cérebro de ratos e macacos, realizado por Tony Yaksh e colaboradores, mostrou que as estruturas nas quais a microinjeção de morfina induz analgesia são as mesmas que participam de mecanismos centrais de controle da dor. O efeito analgésico dos opioides dependeria, então, da ação das drogas em estruturas supraespinais, ativando vias descendentes capazes de controlar a entrada de estímulos nociceptivos na medula espinal. Adicionalmente,

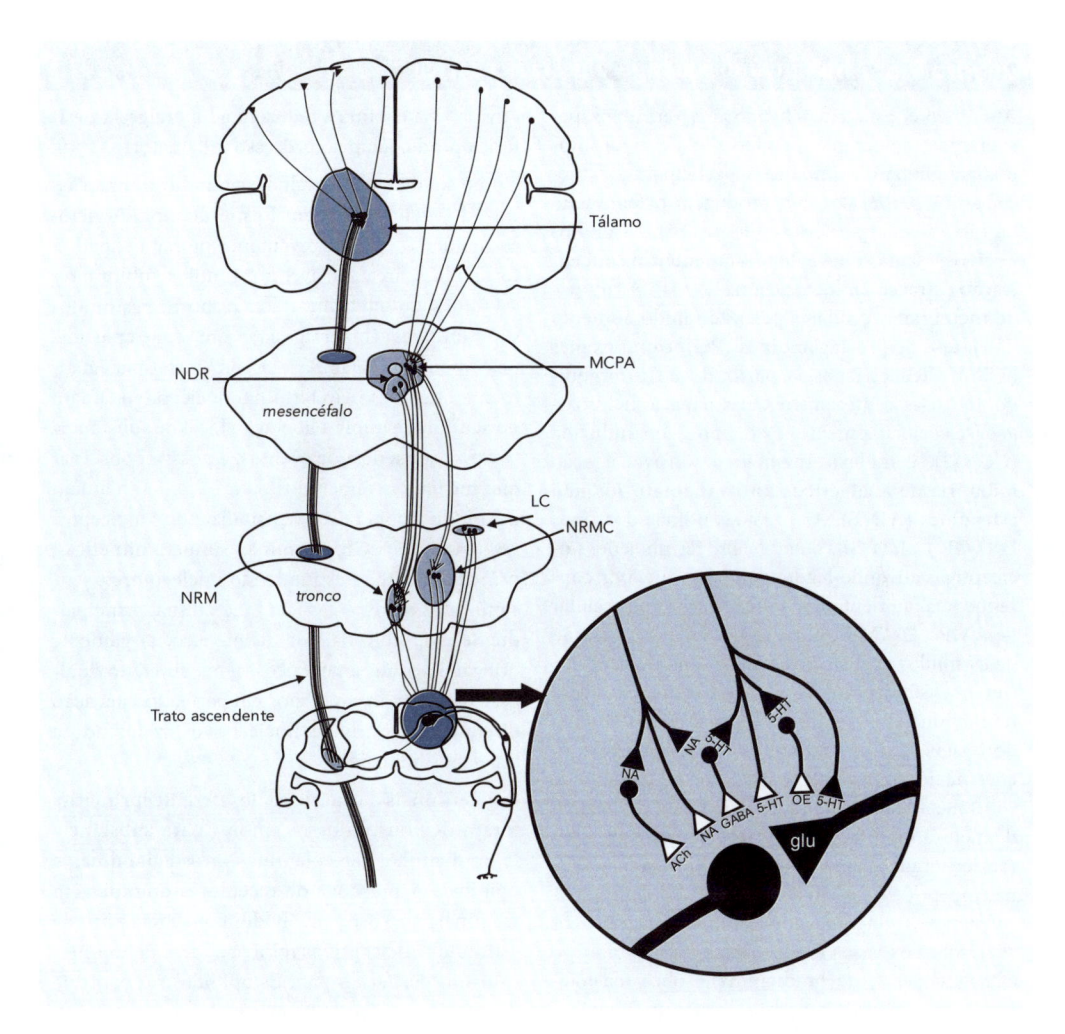

Figura 9.5 | Vias descendentes de controle da dor.

MCPA: matéria cinzenta periaquedutal; NDR: núcleo dorsal da rafe; NRM: núcleo da rafe magno; NRMC: núcleo reticular magnocelular; LC: *locus coeruleus*. Estão indicados serotonina (5-HT), noradrenalina (NA), acetilcolina (ACh), ácido gama-amino butírico (GABA) e opioide endógeno (OE) e encefalina (Enc) e as sinapses excitatórias (em preto) e inibitórias (brancas).

opioides interagem com receptores espinais, hiperpolarizando a membrana celular de neurônios nociceptivos e/ou reduzindo a liberação de neurotransmissores pelo terminal central do aferente primário. Finalmente, ao menos nos casos de dor inflamatória, o efeito analgésico dos opioides pode resultar, também, da interação da droga com receptores localizados em terminais periféricos, tanto nociceptivos quanto pós-ganglionares simpáticos, reduzindo o quadro de hiperalgesia periférica. A eficácia da morfina, via intra-articular, para reduzir dor inflamatória local baseia-se exatamente na possibilidade de sua interação com receptores opioides periféricos. Todavia, o quanto cada uma dessas alternativas contribui para o efeito analgésico global do opioide ainda não está completamente esclarecido.

Quadro 9.5 — Mecanismos da hiperalgesia periférica

Atualmente, está estabelecido que terminais periféricos do aferente primário e de neurônios pós-ganglionares simpáticos participam de mecanismos periféricos que produzem o fenômeno da hiperalgesia periférica (Figura 9.6). Estímulos nocivos lesam células e, logo, aumentam a concentração extracelular local de íons K^+ e H^+. A ruptura de membranas celulares permite rápido aumento da síntese de prostaglandinas (PG), tromboxanes (TBX) e leucotrienos, a partir do ácido araquidônico. Desse mecanismo, participa a ciclo-oxigenase, principalmente a do tipo 2 ou induzida (COX-2), complexo enzimático sensível à ação inibitória de **analgésicos anti-inflamatórios não esteroides (AINE)**. As prostaglandinas dos tipos E_2 (PGE_2) e I_2 (PGI_2) atuam sobre terminações nociceptivas ativando a adenilato ciclase e, por consequência, aumentam a concentração intracelular de AMPc. O AMPc, por sua vez, facilita a geração de estímulos excitatórios no terminal nociceptivo (hipersensibilização). Dos vasos lesados, extravasa bradicinina (BK), produto da cascata do sistema de coagulação. A bradicinina estimula terminações nociceptivas, produzindo dor e liberação de substância P, além de ativar terminais periféricos de neurônios pós-ganglionares simpáticos, liberando noradrenalina, prostaglandinas, adenosina, neuropeptídeo Y e, em menor escala, dopamina. A substância P liberada por terminais nociceptivos atua sobre os vasos circundantes (aumentando o extravasamento de bradicinina), sobre mastócitos (promovendo secreção de histamina) e sobre plaquetas (promovendo liberação de serotonina e de fator ativador de plaquetas). A serotonina atua sobre terminais nociceptivos aumentando a liberação de substância P. Além disso, a substância P favorece a migração de leucócitos e macrófagos para o sítio de lesão e, com a bradicinina, estimula a liberação de TNFα por essas células. O TNFα, por sua vez, atua sobre células residentes ativando a liberação de interleucinas IL-1 e IL-6, capazes de induzir atividade COX-2, e também IL-8, que atua sobre terminações pós-ganglionares simpáticas promovendo liberação de catecolaminas. A imensa maioria dessas substâncias aumenta a permeabilidade vascular, facilitando o extravasamento de plasma. A hipersensibilidade do terminal nervoso nociceptivo pode ser reduzida por GMPc, cuja síntese é promovida pela guanilato ciclase. Agonistas colinérgicos e doadores de óxido nítrico (NO), que ativam essa enzima e reduzem a hiperalgesia periférica produzida pelo processo inflamatório.

Como se nota, o estímulo lesivo induz a uma cascata de eventos que, em forma de círculo vicioso, tendem a progressivamente piorar o quadro, tornando a área sensível a estímulos sublimiares (alodinia) ou intensificando a resposta a estímulos supralimiares (hiperalgesia). Em contrapartida, pelo menos a galanina e a somatostatina, igualmente liberadas pelo terminal nociceptivo, atuam no sentido de inibir a liberação local de substância P. Nessa sequência de eventos, é possível observar que mediadores liberados na área de lesão atuam de modo cooperativo sensibilizando nociceptores (caso das PGE_2 e aminas simpatomiméticas, principalmente) e estimulando nociceptores, sensibilizados ou não (caso da bradicinina, principalmente). A dipirona e o diclofenaco, largamente utilizados como analgésicos, têm seu efeito analgésico explicado, ao menos em parte, por sua ação direta sobre terminais nociceptivos, reduzindo a hipersensibilidade.

Em terminais periféricos do aferente primário, foram demonstrados receptores para substância P, bradicinina, catecolaminas, prostaglandinas e opioides. A presença de receptores opioides em terminais nervosos envolvidos com a recepção de estímulos nociceptivos reforça a ideia de um mecanismo periférico para os opioides no controle da dor de origem inflamatória, hipótese originalmente proposta por Sérgio Ferreira e colaboradores, da Faculdade de Medicina de Ribeirão Preto. Inicialmente, imaginou-se que tais receptores estariam disponíveis para interação com betaendorfina, opioide endógeno liberado pela hipófise anterior em situações de estresse, e que pode ser levado pela circulação sistêmica até sítios periféricos. Mais recentemente, demonstrou-se a presença de betaendorfina e metencefalina em linfócitos T e B, monócitos e macrófagos, de onde também poderiam ser liberadas na vigência de fenômeno inflamatório. O mecanismo da ação anti-hiperalgésica periférica dos opioides seria explicado pela capacidade de inibir a adenilato ciclase (via ativação de receptor acoplado à proteína Gi), reduzindo a produção de AMPc no interior do terminal nociceptivo.

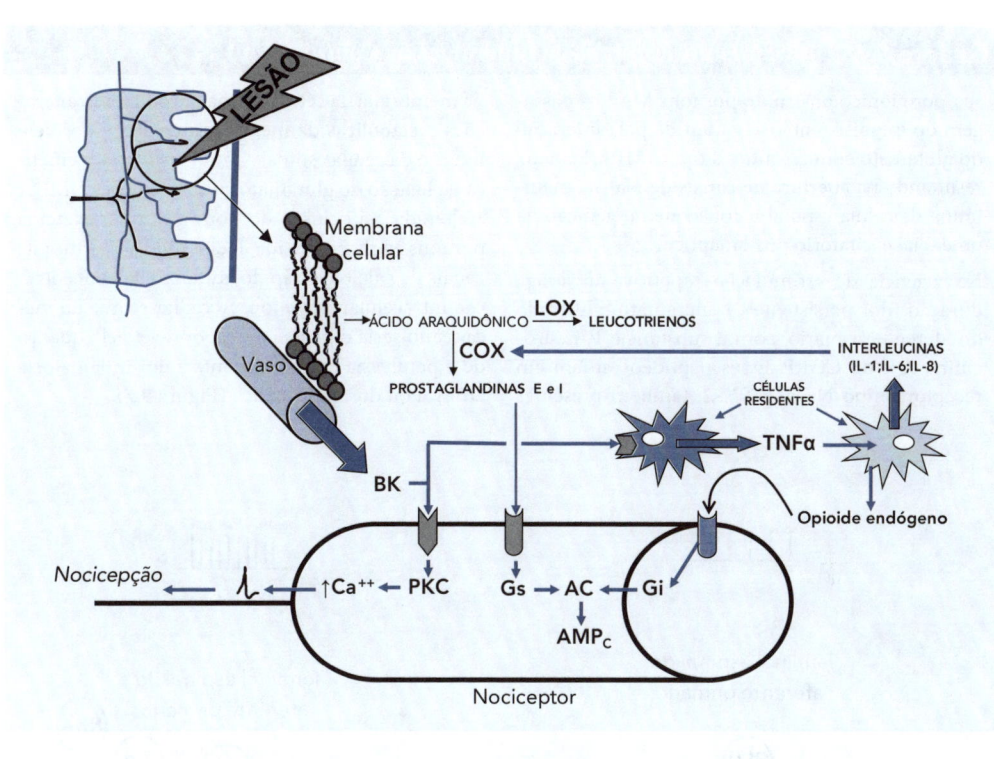

Figura 9.6 | Mecanismos periféricos da hiperalgesia.

Quadro 9.6 Mecanismos espinais da hiperalgesia

Processos inflamatórios dão origem a impulsos tônicos de alta frequência em terminais nociceptivos periféricos, principalmente os de fibras C, os quais ativam mecanismos espinais de somação, que promovem quadro de facilitação central (fenômeno conhecido como **wind-up**). Em tais condições, a resposta de algumas células nociceptivas do corno dorsal da medula espinal aumenta subitamente. O número de neurônios ativados por determinado estímulo passa a ser maior do que em condições normais e, como consequência, exageram-se a resposta à dor e a radiação do estímulo nocivo. Nos últimos anos, acumularam-se evidências de que esses fenômenos são mediados pela liberação simultânea de glutamato com substância P, CGRP e/ou neurocinina A, a partir dos terminais medulares do aferente primário.

Outros fenômenos espinais foram também observados em quadros de hiperalgesia. Estímulos inflamatórios produzem dramático aumento da produção de pró-dinorfina e dinorfina nas lâminas I, II, V e VI dos dermátomos correspondentes à área inflamada. O número de sítios de ligação μ, δ e κ não se altera em modelos de dor inflamatória de curta duração, mas o número de sítios κ reduz-se significativamente em modelos de dor inflamatória persistente. O significado desses achados para explicar a dor crônica é ainda objeto de intensos estudos.

A transmissão do impulso nocivo do aferente primário para a célula nociceptiva espinal é feita pelo glutamato. O glutamato liberado pode atuar em receptores NMDA (acoplados a canal de Ca^{2+}), AMPA/kainato (acoplados a canal de Na^+ e K^+) ou metabotrópicos. Na vigência de impulsos nociceptivos de curta duração (dor fisiológica), a interação do glutamato com receptor tipo NMDA não resulta em abertura de canal de Ca^{2+}, porque este tem

(Continua)

Quadro 9.6	Mecanismos espinais da hiperalgesia (*Continuação*)

seu poro iônico obstruído por íons Mg^{2+}. A passagem do impulso, então, é garantida pela interação do glutamato com receptores tipo AMPA/kainato, resultando na abertura de canais de Na^+ na membrana da célula espinal e consequente geração de potencial excitatório pós-sináptico.

Na vigência de estimulação repetitiva de longa duração (dor persistente), o glutamato é liberado do aferente primário, com a substância P, neurocinina A e/ou CGRP. Esses peptídeos atuam em receptores tipo NK-1 e NK-2, também presentes na membrana da célula espinal, produzindo alterações metabólicas da membrana celular e do meio interno da célula espinal. Como resultado, a cinética de ligação do glutamato com receptores NMDA é alterada e a oclusão do poro até então exercida por íons Mg^{2+} é reduzida, facilitando a abertura de canais de cálcio e o rápido aumento da concentração intracelular desse íon. Acredita-se que tal mecanismo seria o principal responsável pelo quadro de hiperalgesia espinal durante a dor inflamatória crônica ou dor neuropática (Figura 9.7).

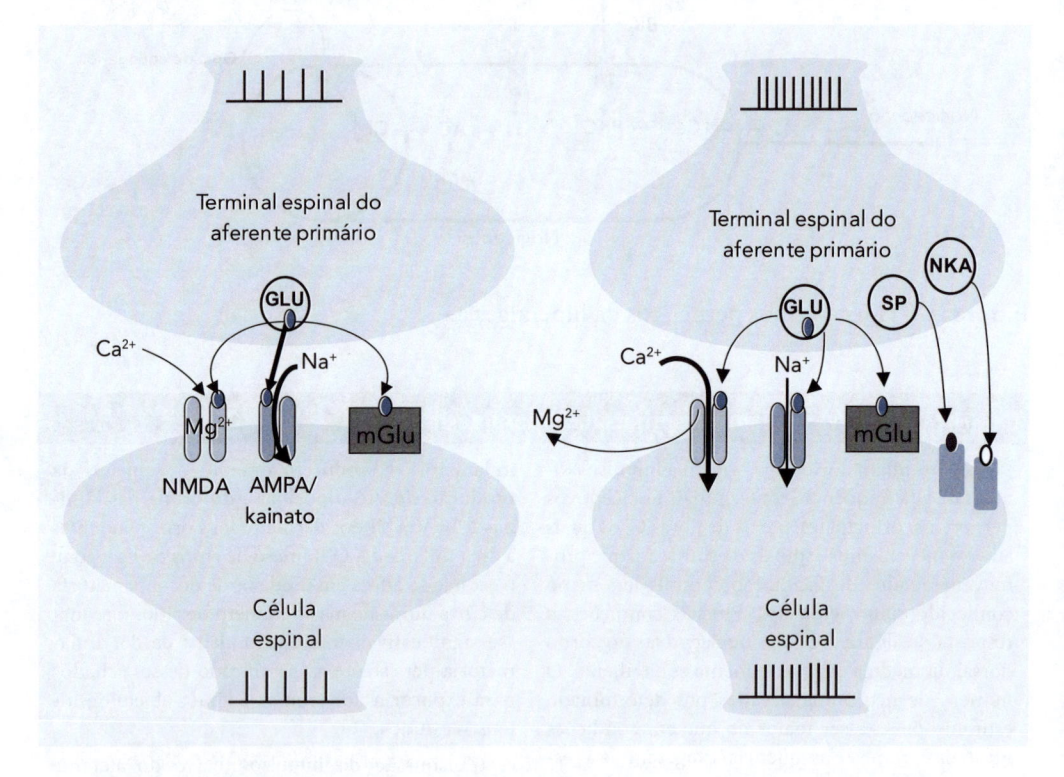

Figura 9.7 | Mecanismos espinais da hiperalgesia.

Há séculos os opioides naturais são considerados padrões-ouro no tratamento de dores crônicas graves. Desde a descoberta da morfina, foram desenvolvidos centenas de analgésicos opioides, e mais de uma dúzia deles foi aprovada por agências reguladoras. Entretanto, o desejável efeito analgésico da morfina é acompanhado por diversos efeitos colaterais indesejáveis, incluindo constipação intestinal (que reduz a qualidade de vida do doente), tolerância e dependência (que dificultam seu uso no tratamento de dores crônicas por doenças não malignas). Para contornar essa dificuldade, utiliza-se com frequência a chamada **terapia combinada**, em que um opioide é combinado com diferentes classes de drogas como alternativa para obter analgesia com uso de baixas doses de cada uma delas. Outra vertente consiste no progressivo desenvolvimento de **drogas bifuncionais** (agonistas "tendenciosos", ver Capítulo 1), que atuam aditivamente como analgésicos através de interação com alvos sinergísticos de vias que controlam a dor, como revisto por Christopher Cunningham, em 2019. Desse modo, pode-se reduzir a eficácia ou a potência do opioide causador de efeitos colaterais indesejáveis.

Principais conceitos

- A dor é definida como uma experiência sensorial e emocional desagradável, associada a dano tecidual potencial ou de fato ou, ainda, descrita em termos que sugerem tal dano.
- A dor depende da geração, da condução e da transmissão de sinais elétricos ao longo de complexas vias nervosas.
- Entre os neurotransmissores do neurônio aferente primário da informação dolorosa, têm merecido maior destaque a substância P, o glutamato, o CGRP e a neurocinina A, que podem ser simultaneamente liberados (coliberados) por estímulos nociceptivos.
- Existem mecanismos analgésicos centrais que dão origem a vias descendentes de controle da dor. Entre as estruturas que, quando estimuladas eletricamente, produzem analgesia, destacam-se a matéria cinzenta periaquedutal, os núcleo magno da rafe, gigantocelular e magnocelular e o *locus coeruleus*.
- Entre os mediadores químicos das vias descendentes de controle da dor, destacam-se a serotonina e a noradrenalina. Tem-se proposto que fibras descendentes ativam neurônios encefalinérgicos ou GABAérgicos, que, por sua vez, inibem a passagem de impulsos nociceptivos do aferente primário para a célula de segunda ordem, à custa de liberação medular de encefalina. A noradrenalina liberada por terminais adrenérgicos pode, ainda, inibir a passagem de impulsos nociceptivos por atuar diretamente sobre células de segunda ordem ou indiretamente, estimulando neurônios colinérgicos intrínsecos.
- Quando de uma lesão tecidual, podem ocorrer hiperexcitabilidade e extensão do campo receptivo doloroso, acompanhado por expansão da área medular que recebe informações nociceptivas da periferia. Desse modo, a hiperalgesia primária e a secundária são mediadas por alterações que ocorrem tanto na periferia (hiperalgesia periférica) quanto na medula espinal (hiperalgesia espinal).
- Os principais medicamentos utilizados no controle da dor são opioides, analgésicos anti-inflamatórios não esteroides, anestésicos locais e anestésicos gerais.
- Opioides são drogas com efeitos semelhantes aos do ópio. O principal composto extraído do ópio é a morfina, sendo, por isso, um opiáceo.
- Além de analgésicos, os opioides inibem a motilidade intestinal, têm ação antitussígena, induzem sono, náuseas e vômitos, depressão respiratória, prurido, retenção urinária, aumento da pressão no ducto biliar, além de causarem diversos efeitos psicológicos, principalmente euforia e dependência.
- Diversos compostos com propriedades farmacológicas semelhantes às do ópio foram obtidos a partir dos opiáceos, diferindo-se entre si principalmente pela potência e a duração do efeito analgésico.
- Os opioides utilizados clinicamente são ativos em mais de um tipo de receptor opioide (μ, κ, δ, σ e ε), e a distribuição desses receptores no sistema nervoso central guarda estreita relação com os efeitos farmacológicos dessas drogas.
- A identificação de receptores opioides resultou na descoberta dos opioides endógenos, como endorfinas (peptídeos endógenos tipo-morfina), encefalinas (peptídeos opioides do cérebro), dinorfinas e, mais recentemente, orfanina FQ.

- O efeito analgésico dos opioides depende da ação das drogas: 1) em estruturas supraespinais, ativando vias descendentes capazes de controlar a entrada de estímulos nociceptivos na medula espinal; 2) em receptores espinais, hiperpolarizando neurônios nociceptivos e/ou reduzindo a liberação de neurotransmissores pelo terminal central do aferente primário; 3) em receptores localizados em terminais periféricos, tanto nociceptivos quanto pós-ganglionares simpáticos, reduzindo o quadro de hiperalgesia periférica.

BIBLIOGRAFIA

Benarroch EE. Descending monoaminergic pain modulation: bidirectional control and clinical relevance. Neurology. 2008;15;71:217-21.

Bonica JJ. History of pain concepts and therapies. In: Bonica JJ (ed.). The management of pain. v. I. Philadelphia: Lea & Febiger; 1990. p. 2-17.

Bonica JJ. Anatomic and physiologic basis of nociception and pain. In: Bonica JJ (ed.). The management of pain. v. I. Philadelphia: Lea & Febiger; 1990. p. 29-94.

Cunningham CW, Elballa WM, Vold SU. Bifunctional opioid receptor ligands as novel analgesics. Neuropharmacology. 2019;151:195-207.

Dickenson AH. NMDA receptor antagonists as analgesics. In: Fields HL, Liebeskind JC (eds.). Progress in pain research and management. v. I. Seattle: IASP Press; 1994. p. 173-87.

Ferreira SH. A classification of peripheral analgesics based upon their mode of action. In: Sandler M, Collins GM (eds.). Migraine: Spectrum of ideas. Oxford: Oxford University Press; 1990. p. 59-72.

Heinricher MM, Tavares I, Leith JL, Lumb BM. Descending control of nociception: specificity, recruitment and plasticity. Brain Res Rev. 2009;60:214-25.

Heller PH, Green PG, Tanner KD, Miao FJP, Levine JD. Peripheral neural contributions to inflammation. In: Fields HL, Liebeskind JC (eds.). Progress in pain research and management. v. I. Seattle: IASP Press; 1994. p. 31-42.

Martin WR. Pharmacology of opioids. Pharmacol Rev. 1983;35:283-323.

Millan MJ. The induction of pain: an integrative review. Prog Neurobiol. 1999;57:1-164.

Millan MJ. Descending control of pain. Prog Neurobiol. 2002;66:355-474.

Mollereau C, Parmentier M, Mailleux P, Butour JL, Moisand C, Chalon P, et al. ORL1, a novel member of the opioid receptor family. Cloning, functional expression and localization. FEBS Lett. 1994;341:33-8.

Pasternak G. Pharmacological mechanisms of opioid analgesic. Clin Neuropharmacology. 1993;16:1-18.

Price DD, Mao J, Mayer DJ. Central neural mechanisms of normal and abnormal pain states. In: Fields HL, Liebeskind JC (eds.). Progress in pain research and management. v. I. Seattle: IASP Press; 1994. p. 61-84.

Reisine T, Pasternak G. Opioid analgesics and antagonists. In: Hardman JG, Limbird LE (eds.). Goodman & Gilman's the pharmacological basis of therapeutics. New York: McGraw-Hill; 1996. p. 521-55.

Williams AC, Craig KD. Updating the definition of pain. Pain. 2016;157:2420-3.

Yaksh TL, Malmberg AB. Interaction of spinal modulatory receptor systems. In: Fields HL, Liebeskind JC (eds.). Progress in pain research and management. v. I. Seattle: IASP Press; 1994. p. 151-71.

Willis WD, Westlund KN. Neuroanatomy of the pain system and of the pathways that modulate pain. Journal of Clinical Neurophysiology. 1997;14:2-31.

Yoshimura M, Furue H. Mechanisms for the anti-nociceptive actions of the descending noradrenergic and serotonergic systems in the spinal cord. J Pharmacol Sci. 2006;101:107-17.

Abuso e Dependência de Substâncias Psicoativas

- Cleopatra Planeta
- Frederico Guilherme Graeff

"Todos os sedativos, euforizantes, alucinógenos e estimulantes de ocorrência natural foram descobertos há milhares de anos, antes da aurora da civilização. Por volta da Idade da Pedra Lascada, o homem estava se intoxicando sistematicamente. Houve viciados em drogas muito antes de existirem agricultores."
(Aldous Huxley)

Histórico e aspectos sociais da dependência

Achados arqueológicos indicam que a humanidade já fazia uso de drogas psicoativas em épocas pré-históricas. Corroborando essa ideia, estudos antropológicos mostram que aborígenes de várias regiões do globo terrestre fermentam cereais para produzir bebidas alcoólicas. Somente para citar um exemplo, indígenas que habitam as vizinhanças do rio Xingu, no sul da Amazônia, fermentam extrato de mandioca para fazer bebida alcoólica, denominada caxiri, que é consumida em festas. Outro exemplo bem conhecido é a ingestão do cacto peiote, que contém a substância alucinógena mescalina, pelos nativos do sul da América do Norte. O consumo somente é feito em cerimônias religiosas, nas quais se acredita que os efeitos da planta abrem portais para uma realidade transcendente. Um terceiro exemplo é o caso de povos andinos que mascam folhas do arbusto denominado *Erythroxylum coca* para reduzir a fome e a fadiga, bem como atenuar efeitos desagradáveis da altitude, como a cefaleia. Em todos esses casos, o uso de drogas está enquadrado nas normas sociais do grupo, não caracterizando uso abusivo.

As atitudes em relação às drogas também variam com a época. A cocaína foi introduzida na Europa em meados do século XIX como tonificante, sendo componente de vários medicamentos, inclusive do célebre *Vin Mariani*, fornecido, inclusive, ao Vaticano. Nos Estados Unidos, o popular refrigerante, *Coca-Cola* continha cocaína até o ano de 1903, quando o consumo da droga passou a ser ilegal. O famoso psiquiatra vienense Sigmund Freud, fundador da Psicanálise, chegou a ingerir cocaína, bem como recomendou a droga a pacientes deprimidos. Conan Doyle atribui ao famoso detetive Sherlock Holmes o uso de cocaína para melhorar o ânimo e facilitar a solução dos crimes mais intrincados. Ainda, deve-se lembrar que o ato de fumar cigarro era celebrado nos filmes de Hollywood das décadas de 1930 a 1960, como símbolo de elegância e sofisticação, enquanto hoje o fumo é malvisto nos Estados Unidos e em outros países do mundo, sendo as áreas de fumantes cada vez mais restritas.

Também o tipo de droga de abuso varia conforme o local e a época. O consumo de opioides, por exemplo, é muito alto na América do Norte e em vários países europeus, porém nunca foi expressivo no Brasil. Ainda em relação aos opioides, seu consumo nos bairros pobres das cidades norte-americanas, habitados, sobretudo, pela população negra, diminuiu acentuadamente durante o período da luta pelos direitos civis, na década de 1960. Acredita-se que esse movimento representou uma alternativa para atenuar condições de vida opressivas. Há, também, determinantes culturais na escolha da droga. Na década de 1960, a maconha foi eleita como símbolo dos valores *hippies*, que enfatizavam a fruição passiva de prazeres sexuais e rejeitavam a competição agressiva. Já na era seguinte, dos *yuppies*, exacerbaram-se o individualismo e a busca do sucesso individual a qualquer preço. A preferência passou então aos psicoestimulantes, cujos efeitos sintonizam melhor com tais valores. Ainda hoje, os europeus tendem a usar mais ansiolíticos, e os norte-americanos mais psicoestimulantes, quando comparados entre si.

Influências legais, políticas e econômicas são muito importantes no abuso de drogas. As leis determinam quais são as **drogas lícitas** e as **ilícitas**, se o usuário é criminoso ou apenas traficante, bem como a intensidade e o tipo de punição a que estão sujeitos – tais aspectos também influenciam o consumo.

A repressão ao tráfico assume diferentes formas. Atualmente, a ênfase se desloca para os países produtores, nos quais um contingente importante da população depende da renda auferida com o cultivo de papoula ou da planta da coca. Por isso, a simples eliminação dessa atividade, sem a substituição por outra igualmente rentável, agrava a pobreza. Por sua vez, o poder dos traficantes ameaça a governabilidade de alguns desses países.

A análise em profundidade dos fatores sociais da dependência ultrapassa o âmbito deste livro. Porém, é preciso lembrar que as bases biológicas do **comportamento de autoadministração** de drogas interagem, de modo complexo, com influências sociais, culturais e políticas. Tais aspectos são trazidos aqui apenas para enfatizar que os fatores biológicos e psicológicos, que serão analisados a seguir, formam a base de um complexo problema, cuja compreensão exige uma abordagem multidisciplinar.

As drogas psicoativas há muito vêm sendo usadas para obter prazer, descontração e euforia, ou para aliviar ansiedade, mágoa, dor e privações, sendo utópico imaginar uma sociedade totalmente sóbria. É preciso deixar claro, também, que apesar de as drogas serem objeto de estudo da Farmacologia, o uso não médico de drogas é apenas em parte um problema farmacológico. A dependência de substâncias psicoativas constitui um fenômeno complexo com causas e consequências relacionadas com vários fatores, que incluem desde mecanismos moleculares até aspectos sociais. A maioria dos estudos indica que vários fatores interagem de modo inextricável para determinar o uso, o abuso e a dependência de drogas. Nenhum fator isoladamente pode predizer se uma pessoa se tornará dependente da substância. O risco para o desenvolvimento da dependência é influenciado pelas características do indivíduo, da droga, do ambiente e da idade ou do estágio do desenvolvimento. Quanto maior o número de fatores de risco, maior a probabilidade de a pessoa se tornar dependente.

Epidemiologia

Atualmente, a primeira ideia que a palavra "droga" evoca é a do uso ilícito, problema social marcante da nossa época. Não deve ser esquecido, porém, que drogas cujo uso é aprovado ou tolerado, como álcool, nicotina e cafeína, são largamente consumidas. Algumas delas, como o álcool e a nicotina, provocam problemas médico-sociais mais graves do que as drogas ilícitas. Outro ponto que se deve ressaltar reside no uso de medicamentos ansiolíticos e opioides, em desacordo com a prescrição médica, que também podem promover abuso e dependência.

Segundo o II Levantamento Domiciliar Sobre o Uso de Drogas Psicotrópicas no Brasil, envolvendo as 108 maiores cidades do Brasil realizado em 2005, e publicado em 2006 pelo Centro Brasileiro de Informações sobre Drogas (CEBRID), 74,6% dos brasileiros consumiram bebidas alcoólicas pelo menos uma vez na vida e cerca de 12,3% da população pode ser considerada dependente de álcool de acordo com os critérios da Classificação Internacional de Doenças (CID-10) e do Manual Diagnóstico e Estatístico de Transtornos Mentais (DSM-5), sendo a prevalência de 17,1% entre a população masculina e 5,7% na população feminina. A dependência alcoólica assume uma alta prevalência quando comparada a muitas outras doenças e atualmente representa, em termos nacionais, um dos maiores problemas de saúde pública. Esse levantamento mostra ainda que 44% da população usou tabaco pelo menos uma vez na vida e que 10,1% pode ser considerada dependente.

O VI Levantamento Nacional sobre o Consumo de Drogas Psicotrópicas entre Estudantes do Ensino Fundamental e Médio das Redes Pública e Privada de Ensino nas 27 capitais brasileiras realizado em 2010, mostra que, excluindo-se álcool e tabaco, em torno de 21% dos estudantes fizeram uso de alguma droga na vida, enquanto 18% e 14% fizeram uso no ano ou no mês, respectivamente. As substâncias ilícitas mais utilizadas no ano pelos estudantes foram os solventes (14,1%), a maconha (4,6%), a cocaína (1,7%) e o *crack* (0,7%). Ressalta-se também o uso abusivo de anfetamínicos, relatado por 3% de estudantes do sexo masculino e 4,3% do sexo feminino. O consumo de álcool e tabaco também é elevado entre jovens, já que 15,7% e 63,3% relataram uso no ano de tabaco e álcool, respectivamente.

Os dados mais recentes de consumo de substâncias pela população brasileira entre 12 a 60 anos foram publicados em 2019 pela Fiocruz, com base em um levantamento realizado no ano de 2017, o qual incluiu o uso "não médico" de medicamentos, entre os quais os benzodiazepínicos, anfetamínicos, barbitúricos e opioides, que também podem causar dependência. Esses dados estão resumidos nas Tabelas 10.1 e 10.2.

Tabela 10.1	Prevalência (%) de uso "não médico" de medicamentos entre pessoas de 12 a 65 anos na vida, nos últimos 12 meses e nos últimos 30 dias		
Substância	Na vida	12 meses	30 dias
Anabolizantes	1,1	0,2	0,1
Anfetamínicos	1,4	0,3	0,0
Anticolinérgicos	0,4	0,2	0,0
Barbitúricos	0,5	0,1	0,0
Benzodiazepínicos	3,9	1,4	0,4
Opiáceos	2,9	1,4	0,6

Fonte: ICICT, Fiocruz. III Levantamento Nacional sobre o Uso de Drogas pela População Brasileira, 2017.

Tabela 10.2	Prevalência (%) do uso de substâncias lícitas e ilícitas entre pessoas de 12 a 65 anos na vida, nos últimos 12 meses e nos últimos 30 dias		
Substância	Na vida	12 meses	30 dias
Bebidas alcoólicas	66,4	43,1	30,1
Cigarros industrializados	33,5	15,4	13,5
Maconha/haxixe/*skank*	7,7	2,5	1,5
Cocaína	3,1	0,9	0,3
Crack	0,9	0,3	0,1
Solventes	2,8	0,2	0,1
Ecstasy/MDMA	0,7	0,2	0,0
Heroína	0,3	0,1	0,0
LSD	0,8	0,2	0,0
Quetamina	0,2	0,1	0,1
Chá de Ayahuasca	0,4	0,1	0,1

Fonte: ICICT, Fiocruz. III Levantamento Nacional sobre o Uso de Drogas pela População Brasileira, 2017.

O consumo de heroína pode ser considerado baixo se comparado ao de outras drogas ilícitas, por exemplo, a cocaína. No entanto, a prevalência do uso "não médico" de opioides é a segunda maior entre os medicamentos que estão sujeitos à prescrição médica. Outro dado importante mostra que as vendas de opioides no Brasil aumentaram de 1.601.043 prescrições em 2009 para 9.045.945 em 2015, o que corresponde a um aumento de 465% em 6 anos. Os opioides sintéticos, como oxicodona e tramadol, são medicamentos muito úteis para o tratamento do alívio da dor. Contudo, mesmo considerando que vários fatores podem influenciar o aumento na venda desses medicamentos, é necessária muita atenção a esse fato, buscando desenvolver medidas que racionalizem a prescrição e aperfeiçoem o sistema de monitoramento para que, assim, se possa prevenir a epidemia do uso dessas substâncias observada em outros países, especialmente nos Estados Unidos, onde se estima que mais de 130 mortes por dia sejam causadas pelo uso indevido de opioides sintéticos.

O uso abusivo e a dependência de drogas resultam em graves problemas individuais e sociais. De acordo com dados divulgados pelo National Institute on Drug Abuse, estima-se que o custo do abuso de substâncias psicoativas pela sociedade norte-americana, incluindo custos relacionados com saúde e criminalidade, bem como perda da produtividade, excedeu US$ 740 bilhões por ano. Considerando apenas os custos com a saúde, estimam-se, aproximadamente, US$ 168 bilhões para o tabaco e US$ 27 bilhões para o álcool em 2010, US$ 11 bilhões para as drogas ilícitas em 2007 e US$ 26 bilhões para os opioides sujeitos à prescrição em 2013.

As políticas de controle do tabagismo implementadas no Brasil a partir de 1989 promoveram uma queda significativa do porcentual de fumantes nas últimas décadas. Ainda assim, no ano de 2015, os custos ao sistema de saúde do Brasil relacionados com o tabagismo foram em torno de R$ 40 bilhões. Além disso, mais de R$ 17 bilhões foram gastos em custos indiretos em virtude da perda de produtividade por morte prematura e incapacidade.

Os custos em termos monetários são importantes, entretanto não abrangem toda a extensão das implicações do abuso de drogas no âmbito da saúde pública e segurança que incluem, ainda, muitos outros aspectos, como a desintegração familiar, a perda do emprego, a defasagem escolar e a violência.

Conceitos e classificação

Dependendo da forma de uso e da relação que o indivíduo estabelece com a substância e com as consequências do seu uso, é possível caracterizar os padrões de seu uso, identificados como: 1) **uso ocasional** ou controlado; 2) **uso abusivo** ou nocivo; 3) **uso compulsivo** ou **dependência**.

O uso ocasional refere-se à manutenção de um uso regular, não compulsivo, que não interfere nas atividades habituais do indivíduo. O uso abusivo é um padrão mal-adaptado de uso manifestado por consequências adversas recorrentes e significativas. E uso nocivo é conceituado como um modo de consumo de substância psicoativa prejudicial à saúde.

A dependência às drogas é conceituada como uma síndrome comportamental na qual o uso da droga adquiriu prioridade na vida do indivíduo. De acordo com esse conceito, a dependência se caracteriza por um conjunto de sinais e sintomas indicativos de que o indivíduo perdeu o controle do uso da droga e o mantém a despeito das suas consequências adversas. Na sua forma extrema, a dependência caracteriza-se pelo uso compulsivo da substância. A dependência inclui ainda o surgimento de estados emocionais negativos (p. ex., disforia, ansiedade, irritabilidade) quando o acesso à substância é limitado. A distinção entre uso, abuso e dependência é relevante, na medida em que se sabe que entre as muitas pessoas que experimentam drogas pelo menos uma vez na vida apenas uma pequena porcentagem progride para o uso abusivo e a dependência.

O DSM, em sua 5ª edição – DSM-5 –, utiliza a terminologia "transtornos por uso de substâncias", que engloba nove classes distintas de drogas, como mostra a Tabela 10.3.

Tabela 10.3	Transtornos por uso de substâncias
Álcool	
Cannabis	
Alucinógenos (fenciclidina e outros alucinógenos)	
Inalantes	
Opioides	
Sedativos, hipnóticos ou ansiolíticos	
Estimulantes (cocaína, anfetamínicos e outros estimulantes)	
Tabaco	
Outra substância ou substância desconhecida	

Fonte: Adaptada de Manual Diagnóstico Estatístico de Transtornos Mentais – DMS-5, 2015.

A Figura 10.1 mostra as estruturas químicas das principais substâncias de abuso. É importante ressaltar que, embora alucinógenos, inalantes e fenilciclidina sejam substâncias de abuso que constam da relação descrita, não mostram resultados consistentes nos modelos utilizados para investigação dos mecanismos comportamentais e moleculares da dependência. Tais modelos são aplicados e mostram resultados muito consistentes para os psicoestimulantes, os opioides, a nicotina, os canabinoides e o etanol (Quadro 10.1).

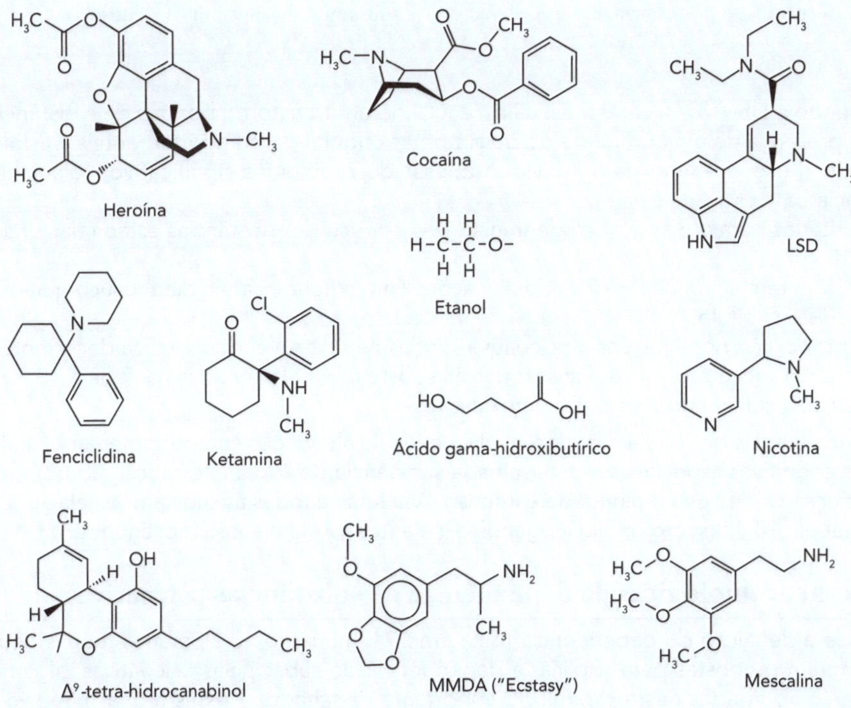

Figura 10.1 | Estrutura química das principais substâncias de abuso.

Quadro 10.1	Drogas como reforço

Atualmente, assume-se que o uso voluntário e abusivo das drogas decorre de suas propriedades reforçadoras, ou seja, elas atuam como reforçadores dos comportamentos de busca e uso da substância. Contudo, é importante considerar o que o termo "reforço" significa. No contexto do abuso de drogas, os reforçadores são conceituados principalmente dentro dos princípios do condicionamento operante (ver Capítulo 3). É importante também ressaltar que muitas vezes o termo "**recompensa**" é confundido com o termo "**reforço**" (ou efeito reforçador). Recompensa é um termo usado na psicologia experimental e tem três significados: pode ser usado no contexto não científico para descrever estímulo com consequências apetitivas ou desejáveis; pode denotar o oposto de punição, referindo-se à contingência de aprendizado na qual a emissão da resposta fornece o estímulo apetitivo; e pode se referir a um estado hipotético de prazer interno (hedonia), o qual deriva da aquisição ou do consumo do estímulo apetitivo, ou seja, recompensa refere-se às respostas subjetivas associadas às consequências que se seguem à apresentação do reforço, tornando-se posteriormente uma característica importante da representação interna desse estímulo e daqueles a ele associados. Reforço é um conceito mais amplo, que se refere à capacidade de certos estímulos (reforçadores) de alterar a probabilidade de ocorrência de repertórios comportamentais específicos em contingências distintas de aprendizado, incluindo "processos relacionados com a recompensa" e "mecanismos independentes de recompensa" que promovam o aumento da probabilidade de emissão de uma resposta particular. Assim, os reforços positivos e negativos têm resultados idênticos: aumento na probabilidade de ocorrência de determinada resposta. A diferença entre os dois fenômenos relaciona-se ao processo subjacente: a expressão "reforçador positivo" aplica-se a situações nas quais ocorre aumento das respostas que promovem consequências apetitivas, enquanto "reforçador negativo" aumenta a probabilidade de emissão de respostas que suprimem um evento indesejável. As drogas de abuso, como será discutido a seguir, podem promover ambos os tipos de efeitos reforçadores, por exemplo, eliciar e manter os comportamentos de autoadministração para obter a substância ou suprimir os efeitos da sua retirada.

Segundo o DSM-5, "a característica essencial de um transtorno por uso de substância consiste na presença de um agrupamento de sintomas cognitivos, comportamentais e fisiológicos indicando o uso contínuo pelo indivíduo apesar de problemas significativos relacionados à substância".

Os critérios para o diagnóstico de transtornos por uso de substâncias estão relacionados na Tabela 10.4.

O DSM-5 tem ainda outras duas classificações com critérios para o diagnóstico que estão no escopo deste capítulo:

- Intoxicação por substância psicoativa: síndrome reversível e específica decorrente da ingestão recente da substância; todas as substâncias relacionadas na Tabela 10.3 e, também, a cafeína podem causar intoxicação.
- Abstinência de substância: desenvolvimento de alterações comportamentais, fisiológicas e cognitivas específicas a determinada substância devido à interrupção abrupta ou à redução do seu uso prolongado e intenso. A cafeína e todas as substâncias relacionadas na Tabela 10.3, exceto os alucinógenos e inalantes, podem causar abstinência.

Teorias neurobiológicas da dependência de substâncias psicoativas

Desde a definição de dependência física em 1943 (Quadro 10.2), muitas teorias neurobiológicas foram propostas para explicar a dependência de substâncias psicoativas, algumas das quais serão abordadas neste capítulo. É importante ressaltar que essas teorias não são excludentes: ao contrário, são complementares e juntas contribuem para a compreensão de vários aspectos da dependência.

Tabela 10.4	Critérios diagnósticos de transtornos por uso de substâncias segundo o DMS-5

Critérios diagnósticos

Um padrão problemático de uso de substância (ver Quadro 10.1), levando a comportamento ou sofrimento clinicamente significativos, manifestado por pelos menos dois dos seguintes critérios, ocorrendo durante um período de 12 meses:

1. Substância é frequentemente consumida em maiores quantidades ou por um período mais longo do que o pretendido.
2. Existe um desejo persistente ou esforços malsucedidos no sentido de reduzir ou controlar o consumo da substância.
3. Muito tempo é gasto em atividades necessárias para a obtenção de substância, na utilização da substância ou na recuperação dos seus efeitos.
4. "Fissura" ou forte desejo ou necessidade de usar a substância.
5. Uso recorrente da substância, resultando no fracasso em desempenhar papéis importantes no trabalho, na escola ou em casa.
6. Uso continuado da substância apesar de problemas sociais ou interpessoais persistentes ou recorrentes causados ou exacerbados por seus efeitos.
7. Importantes atividades sociais, profissionais ou recreacionais são abandonadas ou reduzidas em virtude do uso da substância.
8. Uso recorrente da substância em situações nas quais isso representa perigo para a integridade física.
9. O uso da substância é mantido apesar da consciência de ter um problema físico ou psicológico persistente ou recorrente que tende a ser causado ou exacerbado pela substância.
10. Tolerância, definida por qualquer um dos seguintes aspectos:
    a. Necessidade de quantidade progressivamente maiores da substância para alcançar a intoxicação inicial ou o efeito desejado;
    b. Efeito acentuadamente menor com o uso continuado da mesma quantidade da substância.
11. Abstinência, manifestada por qualquer um dos seguintes aspectos:
    a. Síndrome de abstinência característica da substância;
    b. A própria substância ou outra estritamente relacionada é consumida para aliviar ou evitar os sintomas da abstinência.

Fonte: Adaptada de Manual Diagnóstico e Estatístico de Transtornos Mentais (DSM-5).

Quadro 10.2	Dependência física

A **dependência física** foi inicialmente definida como um termo arbitrário que denota a presença de um estado anormal adquirido pela administração regular e prolongada de quantidades adequadas da droga, a qual se torna um requisito para o equilíbrio fisiológico. Como ainda não é possível diagnosticar a dependência física objetivamente, a condição *sine qua non* da identificação permanece sendo a demonstração de uma **síndrome de abstinência** característica. Esta definição foi modificada em 1965 por Nathan Eddy e colaboradores, que conceituaram dependência física como um "estado caracterizado por distúrbios físicos intensos quando o uso da droga é interrompido". Essa terminologia não descreve todos os aspectos da dependência, mas aqueles relativos às mudanças comportamentais. O termo **dependência psíquica** foi introduzido também por Eddy e colaboradores, em 1965, para descrever "uma condição na qual a droga produz sensação de satisfação e desejo psíquico que requer a administração periódica ou contínua da substância para produzir prazer e evitar o desconforto". Os conceitos mais recentes de dependência enfatizam os aspectos reforçadores e motivacionais relacionados com a busca e o consumo das drogas, e destacam a principal característica da dependência, que é a perda do controle do uso das substâncias.

Teoria do reforço negativo

Nos primeiros estudos sistemáticos com o objetivo de entender a farmacodependência, predominaram as investigações das consequências aversivas decorrentes da interrupção do uso das drogas. Isso se deve ao fato de que esses estudos foram realizados com opioides e etanol, os quais produzem tolerância e síndrome de abstinência marcantes.

A **tolerância** caracteriza-se pela diminuição dos efeitos de uma dose fixa da droga no decorrer da administração prolongada, ou, ainda, pela necessidade de aumentar-se a dose para obtenção dos efeitos iniciais. A tolerância resulta da alteração do equilíbrio ou homeostase de circuitos neurais, de tal modo que atingem novos pontos de equilíbrio na presença de inibição ou estimulação por determinada droga. O processo de alteração da homeostase decorre do fenômeno denominado, genericamente, **neuroadaptação**.

Os mecanismos da neuroadaptação estão relacionados à capacidade de as drogas induzirem alterações na liberação de neurotransmissores, na densidade de receptores ou nos processos de acoplamento e transdução das vias neurais afetadas por elas.

Com o desenvolvimento da tolerância, o organismo requer a administração continuada da droga para manter as suas funções. Quando ocorre a suspensão abrupta do uso da substância, o sistema expressa seu estado de desequilíbrio, dando origem à síndrome de abstinência.

Os sintomas clássicos da síndrome de abstinência, por exemplo, sudorese, náusea, cãibras, convulsões e taquicardia, observados após a interrupção do uso de opioides ou etanol, são marcantes e podem ser mensurados objetivamente. Assim, a dependência a essas substâncias foi denominada dependência física.

Com base nessas observações, propôs-se que indivíduos dependentes fisicamente manteriam o uso da droga para evitar o desconforto da retirada e, assim, a droga atuaria como reforçador negativo.

O fato de algumas drogas que produzem dependência, como a cocaína e a anfetamina, não apresentarem a síndrome de abstinência clássica promoveu a busca de outros aspectos, em particular os comportamentais e psíquicos. Assim, em 1965, foi introduzido o termo "dependência psíquica", que seria extensivo a todas as classes de drogas, inclusive àquelas que não apresentavam a síndrome de abstinência clássica.

No conceito atual de dependência de substâncias psicoativas, essa dicotomia desaparece, e, embora a tolerância e a síndrome de abstinência constem dos critérios para o diagnóstico da dependência segundo o DMS-5 e CID-10, sua presença não é nem necessária nem suficiente para o diagnóstico.

Ainda com relação à "teoria do reforço negativo", posteriormente muitos trabalhos demonstraram que todas as drogas que produzem dependência apresentam síndrome de abstinência. Assim, embora nicotina, cocaína e maconha não produzam a síndrome de abstinência clássica observada após a retirada de opioides ou etanol, produzem sinais e sintomas após a interrupção do uso que caracterizam a presença de síndrome de abstinência. Por exemplo, depois da retirada abrupta de cocaína, observam-se sonolência, depressão, fadiga e bradicardia. A síndrome de abstinência à maconha se caracteriza por agitação, irritabilidade, insônia, náuseas e distúrbios do sono. Já após a interrupção do uso de nicotina, pode-se observar irritabilidade, impaciência, aumento do apetite, ganho de peso, bradicardia, ansiedade e dificuldade de concentração.

Entretanto, mesmo com a demonstração de que todas as drogas apresentam síndrome de abstinência e, portanto, induzem dependência física, essa teoria apresenta algumas limitações para explicar o abuso e a dependência de substâncias psicoativas, como:

- Seres humanos e animais autoadministram opioides e outras drogas na ausência de síndrome de abstinência;

- Muitas drogas utilizadas na terapêutica (p. ex., betabloqueadores, antidepressivos e antipsicóticos) produzem tolerância e síndrome de abstinência, mas não induzem o uso compulsivo.

- O tratamento da síndrome de abstinência é pouco eficaz para tratar a dependência.

■ A síndrome de abstinência tem duração limitada, entretanto existe uma alta tendência de recaída após vários anos de interrupção do uso da droga, quando os sintomas da abstinência não estão mais presentes.

Teoria do reforço positivo

Em 1987, Roy Wise e Michael Bozarth enfatizaram o valor heurístico da investigação dos elementos comuns subjacentes ao fenômeno da dependência às drogas. Dessa maneira, o conhecimento relativo a uma droga poderia ser estendido às outras, elaborando-se, assim, uma teoria geral para explicar o fenômeno da farmacodependência.

A síndrome de abstinência não estaria incluída entre esses elementos porque, embora todas as drogas que produzem dependência induzam à síndrome de abstinência, os sinais e sintomas são específicos para cada droga (ou classe de drogas), devendo, portanto, ser mediados pela neuroadaptação de sistemas distintos.

Assim, Wise e Bozarth (1987) propuseram que todas as drogas que induzem à dependência têm em comum a propriedade de causar efeitos euforizantes ou prazerosos, atuando, assim, como reforçadores positivos. A teoria do reforço positivo propõe que a autoadministração da droga é mantida em virtude do estado que ela produz, e não porque alivia um estado de desconforto.

O efeito reforçador positivo das drogas de abuso tem sido largamente demonstrado em modelos experimentais baseados nos princípios do condicionamento clássico (preferência condicionada por lugar) ou operante (**autoadministração**).

O método da autoadministração é amplamente utilizado na pesquisa pré-clínica sobre abuso e dependência, visto que esse procedimento parece ter boa validade de face e de construto (ver Capítulo 3) em relação ao consumo em humanos. É preciso considerar que o padrão de consumo em seres humanos no âmbito social e o consumo de um sujeito experimental restrito ao laboratório são situações muito distintas. Contudo, admite-se que os mesmos circuitos anatômicos e neurotransmissores estão envolvidos em ambas as situações. Consequentemente, esse modelo parece ser adequado para revelar mecanismos neurais comuns e, assim, auxiliar nas estratégias de intervenção quando se trata do consumo humano. Como visto no Capítulo 3, Skinner desenvolveu esquemas de reforços e observou seu controle sobre o comportamento. A autoadministração é descrita como um método operante de aprendizado contingente no qual o reforço é a autoadministração da droga.

Portanto, para a aquisição e a manutenção do comportamento de autoadministração da droga, é necessário o estabelecimento de relação instrumental entre a resposta operante – injeção, ingestão, inalação – e o reforço positivo representado pelos efeitos da droga. O procedimento operante não está particularmente associado a uma via específica de administração da substância. As administrações intravenosa, intraventricular, intracranial ou oral são capazes de manter o comportamento operante. Contudo, a relação instrumental entre a resposta operante e o reforço positivo é facilitada por vias de administração que permitem o acesso mais rápido da droga ao sistema nervoso central, o que garante proximidade temporal entre a resposta e o reforço, aumentando a força da contingência.

Outro fator importante refere-se à duração da ação: quando é curta, requer repetição frequente da autoadministração para restabelecer o efeito desejado, fortalecendo o condicionamento. Esse fato correlaciona-se com a observação de que, dentro da mesma classe de drogas, compostos de curta duração de ação promovem mais facilmente dependência do que os de duração prolongada. Por exemplo, entre os opioides, a heroína, cuja meia-vida é de 30 minutos (e é biotransformada em morfina, com meia-vida de 2 horas), tem maior potencial de dependência que a metadona, cuja meia-vida é de 35 horas. Há uma relação correspondente entre os barbitúricos seconal (15 a 40 horas) e fenobarbital (80 a 120 horas), e os benzodiazepínicos (BZD) lorazepam (14 horas) e diazepam (43 horas).

A autoadministração em condições experimentais foi demonstrada para todas as substâncias que causam dependência em humanos, incluindo, cocaína, nicotina, etanol, delta-9-tetra-hidro--canabinol (THC), anfetamina e opioides.

Além da autoadministração, outros procedimentos são utilizados com o objetivo de avaliar as propriedades reforçadoras das drogas, nos quais estas são administradas pelo pesquisador em uma dose e regime de administração independentes do comportamento ou desejo do sujeito experimental, o que os diferencia da situação em humanos, sendo por isso considerados testes, e não modelos com validade de face.

Nos procedimentos de **preferência condicionada**, os efeitos da droga (que presumivelmente atuam como estímulos incondicionados) são repetidamente pareados com um estímulo neutro. Assim, a administração da droga (US) é realizada independentemente do comportamento do sujeito, mas contingente à ocorrência de um evento (presença ou ausência de um estímulo) também controlado pelo pesquisador. Por meio dos princípios do condicionamento pavloviano (ver Capítulo 3), este estímulo adquire a capacidade de atuar como estímulo condicionado (CS). Ele pode eliciar comportamento de "aproximação" ou "evitação", dependendo da natureza do estímulo incondicionado. A medida dos comportamentos de aproximação/evitação pode fornecer informações quanto às propriedades reforçadoras das drogas. O procedimento de preferência condicionada mais comum na literatura utiliza um ambiente como estímulo neutro, denominado preferência condicionada por lugar (PCL) ou aversão condicionada por lugar (CPA) quando o US tem propriedades apetitivas ou aversivas, respectivamente.

No procedimento de PCL, são utilizadas caixas de condicionamento divididas em ambientes com características bem discrimináveis pelos sentidos. Em geral, os ambientes se diferenciam quanto aos aspectos visuais (cor e iluminação), táteis (textura do assoalho) e olfativos. Inicialmente, o animal é colocado por algumas sessões na caixa de condicionamento com livre acesso aos compartimentos e, na última exposição à caixa, o tempo de permanência em cada um deles é registrado. Após a administração da droga, o animal é imediatamente confinado em um dos compartimentos. Assim, ele experimenta as sensações promovidas pela droga ao mesmo tempo que percebe os estímulos ambientais. Na sessão seguinte, o animal recebe injeção do veículo e é colocado no outro ambiente, com características bem distintas. Esse pareamento pode ser repetido por várias vezes, em sessões alternadas. Após várias sessões de condicionamento, o animal é colocado na caixa (sem receber droga ou veículo) com livre acesso aos compartimentos. O aumento do tempo de permanência no ambiente onde os animais experimentaram o efeito da droga evidencia a preferência condicionada por lugar. Admite-se, a partir disso, que o compartimento pareado com a droga adquiriu efeitos reforçadores secundários ou condicionados devido à associação temporal com o efeito da droga. A partir desse fato, pode-se inferir que a substância atuou como reforçador positivo. Todas as substâncias que causam dependência em seres humanos induzem PCL.

Evidências indicam que o efeito reforçador positivo das drogas decorre da ativação de um substrato neurobiológico comum – o sistema dopaminérgico mesocorticolímbico. Assim, estudos de microdiálise demonstraram que a administração de cocaína, anfetamina, morfina, etanol, delta-9-THC e nicotina aumentam a liberação de dopamina no núcleo *accumbens*.

Estudos de neuroimagem em seres humanos confirmam os resultados experimentais, mostrando que psicoestimulantes, nicotina, etanol e opioides ativam o sistema mesocorticolímbico, ação que está associada à sensação subjetiva de euforia.

A partir dessas observações, o sistema mesocorticolímbico tornou-se o foco das pesquisas sobre as bases neurais da farmacodependência. Atualmente, existem evidências marcantes da importância desse sistema na mediação do efeito reforçador das drogas. Seus principais componentes são a área tegmental ventral (sítio de corpos celulares de neurônios dopaminérgicos) e suas projeções para regiões do sistema límbico, incluindo o núcleo *accumbens*, o tubérculo olfativo, a amígdala e o córtex frontal e límbico (Figura 10.2).

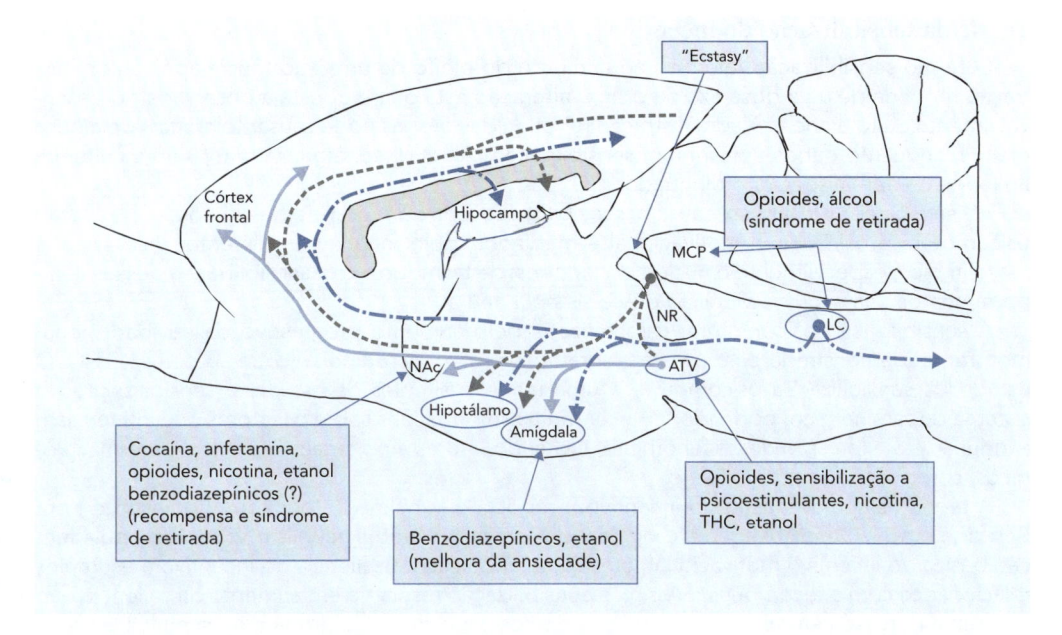

Figura 10.2 | Locais de ação de drogas de abuso.

ATV: área tegmental ventral; LC: *locus coeruleus*; MCP: matéria cinzenta periaquedutal; NAc: núcleo *accumbens*; NR: núcleos da rafe. Linha cheia: vias dopaminérgicas; linha pontilhada cinza: vias serotoninérgicas; linha pontilhada azul: vias noradrenérgicas.

Embora a teoria do reforço positivo possa explicar o uso ocasional da substância, não se mostrou suficiente para explicar a dependência. É muito difícil encontrar um adulto que nunca tenha consumido drogas, pelo menos uma vez na vida. Em alguns casos, o contato com essas substâncias é tão frequente e socialmente aceito que a maioria das pessoas tem dificuldade de reconhecer certas substâncias como "drogas" como é o caso da cafeína e, até muito recentemente, do álcool e da nicotina. A dependência, contudo, é um fenômeno bem mais restrito, por exemplo, a prevalência observada para o álcool é em torno de 10% da população. Esses dados revelam que a dependência não é consequência apenas do consumo da substância, embora esse comportamento seja absolutamente necessário para desencadear o processo.

Assim, embora todas as drogas possam produzir estados de prazer extremamente intensos, é difícil que tal propriedade, isoladamente, seja suficiente para explicar a dependência. Além disso, as consequências negativas do uso continuado das drogas frequentemente se sobrepõem ao prazer obtido com elas. Por exemplo, para a maioria dos indivíduos dependentes, as consequências negativas do uso da droga, como prejuízo da saúde, das atividades profissionais e sociais, são enormes se comparadas aos efeitos prazerosos proporcionados pela substância psicoativa.

Atualmente, o principal objetivo da pesquisa sobre a neurobiologia da dependência reside na compreensão dos mecanismos que medeiam a transição do uso ocasional para o uso compulsivo. A maioria dos estudos visando a identificar os mecanismos da transição para a dependência parte do pressuposto de que o uso repetido das drogas causa adaptações em circuitos neurais específicos, denominadas genericamente de neuroadaptações, que promovem as alterações comportamentais características da dependência. Além disso, destacam-se as investigações dos mecanismos da recaída ao uso da droga, a qual pode ocorrer mesmo após longos períodos de abstinência.

Teoria da sensibilização do incentivo

O termo **sensibilização** refere-se ao aumento do efeito de uma substância após a administração repetida de uma dose fixa da droga, alteração esta que é oposta à observada no desenvolvimento da tolerância. A administração repetida das drogas pode causar tolerância de alguns efeitos, enquanto outros apresentam sensibilização. Além disso, alguns efeitos não se alteram ao longo da administração prolongada.

As substâncias de abuso causam sensibilização em dois grupos de efeitos – a ativação psicomotora e o incentivo motivacional – mediados, pelo menos parcialmente, pelo sistema mesolímbico, especialmente o núcleo *accumbens*, de tal modo que a sensibilização desses comportamentos reflita a sensibilização desse sistema neural.

A sensibilização psicomotora, caracterizada pelo aumento progressivo da atividade locomotora, foi demonstrada para cocaína, anfetamina, morfina, etanol, nicotina e delta-9-THC. O estudo da sensibilização psicomotora é uma maneira simples de estudar a sensibilização do sistema dopaminérgico, podendo fornecer muitas informações sobre os fatores que influenciam a indução e a expressão desse fenômeno, incluindo fatores ambientais, individuais e farmacológicos, como será discutido adiante.

A teoria da sensibilização do incentivo, proposta originalmente por Terry Robinson e Kent Berridge em 1993, postula que a droga sensibiliza os substratos neurais responsáveis pela função básica do incentivo motivacional, ou seja, a atribuição da saliência do incentivo a estímulos relacionados com a recompensa. Assim, a sensibilização resultaria em aumento da saliência que o sistema nervoso central (SNC) atribui aos efeitos específicos da droga e a estímulos associados. A saliência excessiva acarretaria um "querer" patológico da droga, o qual é definido como a ativação de processos neurais relacionados à saliência do estímulo. Assim, com o uso repetido, a droga e os estímulos associados tornam-se progressivamente mais atrativos e capazes de controlar o comportamento. Com o uso prolongado, o "querer" evolui para o desejo obsessivo, que se manifesta pelo comportamento de compulsão pela droga.

Outro aspecto importante da sensibilização reside no fato de que ela é duradoura, podendo persistir por até meses ou anos após a interrupção da administração da substância, o que tem sido associado à recaída ao uso da droga depois de períodos prolongados de abstinência.

A sensibilização parece resultar de alterações da transmissão dopaminérgica na via mesolímbica, principalmente no núcleo *accumbens*. A sensibilização foi associada à supersensibilidade da via D_1/AMPc/PKA, que se caracteriza pelo aumento da atividade da enzima adenilatociclase, da PKA e, provavelmente, de outros componentes dessa cascata de transdução. Os mecanismos moleculares da dependência serão descritos adiante com mais detalhes.

Teoria dos processos oponentes

O conceito de motivação tem sido fortemente relacionado com os estados hedônicos, afetivos ou emocionais que ocorrem na dependência de substâncias psicoativas, dentro do contexto da dinâmica temporal da teoria dos processos oponentes postulada por Richard Solomon e colaboradores na década de 1970, que pleitearam que os estados hedônicos, afetivos e emocionais, uma vez iniciados, são automaticamente modulados pelo SNC com mecanismos que reduzem a intensidade da sensação hedônica. Dois processos foram definidos nessa teoria: o processo A e o processo B. O primeiro consiste em respostas hedônicas positivas ou negativas, ocorrendo logo após a apresentação do estímulo, correlacionado com a intensidade e a qualidade desse estímulo, bem como com a duração do reforço. Além disso, o processo A desenvolve tolerância. O processo B surge depois do término do processo A, iniciando-se vagarosamente, sendo lento na sua expressão e decaimento, e aumentando no decorrer de exposições repetidas ao estímulo.

Na tentativa de relacionar o consumo de drogas e o sistema central de motivação, propôs-se a hipótese de que o efeito agudo inicial da droga é contrabalançado ou oposto por alterações homeostáticas no SNC. Segundo essa teoria, os estados afetivos, prazerosos ou aversivos teriam automaticamente a oposição de mecanismos centrais que reduziriam as suas intensidades, causando tolerância; assim, na teoria dos processos oponentes, tolerância e síndrome de abstinência estariam inextricavelmente ligadas.

No contexto da dependência de drogas, Solomon sugeriu que as primeiras autoadministrações de uma droga, como os opioides, produzem euforia, o que caracterizaria o processo A, seguido pelo declínio da sua intensidade. Após a diminuição do efeito da droga, o processo B emerge como um estado oponente negativo e aversivo, intensificando-se ao longo do tempo, com autoadministrações subsequentes da substância, e aumentando a tolerância aos efeitos euforizantes iniciais das drogas. Segundo essa teoria, o processo B sensibiliza-se com o uso continuado da substância e se expressa cada vez mais rapidamente após a exposição ao estímulo incondicionado (droga), tem duração mais prolongada e mascara o processo A, resultando na tolerância do último. O desenvolvimento do processo B equivale ao desenvolvimento dos estados afetivos negativos presentes na síndrome de abstinência, em oposição aos efeitos hedônicos da substância. Assim, a pessoa dependente atuará no sentido de reduzir, terminar ou prevenir os estados afetivos negativos.

É importante salientar que nessa teoria o foco é a presença do estado afetivo negativo na síndrome de abstinência, e não dos sinais e sintomas físicos, que são de curta duração, como descrito anteriormente na "teoria do reforço negativo". Assim, o surgimento dos estados emocionais negativos (disforia, ansiedade e irritabilidade), quando o acesso à droga é limitado, tem sido associado à transição do uso controlado para o uso compulsivo.

A teoria dos processos oponentes foi retomada recentemente por George Koob e colaboradores, que ampliaram a teoria e incorporaram a ela possíveis circuitos neurais envolvidos nesses processos. Segundo esses autores, a transição para a dependência resulta da "desregulação" dos circuitos neurais de recompensa e de seu oponente – o circuito de reforço negativo. Essa "desregulação" envolve neuroadaptações causadas pela exposição prolongada a essas substâncias.

Segundo Koob e colaboradores, os substratos neurais e os mecanismos neurofarmacológicos dos efeitos motivacionais negativos da retirada da droga podem envolver alterações dos mesmos circuitos neurais relacionados com os efeitos reforçadores positivos, sendo estas denominadas neuroadaptações intrassistemas. O sistema central de recompensa envolve vários circuitos no SNC, mas, como já mencionado, o sistema dopaminérgico mesocorticolímbico tem sido o foco das pesquisas no campo do abuso e dependência de drogas.

Todas as drogas de abuso causam elevação dos limiares de estimulação dos circuitos de recompensa. Além disso, em modelos animais o aumento do limiar de estimulação (diminuição da sensação de recompensa) precede e se correlaciona com o aumento do consumo em modelos de autoadministração com acesso estendido à droga.

No período imediato à retirada da substância (retirada aguda), há diminuição da atividade do sistema dopaminérgico mesocorticolímbico e das vias opioides, GABAérgicas e glutamatérgicas que se projetam para o núcleo *accumbens* e a amígdala. Assim, sugere-se que essa diminuição da atividade do sistema de recompensa contribua significativamente para os estados motivacionais negativos observados na retirada aguda. Tal diminuição poderia contribuir, ainda, para as alterações neuroquímicas e moleculares de longo prazo, que seriam responsáveis pela abstinência tardia e pela recaída.

Em 2009, Koob introduziu um novo conceito – "o lado escuro da dependência" –, o qual, segundo ele, envolveria mecanismos de neuroplasticidade duradouros em circuitos motivacionais, resultando no recrutamento de sistemas de "antirrecompensa", que darão origem aos estados aversivos da retirada. Esse conceito de "antirrecompensa" baseia-se na hipótese de que alguns sistemas centrais seriam mobilizados para limitar a recompensa proporcionada por estímulos reforçadores positivos. Os estados negativos da retirada incluiriam elementos como irritabilidade, dor emocional, disforia e perda da motivação para reforçadores naturais.

Segundo Koob, a amígdala estendida pode representar o substrato neural dos efeitos negativos denominados "antirrecompensa". A amígdala estendida compreende o núcleo intersticial da estria terminal, o núcleo central da amígdala e a zona de transição da subregião medial do núcleo *accumbens*. A divisão central da amígdala estendida recebe numerosos aferentes de estruturas límbicas, como a amígdala basolateral e o hipocampo, e envia eferentes à porção medial do pálido ventral e ao hipotálamo lateral. Os principais neurotransmissores do sistema "antirrecompensa" são o hormônio liberador de corticotrofina (CRH), a noradrenalina e a dinorfina.

Outros sistemas envolvidos na resposta ao estresse também podem estar entre aqueles ativados para limitar os efeitos da exposição prolongada às drogas de abuso. O eixo hipotálamo-hipófise-adrenal também é "desregulado" na presença crônica de substâncias de abuso. Assim, observa-se aumento de ACTH e corticosterona circulantes e de CRH na amígdala estendida durante a retirada aguda de todas as classes de drogas de abuso. A retirada aguda causa também aumento da liberação de noradrenalina no núcleo intersticial da estria terminal e diminuição da função do neuropeptídeo Y (NPY) na amígdala.

A combinação da diminuição da atividade do sistema de recompensa e o recrutamento dos sistemas "antirrecompensa" representa uma fonte potente de reforço, que contribui para a busca e consumo compulsivo da droga.

Dependência como um problema primário de aprendizado e memória

Finalmente, destaca-se a proposição de Barry Everitt e Trevor Robbins, a de que a dependência de drogas é o estágio final de uma sequência de eventos: uso voluntário, hábito e compulsão. A primeira etapa, o uso voluntário da substância em busca dos estados subjetivos positivos causados por ela (reforço positivo), é seguida pela perda do controle desse comportamento que passa a se apresentar como uma associação estímulo-resposta ou hábito, que finalmente se transforma em um comportamento compulsivo.

Na primeira etapa, o comportamento instrumental é intencional e direcionado ao objetivo, de tal modo que a ação dá acesso ao reforço ou à consequência. Na segunda, instala-se o mecanismo "estímulo-resposta", no qual os estímulos reforçadores fortalecem a associação entre a resposta e os estímulos contextuais e discriminativos presentes no momento do reforço, de tal modo que o comportamento é composto por respostas habituais eliciadas automaticamente pelos estímulos discriminativos. A progressão do uso voluntário para o habitual e compulsivo decorre da transferência do controle neural do comportamento que passa do estriado ventral (que inclui o núcleo *accumbens*) para o estriado dorsal, associado à diminuição do controle do comportamento de busca e uso da substância pelo córtex pré-frontal.

Recaída

A dependência de substâncias psicoativas é marcada por frequentes episódios de recaída em pacientes que tentam se abster do uso das drogas. A recaída compreende um dos aspectos que mais dificultam o tratamento da dependência.

A "fissura" (desejo compulsivo) e a recaída podem ser precipitadas por uma única exposição à substância ou a estímulos ambientais e objetos a ela associados, e, ainda, pela exposição a situações aversivas ou estressantes. A recaída pode acontecer após longos períodos de interrupção do uso da substância.

Nas décadas de 1970 e 1980, foram propostos os primeiros modelos pré-clínicos, chamados de procedimentos de reinstalação, que têm contribuído significativamente para a compreensão dos mecanismos neurais da recaída. Nesses modelos, os mesmos estímulos que desencadeiam a recaída em seres humanos são capazes de reinstalar o comportamento condicionado em animais abstinentes da droga.

No modelo da autoadministração, os animais são inicialmente treinados a pressionar uma barra para obter a administração da droga pela via intravenosa. Seguem-se, então, as sessões de extinção, nas quais a pressão da barra não fornece a substância. A extinção é definida como a diminuição da frequência ou intensidade da resposta aprendida depois da remoção do estímulo incondicionado, nesse caso a droga (ver Capítulo 3). Após a extinção, avalia-se a capacidade de uma única injeção da droga ou exposição a dicas ambientais ou, ainda, a estresse, reinstalando--se a resposta condicionada.

A influência do ambiente na recaída ao uso de substâncias também pode ser estudada por meio do modelo de reinstalação da autoadministração operante induzida pelo contexto (modelo conhecido pelo termo em inglês *ABA renewal*). Nesse procedimento, os animais são treinados a autoadministrar uma substância de abuso em um ambiente (contexto-droga); em seguida, esse comportamento é extinto em um ambiente diferente (contexto-sem droga), que se diferencia do contexto-droga em vários aspectos: audiovisuais, táteis, olfatório e circadiano. A capacidade do ambiente em reinstalar a busca por uma substância é avaliada por meio da exposição dos animais ao contexto onde foram treinados a autoadministrá-la (contexto--droga). Esse modelo demonstrou a influência do ambiente na reinstalação da autoadministração de cocaína, metanfetamina, heroína e etanol.

Na literatura relacionada com aprendizado, a reinstalação refere-se à recuperação da resposta aprendida quando o sujeito é exposto de forma não contingente ao estímulo incondicionado, após a extinção da resposta condicionada. Nos procedimentos de reinstalação, a recuperação da resposta aprendida significa o retorno da procura da droga quando o animal é exposto a esta, a dicas a ela associadas ou a estresse.

Do mesmo modo, a reinstalação da preferência condicionada por lugar (PCL) tem sido utilizada para investigar mecanismos responsáveis pela recaída ao uso de drogas. Nesse modelo, os animais inicialmente são treinados para adquirir a PCL. Para a extinção da PCL, os animais são repetidamente confinados nos compartimentos da caixa de condicionamento sem a injeção da substância. Após a extinção do comportamento condicionado, avalia-se se uma única injeção da droga ou exposição a dicas ambientais ou, ainda, a estresse, é capaz de reinstalar a resposta condicionada.

Todos os procedimentos descritos demonstram que, de modo semelhante ao observado em seres humanos, a reexposição à droga ou a estímulos a ela associados, assim como a exposição a estresse, pode reinstalar a autoadministração ou a PCL.

A recaída pode ser explicada no âmbito das teorias da sensibilização do incentivo e dos processos oponentes. A primeira sugere que a exposição repetida às drogas causa sensibilização duradoura do sistema mesolímbico decorrente de processos neuroadaptativos, um fenômeno que poderia estar associado à "fissura" e à recaída, após a reexposição à droga ou a estímulos a ela associados, bem como à recaída induzida por estresse. A segunda teoria propõe que a recaída esteja associada à presença de estados afetivos negativos na síndrome de abstinência aguda e tardia.

É importante ressaltar que grande parte da base conceitual da dependência de drogas tem origem na pesquisa pré-clínica em modelos animais, que utilizam principalmente roedores e primatas. Assim, é preciso ter em mente que mesmo os modelos pré-clínicos mais complexos que empregam como referência os critérios diagnósticos do DSM não conseguem incorporar toda a complexidade da dependência e de seu tratamento em humanos. Além dos fatores sociais, a linguagem, característica humana que não pode ser modelada em animais, tem sido apontada recentemente como um componente fundamental do desenvolvimento e tratamento da dependência.

Substrato neural

Existem evidências consideráveis, obtidas em estudos com animais e, mais recentemente, com seres humanos, de que todas as drogas de abuso atuam em um circuito neural comum. Muito destaque tem sido dado ao sistema dopaminérgico mesocorticolímbico, que inclui os neurônios dopaminérgicos localizados na área tegmental ventral mesencefálica e suas projeções para o sistema límbico, especialmente o núcleo *accumbens*. Isso decorre do fato de que, embora as substâncias que causam dependência tenham mecanismos de ação e efeitos bastante distintos, todas elas têm em comum a propriedade de aumentar a liberação de dopamina no núcleo *accumbens*, evento que tem sido relacionado com os seus efeitos reforçadores positivos. Com bases nesses efeitos agudos comuns, sugere-se, também, que essas substâncias possam causar alterações moleculares comuns nesses sistemas após a administração crônica, que estariam relacionadas ao desenvolvimento da dependência. A hipótese de que a dependência pode resultar de mecanismos comuns é corroborada por observações da presença de tolerância e sensibilização cruzada entre as substâncias de abuso.

Recentemente, muitas outras regiões, que interagem com a área tegmental ventral e o núcleo *accumbens*, foram identificadas como importantes para o efeito reforçador agudo e a dependência. Essas áreas incluem a amígdala e estruturas relacionadas, o hipocampo, o hipotálamo e as regiões do córtex frontal, entre outras (Figura 10.2). Algumas delas estão envolvidas com sistemas de memória, o que corrobora evidências que mostram que alguns aspectos da dependência estão fortemente relacionados aos mecanismos da memória emocional.

Mecanismos neuroquímicos agudos

Como citado anteriormente, as substâncias que causam dependência têm mecanismos de ação e efeitos muito distintos (Tabela 10.5). Contudo, todas elas têm em comum a propriedade de aumentar a liberação de dopamina no núcleo *accumbens*, evento que tem sido relacionado aos efeitos reforçadores positivos das drogas, que iniciam o processo de autoadministração que pode progredir para a dependência.

Tabela 10.5	Mecanismo de ação das principais substâncias de abuso
Substância	**Mecanismo de ação**
Opioides	Agonista de receptores opioides μ, κ, δ
Cocaína	Inibição do transporte de monoaminas
Anfetamina	Aumento da liberação de monoaminas; liga-se ao transportador promovendo o transporte reverso
Etanol	Facilitação da transmissão GABAérgica e bloqueio da glutamatérgica (NMDA)
Nicotina	Agonista de receptores colinérgicos nicotínicos
Alucinógenos	Agonistas parciais de receptores 5-HT$_{2A}$
Canabinoides	Agonista dos receptores canabinoides CB1 e CB2
Fenciclidina	Antagonista de receptores glutamatérgicos NMDA

Os psicoestimulantes atuam diretamente nos terminais dopaminérgicos; a cocaína bloqueia o transportador de dopamina (DAT), enquanto a anfetamina promove o transporte reverso desse neurotransmissor. Os opioides ligam-se a receptores μ em interneurônios GABAérgicos na área tegmental ventral provocando diminuição da liberação de GABA, o que desinibe os neurônios da área tegmental ventral e aumenta, assim, a liberação de dopamina no núcleo *accumbens*. Os mecanismos relacionados com a ativação do sistema dopaminérgico pelo etanol são mais complexos e, ainda, não completamente elucidados. O etanol ativa receptores GABA$_A$ na área tegmental ventral e no núcleo *accumbens*, por ação direta no receptor ou, indiretamente, aumentando a liberação de GABA. A nicotina parece ativar diretamente os neurônios dopaminérgicos, interagindo com receptores colinérgicos nicotínicos localizados nesses neurônios. Além disso, a nicotina atua indiretamente, via estimulação de seus receptores localizados em terminais glutamatérgicos que inervam as células dopaminérgicas. A ação dos canabinoides é mais complexa, dado que atuam em receptores CB1 localizados nos terminais glutamatérgicos e GABAér-gicos do núcleo *accumbens*. Finalmente, existem evidências de que o etanol e a nicotina podem ativar o sistema opioide e que este, por sua vez, ativa o sistema canabinoide.

Os neurônios dopaminérgicos também são inervados por vias glutamatérgicas provenien-tes do córtex pré-frontal, hipocampo e amígdala. Assim, é provável que o glutamato também regule o comportamento de autoadministração. Devido ao conhecido papel da amígdala e do hipocampo na aprendizagem e na memória, é possível que vias glutamatérgicas relacionadas com tais estruturas veiculem as importantes influências do condicionamento sobre a autoadmi-nistração de drogas.

É importante compreender também o papel de outros neurotransmissores na autoadminis-tração de drogas, entre eles o sistema serotonérgico, que exerce um importante papel modu-lador. Agentes psicoestimulantes, como a cocaína e a anfetamina, afetam a neurotransmissão serotonérgica (e noradrenérgica), da mesma forma que a dopaminérgica. Além disso, verificou--se que lesões neurotóxicas seletivas dos neurônios serotonérgicos facilitam a autoadministra-ção de cocaína. Assim, a 5-HT parece contrabalançar o efeito reforçador dos psicoestimulantes. Dados laboratoriais e clínicos mostram, também, que o tratamento crônico com antidepressivos que inibem seletivamente a recaptação neuronal de 5-HT (SSRI) reduz a ingestão de etanol, presumivelmente porque facilita a neurotransmissão mediada por 5-HT (ver Capítulo 6). Concen-trações reduzidas de 5-HIAA, um metabólito da serotonina, no líquido cefalorraquidiano estão associadas a maior impulsividade, favorecendo comportamentos de risco, inclusive o abuso de drogas. Assim, a 5-HT parece refrear o comportamento de autoadministração de várias classes de drogas, propriedade esta que pode ter implicações terapêuticas.

Dados recentes mostram também o envolvimento de fatores de crescimento nos efeitos reforçadores das drogas. Assim, demonstrou-se que a autoadministração de cocaína está asso-ciada ao aumento de BDNF (fator de crescimento derivado do cérebro) no núcleo *accumbens*, enquanto a infusão de anticorpos anti-BDNF bloqueia a autoadministração, sugerindo que a li-beração de BDNF constitui um componente necessário do processo que provoca dependência.

Neuroadaptações

A dopamina liberada nos terminais no núcleo *accumbens* interage com os receptores dopa-minérgicos pertencentes à superfamília dos receptores acoplados à proteína-G. Cinco subtipos de receptores dopaminérgicos foram clonados e identificados no SNC e denominados D_1, D_2, D_3, D_4 e D_5. Esses receptores são agrupados e classificados de acordo com o tipo de proteína-G aco-plada. Assim, os receptores D_1 e D_5 estão acoplados à proteína-G estimulatória (Gs) e pertencem à subclasse D_1. Os receptores D_2, D_3 e D_4 estão ligados à proteína-G inibitória (Gi) e pertencem à subclasse D_2 (ver Capítulo 5).

As proteínas-G são constituídas por três polipeptídeos denominados subunidades ▯, ▯ e ▯ (ver Capítulo 1). Na sua forma ativa, a subunidade ▯ interage com os efetores. O efetor dos receptores dopaminérgicos é a enzima adenilato ciclase. A subunidade ▯s ativa, enquanto a subunidade ▯i inibe a enzima adenilato ciclase. A adenilato ciclase produz monofosfato cíclico de adenosina (AMPc) pela hidrólise do nucleotídeo adenosina trifosfato (ATP). Na sequência dos eventos da transdução dopaminérgica, o AMPc é responsável pela ativação da proteína quinase dependente de AMPc (PKA). Na sua forma ativa, a PKA catalisa a transferência do grupo fosfato terminal do ATP para resíduos de serina ou treonina de várias proteínas, por exemplo, enzimas e canais iônicos. A PKA pode modificar também a transcrição gênica, fato que resulta da fosfo-rilação do fator de transcrição CREB (proteína de ligação ao elemento de resposta ao AMPc).

A exposição crônica às substâncias de abuso causa numerosas adaptações comuns, tanto no circuito área tegmental ventral-núcleo *accumbens* quanto em outras regiões. Assim, apenas alguns exemplos ilustrativos serão descritos neste capítulo.

Uma neuroadaptação observada após a exposição repetida a cocaína, anfetamina, opioides e etanol consiste na supersensibilidade da via de sinalização intracelular D_1/AMPc/PKA que envolve o aumento de AMPc e da atividade da PKA. Um dos alvos dessa quinase é a fosforilação da CREB, um fator de transcrição muito importante na mediação de respostas nucleares a estímulos relacionados com o desenvolvimento, a função e a plasticidade do SNC. A CREB fosforilada liga-se a sítios específicos, denominados CRE, do DNA, resultando no aumento da taxa de transcrição de genes que codificam várias proteínas, como fatores de transcrição da família Fos, tirosina hidroxilase, adenilato ciclase tipo VIII e neuropeptídeos, como a proencefalina e a somatostatina.

Outra neuroadaptação comum, observada após a administração crônica de todas as substâncias de abuso, reside no acúmulo de delta-Fos-B, um fator de transcrição da família Fos, na via mesocorticolímbica. Diferentemente de c-Fos e outros membros dessa família de fatores de transcrição, que aumentam após a injeção aguda de substâncias de abuso e apresentam atenuação da resposta após a administração crônica, o delta-Fos-B é uma proteína estável que se acumula ao longo da exposição prolongada às drogas. Acredita-se que este acúmulo esteja associado ao estado de sensibilização da via mesocorticolímbica.

O aumento dos fatores de transcrição delta-Fos-B e CREB pode alterar a transcrição gênica, um mecanismo importante pelo qual as drogas de abuso podem causar alterações duradouras no sistema nervoso central, as quais podem ser responsáveis pelas alterações comportamentais que caracterizam a dependência. A Figura 10.3 resume as principais neuroadaptações observadas no sistema mesolímbico.

Várias substâncias de abuso, incluindo cocaína, anfetamina, opioides, etanol e nicotina, induzem um estado de potencialização de longo prazo (LTP) nos neurônios dopaminérgicos da área tegmental ventral. Esse estado é mediado pelo aumento da responsividade de receptores glutamatérgicos AMPA, que parece relacionada ao aumento da subunidade GluR1 desse receptor. Essas alterações da transmissão glutamatérgica foram associadas também à sensibilização das respostas comportamentais das drogas de abuso.

Vulnerabilidade e risco de dependência

Dado que as drogas interferem em mecanismos neurobiológicos fundamentais, pode-se perguntar por que todos os usuários não se tornam dependentes delas. Muitas variáveis interagem para influenciar a probabilidade de que qualquer pessoa inicie o uso abusivo de drogas ou se torne dependente. Essas variáveis podem ser agrupadas genericamente em três categorias: a) droga; b) indivíduo; c) ambiente.

Assim, a variabilidade é determinada por fatores de natureza múltipla, a saber: personalidade individual, transtorno psiquiátrico coexistente, fatores genéticos, idade e ambiente físico e social. Uma pessoa pode se tornar dependente por causa de um desses fatores ou, o caso mais comum, por interação entre eles. Os principais fatores de risco serão examinados a seguir.

Fatores relacionados com a droga

Fatores como custo e acessibilidade podem influenciar o consumo de substâncias psicoativas. Por exemplo, relatou-se que a diminuição do custo e a facilidade de acesso à cocaína e heroína estão associadas ao aumento do consumo e maior mortalidade relacionada com essas substâncias em países como Reino Unido e Austrália. No Brasil, um estudo realizado por Lúcio Oliveira e Solange Nappo na cidade de São Paulo e publicado em 2008 mostra conclusões semelhantes em relação ao *crack*. Os autores observaram que o surgimento de novas formas de comercialização de menor preço, principalmente farelo ou pó, tem contribuído para a maior oferta da droga. Tal fato pode ser responsável pelo aumento da procura e da prevalência de uso na vida do *crack* na população geral, passando de 0,4% em 2001 para 0,7% em 2005.

A vulnerabilidade ao desenvolvimento da dependência também está relacionada com a rapidez do início do efeito após a administração. Isso pode ser exemplificado com o uso de cocaína ao longo da história, e o aumento do abuso e dependência dessa substância.

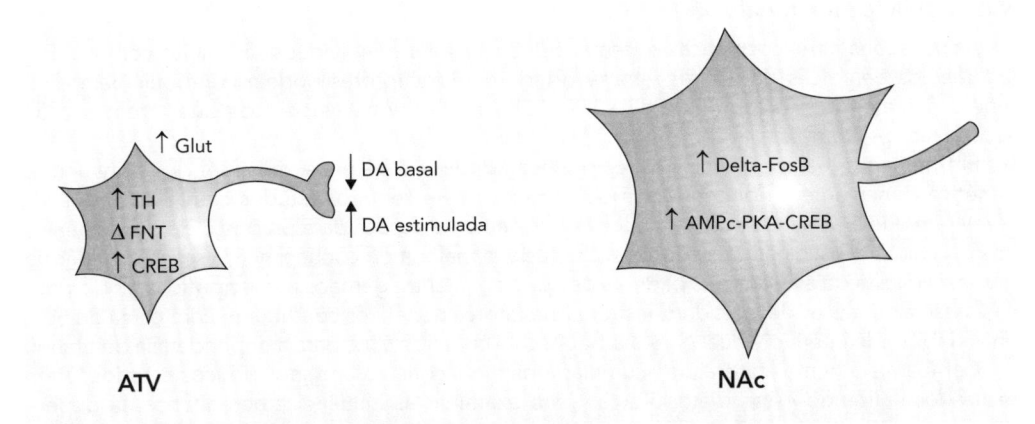

Figura 10.3 | Esquema simplificado de neuroadaptações observadas após a administração prolongada das substâncias de abuso. Na área tegmental ventral (ATV), a exposição repetida às drogas pode aumentar a expressão da enzima tirosina hidroxilase (TH) e a transmissão glutamatérgica (Glut) mediada pelos receptores AMPA. Existem, ainda, evidências de que os neurônios da ATV reduzem de tamanho. Esses efeitos podem ser parcialmente mediados pelo aumento da atividade de CREB e alterações na sinalização de fatores de neurotróficos (FNT). Nos terminais nervosos, ocorrem diminuição da liberação basal de dopamina (DA) e aumento da liberação estimulada. No núcleo *accumbens* (NAc), todas as drogas de abuso induzem acúmulo de delta-FosB, o qual pode mediar alterações na transcrição gênica. O aumento da atividade de CREB, também observado após a administração de várias substâncias de abuso, resulta da supersensibilidade da via AMPc-PKA.

As folhas de coca podem ser mascadas, sendo a cocaína lentamente absorvida pela mucosa bucal, método que produz baixas concentrações no sangue e, consequentemente, no SNC. Nessa condição, os efeitos estimulantes iniciam-se gradualmente e são moderados. Essa prática causou pouco abuso e dependência, a despeito do uso por centenas de anos pelos povos nativos das montanhas Andinas. No final do século XIX, a cocaína foi isolada das folhas de coca, quando foi possível a administração de altas doses da substância na forma solúvel – o cloridrato de cocaína – via oral ou intranasal. Tais vias produzem concentrações maiores de cocaína, além de efeito mais rápido e intenso. Subsequentemente, a cocaína passou a ser utilizada pela via intravenosa, com início de efeito praticamente imediato e de alta intensidade. O surgimento do *crack*, cocaína na forma de base livre, na década de 1980, introduziu uma nova forma de consumo, na qual a cocaína pode ser vaporizada pelo aquecimento. A inalação dos vapores produz concentrações sanguíneas de cocaína comparáveis às da injeção intravenosa, devido à grande área de superfície pulmonar. O sangue contendo a cocaína absorvida pelos pulmões atinge o ventrículo esquerdo do coração e a circulação do SNC sem diluição pela circulação sistêmica. A inalação do *crack* é a forma de uso da cocaína que mais causa dependência. A utilização de preparações e vias de administração de início rápido e efeito intenso correlaciona-se com o aumento do abuso e a dependência de cocaína ao longo da história. A via inalatória também é a mais usada para a maconha e a nicotina.

Assim, verifica-se que as drogas dotadas de maior potencial de produzir dependência são aquelas cujo acesso ao SNC é rápido, o que garante proximidade temporal entre a resposta e o reforço, aumentando a força da contingência e facilitando a aquisição do comportamento de autoadministração.

Variabilidade individual

As variações farmacocinéticas e farmacodinâmicas entre indivíduos são muito comuns. Polimorfismos genéticos de enzimas, transportadores e receptores podem contribuir para diferenças nos efeitos reforçadores e na euforia observadas entre as pessoas que fazem uso de substâncias psicoativas.

Em humanos, estudos familiares, com filhos adotivos e gêmeos, mostram que a influência genética é marcante na dependência de drogas. Nesse sentido, estudos com filhos adotivos revelaram que a dependência de álcool está fortemente associada à presença de dependência nos pais biológicos, e não nos adotivos. Contudo, a maioria do conhecimento sobre a influência genética resulta de estudos dos padrões de correlação entre gêmeos monozigóticos ou dizigóticos. Assim, muitas evidências demonstram que fatores genéticos contribuem com cerca de 50% da variabilidade interindividual para o tabagismo e com 50 a 70% para a dependência de etanol.

Comparativamente à literatura acumulada para a nicotina e o etanol, poucos estudos foram realizados utilizando essas metodologias para examinar as influências hereditárias na dependência das substâncias ilícitas. Além disso, os resultados são muito variáveis. As estimativas são de 34 a 78%, 87% e 79% de contribuição hereditária a dependência de maconha, cocaína e sedativo-hipnóticos, respectivamente.

As convergências de resultados provenientes dos estudos familiares, com gêmeos ou adoção, mostram evidências de que a dependência de etanol, nicotina e maconha, e também de outras substâncias ilícitas, é influenciada por fatores hereditários. Contudo, não há determinismo genético; assim, múltiplos genes devem interagir com fatores ambientais para mediar a vulnerabilidade à dependência.

Atualmente, passa-se por uma transição, progredindo dos estudos populacionais de hereditariedade para a identificação de polimorfismos específicos em vários estudos genômicos de dependência de etanol, nicotina e outras substâncias. Por exemplo, polimorfismos do gene do transportador de serotonina, *5-HTTLPR*, foram relacionados à sensibilidade, ao consumo e à dependência de etanol. Outros candidatos incluem os polimorfismos do receptor dopaminérgico do subtipo D_2 e da monoaminoxidase B (MAO-B). Embora os resultados dos estudos genômicos ainda não sejam consensuais, um gene em particular – o *GABRA₂*, gene da subunidade 2 do receptor GABA_A – tem recebido atenção especial. A associação entre polimorfismos em uma região altamente conservada desse gene e o risco de dependência de álcool tem se replicado em diversos estudos.

Contudo, alterações da enzima que participa do metabolismo de etanol podem reduzir o risco de dependência a essa substância. Na primeira etapa da metabolização, o etanol é oxidado pela enzima álcool desidrogenase, originando como produto o aldeído acético, que, por sua vez, é convertido a ácido acético pela enzima aldeído desidrogenase (ALDH2). Uma mutação do gene da ALDH2 resulta em uma enzima com menor atividade. Como resultado, o aldeído acético acumula-se no organismo, produzindo sintomas muito desagradáveis (ver "Tratamento"). Esse alelo tem alta frequência, cerca de 50%, em orientais. Aqueles que são heterozigotos expressam a reação ao acúmulo de aldeído acético alguns minutos após a ingestão de etanol, que é ainda mais intensa em indivíduos homozigotos. Enquanto isso, esse genótipo não foi encontrado em dependentes de etanol.

Outro fator de risco importante é a comorbidade. Frequentemente, usuários de drogas apresentam **transtornos psiquiátricos**, porém a interação entre as duas condições é complexa. Em primeiro lugar, o uso excessivo de substâncias psicoativas pode promover transtornos psiquiátricos, como transtorno de pânico e transtorno afetivo bipolar. O estilo de vida dos usuários de droga também pode ser um fator patogênico. Contudo, a existência de transtorno pode facilitar o uso de certas drogas, como forma de automedicação. Esquizofrênicos sentem-se inclinados a tomar psicoestimulantes para melhorar os sintomas negativos, embora isso agrave os sintomas positivos (Capítulo 5). A depressão favorece o uso da nicotina e de psicoestimulantes. Alguns pacientes com transtorno de pânico somente conseguem sair de casa sob o efeito de altas doses de álcool, o que favorece o desenvolvimento do alcoolismo.

O risco de um indivíduo perder o controle do uso de drogas e tornar-se dependente está relacionado, em larga medida, a fatores agrupados no conceito de **personalidade**. Admite-se que a personalidade seja uma combinação de temperamento e caráter. Segundo Claude Cloninger, o **temperamento** refere-se a padrões de hábito ligados a emoções, tendo alta determinação genética (cerca de 50%). O temperamento permanece estável da infância à idade adulta. Já o **caráter** refere-se aos valores e objetivos que orientam as ações voluntárias dos indivíduos. Depende muito pouco de influências genéticas, sendo determinado sobretudo pelas experiências da primeira infância. Sofre também moderada influência da aprendizagem sociocultural, amadurecendo da infância até a idade adulta.

Os teóricos da personalidade classificam os indivíduos em tipos, alguns dos quais mais propensos à dependência de drogas. O tipo mais sujeito a risco é o da **personalidade antissocial**. Os indivíduos com personalidade antissocial combinam impulsividade, isto é, tendência extrema de busca de novidade e prazer, com destemor, ou seja, baixa capacidade de evitar punições. Tais traços de personalidade promovem comportamentos de risco, incluindo crimes e contravenções legais, bem como propensão elevada ao uso de drogas. Essas pessoas tendem a iniciar o uso de drogas mais cedo, tornando-se dependentes rapidamente. Necessitam de alto nível de estimulação para se sentirem bem. Por isso, preferem psicoestimulantes e evitam os sedativo-hipnóticos, embora possam desenvolver o alcoolismo do tipo 2, caracterizado por início precoce, incapacidade de abster-se e episódios de agressão. Também podem tornar-se dependentes de opiáceos, caso no qual tendem a abandonar programas de tratamento de manutenção com metadona (ver "Farmacoterapia").

No polo oposto, está a **personalidade passivo-dependente**, caracterizada por baixa impulsividade e alto nível de ansiedade. Ao contrário do tipo anterior, preferem sedativo-hipnóticos, em vez dos psicoestimulantes. Tendem a apresentar alcoolismo do tipo 1, caracterizado por início tardio e beber intermitente. Esses alcoolistas bebem em surtos (*binges*), isto é, quando bebem, perdem o controle e ingerem grandes quantidades de álcool. Em geral, sentem medo e culpa em relação a esse comportamento. Também têm propensão ao uso da nicotina e de BZD. A síndrome de retirada dos BZD é particularmente pronunciada nesses indivíduos.

Há indícios de que existe substrato neurobiológico para a impulsividade, relacionado com o neurotransmissor 5-HT (Capítulos 6 e 7). O grupo sueco liderado por Marie Åsberg encontrou associação entre baixos níveis do metabólito 5-HIAA no líquido cefalorraquidiano e propensão à agressão violenta, quer dirigida contra si mesmo (suicídio), quer contra outras pessoas (homicídio). Apontando na mesma direção, há estudos experimentais realizados com uma cepa de macacos selecionada em razão de baixo nível de 5-HIAA no líquido cefalorraquidiano. Os resultados mostraram que esses animais têm limiar baixo para emitir comportamentos agressivos (impulsividade), além de tendência à perseverança. Ao lado disso, têm maior propensão para ingerir grandes quantidades de álcool, sobretudo quando criados por mães que também apresentam baixos níveis liquóricos de 5-HIAA.

Fatores ambientais

A outra parcela da variância que influencia o risco de dependência deve-se a fatores ambientais. Por exemplo, somente um em cada cinco indivíduos com alto risco genético torna-se dependente do álcool. Fatores do ambiente familiar e social imediato são muito importantes, entre os quais estão a maneira pela qual a criança é criada pelos pais, as atitudes de outros familiares e dos companheiros em relação às drogas e a relação do aluno com a escola. Como exemplo de influências microssociais no uso de drogas, está o caso dos soldados norte-americanos que lutaram no Vietnã, visto que muitos ficaram dependentes de heroína na situação de combate. Acredita-se que os principais fatores foram estresse, facilidade de conseguir a droga, atitude complacente ou favorável dos colegas e ausência de familiares e amigos que certamente desaprovariam a conduta. Na ocasião do retorno aos Estados Unidos, a maioria abandonou a droga com relativa facilidade, provavelmente devido a dificuldades de obtenção, desaprovação dos familiares, amigos e empregadores, e pressões legais. Foram exceção os que se dirigiram à região de Filadélfia, onde a droga podia ser obtida com facilidade.

A idade também representa um fator que influencia o risco de dependência de substâncias psicoativas. A adolescência, particularmente, é um período propício à iniciação do uso de drogas. Adolescentes de várias espécies exibem comportamentos típicos desse período, que incluem o aumento da interação social com seus pares, a busca de novidades e o comportamento de risco. Esses comportamentos podem representar adaptações ontogênicas que possibilitam a aquisição das habilidades necessárias para atingir a independência da idade adulta. Em humanos, a busca por novidade e o comportamento de risco estão associados ao abuso de substâncias psicoativas. Esses comportamentos podem ser relacionados à dificuldade de controle dos impulsos nesse período do desenvolvimento. Quanto mais cedo se der esse uso, mais provável a dependência na idade adulta. Deve-se levar em conta, também, que apenas uma fração restrita dos adolescentes que experimentam drogas torna-se dependente, com exceção da nicotina, caso em que a maioria dos usuários caminha rapidamente para a dependência. A idade também é importante na recuperação. Após os 40 anos, muitos indivíduos com personalidade antissocial passam por um processo de amadurecimento e abandonam as drogas. A influência do estresse ambiental e social é reconhecida, tendo sido demonstrada em estudos pré-clínicos e clínicos. Muitas evidências de estudos clínicos e populacionais mostram a associação positiva entre estresse e dependência. Estudos prospectivos mostram que adolescentes sujeitos a eventos negativos, por exemplo, perda dos pais, pouco suporte familiar, abuso físico ou emocional, apresentam maior risco de abuso de drogas. Além disso, a exposição a estresse em fases precoces do desenvolvimento, como abuso sexual e violência física, é preditiva de vulnerabilidade à dependência em períodos posteriores do desenvolvimento. Evidências de estudos populacionais mostram associação entre o acúmulo de exposições a situações aversivas ao longo da vida e a presença de dependência de etanol e outras substâncias.

Além disso, a maioria das teorias formuladas para explicar a dependência identifica o estresse como fator importante no seu desenvolvimento. Em modelos animais de dependência, a exposição a diferentes tipos de estresse, por exemplo, estresse social, choque nas patas e imobilização, aumenta a aquisição da autoadministração de etanol, opioides e psicoestimulantes. Outras evidências mostram que o estresse neonatal, como isolamento ou separação materna, aumenta a autoadministração de nicotina, etanol, psicoestimulantes e opioides. Ainda, demonstrou-se a sensibilização cruzada entre estresse e cocaína, e outras substâncias de abuso.

A exposição ao estresse também está fortemente associada à recaída ao uso de substâncias psicoativas, mesmo após longos períodos de abstinência, fato também demonstrado experimentalmente em estudos que relacionam a exposição a eventos aversivos e reinstalação da autoadministração ou preferência condicionada por lugar.

Tratamento da dependência de drogas

Há duas etapas no tratamento da dependência: a primeira consiste na retirada e na desintoxicação, e a segunda, mais difícil, na manutenção. Em geral, o tratamento da retirada é bem-sucedido, porém o índice de recaída tem sido elevado, independentemente da modalidade de tratamento usado, o que tem resultado em atitudes niilistas. Entretanto, se a dependência de drogas for encarada como condição crônica e recidivante, ver-se-á que ela não é muito diferente do que ocorre com a maioria dos transtornos psiquiátricos e doenças orgânicas, como reumatismo, diabetes, asma e hipertensão. Nesse caso, o tratamento não visa à cura, porém melhora a qualidade de vida do paciente e dos familiares. Consta, então, que o tratamento da dependência de drogas, se bem conduzido, tem tido eficácia comparável aos demais, ou seja, 30 a 60% de bons resultados. Também como nos outros casos, a maior causa da falha reside no abandono do tratamento. No caso da dependência de drogas, entende-se por cura voltar à abstinência ou ao uso controlado das drogas (lícitas). Como isso é muito difícil de atingir, busca-se então aumentar o bem-estar, restaurar a produtividade do trabalho e prolongar a vida, seja na ausência de droga, seja com tratamento de manutenção.

O tratamento de manutenção é mais difícil e, como são utilizadas várias estratégias, aplicadas em diferentes fases, seus resultados são de difícil avaliação. Como a dependência de drogas é determinada por interação de fatores biológicos, psicológicos e sociais, o tratamento pode incluir farmacoterapia, psicoterapia e intervenção social. A melhor estratégia parece ser uma combinação dessas técnicas, ajustada a cada caso, variando conforme o estágio do tratamento. A competência profissional e as características pessoais do terapeuta compreendem fatores importantes. Em conformidade com os objetivos deste livro, será enfatizada a terapia farmacológica.

Uma das abordagens farmacológicas mais usadas é a terapia de reposição ou substituição, que consiste em usar a mesma droga, por outra via de administração, ou outra droga com mecanismo de ação semelhante, porém com propriedades farmacocinéticas diferentes, cujo uso permita melhorar a qualidade de vida do dependente.

A droga de substituição ideal deve ser dotada de ação central que se inicia lentamente, diminuindo os efeitos euforizantes. Isso não só reduz o valor reforçador para o usuário, mas também o valor de mercado, dificultando a venda para outros dependentes. A ação da substância deve ser prolongada, evitando tomadas repetidas; o ideal seria uma vez ao dia ou menos. Isso também diminui o valor reforçador da droga, além de outras vantagens, como reduzir o custo do atendimento e facilitar ao paciente o retorno às atividades normais. A droga substituta deve ser eficaz, no sentido de impedir sintomas de retirada e o desejo compulsivo de ingerir a droga, eliminando a necessidade do uso suplementar de drogas ilícitas. Também deve atenuar a ação destas últimas, abolindo seu valor de recompensa.

Tratamento farmacológico

Como ainda não há um único fármaco que seja eficaz para o tratamento da dependência de substâncias psicoativas, este tópico será abordado para cada uma em particular.

Nicotina

A síndrome de abstinência de nicotina pode ser aliviada com a terapia de reposição utilizando-se a administração dessa substância pela via nasal (inalador, aerossol), oral (goma de mascar) ou transdérmico (adesivos). Por essas vias de administração, a nicotina não atinge picos de concentração semelhantes aos obtidos após a inalação da fumaça do cigarro e, portanto, não causa a mesma magnitude de efeitos subjetivos obtidos com o último. Contudo, as concentrações plasmáticas de nicotina são suficientes para suprimir os sintomas físicos da retirada.

O antidepressivo bupropiona (ver Capítulo 6), apresentado na forma de comprimidos de liberação lenta, tem se mostrado eficaz no tratamento do tabagismo. Recomenda-se que o tratamento seja iniciado enquanto o paciente ainda estiver fumando, programando-se a sua interrupção dentro das duas primeiras semanas de tratamento (preferencialmente na segunda). A duração do tratamento deve ser de 7 a 12 semanas. Geralmente, se o paciente não apresentar progresso significativo até a sétima semana, é improvável que pare de fumar, quando o tratamento deve ser interrompido.

Outro fármaco recentemente aprovado para o tratamento do tabagismo utilizado é a vareniclina, um agonista parcial dos receptores colinérgicos nicotínicos alfa4/beta2 que reduz os efeitos reforçadores da nicotina e os sintomas da retirada. Deve ser administrada na dose de 1 mg ao dia durante 12 semanas. Após a introdução da vareniclina na terapêutica, alguns alertas foram feitos quanto ao risco de piora ou recorrência de transtornos psiquiátricos, de tal forma que o surgimento de ansiedade, tensão, humor depressivo e ideação suicida deve ser monitorado com muita atenção nos pacientes em tratamento com esse fármaco.

Alguns ensaios clínicos foram realizados para avaliar a eficácia do rimonabant, um antagonista dos receptores canabinoides CB1, cuja principal indicação era a redução do apetite e do peso, no tratamento da dependência de nicotina. Entretanto, os resultados ainda são controversos e esse fármaco pode agravar quadros de ansiedade e depressão, o que resultou em sua recente retirada do mercado.

Outra estratégia atualmente em estudo para o tratamento do tabagismo é o desenvolvimento de vacinas. Como a nicotina, isoladamente, não é imunogênica, ou seja, não induz a produção de anticorpos antinicotina, ela é conjugada com uma proteína carregadora que atua como imunógeno. Assim, o que se espera em indivíduos imunizados é que a nicotina obtida do tabaco se ligue a anticorpos específicos, situação em que não atravessaria a barreira hematoencefálica, prevenindo sua ação no SNC. Os primeiros ensaios clínicos não demonstraram problemas em relação à segurança da vacina. Contudo, a principal preocupação é que o título de anticorpos pode não ser suficiente para prevenir totalmente a entrada de nicotina no SNC, o que poderia aumentar o número de cigarros fumados para compensar a redução das concentrações de nicotina. A vantagem da vacina em relação aos outros tratamentos reside no fato de que a administração diária não é necessária, com apenas injeções ocasionais para manter o título de anticorpos. Entretanto, ainda há dúvidas sobre a sua eficácia na prevenção da recaída ao uso do cigarro.

Etanol

A síndrome de retirada do etanol pode ser muito grave, principalmente quando ocorre a manifestação do *delirium tremens*. Para evitá-la, usa-se, em geral, um benzodiazepínico de meia-vida prolongada, como o clordiazepóxido, para substituir o etanol. Como as concentrações deste último caem lentamente, as manifestações de retirada são muito diminuídas. Contudo, em alguns casos a internação hospitalar é necessária, pois podem ocorrer convulsões.

Há muito tempo, tem-se empregado agentes aversivos para tratar o alcoolismo. O mais usado é o dissulfiram (Antabuse®), que bloqueia a enzima aldeído desidrogenase, produzindo acúmulo de acetaldeído no sangue após ingestão de álcool. Esse acúmulo causa vasodilatação, face quente, rubor intenso, cefaleia pulsátil, sudorese, dificuldade respiratória, náuseas, vômitos, fraqueza, vertigem, síncope ortostática, visão turva e hipotensão. O conhecimento de que o aldeído acético causa efeitos muito desagradáveis ajuda o dependente a se manter abstêmio de etanol, prevenindo as recaídas. Embora farmacologicamente efetivo, a eficácia desse tratamento é menor que a esperada, principalmente devido à baixa adesão.

Outro fármaco utilizado no tratamento do alcoolismo é a naltrexona. A maioria dos ensaios clínicos demonstra que esse antagonista de receptores opioides bloqueia as propriedades reforçadoras do etanol, resultando em diminuição das recaídas. Sua eficácia é maior quando acompanhada de técnicas comportamentais que encorajam a adesão ao tratamento e a abstinência de etanol.

O acamprosato é um sal de cálcio da N-acetil homotaurina, uma molécula pequena semelhante a outros aminoácidos, como GABA, aspartato, glicina e taurina, também aprovado para o uso no tratamento do alcoolismo. O acamprosato atua como agonista parcial de receptores glutamatérgicos NMDA e agonista GABAérgico. A maioria dos estudos aponta que o acamprosato reduz a atividade glutamatérgica e previne as recaídas ao uso de etanol.

Psicoestimulantes

Com os psicoestimulantes, como cocaína e os derivados anfetamínicos, a síndrome de retirada não inclui manifestações fisiológicas marcantes, porém esta pode acompanhar-se de depressão do humor. Nesse caso, usam-se antidepressivos tricíclicos ou inibidores seletivos da recaptação de serotonina (Capítulo 6). O ponto mais importante não é a desintoxicação, mas a ajuda ao dependente para que ele resista ao desejo de usar a substância. Existe grande interesse em se desenvolver fármacos para o tratamento da dependência de cocaína, e alguns ensaios clínicos já foram realizados com o baclofen, porém com poucos resultados conclusivos. Atualmente, ensaios clínicos estão em andamento com o modafinil (ver Capítulo 8). Esse fármaco é um psicoestimulante não anfetamínico aprovado pela Food and Drug Administration (FDA) para o tratamento da narcolepsia. O racional para o uso de modafinil no tratamento da dependência de cocaína baseia-se no fato de ele dispor de propriedades estimulantes que poderiam ser úteis no alívio da síndrome de retirada. Além disso, por suas ações nos sistemas glutamatérgicos e GABAérgicos, o modafinil poderia restaurar a função normal dos circuitos neurais afetados pelo uso crônico de cocaína. Em ensaios clínicos de fase 1, o modafinil se mostrou seguro e bem tolerado e, em um estudo-piloto, observou-se que ele é superior ao placebo na prevenção da recaída ao uso de cocaína.

Como já descrito para a nicotina, há grande interesse no desenvolvimento de vacinas para o tratamento de dependência de cocaína. Ensaios clínicos de fases 1 e 2 já foram realizados com preparações de cocaína conjugada com a toxina B da cólera (TA-CD). Os resultados mostraram que a vacina é bem tolerada, sem causar efeitos adversos sérios por um período de 12 meses. Anticorpos específicos para cocaína permaneceram no soro dos indivíduos imunizados por no mínimo 6 meses. Além disso, os indivíduos que receberam doses maiores da vacina apresentaram maior titulação de anticorpos e maior probabilidade de manter amostras de urina negativas para a presença de cocaína do que os indivíduos que recebiam doses menores. Esses resultados sugerem que a vacina pode eliciar resposta imunológica suficiente para atenuar os efeitos da cocaína e reduzir a probabilidade de recaída. Contudo, os estudos mostraram também que os efeitos da vacinação podem ser suplantados pelo aumento da quantidade de cocaína consumida, o que foi demonstrado pela análise quantitativa da concentração urinária do seu principal produto de biotransformação – a benzoilecgnonina. Assim, a vacina parece ser primariamente útil em dependentes motivados a manter a abstinência da substância.

Maconha

A dependência de maconha não tem tratamento específico. Usuários de grandes quantidades geralmente apresentam depressão e, assim, podem responder a tratamento com antidepressivos. Porém, tal conduta deve ser decidida individualmente, levando-se em consideração a gravidade dos sintomas afetivos após a retirada da droga. O antagonista CB1 bloqueia os efeitos agudos da maconha, mas não há estudos clínicos quanto ao seu uso no tratamento da dependência dessa substância.

Opioides

Na síndrome de abstinência aguda de heroína e outros opioides, substitui-se a droga de abuso pela metadona, que tem meia-vida prolongada. Depois, retira-se a metadona gradualmente – em 2 semanas, caso o paciente esteja hospitalizado, e, em 6 semanas, em pacientes de ambulatório. Outra abordagem consiste na administração de clonidina, agonista adrenérgico alfa-2 que atua reduzindo a taxa de disparos de neurônios adrenérgicos no *locus coeruleus*. Esse tratamento reduz vários sintomas da abstinência de opioides, como náuseas, vômitos, taquicardia, câimbras, sudorese e hipertensão, contudo não atua sobre as dores e a "fissura" presentes nessa fase. A lofexidina é outro agonista alfa-2 passível de utilizar com a mesma finalidade, com a vantagem de causar menor incidência de hipotensão do que a clonidina.

A probabilidade de recaída ao uso de opioides é muito grande. A terapia mais efetiva para a dependência de heroína consiste na estabilização do dependente com metadona, a qual perfaz quase todos os requisitos já enumerados para o uso em terapia de substituição. Ela melhora o desempenho intelectual do usuário, comparada aos opioides de uso ilícito, e causa menores danos ao feto quando usada por dependentes grávidas. Contudo, há necessidade de uso diário, aumentando o custo do atendimento e causando inconvenientes para o paciente. O fornecimento de estoques para vários dias comporta o risco de desvio ou sobredose. Assim, uma alternativa que está sendo usada nos Estados Unidos é um agonista de maior duração de ação, o L-acetoxi-metadol (LAAM), com meia-vida de cerca de 2 dias. Por isso, o LAAM pode ser administrado a cada 2 ou 3 dias. Como o produto ativo é um metabólito da droga original, o uso intravenoso não tem valor reforçador.

A duração do tratamento com metadona varia conforme o indivíduo, mas em geral é prolongada. O uso de doses mais altas evita a complementação com outros opiáceos e aumenta a adesão ao tratamento. Uma das vantagens principais do uso da metadona consiste em afastar o usuário dos traficantes e dependentes, e colocá-lo em contato com profissionais de saúde, facilitando a intervenção psicossocial. As principais desvantagens são o desvio da droga para outros usuários, o risco de sobredose ou de acidentes, especialmente com crianças, e a manutenção do rótulo de dependente. A retirada da metadona deve ser feita muito lentamente, pois podem ocorrer complicações psiquiátricas e mesmo tentativas de suicídio.

Outros substitutos de opioides utilizados com o mesmo fim são agonistas parciais, como a buprenorfina. Ela apresenta menor eficácia e causa menos depressão respiratória que a heroína, diminuindo o risco de sobredose. Isoladamente, induz efeitos euforizantes suficientes para manter o usuário no programa de tratamento.

Outra abordagem terapêutica reside no uso de antagonistas farmacológicos. No caso dos opioides, a droga mais empregada é a naltrexona, que bloqueia receptores do tipo µ, impedindo o efeito euforizante dos agonistas. No entanto, o grau de adesão a essa terapia é prejudicado pela indução de sinais de retirada, quando a instituição do tratamento não é suficientemente lenta. Há, ainda, moderada disforia causada pela droga em si. Outro problema é a curta duração da ação da naltrexona, o que exige tomada repetida, facilitando falhas propositais quando o indivíduo deseja usar heroína ou outro opioide. A indicação fica, assim, restrita a pacientes sob controle estrito ou com grande empenho para se abster da droga.

De modo semelhante ao mencionado para a nicotina e a cocaína, vários estudos têm sido realizados na busca de vacinas que possam ser empregadas no tratamento da dependência de opioides, contudo muitos desafios científicos e técnicos ainda devem ser superados para que sejam aprovadas para o uso clínico.

Terapia psicossocial

Várias formas de psicoterapia têm sido usadas no tratamento da dependência de drogas, as quais podem ajudar o paciente a aderir ao tratamento farmacológico e evitar recaídas. Um objetivo importante das técnicas comportamentais ou psicoterápicas tradicionais consiste em reduzir efeitos do condicionamento de estímulos e situações associados ao uso da droga. Em geral, a retirada da droga é realizada em um local diferente daquele em que o usuário vivia. Desse modo, o apetite pela droga desaparece com relativa facilidade. Porém, ao retornar ao meio em que tomava a droga, os objetos, as pessoas e os lugares ligados à experiência dos efeitos da droga ou dos sintomas de retirada reacendem o desejo pela droga, resultando na recaída. Por isso, são utilizadas terapias comportamentais visando à extinção desse condicionamento. Entretanto, a psicoterapia tradicional pode ser igualmente eficaz. Outras técnicas que vêm sendo empregadas são a psicoterapia motivacional, particularmente útil para manter a adesão aos outros tratamentos, a psicoterapia interpessoal e a cognitiva. O apoio social, representado pelo companheiro e por outros familiares íntimos, bem como amigos e religiosos, favorece o bom resultado do tratamento.

Principais conceitos

- A dependência de drogas é uma condição multifatorial, resultante da interação de determinantes biológicos, psicológicos e sociais.
- A dependência de drogas desenvolve-se em estágios – aquisição, manutenção, retirada, recaída – com substratos neurobiológicos distintos.
- Processos de condicionamento clássico e operante influem na aquisição, na manutenção e na recaída do uso de drogas.

- A vulnerabilidade à dependência (perda de controle) resulta da combinação de fatores genéticos e ambientais. A personalidade do dependente e o estresse ambiental são particularmente importantes.

- Fatores macrossociais (valores, atitudes, leis) e microssociais (família, amizades) exercem poderosa influência sobre o consumo de drogas que induzem dependência.

- As regiões do SNC relacionadas com emoções, aprendizagem e memória, pertencentes ao sistema límbico, são cruciais para a dependência de drogas.

- O sistema dopaminérgico meso-*accumbens* desempenha papel fundamental na autoadministração dos psicoestimulantes, e neuroadaptações dessa via estão envolvidas na transição do uso controlado para a dependência.

- As terapias farmacológica e psicossocial têm efeitos aditivos ou sinérgicos. A combinação deve ser ajustada para cada indivíduo, conforme o estágio da dependência.

BIBLIOGRAFIA

Carfora A, Cassandro P, Feola A, La Sala F, Petrella R, Borriello R. Ethical implications in vaccine pharmacotherapy for treatment and prevention of drug of abuse dependence. Bioethical Inquiry. 2018;15:45-55.

CEBRID. II Levantamento domiciliar sobre o uso de drogas psicotrópicas no Brasil: estudo envolvendo as 108 maiores cidades do país: 2005. São Paulo: CEBRID – Centro Brasileiro de Informação sobre Drogas Psicotrópicas/UNIFESP – Universidade Federal de São Paulo, 2006. Disponível em: https://www.cebrid.com.br/wp-content/uploads/2014/10/II-Levantamento-Domiciliar-sobre-o-Uso-de-Drogas--Psicotr%C3%B3picas-no-Brasil.pdf. Acesso em: 8 mar. 2020.

CEBRID. VI Levantamento Nacional sobre o Consumo de Drogas Psicotrópicas entre Estudantes do Ensino Fundamental e Médio das Redes Pública e Privada de Ensino nas 27 Capitais Brasileiras – 2010. São Paulo: CEBRID – Centro Brasileiro de Informações sobre Drogas Psicotrópicas/UNIFESP – Universidade Federal de São Paulo; 2010/Brasília: SENAD – Secretaria Nacional de Políticas sobre Drogas; 2010. Disponível em: https://www.cebrid.com.br/vi-levantamento-estudantes-2010/. Acesso em: 8 mar. 2020.

Cruz FC, Babin KR, Leao RM, Goldart EM, Bossert JM, Shaham Y, Hope BT. Role of nucleus accumbens shell neuronal ensembles in context-induced reinstatement of cocaine-seeking. J Neuroscience. 2014;34:7437-46.

Field M, Kersbergen I. Are animal models of addiction useful? Addiction. 2020;115(1):6-12.

Fundação Oswaldo Cruz. Instituto de Comunicação e Informação Científica e Tecnológica em Saúde. III Levantamento Nacional Sobre o Uso de Drogas pela população brasileira. Bastos FIPM, Vasconcelos MTL, De Boni RB, Reis NB, Coutinho CF (orgs.). 2017. Disponível em: https://www.arca.fiocruz.br/handle/icict/34614. Acesso em: 8 mar. 2020.

Koob FG, Volkow ND. Neurocircuitry of addiction. Neuropsychopharmacology. 2009;35:217-38.

Krawczyk N, Greene MC, Zorzanelli R, Bastos FI. Rising trends of prescription opioid sales in contemporary Brazil, 2009-2015. American Journal of Public Health. 2018;108:666-8.

Kuhn BN, Kalivas PW, Bobadilla AC. Understanding addiction using animal models. Front Behav Neurosci. 2019;29;13:262.

Levy D, de Almeida LM, Szklo A. The Brazil SimSmoke Policy Simulation Model: The effect of strong tobacco control policies on smoking prevalence and smoking-attributable deaths in a middle income nation. PLoS Med. 2012;9(11):e1001336.

National Institute on Drug Abuse. Trends & Statistics. Disponível em: https://www.drugabuse.gov/related--topics/trends-statistics. Acesso em: 13 mar. 2020.

Manual Diagnóstico Estatístico de Transtornos Mentais: DMS-5. American Psychiatry Association. Trad. Maria Inês Correa Nascimento, et al. 5. ed. Porto Alegre; Artmed; 2014.

Nestler EJ, Luscher C. The molecular basis if drug addiction: linking epigenetic to synaptic and circuit mechanisms. Neuron. 2019;102:48-59.

O'Brien CP. Drug addiction. In: Brunton LL, Lazo JS, Parker KL (eds.). Goodman & Gilman's the pharmacological basis of therapeutics. 11. ed. New York: McGraw-Hill; 2011. p. 649-68.

Oliveira LG, Nappo AS. Crack na cidade de São Paulo: acessibilidade, estratégias de mercado e formas de uso. Rev Psiquiatria Clínica. 2008;35:212-8.

Pinto M, Rivier A, Bardach A. Estimativa da carga do tabagismo no Brasil: mortalidade, morbidade e custos. Caderno Saúde Pública. 2015;31:1286-97.

Pontiere FE, Tanda G, Di Chiara G. Intravenous cocaine, morphine, and amphetamine preferentially increase extracellular dopamine in the "shell" as compared with "core" of the rat nucleus accumbens. Proc Natl Acad Sci USA. 1996;92:12304-8.

Robinson TE, Berridge KC. Addiction. Ann Rev Psychology. 2003;54:25-53.

Shaham Y, Hope BT. The role of neuroadaptations in relapse to drug seeking. Nature Neurosci. 2005;8:1437-9.

Sinha R. Chronic stress, drug use, and vulnerability to addiction. Ann N Y Acad Sci. 2008;1141:105-30.

U.S. Department of Health anda Human Services. What is the U.S. Opioid Epidemic? Disponível em: https://www.hhs.gov/opioids/about-the-epidemic/index.html. Acesso em: 8 mar. 2020.

van der Zwaluw CS, Engels RC. Gene-environment interactions and alcohol use and dependence: current status and future challenges. Addiction. 2009;104:907-14.

Wise RA, Bozarth MA. A psychomotor stimulant theory of addiction. Psychol Rev. 1987;4:469-92.

Xiaoshan T, Junjie Y, Wenqing W, Yunong Z, Jiaping L, Shanshan L, et al. Immunotherapy for treating methamphetamine, heroin and cocaine use disorders. Drug Discov Today. 2019;S1359-6446:30308-3.

Índice Remissivo

Obs.: números em *itálico* indicam figuras; números em **negrito** indicam tabelas e quadros.

IMPRESSÃO:

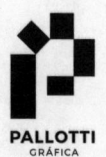

PALLOTTI
GRÁFICA

Santa Maria - RS | Fone: (55) 3220.4500
www.graficapallotti.com.br